国家卫生健康委员会"十三五"规划教材配套教材

全国高等学校配套教材

供基础、临床、预防、口腔医学类专业用

皮肤性病学

图谱

第 2 版

主　　审　王侠生　翁孟武　毕志刚

主　　编　张学军　何春涤　崔　勇

副 主 编　于建斌　孟如松　刘　洁　徐　峰

人民卫生出版社

图书在版编目（CIP）数据

皮肤性病学图谱 / 张学军，何春涤，崔勇主编 . ——
2 版 . —北京：人民卫生出版社，2019
ISBN 978-7-117-29043-2

Ⅰ.①皮…　Ⅱ.①张…②何…③崔…　Ⅲ.①皮肤病
学 – 医学院校 – 教学参考资料②性病学 – 医学院校 – 教学
参考资料　Ⅳ.①R75

中国版本图书馆 CIP 数据核字（2019）第 225403 号

| 人卫智网 | www.ipmph.com | 医学教育、学术、考试、健康，购书智慧智能综合服务平台 |
| 人卫官网 | www.pmph.com | 人卫官方资讯发布平台 |

皮肤性病学图谱
第 2 版

主　　编：张学军　何春涤　崔　勇
出版发行：人民卫生出版社（中继线 010-59780011）
地　　址：北京市朝阳区潘家园南里 19 号
邮　　编：100021
E - mail：pmph @ pmph.com
购书热线：010-59787592　010-59787584　010-65264830
印　　刷：中农印务有限公司
经　　销：新华书店
开　　本：787 × 1092　1/16　印张：19
字　　数：486 千字
版　　次：2014 年 4 月第 1 版　　2019 年 12 月第 2 版
　　　　　2019 年 12 月第 2 版第 1 次印刷（总第 3 次印刷）
标准书号：ISBN 978-7-117-29043-2
定　　价：79.00 元
打击盗版举报电话：010-59787491　E-mail：WQ @ pmph.com
质量问题联系电话：010-59787234　E-mail：zhiliang @ pmph.com

3

前 言

皮肤性病学是以直观临床表现为基础的临床二级学科。在皮肤病科临床实践中，皮疹的辨识对皮肤病、性病的正确诊断至关重要。认识每种皮肤病、性病所表现的不同皮疹的特点，是皮肤病、性病准确诊断和鉴别诊断的主要依据，因此也是皮肤性病科医师的基本功。

教材是医学教育的重要载体和媒介，也是现代皮肤病学得以发展的重要基础。2000年，全国高等学校本科临床医学专业规划教材《皮肤性病学》（第5版）成为首部彩色版教材；2006年，《皮肤性病学》教材完成立体化建设，并荣获全国教材一等奖；2014年，《皮肤性病学》立体化教材主编张学军教授牵头全国专家，首次编写出版全国高等学校本科临床医学专业规划教材《皮肤性病学》配套图谱版教材（以下简称《皮肤性病学图谱》），受到全国医学生、住院医师以及教师和专家的好评，并成为后续数字化教材建设的基础。

近年来，皮肤科相关检查技术得到快速发展，皮肤镜、反射式共聚焦显微镜（皮肤CT）、皮肤超声等皮肤影像装备及其技术手段，因可直观、实时、动态地观测皮肤病发生、发展及疗效，因此成为辅助皮肤科医师开展临床诊断、鉴别诊断和随访观察的有效工具。这些皮肤影像装备产生的医学图像也成为皮肤性病学临床、科研、教学的重要素材。在张学军教授倡导下，2018年出版的全国高等学校本科临床医学专业规划教材《皮肤性病学》（第9版）已经率先将皮肤影像纳入规划教材的基本框架，标志着皮肤影像已经成为我国皮肤性病学教育体系中的"必修"内容。在此前提下，2018年启动的《皮肤性病学图谱》（第2版）编写工作，也将必然高度重视皮肤影像。

《皮肤性病学图谱》（第2版）由张学军教授、何春涤教授和崔勇教授联合主编，编委会由来自郑州大学第一附属医院、中国人民解放军空军特色医学中心、中国医学科学院北京协和医院、复旦大学附属华山医院等全国50余家单位的56名专家组成，均为在皮肤性病学领域长期开展临床实践的专家，也包括在皮肤影像方向卓有成效的专家团队。《皮肤性病学图谱》（第2版）旨在与全国高等学校本科临床医学专业规划教材《皮肤性病学》（第9版）同步，为本科生、研究生和住院医师以及临床教师提供更加直观、深刻与生动的图谱资源。

《皮肤性病学图谱》（第2版）共24章，彩图包括临床疾病、组织病理、免疫病理、皮肤影像、常用实验技术检查等各类图片1 100余幅，相对第1版教材图片更换率超过45%。全书图片从多个维度展示重点疾病（含不同病程、不同部位、不同亚型等），同时为每幅图片配以简要的文字说明。此外本书还纳入了一些少见病、疑难病，帮助使用者获得更多专业知识，构建更为完整和丰富的知识框架。

《皮肤性病学图谱》(第2版)的教材定稿会和终审会分别于2018年4月30日和10月28日在合肥召开,确保了本书编写工作的圆满完成。本书在编写过程中得到了许多皮肤科同道的大力支持,"中国人群皮肤影像资源库(Chinese Skin Image Database,CSID)"项目提供了海量皮肤影像资料和有力技术支持。国内很多专家友情提供了珍贵图片,如山东省皮肤病性病防治研究所张福仁教授提供了很多麻风病图片,郑州大学第一附属医院于建斌教授和三峡大学第二人民医院李勇教授提供了不少精彩的临床照片。全书皮肤镜、皮肤CT和组织病理图片整理、增补及筛选工作由中国人民解放军空军特色医学中心孟如松教授、复旦大学附属华山医院徐峰副教授、中国医学科学院北京协和医院刘洁教授、中国医科大学附属第一医院郑松副教授、王雅坤老师、金光玉老师等负责完成。在此对他们的无私奉献和辛勤工作致以崇高敬意和衷心感谢!

特别需要致谢的是,本书承蒙德高望重的王侠生教授、翁孟武教授和毕志刚教授担任主审,他们的高深学识和敬业精神,为本书编写提供了不竭动力。感谢编写秘书朱正伟和于瑞星医师不辞辛苦,细致处理了大量繁杂的事务。感谢中日友好医院郑占才教授、沈长兵、薛珂、李承旭、王子仪,安徽医科大学第一附属医院闻雷雷、沈雪、竞艳,郑州大学第一附属医院张江安教授、李小红教授、毛子慧等各级专家和研究生在本书资料整理、校对工作中所做的艰巨工作。

《皮肤性病学图谱》(第2版)教材经全体编者努力而完成。由于时间仓促,加之水平有限,本书难免存在不足和疏漏之处,欢迎广大读者和同道批评指正。

张学军 何春涤 崔 勇

2019年3月28日

目 录

第一章　病毒性皮肤病

第一节　单纯疱疹

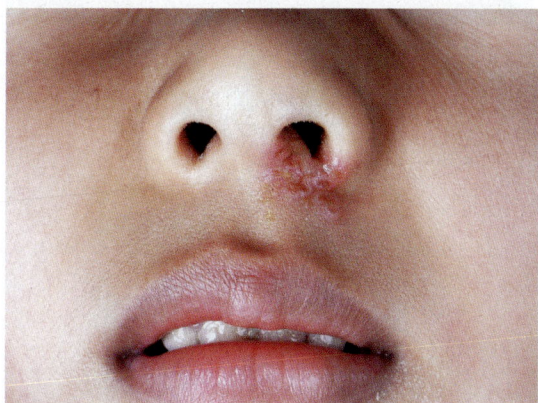

图 1-1　单纯疱疹
左鼻孔周围局限性簇集性水疱，部分破溃糜烂、结痂

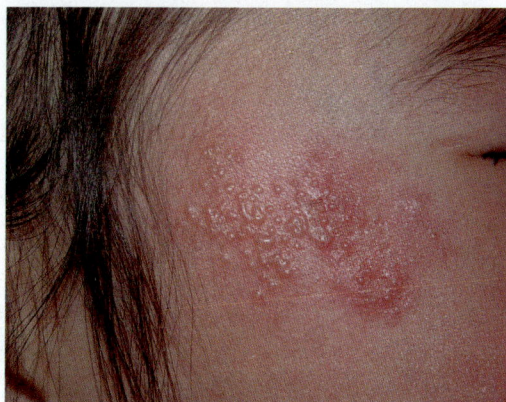

图 1-2　单纯疱疹
右颧部局限性红斑基础上的簇集性水疱，
部分相互融合

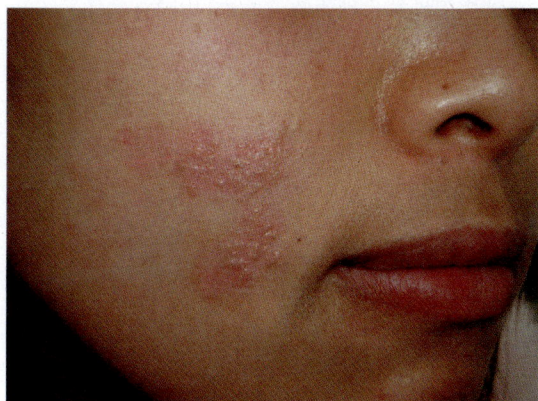

图 1-3　单纯疱疹
右颊部局限性红斑基础上的簇集性水疱，
部分相互融合

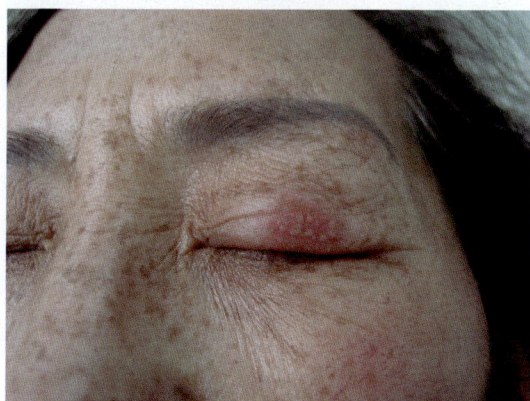

图 1-4　单纯疱疹
左上眼睑局限性红斑基础上的簇集性小水疱

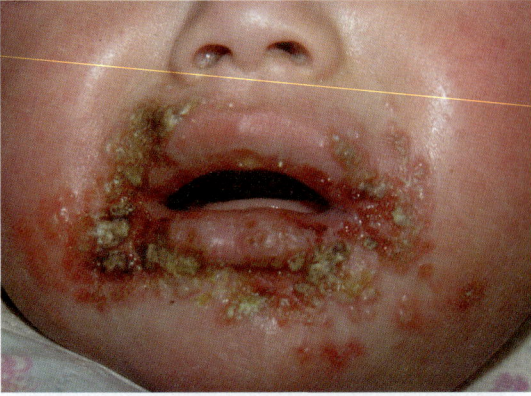

图 1-5 疱疹性湿疹
湿疹患儿口周皮损继发密集水疱,部分中央有脐状凹陷,周围红晕,部分转变为脓疱,部分形成黄色结痂

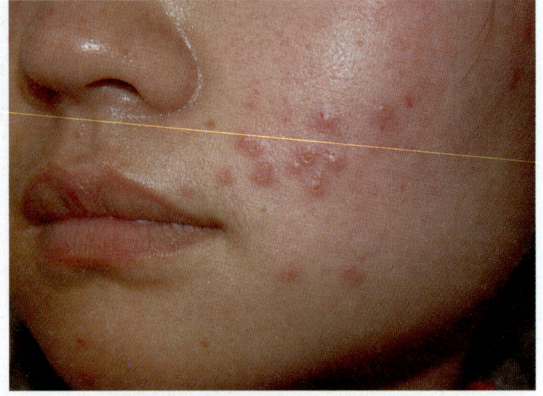

图 1-6 接种性单纯疱疹
左颊部局限性散在均一性水疱,大小相近,部分中央有脐状凹陷

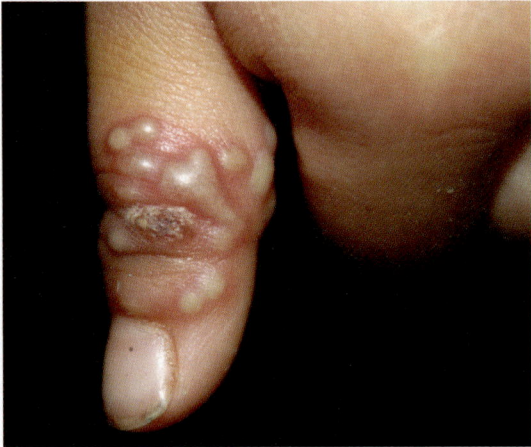

图 1-7 疱疹性瘭疽
拇指远端局限性簇集性水疱及脓疱,周围有红晕,部分相互融合,局部破溃结痂

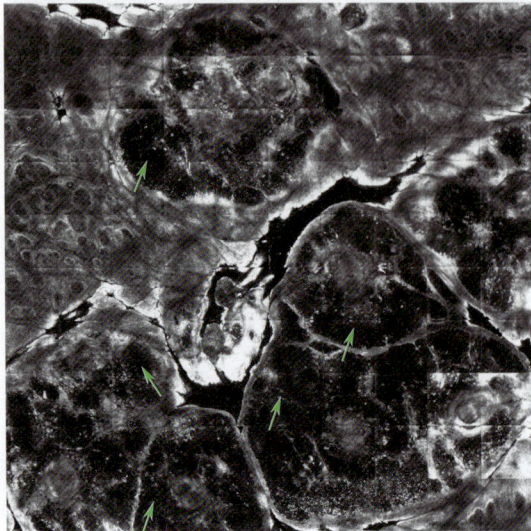

图 1-8 单纯疱疹 皮肤 CT
表皮内单房性水疱(绿箭头)

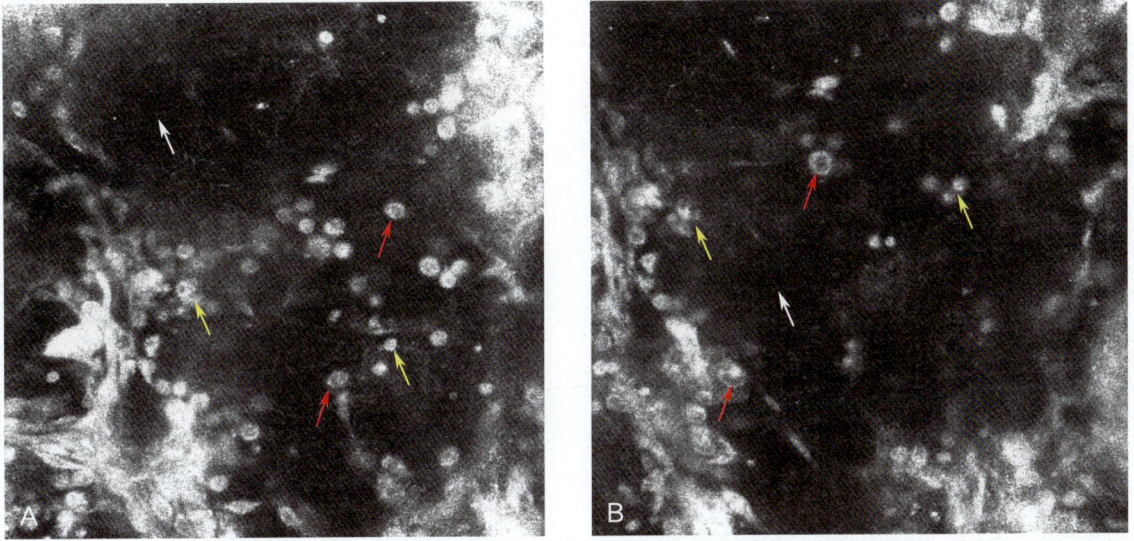

图 1-9　单纯疱疹　皮肤 CT
A. 疱内见有多个较大相对较高折光的圆盘状细胞（红箭头），与分叶核炎症细胞聚集（黄箭头）；
B. 疱内见有低折光溶液（白箭头）；伴有较大相对较高折光的圆盘状细胞

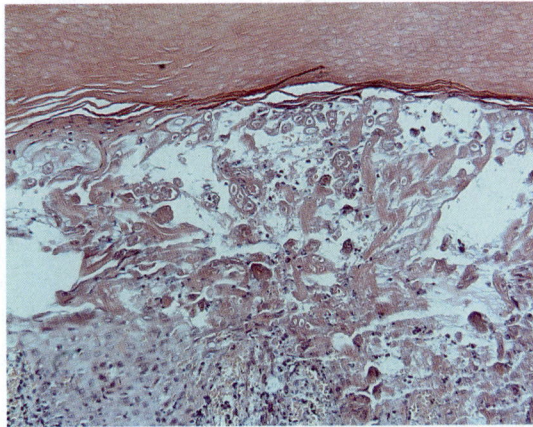

图 1-10　单纯疱疹　病理（HE 染色，×200）
单纯疱疹：表皮内水疱形成，表皮细胞水肿，呈气球样变性，真皮浅层可见密集混合炎症细胞浸润及少量红细胞外溢

第二节　水痘和带状疱疹

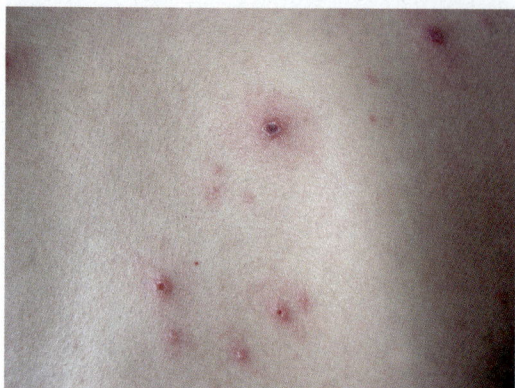

图 1-11　水痘
躯干部针尖至绿豆大小红色斑疹、丘疹、水疱,
中央有脐状凹陷,周围绕以红晕

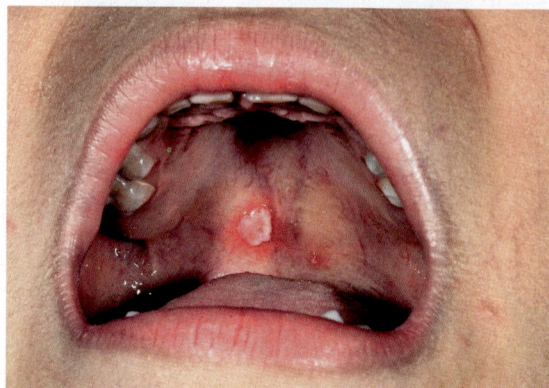

图 1-12　水痘
口腔上腭部粟粒至黄豆大小糜烂面,周围绕以红晕

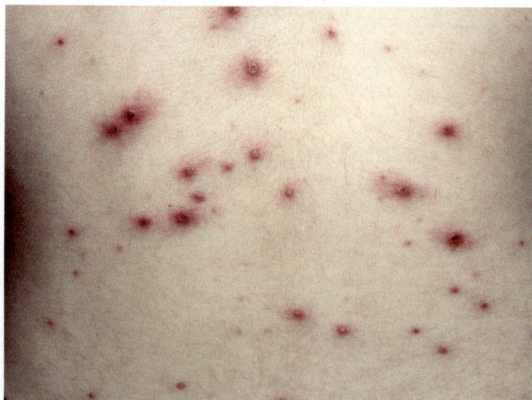

图 1-13　水痘
背部散在针尖至绿豆大小红色斑疹、丘疹、
水疱及脓疱,部分中央结血痂,周围绕以红晕

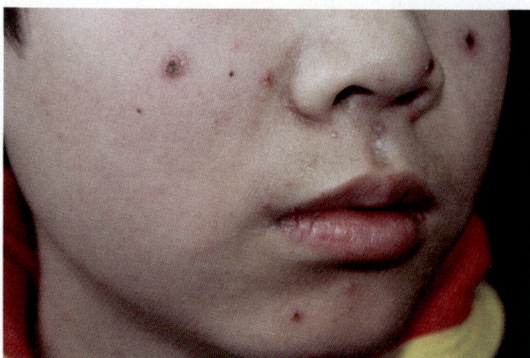

图 1-14　水痘
颜面散在粟粒至绿豆大小红色丘疹、水疱,周
围红晕,部分水疱结痂

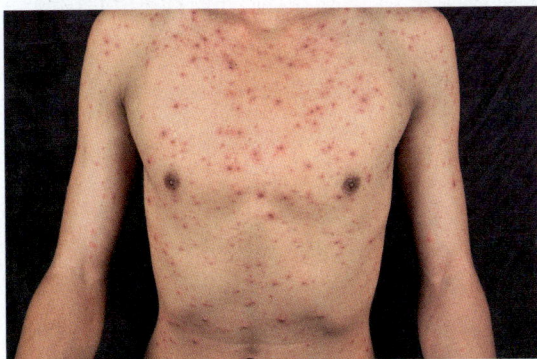

图 1-15　水痘

成人水痘：躯干及上肢近心端多发粟粒至黄豆大红斑、丘疹、水疱，周围绕以红晕，皮疹呈向心性分布

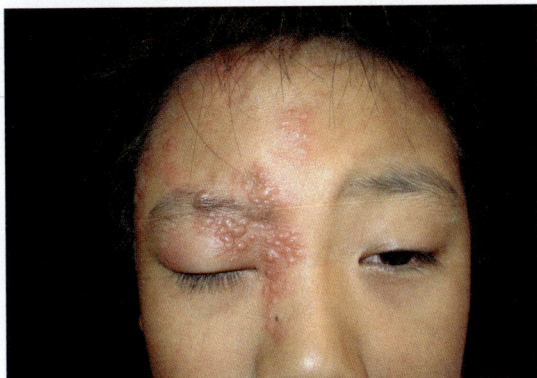

图 1-16　带状疱疹

右鼻根、上眼睑及前额三叉神经第一支区域红斑基础上的簇集性水疱，绿豆大小，单侧分布

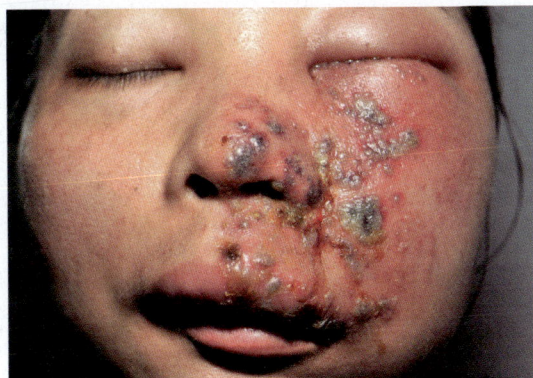

图 1-17　带状疱疹

左面颊、上唇、鼻翼三叉神经第二支区域红斑基础上的簇集性水疱、脓疱，部分坏死发黑、结痂，单侧分布

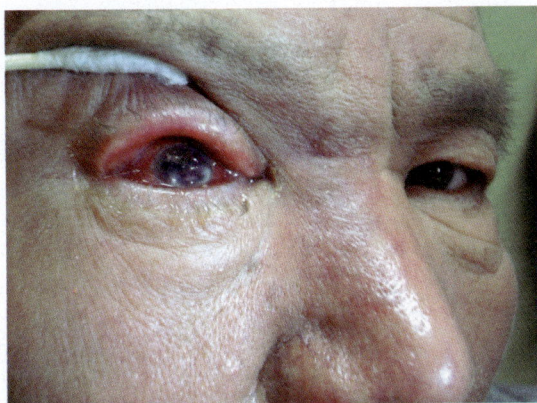

图 1-18　带状疱疹

结膜炎：眼带状疱疹累及角膜、结膜，出现脓性分泌物

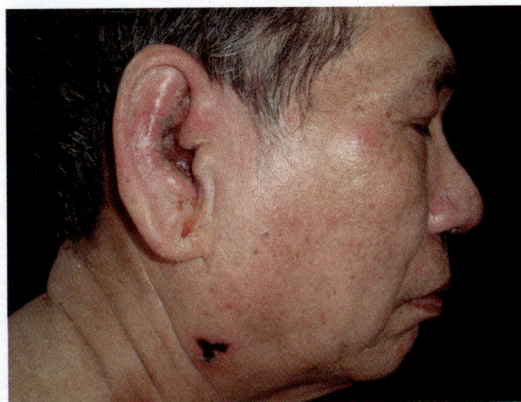

图 1-19　带状疱疹

右耳郭、外耳道红斑基础上的簇集性水疱，部分疱液浑浊、破溃伴结痂，右下颌角水疱坏死结痂

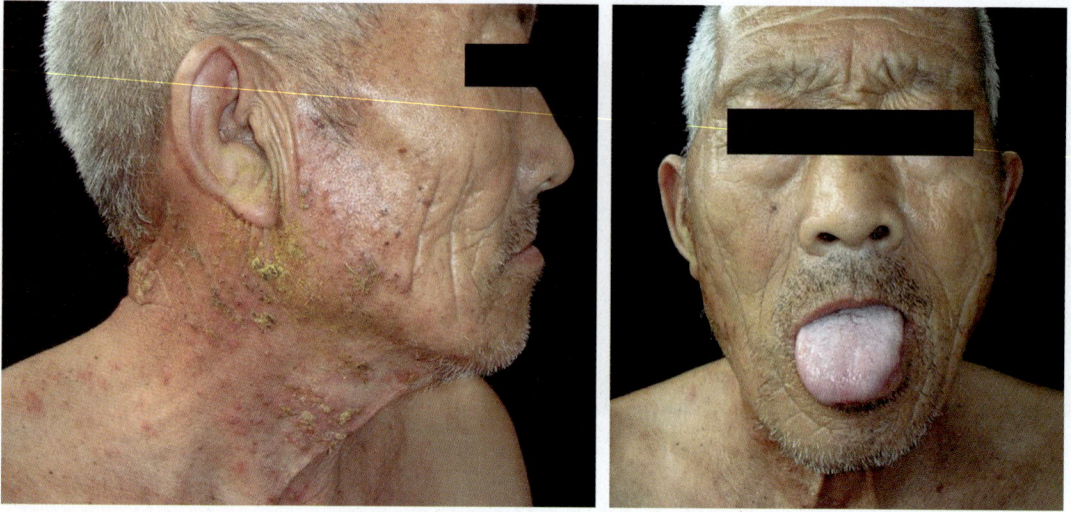

图 1-20 膝状神经节综合征（R-H 综合征）
右耳部、面颈部红斑水疱，伴发右侧面瘫

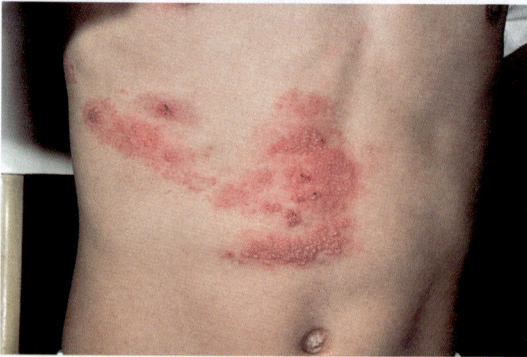

图 1-21 带状疱疹
肋间神经：右胸壁部红斑基础上的簇集性水疱，单侧分布，带状排列

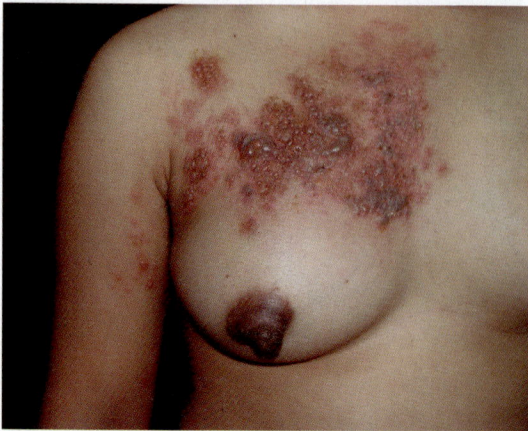

图 1-22 带状疱疹
出血性带状疱疹：右前胸、腋窝至上臂部可见不规则红斑，红斑基础上形成簇集性水疱、大疱，部分疱液呈血性，沿神经走行方向分布，不超过中线

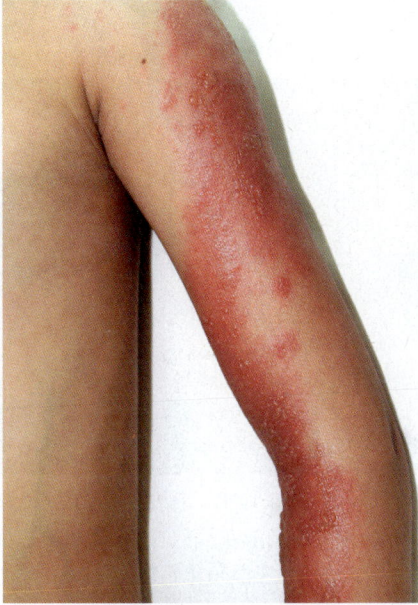

图 1-23　带状疱疹
左侧上臂红斑基础上簇集性分布的水疱、
大疱，呈带状分布

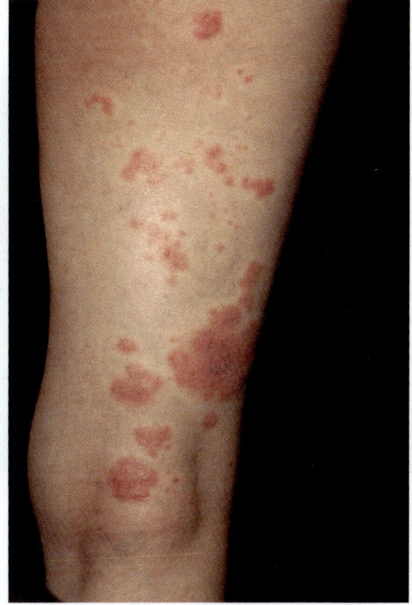

图 1-24　带状疱疹
下肢散在斑片状红斑、簇集性水疱，
周围绕以红晕，带状排列

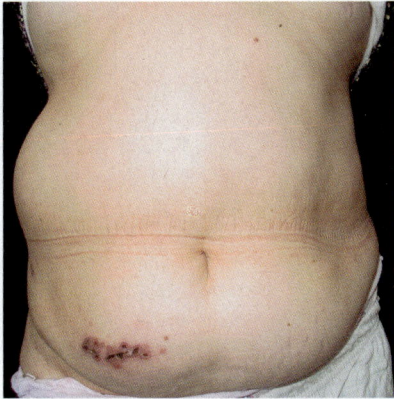

图 1-25　带状疱疹
腹壁神经麻痹：右下腹部局限性暗红色
斑片及褐色结痂为带状疱疹致右侧腹
壁神经麻痹，右侧腹壁膨隆

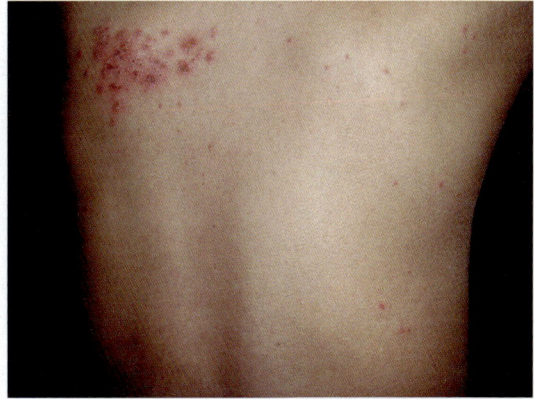

图 1-26　带状疱疹
播散型带状疱疹：左背部红斑基础上的簇集性水疱，
右侧躯干部散在水痘样损害

第三节　疣

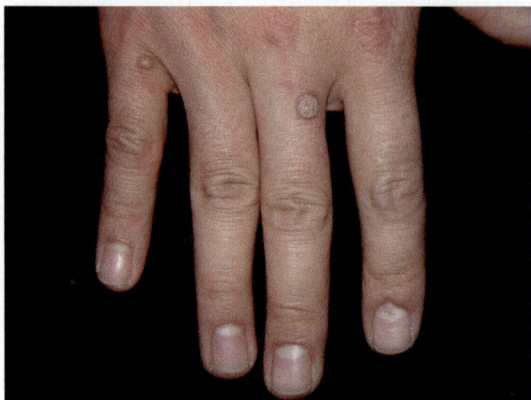

图 1-27　寻常疣
手背粟粒至黄豆大小半球形肤色丘疹，
表面角化粗糙

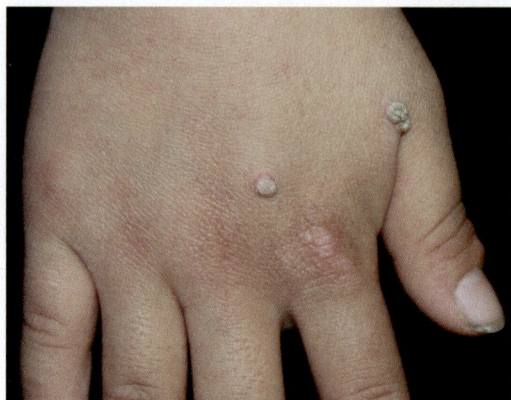

图 1-28　寻常疣
手背粟粒大小圆形灰褐色丘疹，隆起于皮面，
表面角化粗糙

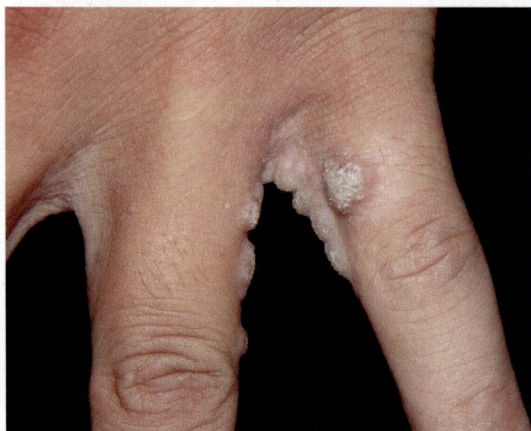

图 1-29　寻常疣
小指、无名指及指蹼可见多个豆粒大小灰白色丘疹，
半球形，部分融合，表面角化粗糙

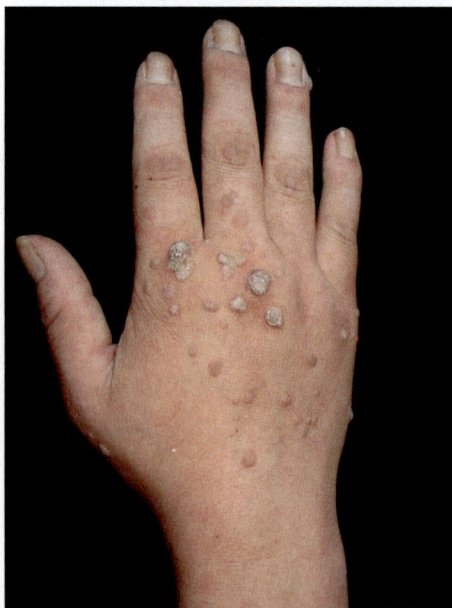

图 1-30　寻常疣 + 扁平疣
手背多发粟粒至豆粒大小灰白色扁平与半
球形丘疹，表面角化粗糙，呈乳头瘤状增生

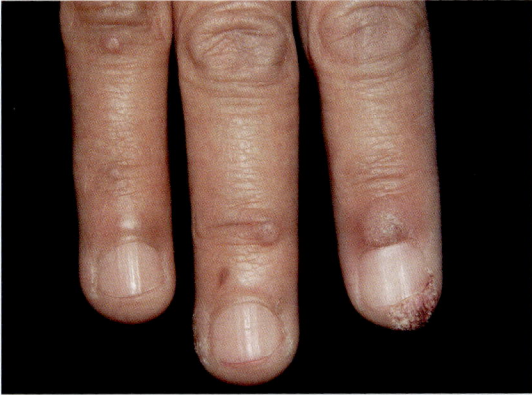

图 1-31　寻常疣

指背、甲周及甲旁多发粟粒至黄豆粒大小皮色或淡红色疣状丘疹，圆形或不规则形，表面角化粗糙

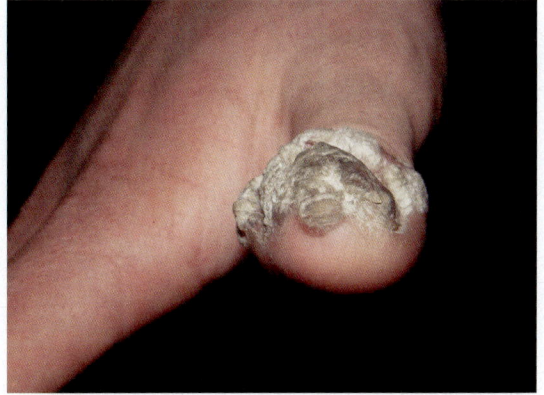

图 1-32　寻常疣

甲床及甲周疣状增生，呈灰白色至灰褐色，不规则隆起，表面角化，粗糙不平，甲板破坏

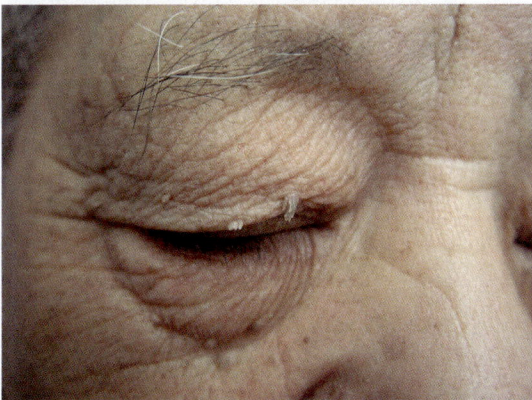

图 1-33　寻常疣

右上眼睑睑缘丝状疣体，顶端呈毛刺状

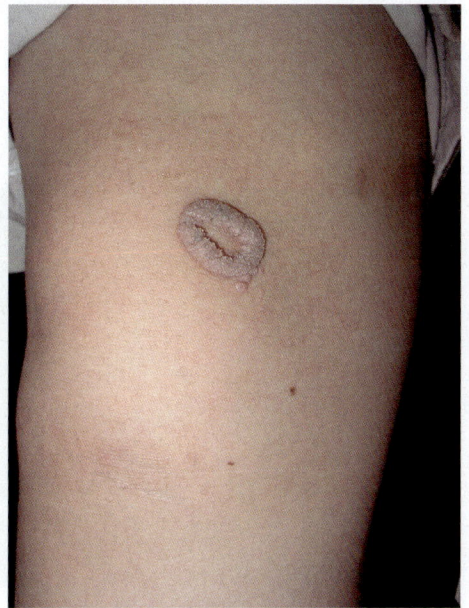

图 1-34　寻常疣

皮损为环状疣状增生，表面粗糙，角化明显，呈灰褐色，中央为正常皮肤

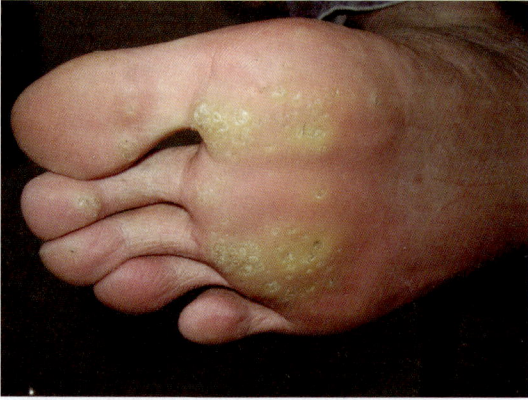

图 1-35　跖疣

足跖及足趾腹针尖至硬币大小角化性丘疹、斑块,中央皮纹中断,可见黑点,单个或多个融合

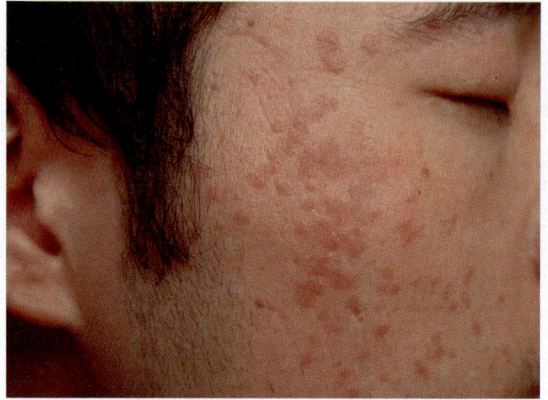

图 1-36　扁平疣

右面部散在芝麻至粟粒大小红褐色扁平丘疹,圆形或椭圆形,可见串珠状排列皮损

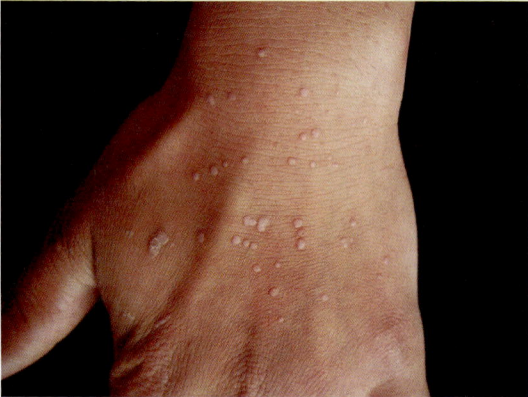

图 1-37　扁平疣

手背散在多发芝麻至粟粒大小淡红色扁平丘疹,圆形或椭圆形,表面轻度角化

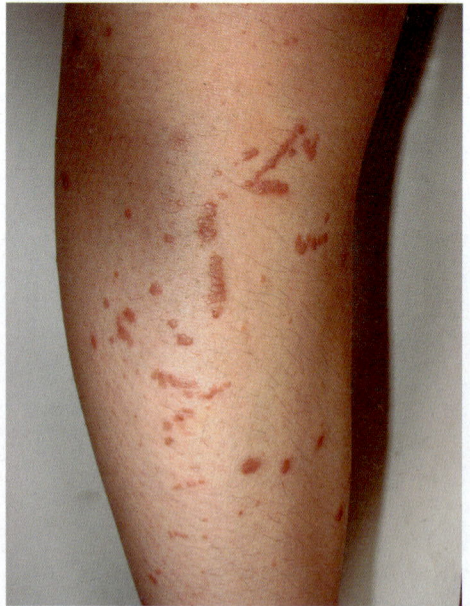

图 1-38　扁平疣

小腿芝麻至粟粒大小红褐色扁平丘疹,圆形或椭圆形,局部可见皮损沿抓痕分布排列呈线状,称同形反应

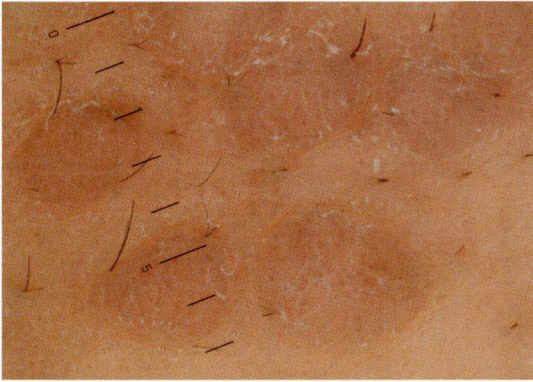

图 1-39　扁平疣　皮肤镜
黄色背景上散在分布的点状血管

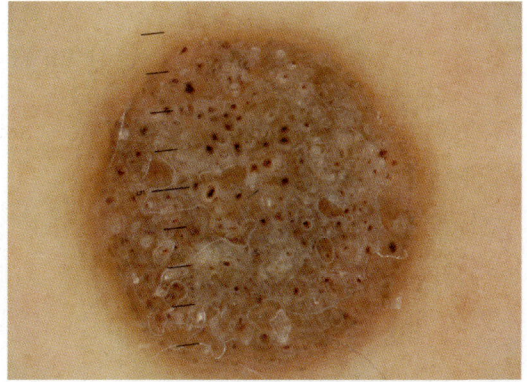

图 1-40　寻常疣　皮肤镜
皮肤镜下呈多数紧密排列的乳头样增生,中心散
在红色小点,周围绕以白色的晕,呈蛙卵样模式

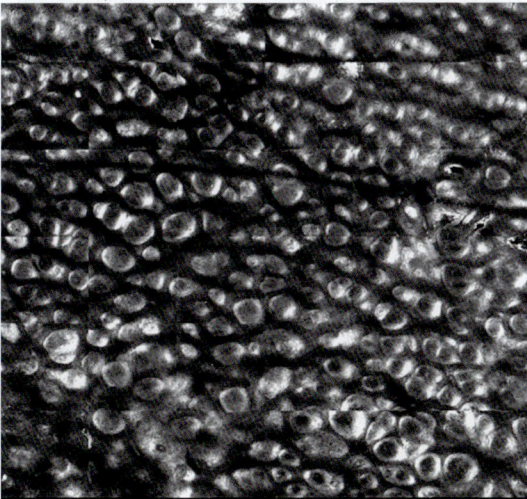

图 1-41　扁平疣　皮肤 CT
与皮周对照,表皮轻度增厚

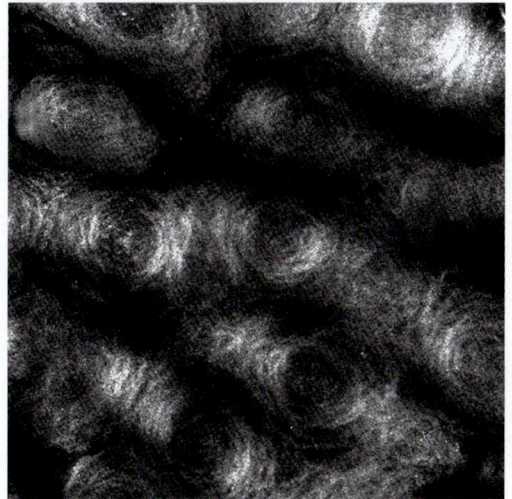

图 1-42　扁平疣　皮肤 CT
颗粒层与棘层增生,颗粒层及棘细胞上部细胞大
致呈同心圆样环形排列近似玫瑰花团样结构,可
对应于组织病理学的空泡化特征,有时基底层色
素增加,表皮突起可向下延伸

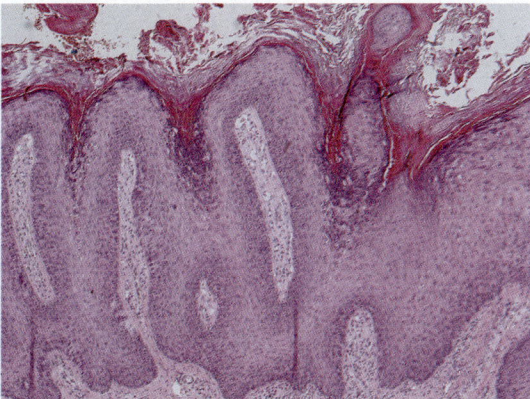

图 1-43　寻常疣　病理(HE 染色,×100)
寻常疣:表皮角化过度,乳头瘤样增生,表皮突起
之间的"峡谷"内颗粒层增厚,并见空泡样细胞,
真皮乳头内血管扩张,少量炎症细胞浸润

第四节　传染性软疣

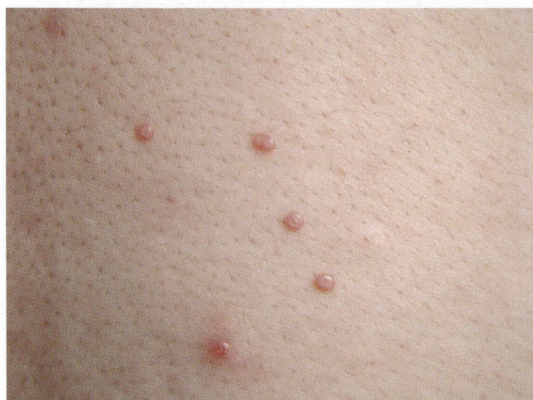

图 1-44　传染性软疣
皮损为粟粒大小半球形扁平丘疹,呈淡红色或蜡黄色,表面有光泽,成熟皮损中央有脐状凹陷

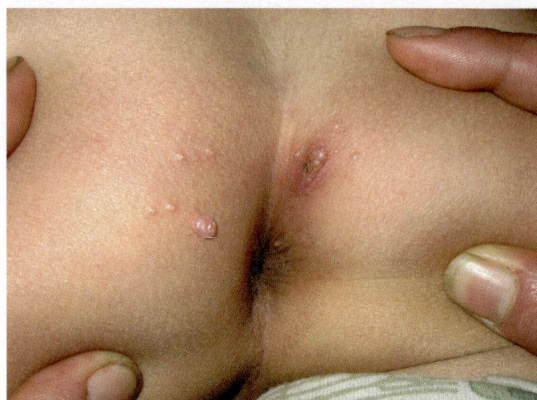

图 1-45　传染性软疣
肛周散在数个针尖至豆粒大小的半球形丘疹,大小不一,一处皮损融合增大伴破溃结痂

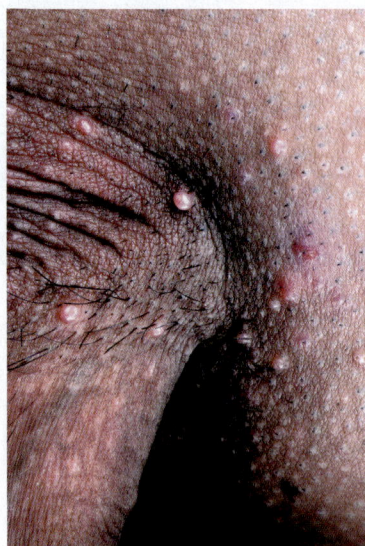

图 1-46　传染性软疣
阴茎根部与周围十数个半球形丘疹,呈淡红或蜡黄色,个别损害中央有脐状凹陷

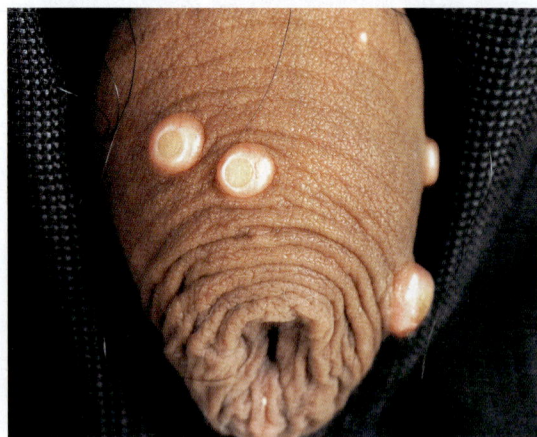

图 1-47　传染性软疣
阴茎数个豆粒大小扁平丘疹,呈蜡样光泽,周边可见毛细血管扩张

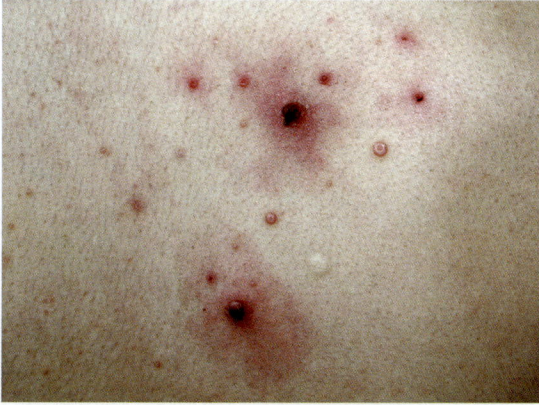

图 1-48　传染性软疣
皮损为针尖至粟粒大小半球形丘疹,部分蜡样光泽,
中央有脐状凹陷,部分抓破伴结痂及周边潮红

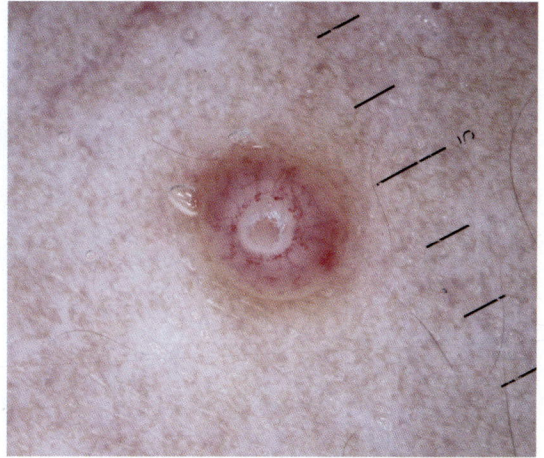

图 1-49　传染性软疣　皮肤镜
中心多叶状的白色无定形结构,外周可见放射状分
布的皇冠状血管

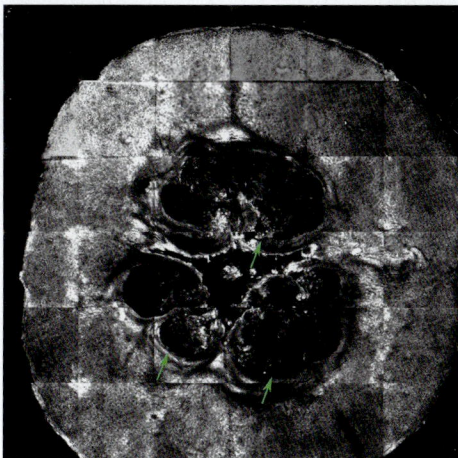

图 1-50　传染性软疣　皮肤 CT
表皮可见完整的囊腔样结构,增生囊腔挤压
周围皮肤形成囊壁(绿箭头)

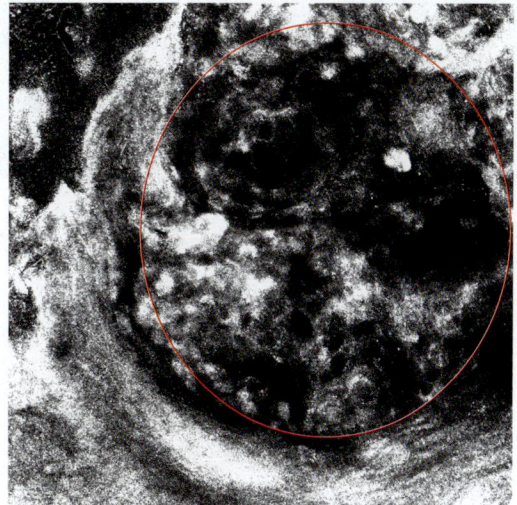

图 1-51　传染性软疣　皮肤 CT
腔内可见较高折光又较大的圆形细胞聚集,均为
软疣小体结构(红圈),囊腔样结构其周围表皮明
显增厚

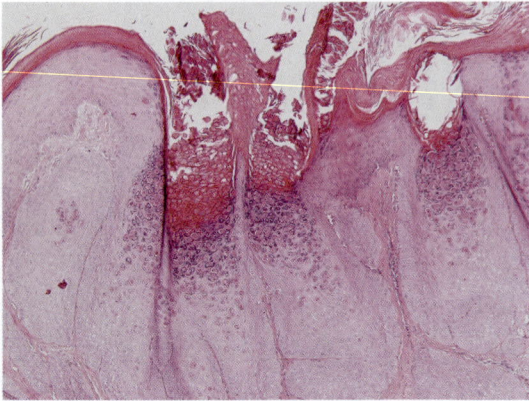

图 1-52　传染性软疣　病理（HE 染色，×100）
传染性软疣：边缘表皮增生，中央凹陷呈火山口样外观，棘层上部、颗粒层及角质层表皮细胞胞浆内可见红染的包涵体存在，即软疣小体

第五节　手 足 口 病

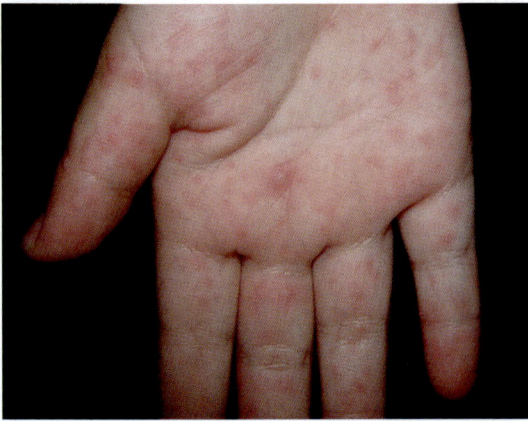

图 1-53　手足口病　手掌
手掌部红色斑疹、水疱，水疱周围绕以红晕

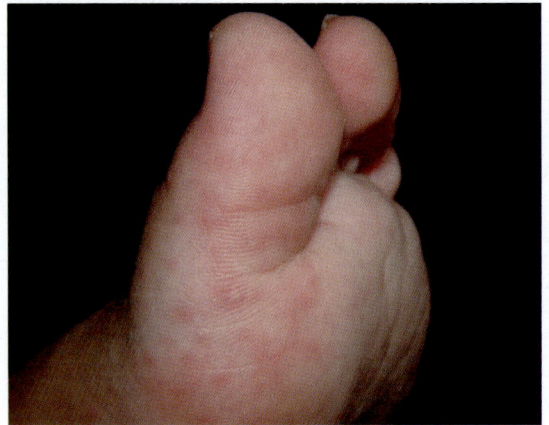

图 1-54　手足口病　足
足跖部红色斑疹、水疱，水疱周围绕以红晕

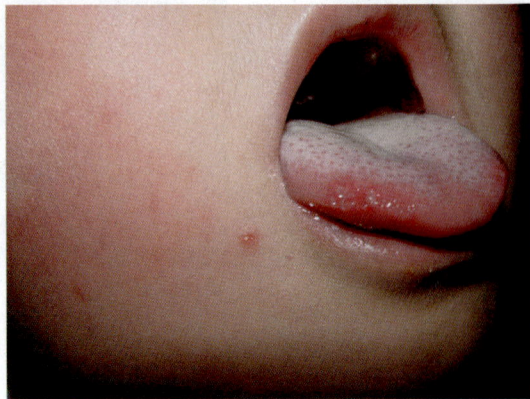

图 1-55　手足口病　口
舌缘疼痛性水疱及点状糜烂

第六节 Kaposi 水痘样疹

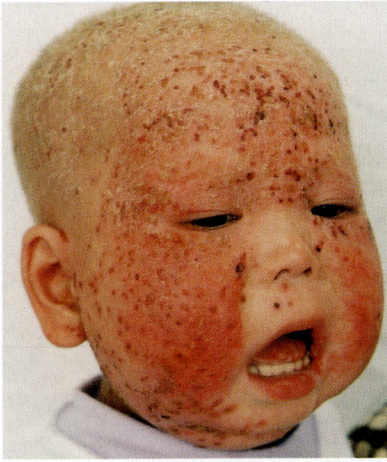

图 1-56 Kaposi 水痘样疹
头面部湿疹，合并多发、散在粟粒大
小红褐色结痂性损害

第七节 传染性单核细胞增多症

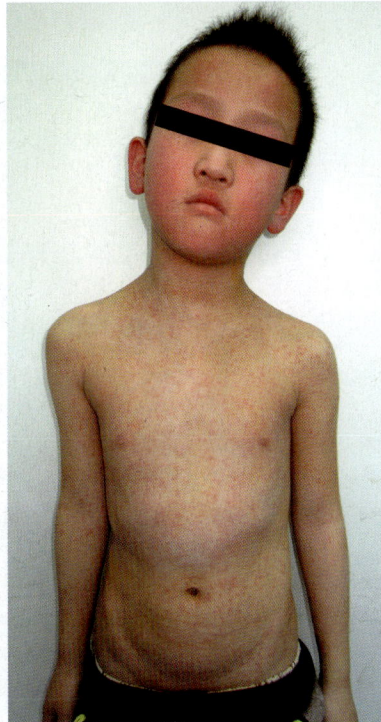

图 1-57 传染性单核细胞增多症
面部红色斑疹、斑片，躯干密集分布
红色斑疹，多处融合成片状

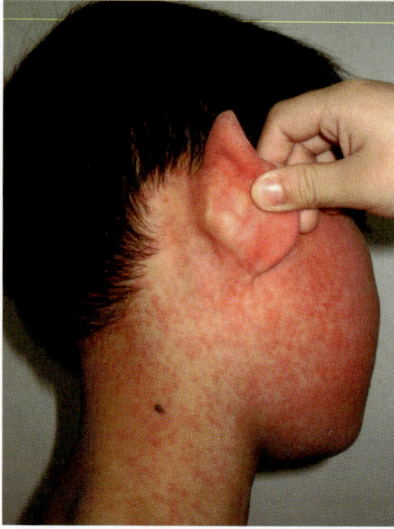

图 1-58　传染性单核细胞增多症
面颈部大面积红色斑疹、斑片，
耳部充血明显

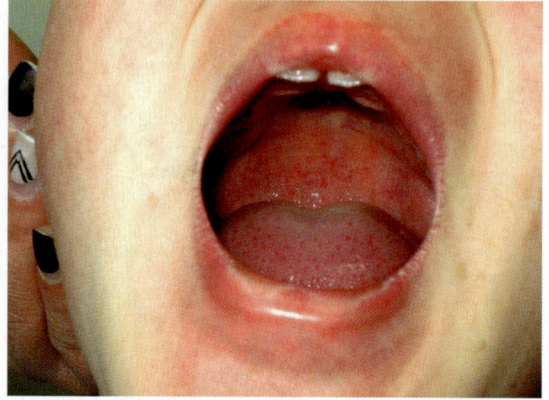

图 1-59　传染性单核细胞增多症
口周淡红色斑片，舌部、咽部点状红斑

第八节　幼儿急疹

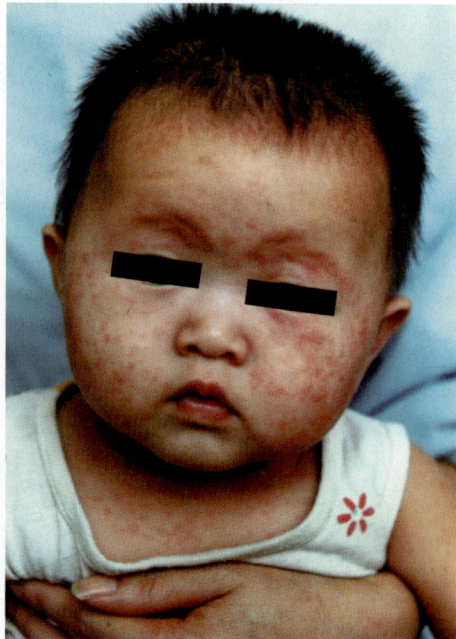

图 1-60　幼儿急疹
幼儿面部、躯干和四肢广泛淡红色斑疹

第九节　麻　疹

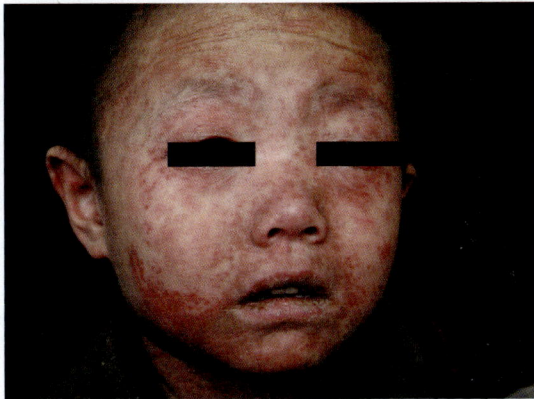

图 1-61　麻疹　面部
面颈部暗红色斑疹、斑片,球结膜充血明显(已遮盖)

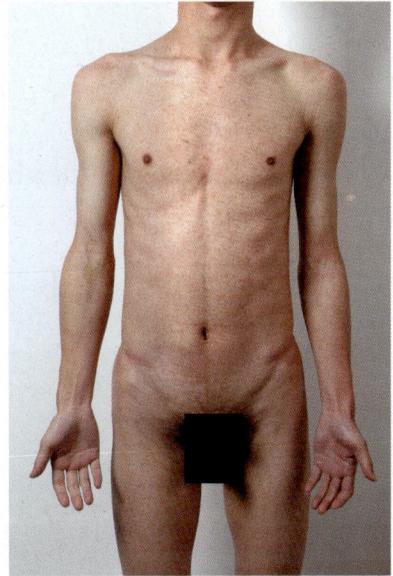

图 1-62　麻疹　躯干
躯干、四肢泛发红色丘疹

第十节　风　疹

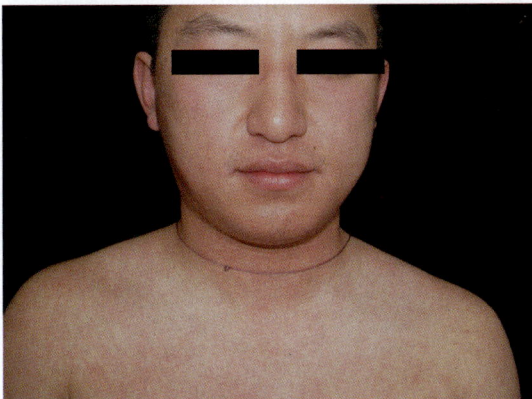

图 1-63　风疹
面颈部、胸部大面积红色斑疹,疹间可见正常皮肤

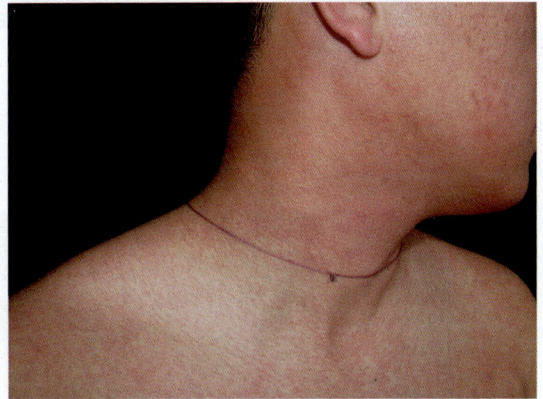

图 1-64　风疹
面颈部、胸部大面积红色斑疹,疹间可见正常皮肤

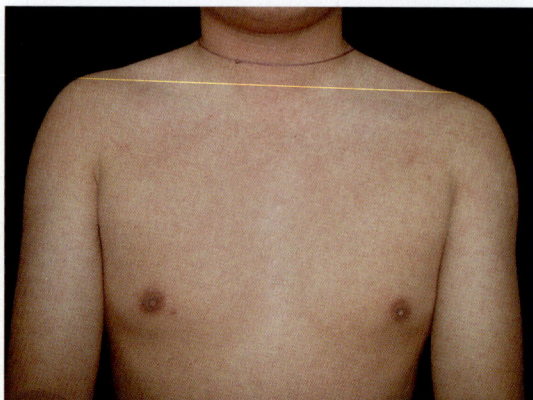

图 1-65　风疹
颈部、胸部大面积红色斑疹,疹间可见
正常皮肤

第十一节　儿童丘疹性肢端皮炎

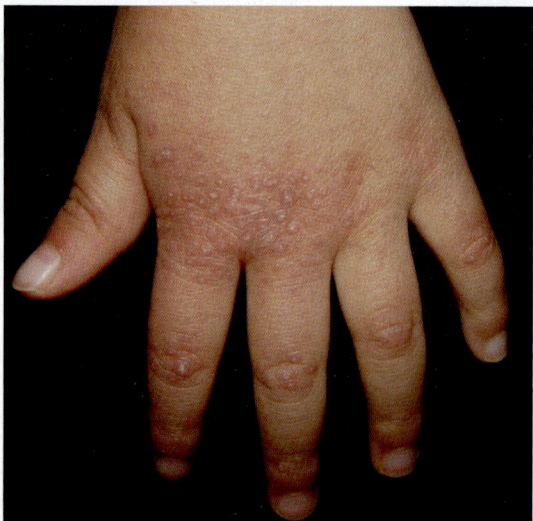

图 1-66　小儿丘疹性肢端皮炎
手背针头至粟粒大扁平充实性丘疹,
暗红色,互不融合

第十二节　川　崎　病

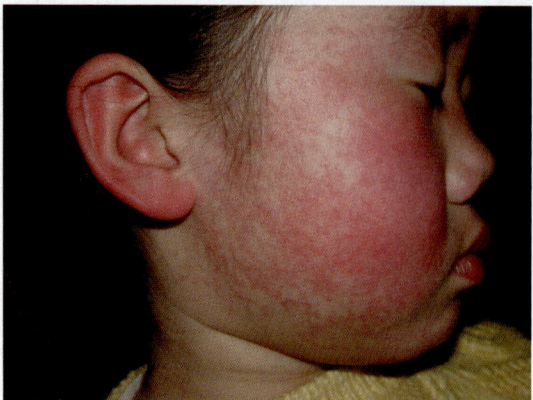

图 1-67　川崎病　面部
面颊部红色斑疹、斑片,耳部充血发红

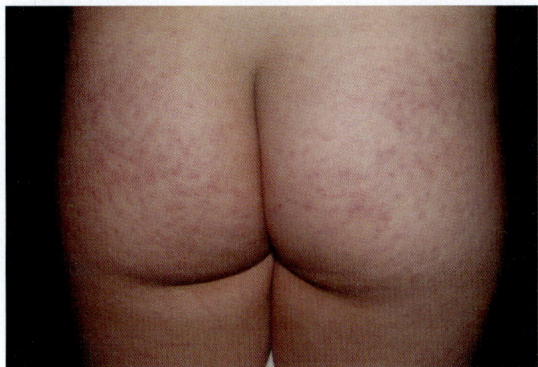

图 1-68　川崎病　臀部
臀部散在暗红色斑疹

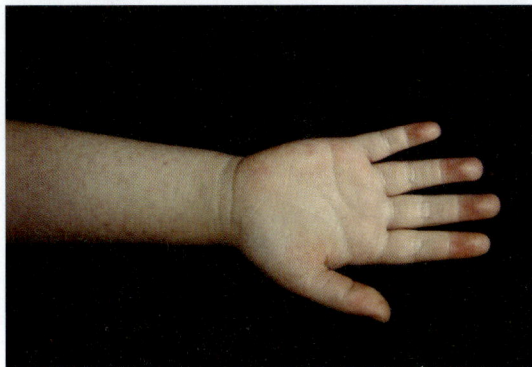

图 1-69　川崎病　手部
指腹暗红色斑

第十三节　疣状表皮发育不良

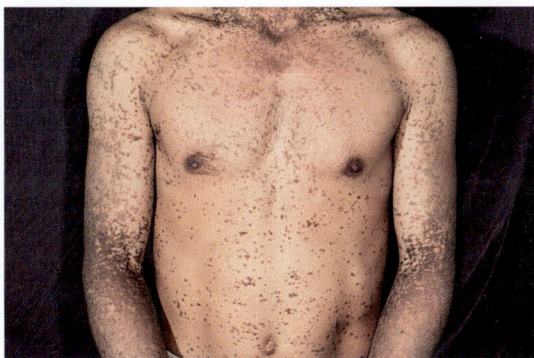

图 1-70　疣状表皮发育不良
躯干、上肢泛发粟粒至黄豆大扁平疣状丘疹,圆形或
多角形,浅褐色至黑褐色,对称分布,部分皮疹融合

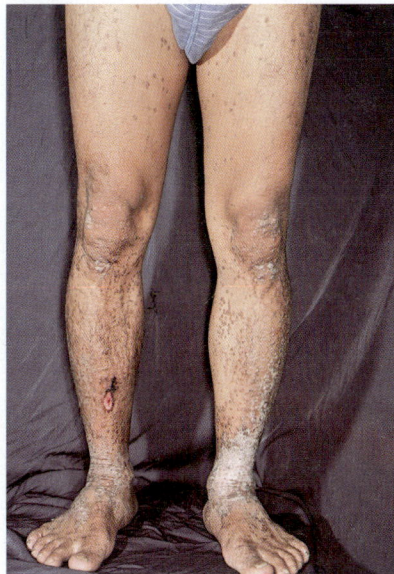

图 1-71　疣状表皮发育不良
下肢泛发粟粒至黄豆大扁平疣状丘疹,
圆形或多角形,对称分布,足踝、足背伸
侧皮疹融合,表面角化明显

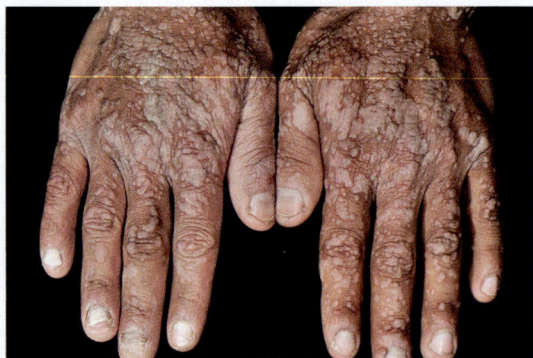

图 1-72　疣状表皮发育不良
手背多发粟粒至黄豆大扁平疣状丘疹,圆形或多角形,红褐色对称分布,部分融合呈斑块状

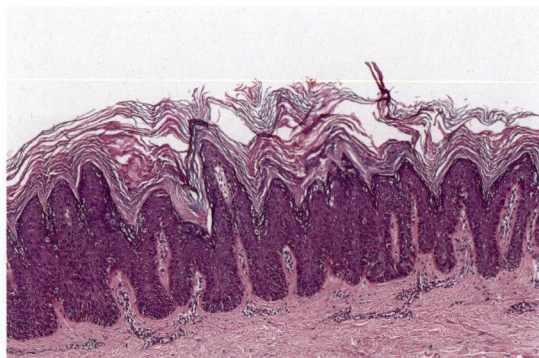

图 1-73　疣状表皮发育不良　病理(HE 染色,×100)
角化过度,棘层肥厚,颗粒层角质形成细胞空泡化,胞浆淡蓝染色,角质形成细胞核大,染色加深,细胞排列紊乱

第二章　细菌性皮肤病

第一节　脓　疱　疮

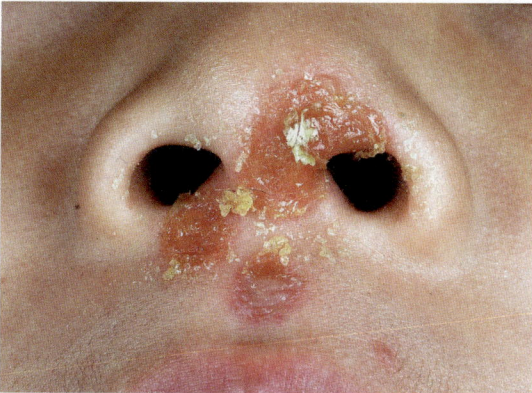

图 2-1　寻常性脓疱疮
鼻部红斑、脓疱,伴有糜烂及蜜黄色结痂,
并相互融合

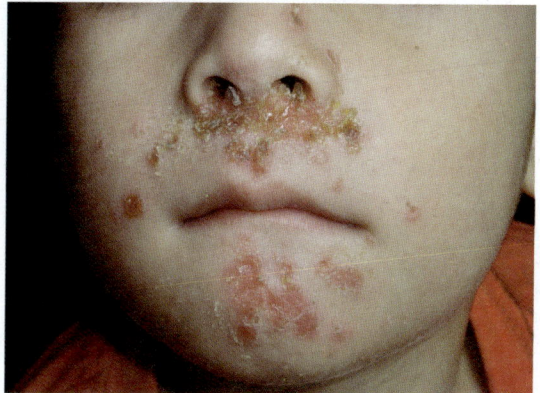

图 2-2　寻常性脓疱疮
口周及鼻部群集性脓疱、红斑,部分融合成片,
脓液形成蜜黄色结痂

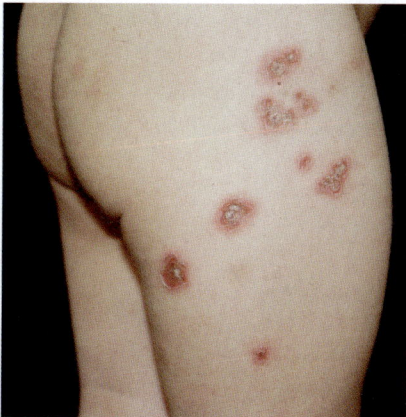

图 2-3　寻常性脓疱疮
大腿外侧散在红斑、糜烂、结痂

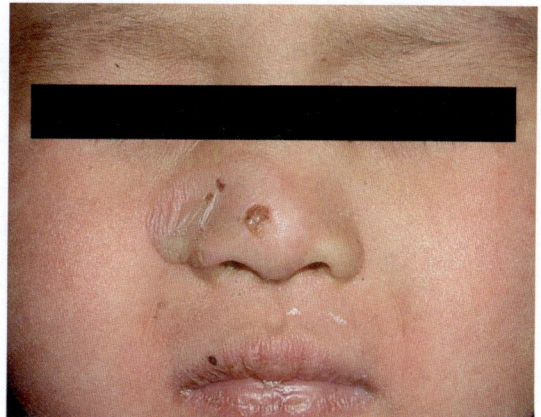

图 2-4　大疱性脓疱疮
鼻翼较大脓疱,疱壁松弛,疱内容物浑浊,
形成半月形积脓,疱周红晕

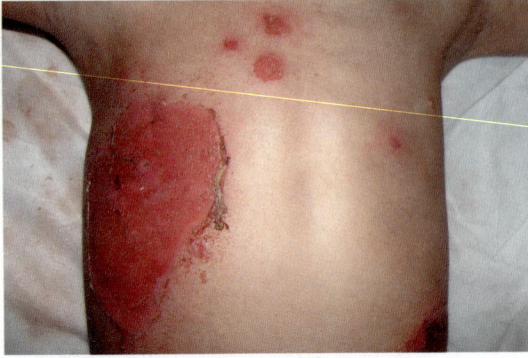

图 2-5　大疱性脓疱疮
胸、腹部脓疱破溃后形成红色浅表糜烂

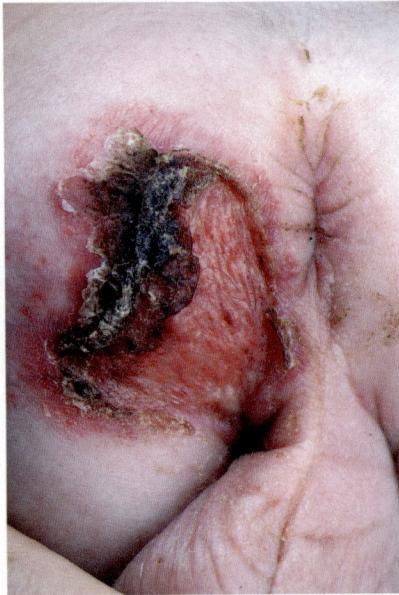

图 2-6　深脓疱疮
臀部边缘陡峭的碟状溃疡，边界清楚，
表面坏死及蛎壳状黑色结痂

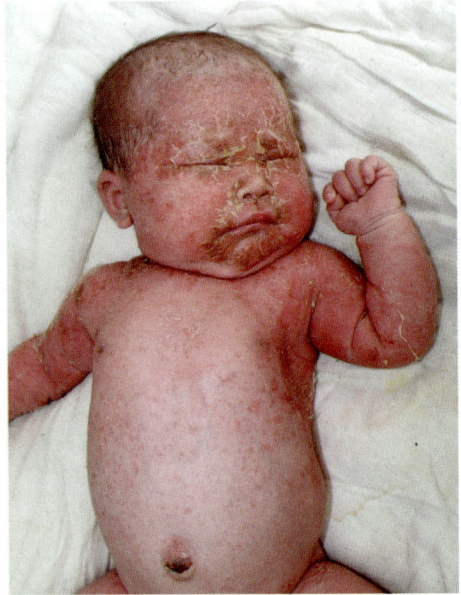

图 2-7　葡萄球菌烫伤样皮肤综合征
(staphylococcal scalded skin syndrome,SSSS)
头面片状红斑，表面结痂，口周可见放射状
裂纹；腋下表皮剥脱，形成潮红糜烂面

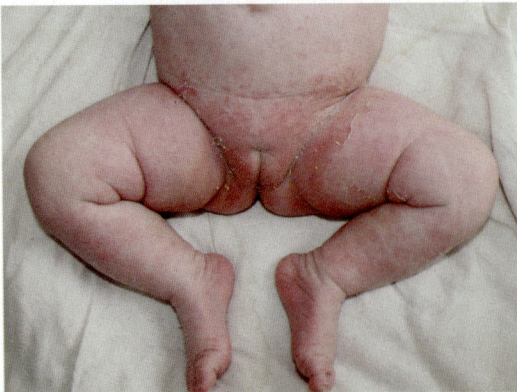

图 2-8　SSSS
腹股沟阴部片状红斑，表皮剥脱，形成潮红糜烂面

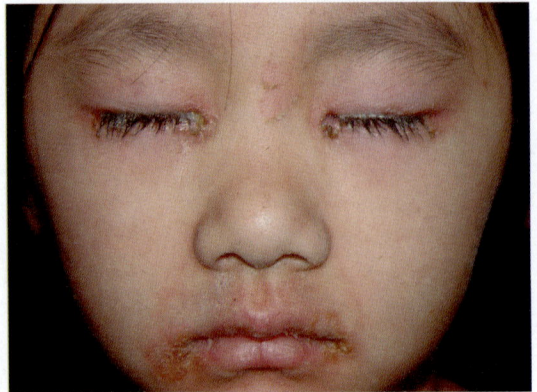

图 2-9　SSSS
口周、眼周红斑、糜烂、渗出，局部结痂，双眼分泌物

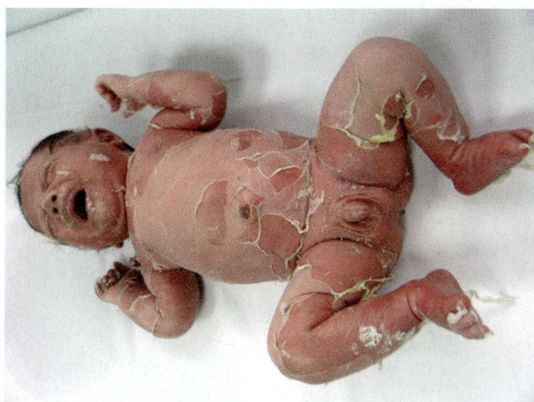

图 2-10　SSSS
面部及躯干四肢广泛红斑伴斑片状糜烂、脱屑

第二节　毛囊炎、疖和痈

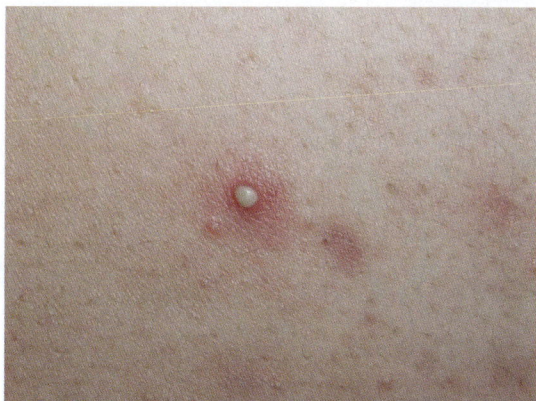

图 2-11　毛囊炎
以毛囊为中心的脓疱,周围有红晕

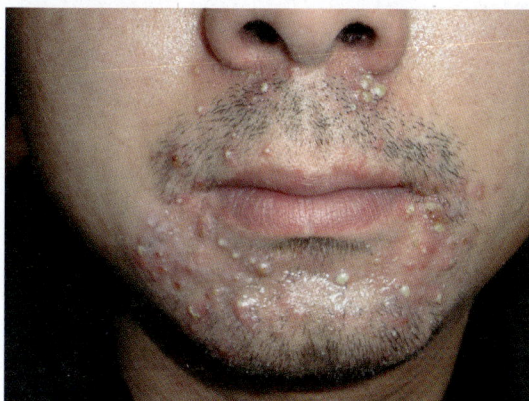

图 2-12　须疮
胡须根部多发毛囊性丘疹及脓疱

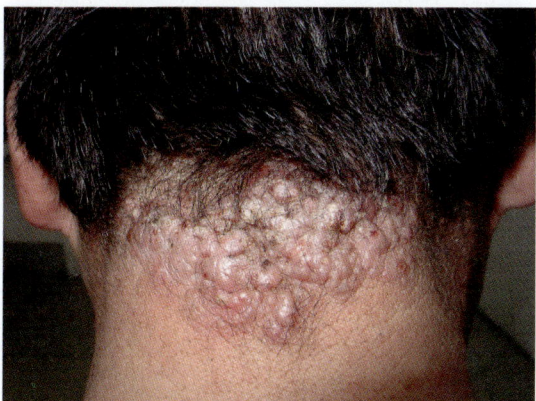

图 2-13　瘢痕疙瘩性毛囊炎
项部簇集性坚实的红色丘疹、结节,大部分融合,
呈凹凸不平的硬结斑块,表面毛发脱落

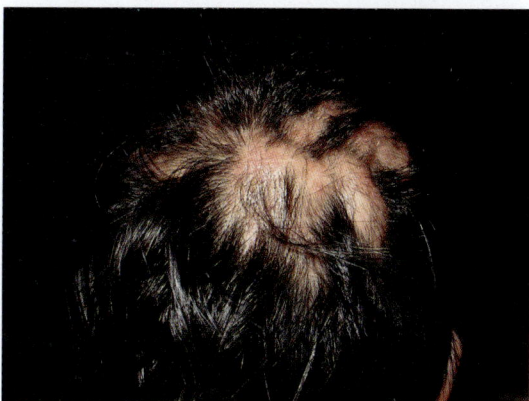

图 2-14　头部脓肿性穿掘性毛囊周围炎
头顶部数个半球状结节、囊肿,表面隆起、紧张,
病损处毛发大部分脱落

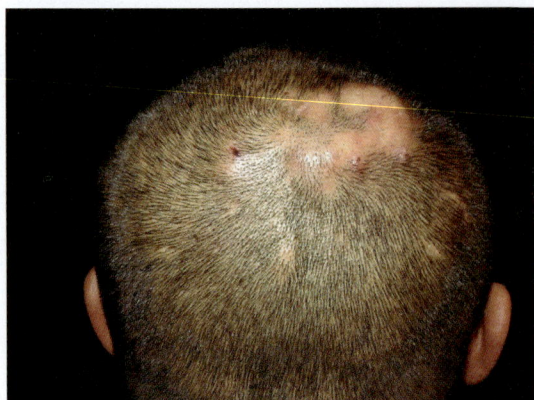

图 2-15　头部脓肿性穿掘性毛囊周围炎
头顶部数个半球状结节、囊肿，并有合并贯通，表面
隆起、紧张，病损处毛发大部分脱落

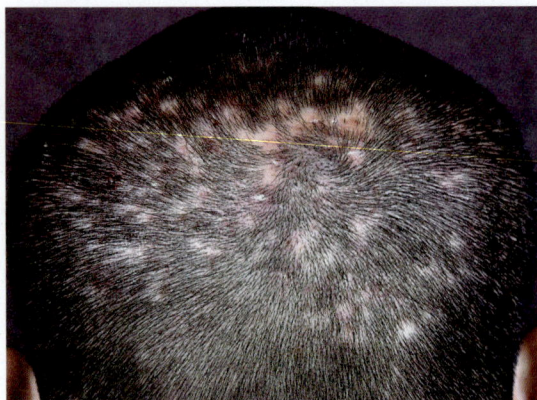

图 2-16　秃发性毛囊炎
头皮多处毛囊丘疹性脓疱、圆形或椭圆形瘢痕，
瘢痕处点状脱发

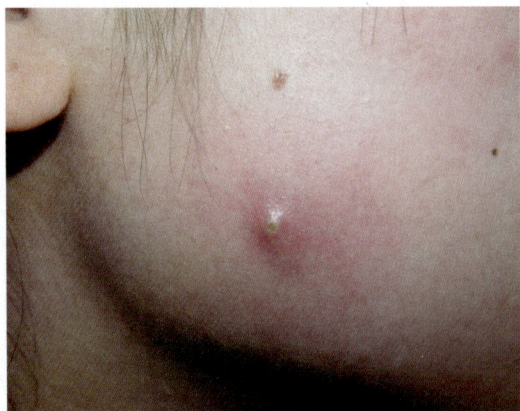

图 2-17　疖
右颊部红色炎性结节，中央见黄白色点状脓栓

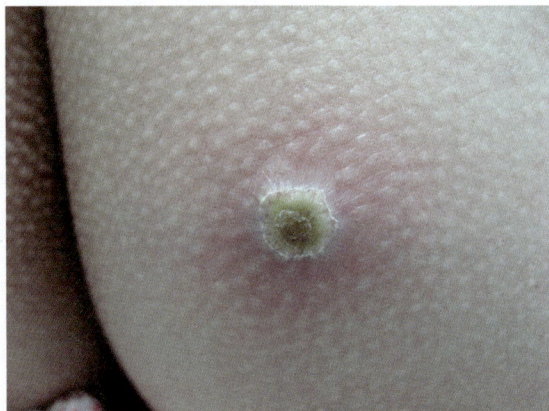

图 2-18　疖
皮肤局部红肿，中央凸起、化脓和结痂

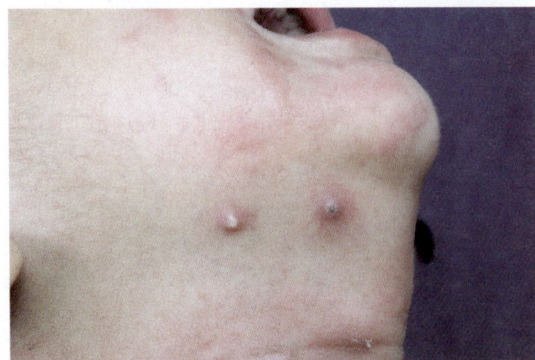

图 2-19　疖病
下颌及颈部多炎性结节，
中央见黄白色脓栓或结痂

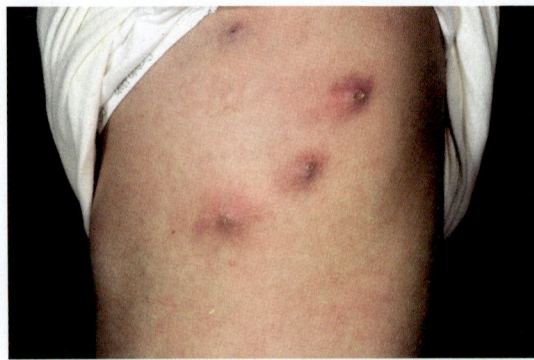

图 2-20　疖病
皮损呈多发的红肿疖肿，基底浸润明显，中央见黄白
色点状脓栓及结痂

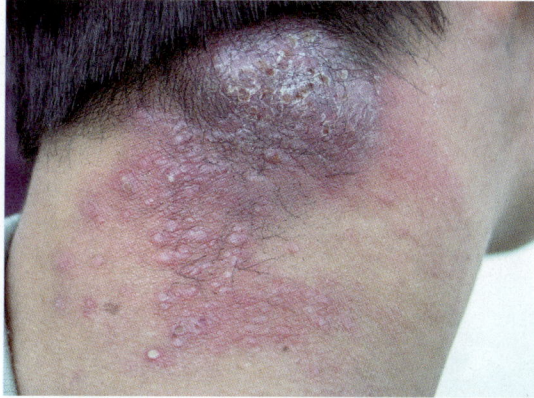

图 2-21 痈

枕部及颈部局限性炎性肿块,界限不清,
表面有多个脓栓融合

第三节 丹毒和蜂窝织炎

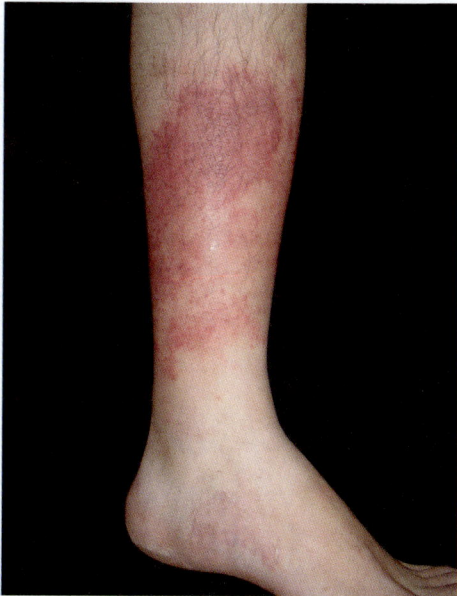

图 2-22 小腿丹毒

伴足癣 左小腿内侧大片水肿性红斑,界限
清楚,表面紧张发亮

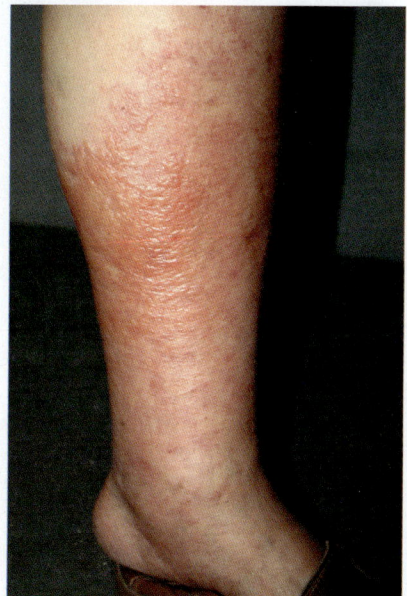

图 2-23 小腿水疱性丹毒

左小腿内侧水肿性红斑,界限清楚,表
面紧张发亮,少数张力性水疱形成

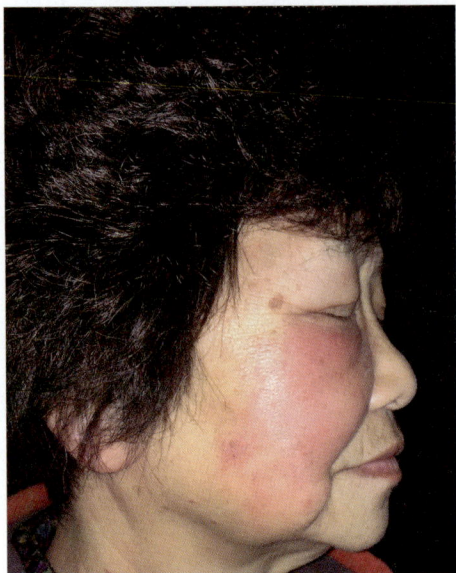

图 2-24　面部丹毒
右侧面颊红斑、肿胀,边界相对清楚

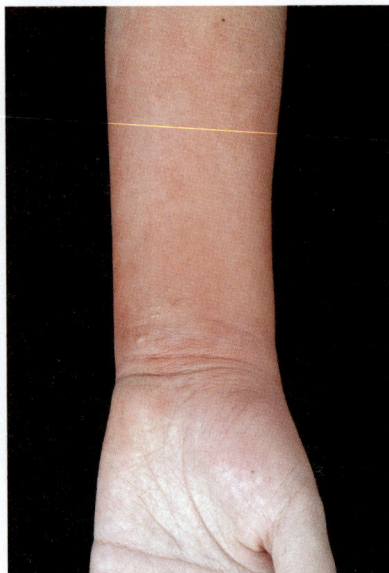

图 2-25　前臂丹毒
左前臂弥漫性水肿性红斑,腕部可见
数个张力性水疱

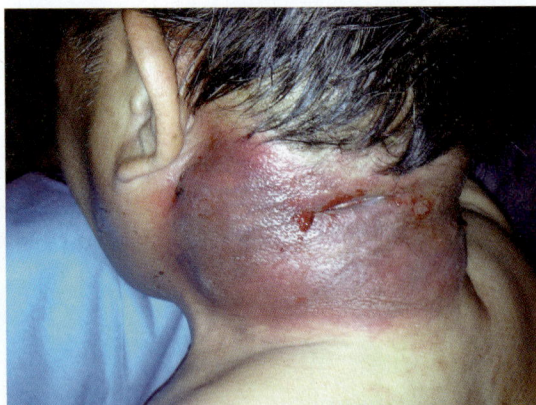

图 2-26　蜂窝织炎
颈部肿胀性、疼痛性暗红色斑块,边缘清楚

第四节　皮肤结核病

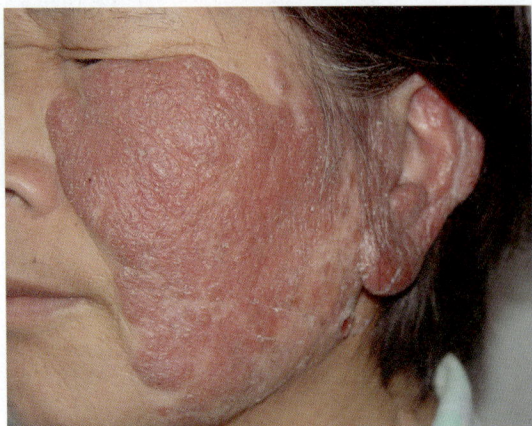

图 2-27　寻常狼疮
左面颊至耳部暗红色融合性斑块,边界
清楚,表面少量鳞屑

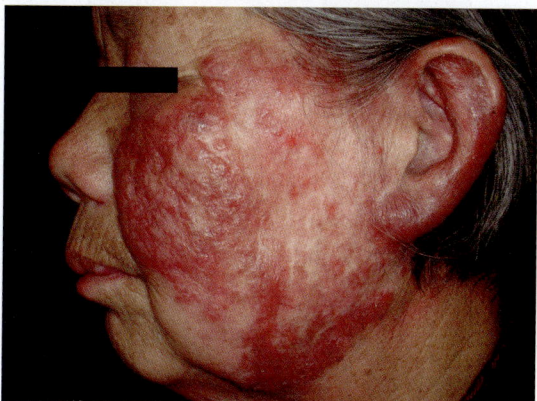

图 2-28　寻常狼疮
左面颊至耳部暗红色融合性斑块,边界清楚,
中央部分愈合及瘢痕形成

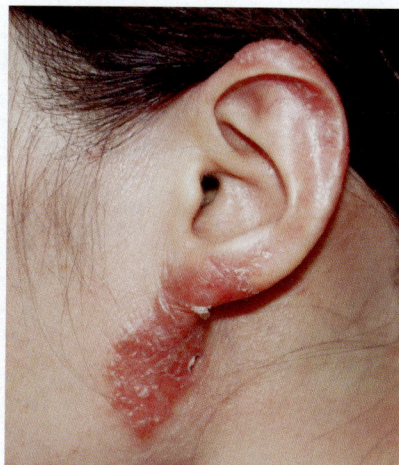

图 2-29　寻常狼疮
左耳及耳下暗红色浸润性斑块,
边界清楚,覆有鳞屑

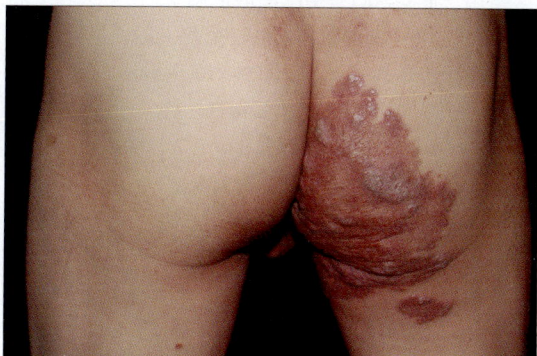

图 2-30　疣状皮肤结核
右侧臀部片状红褐色斑块,中心萎缩、瘢痕,
周边扩展隆起

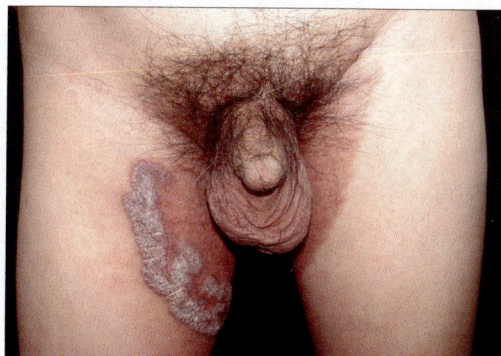

图 2-31　疣状皮肤结核
右侧腹股沟月牙形浸润性斑块,中心萎缩,
周边隆起扩展

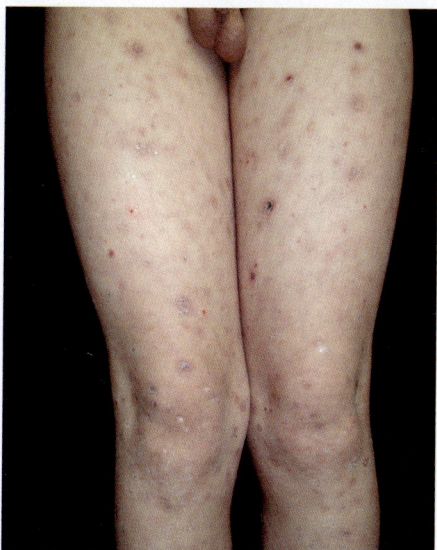

图 2-32　丘疹坏死性结核疹
双下肢伸侧散在黑褐色、红褐色丘疹,
坏死性丘疹为特征性损害

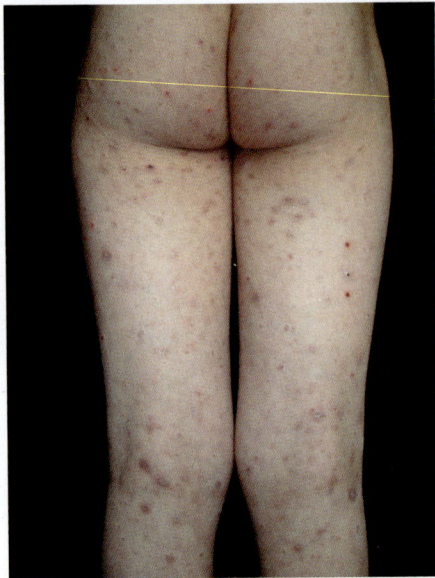

图 2-33　丘疹坏死性结核疹
与图 2-32 为同一患者,双下肢屈侧类
似损害

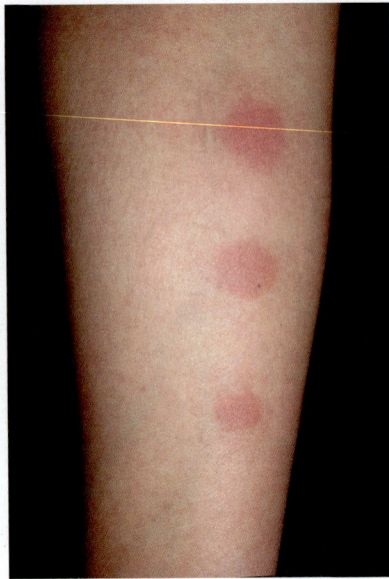

图 2-34　PPD 皮肤试验
PPD 皮肤试验:48~72 小时观察,硬结
直径 5~9mm 为一般阳性,10~19mm
为中度阳性,20mm 以上为强阳性

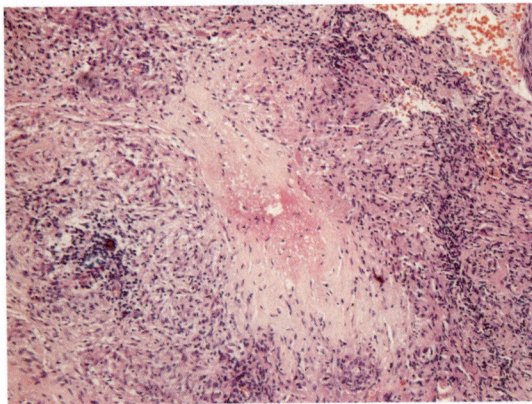

图 2-35　皮肤结核　病理(HE 染色,×200)
结核性肉芽肿:中央干酪样坏死,周边上皮样细胞,
外围单一核细胞浸润

第五节　麻　风

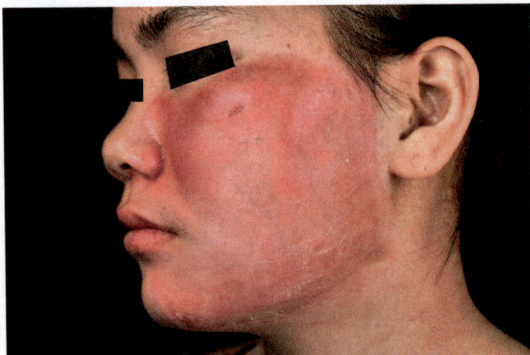

图 2-36　结核样型麻风
左面部暗红色斑块,境界清楚,表面干燥伴少量
鳞屑,有感觉障碍

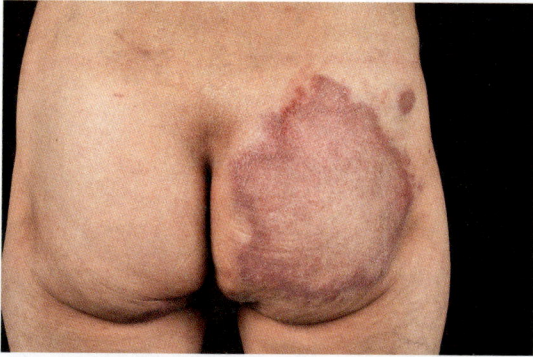

图 2-37 界限类偏结核样型麻风
右臀部块状紫红色环状斑块,界限清楚,
中央可见圆形"空白区"

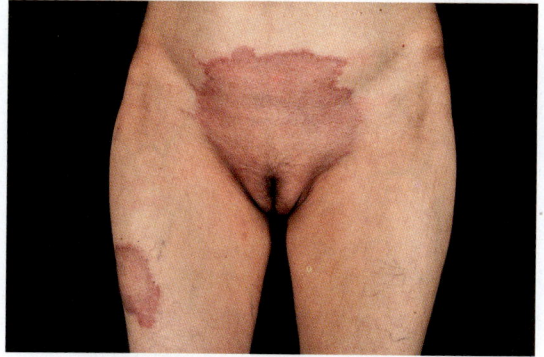

图 2-38 界限类偏结核样型麻风
下腹、阴部、右股外侧多处片状紫红色斑块,
边缘清楚,中央可见圆形"空白区"

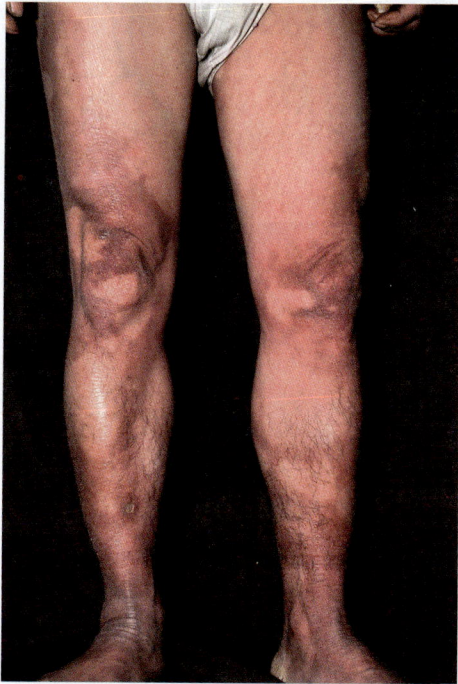

图 2-39 中间界限类麻风
双下肢片状淡褐色至褐红色斑块,中央可见
"空白区",皮损分布广泛

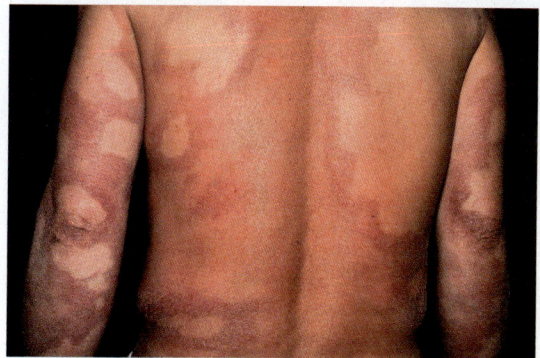

图 2-40 中间界限类麻风
双上肢、背部大片状褐红色斑块,皮损内缘清楚,中
央可见"空白区"

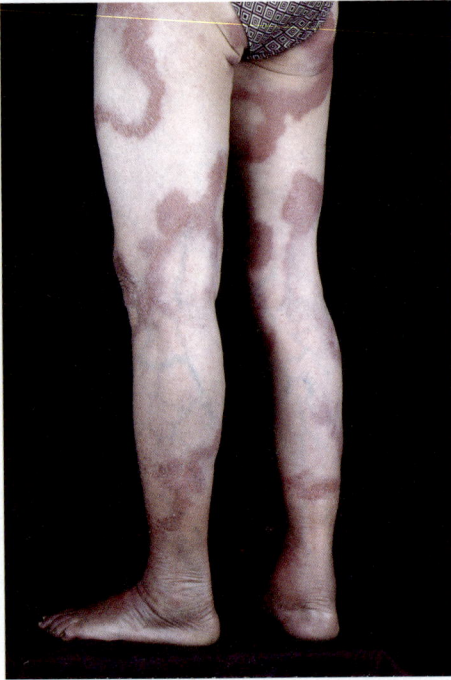

图 2-41　界限类偏瘤型麻风

双下肢多发大小不等的环形或半环形褐红色斑及斑块，中央可见"空白区"

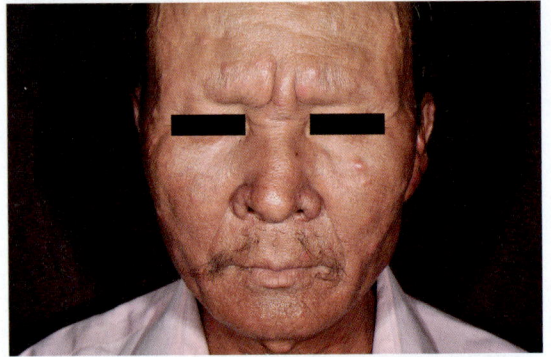

图 2-42　瘤型麻风　父

面部弥漫性结节、浸润，呈"狮面"状外观，双侧眉毛及部分睫毛脱落

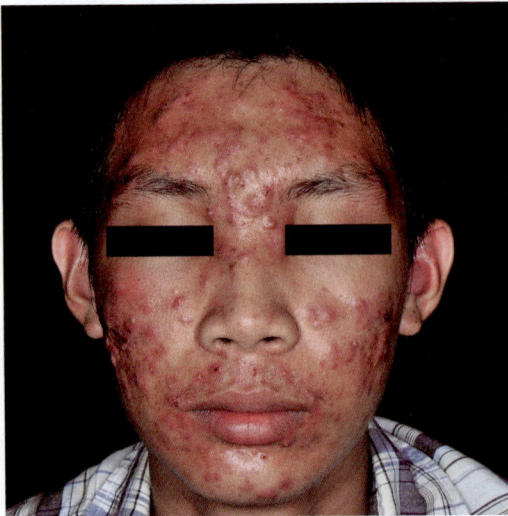

图 2-43　瘤型麻风　子

面部多发粟粒至黄豆大红色丘疹、结节，少数脓疱，并有破溃结痂

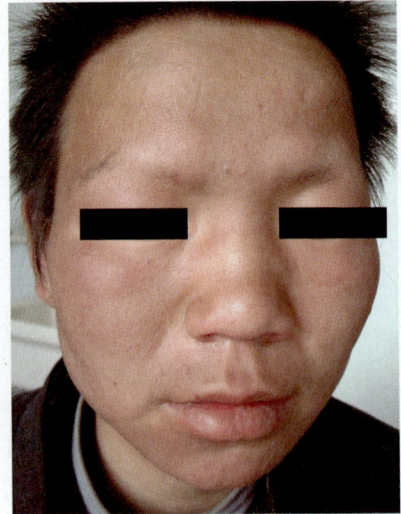

图 2-44　麻风　眉毛脱落

双侧眉毛及睫毛脱落

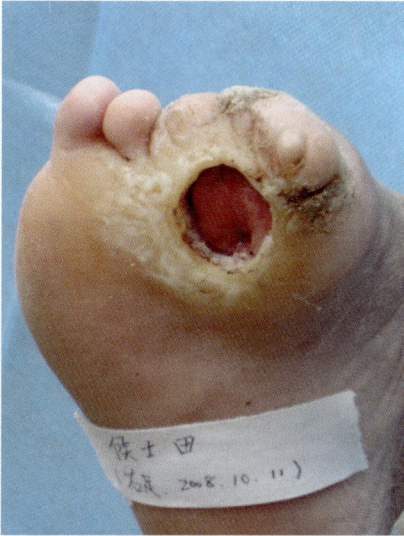

图 2-45 麻风 足部溃疡
足部蛋黄大小深在性溃疡,周边角质
增生,足趾融合,残毁畸形

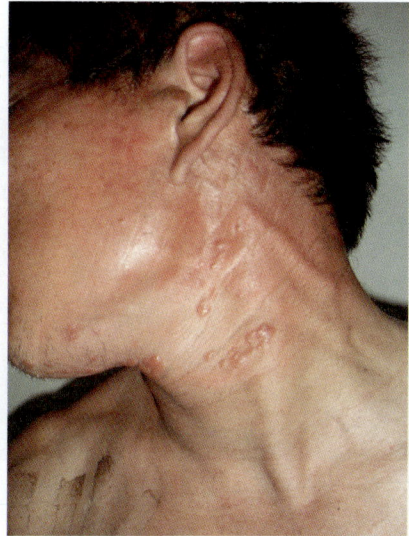

图 2-46 麻风 左侧耳大神经粗大
左侧颈部耳大神经粗大,呈条索状,
伴数个豆粒大小淡红色结节

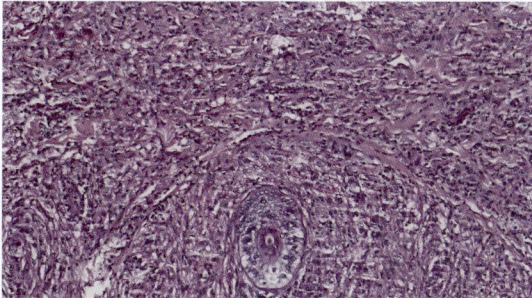

图 2-47 瘤型麻风 病理(HE 染色,×200)
真皮弥漫泡沫状组织细胞浸润

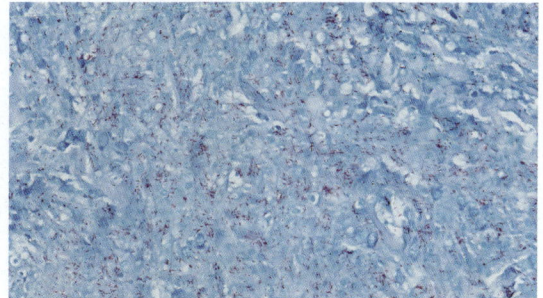

图 2-48 瘤型麻风 病理(抗酸染色,×400)
抗酸染色可见大量麻风分枝杆菌

第六节 化脓性汗腺炎

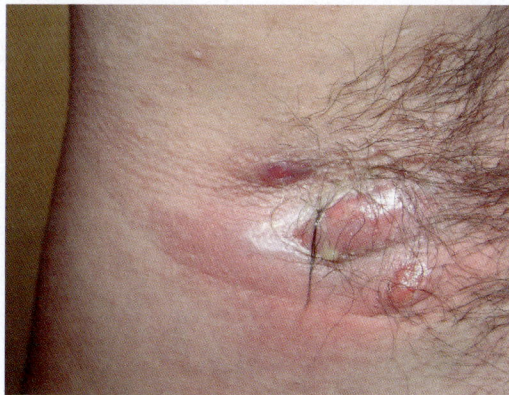

图 2-49 化脓性汗腺炎
腋窝炎性结节、脓肿,伴脓性分泌物形成,
基底潮红肿胀

第七节　类　丹　毒

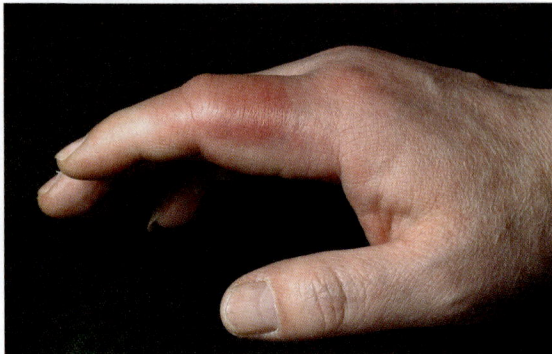

图 2-50　类丹毒
局限性手指红斑、肿胀

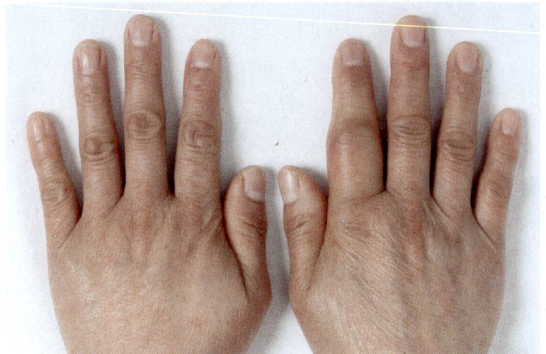

图 2-51　类丹毒
右手示指肿胀、增粗

第八节　皮　肤　炭　疽

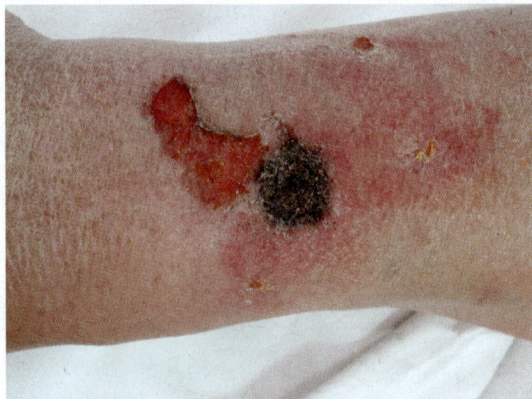

图 2-52　皮肤炭疽
患部皮肤红斑、破溃，中心坏死结痂

第九节　腋毛棒状杆菌病

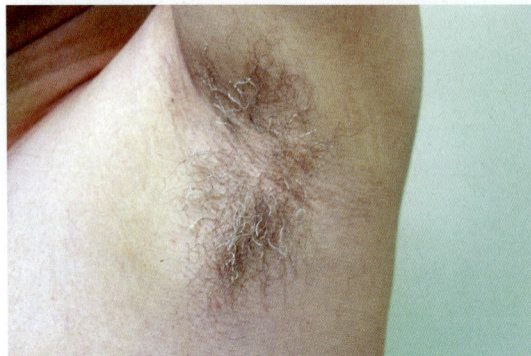

图 2-53　腋毛棒状杆菌病
自然光下受累腋毛上覆着灰白色黏附物质，形态增粗

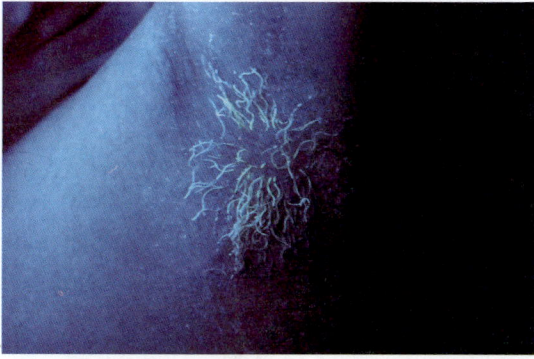

图 2-54　腋毛棒状杆菌病　Wood 灯
Wood 灯下受累腋毛有亮白色荧光

第十节　猩　红　热

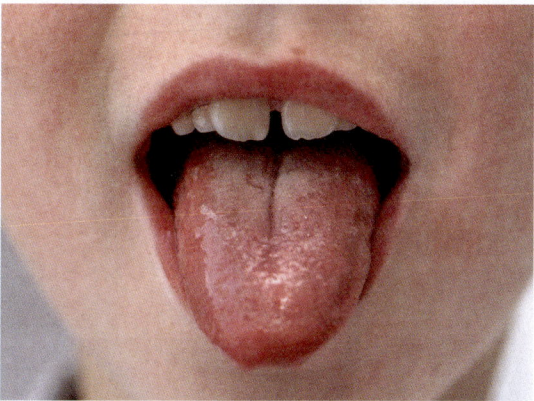

图 2-55　猩红热　口周
口周苍白，舌体红润伴颗粒状舌乳头凸起，
状如"杨梅舌"

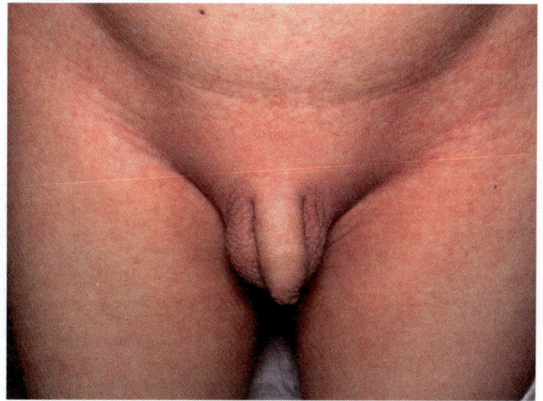

图 2-56　猩红热　下腹部及腹股沟
下腹部、腹股沟广泛红斑，多处融合成片

第十一节　面部播散性粟粒状狼疮

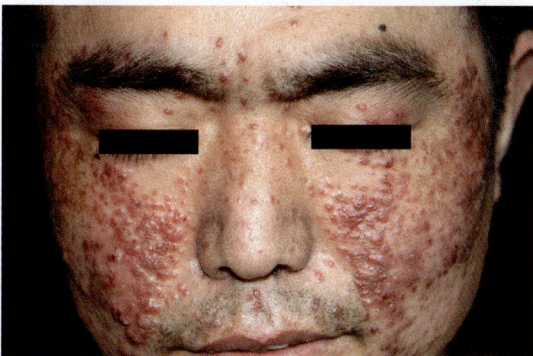

图 2-57　面部播散性粟粒状狼疮
面颊及眼睑粟粒大小的红褐色小结节，在下眼睑处
排列成堤状，少数结节破溃结痂

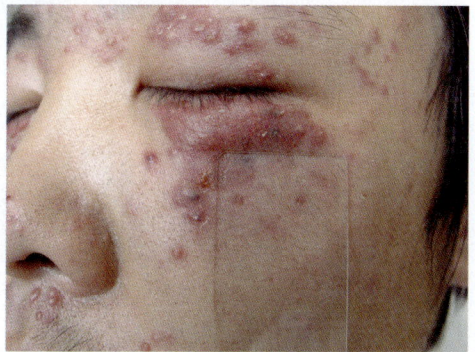

图 2-58　面部播散性粟粒状狼疮
面部及眼睑粟粒大小暗红色小结节，眼睑结
节融合，少数破溃

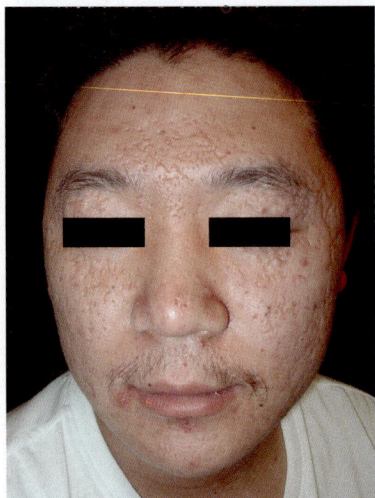

图 2-59　面部播散性粟粒状狼疮
颜面粟粒性狼疮愈后遗留
凹陷萎缩性瘢痕

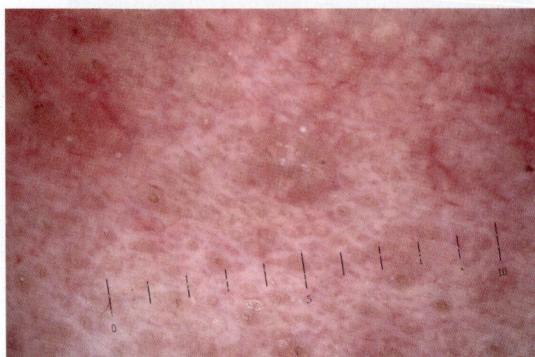

图 2-60　面部播散性粟粒状狼疮　皮肤镜
皮肤镜下呈红色混有橘黄色背景，靶样毛囊角栓，
周围见线状血管

第十二节　硬　红　斑

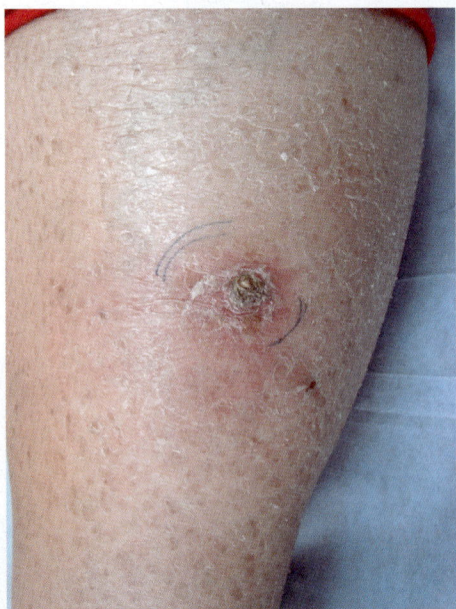

图 2-61　硬红斑
小腿屈侧红肿硬结，中央结痂

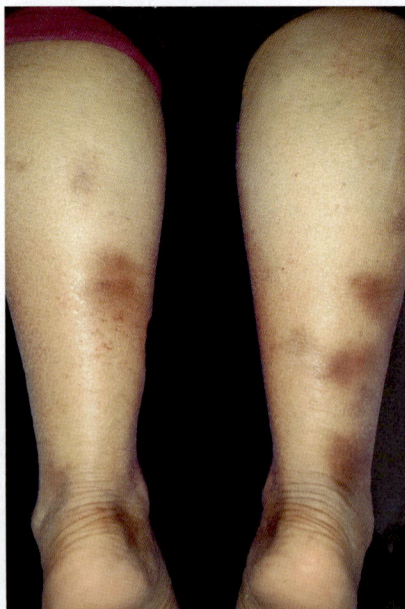

图 2-62　硬红斑
双下肢多处暗红色至淡褐色结节

第十三节　非结核性分枝杆菌病

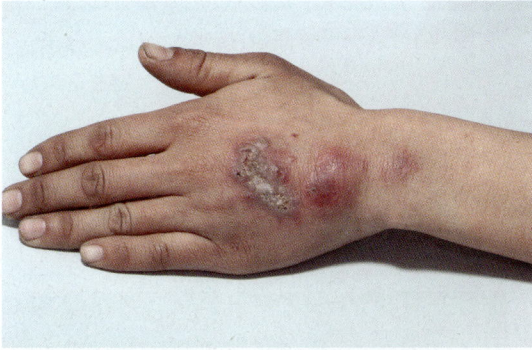

图 2-63　非结核性分枝杆菌病　手部
手背多发红色斑块、溃疡，表面结痂、肿胀，
呈串珠状排列

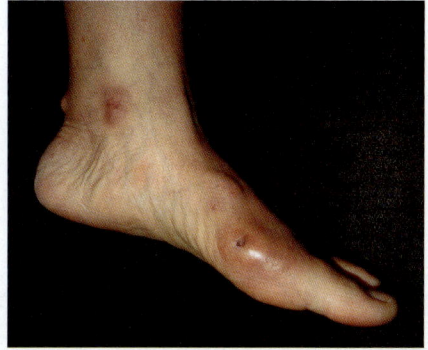

图 2-64　非结核性分枝杆菌病　足部
足部和脚踝散在花生米至鸡蛋黄大小
肿块，部分中央破溃

第三章　真菌性皮肤病

第一节　头　癣

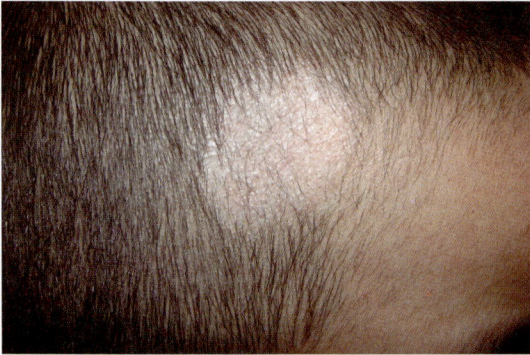

图 3-1　白癣
头皮局限性白色鳞屑性斑片,境界清楚,
伴毛发稀疏及断发

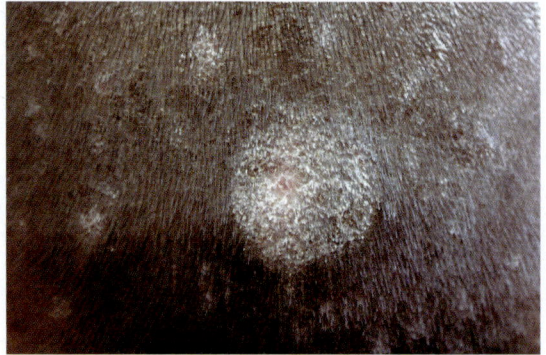

图 3-2　白癣
头皮灰白色鳞屑性斑片,周围多发卫星灶,
边界清楚,可见断发及灰白色菌鞘

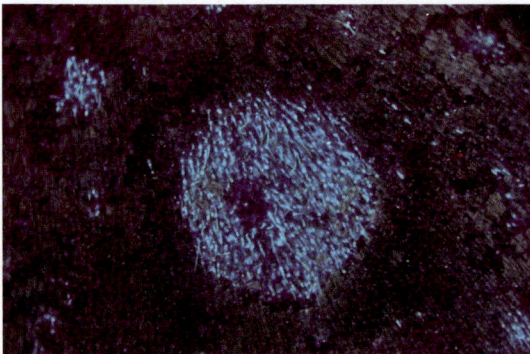

图 3-3　白癣　Wood 灯
与图 3-2 同一患者,
病发 Wood 灯下发出蓝绿色荧光

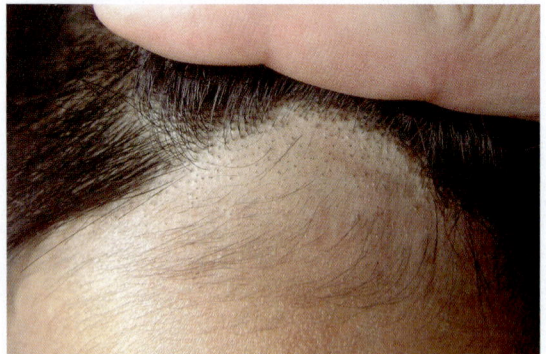

图 3-4　黑点癣
前额发际处病发刚出头皮即折断,残根在
毛囊口处呈现黑点状

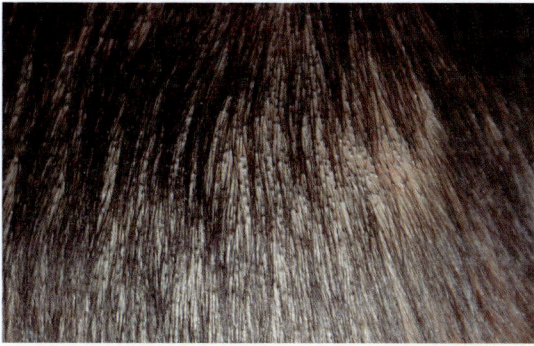

图 3-5 黑点癣
头皮黑点征,病发残根在毛囊口处呈黑点状

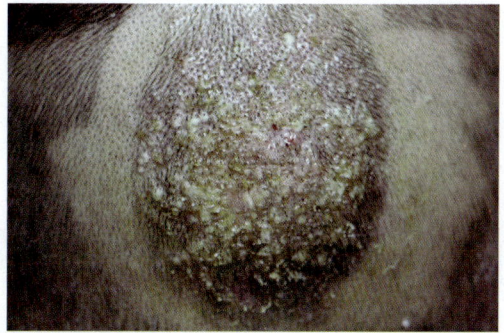

图 3-6 脓癣
头皮局限性痈样隆起,表面覆盖黄色脓液和
结痂,患处脱发

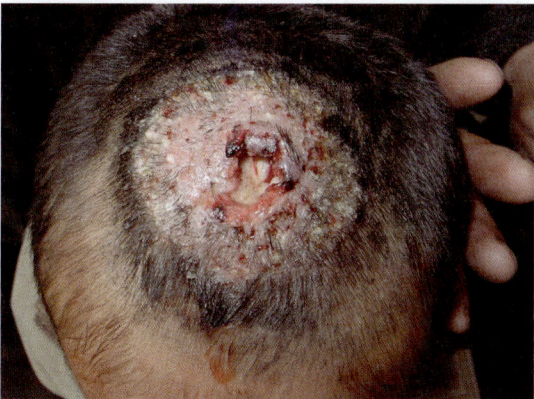

图 3-7 脓癣
错误切开引流:头皮局限性痈状损害,中心溃疡,
周围多数脓疱、结痂,患处毛发脱落

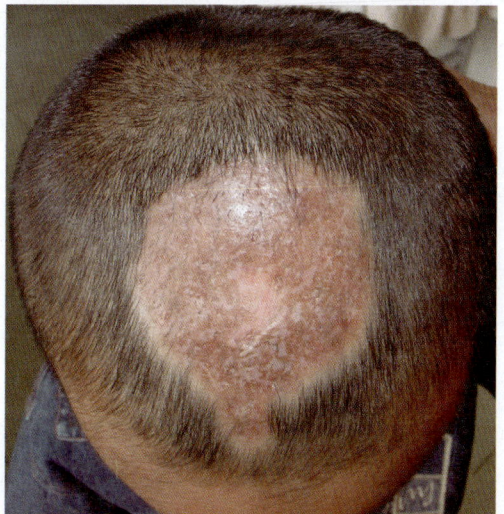

图 3-8 脓癣
两个月后形成瘢痕:与图 3-7 为同一患者,治疗
2 个月后,头皮痊愈后留有永久性秃发和瘢痕

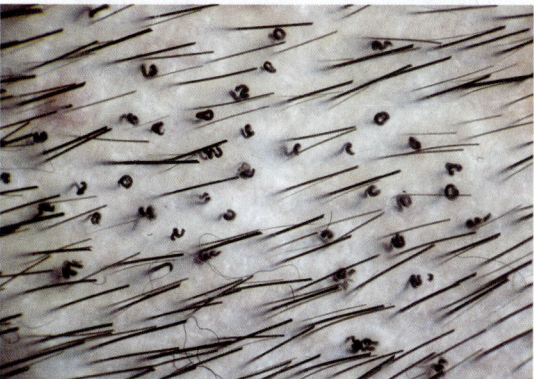

图 3-9 头癣 皮肤镜
皮肤镜下见逗号样发,毛囊周围轻度毛细血管扩张

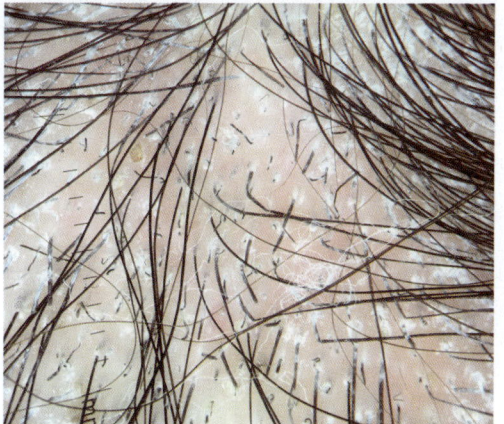

图 3-10 头癣 皮肤镜
皮肤镜下见逗号样发

第二节　体癣和股癣

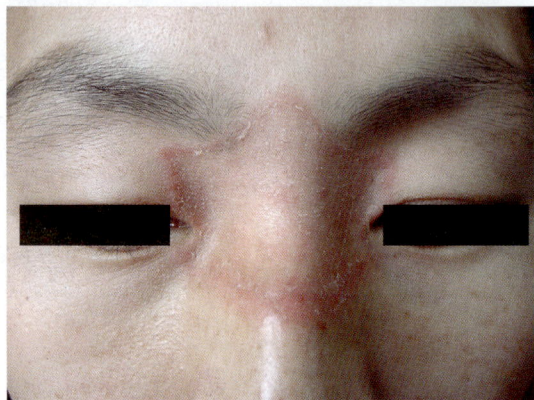

图 3-11　体癣　面部
鼻根部多角形环状红斑,边界清楚,边缘隆起,
覆有细小鳞屑,中央皮损趋向消退

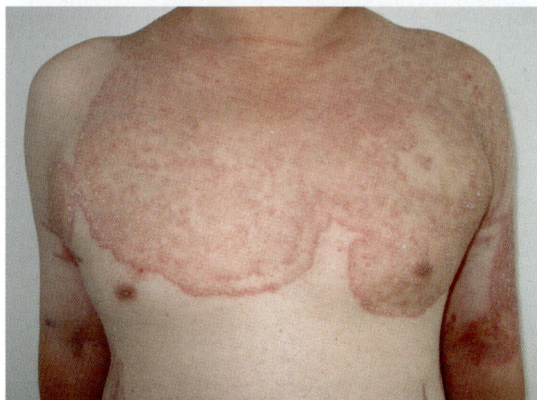

图 3-12　体癣　躯干
前胸、双上肢大片地图状环形红斑,边界清楚,
边缘隆起

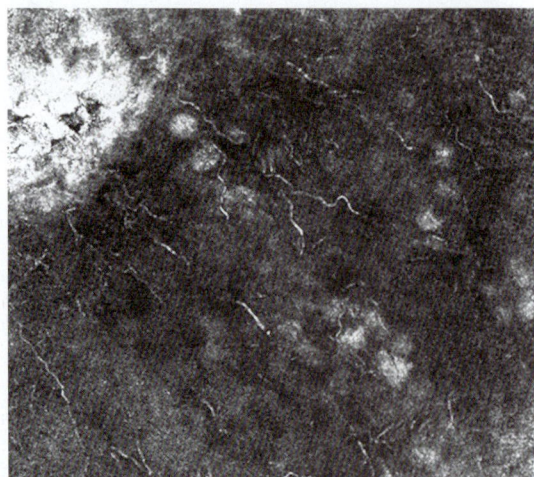

图 3-13　体癣　皮肤 CT
角质层内可见菌丝,呈树枝状分布

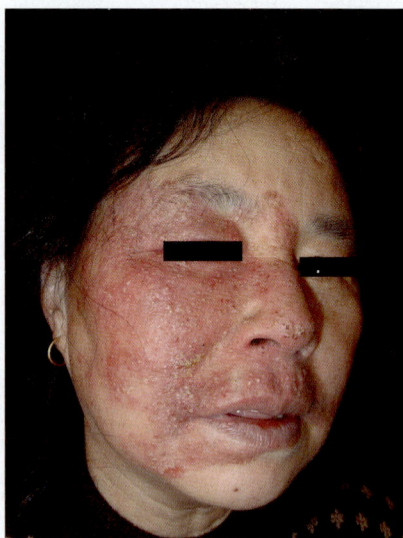

图 3-14　难辨认癣
右面部大片暗红状斑,上有粟粒大小
丘疹、丘疱疹,边缘隆起不明显

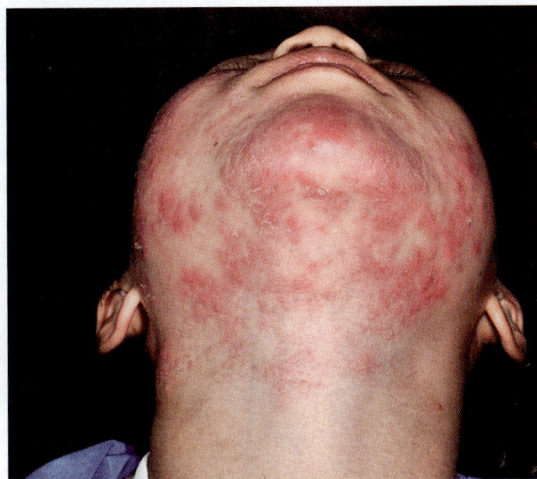

图 3-15   难辨认癣
下颌、颈部片状不规则分布的红斑、丘疹、丘疱疹，
其上有鳞屑，边界不清晰

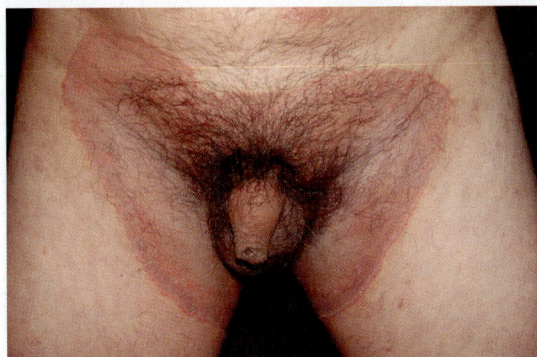

图 3-16   股癣
外阴周边暗红色环状红斑，边界清楚，边缘隆起，
上覆细小鳞屑，中央皮损炎症较轻

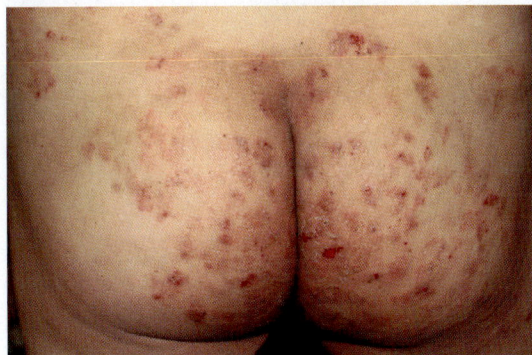

图 3-17   股癣
双侧臀部红色丘疹，多处融合成片，
表面覆有鳞屑

第三节   手癣和足癣

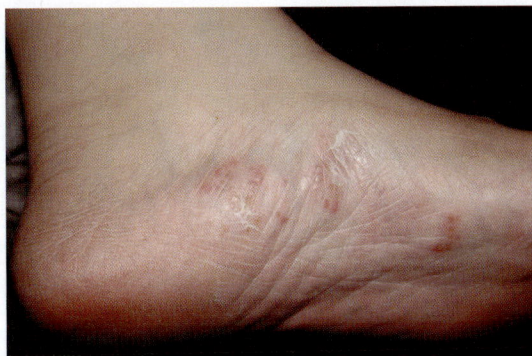

图 3-18   足癣   水疱型
足缘内侧局限性红斑、小水疱，散在或群集，部分
相互融合，局部少许白色鳞屑

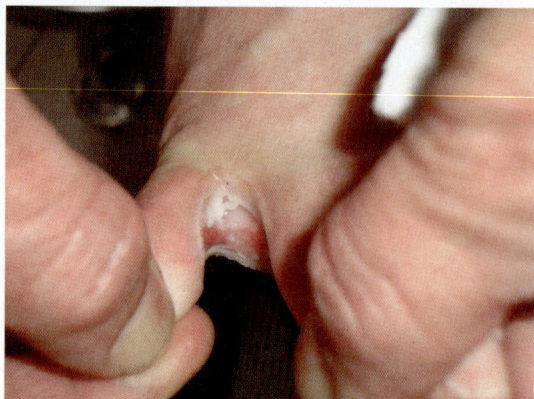

图 3-19 足癣 浸渍糜烂型
足 4、5 趾间皮肤浸渍发白，表面松软易剥脱，
露出潮红糜烂面

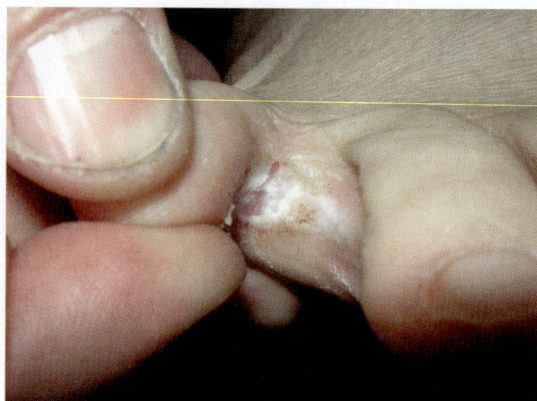

图 3-20 足癣 浸渍糜烂型
足 4、5 趾间皮肤浸渍发白，表面松软易剥脱，
露出淡红糜烂面

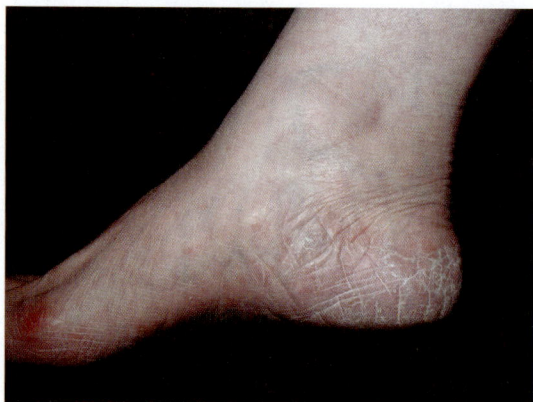

图 3-21 足癣 角化增生型
足跖、足跟红斑增厚、粗糙脱皮，纹理加深，
边界不清

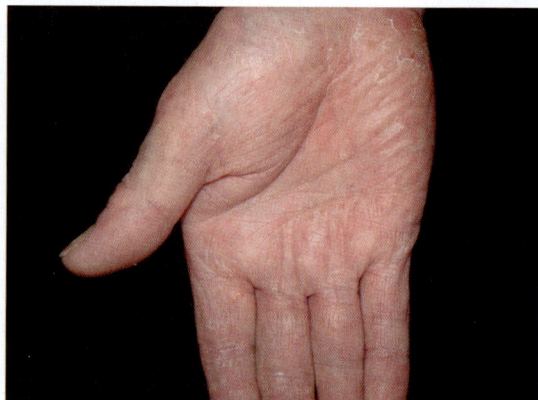

图 3-22 手癣 水疱型
手掌、手指粟粒大小深在性小水疱，散在或群集，
部分融合，干涸后有脱屑

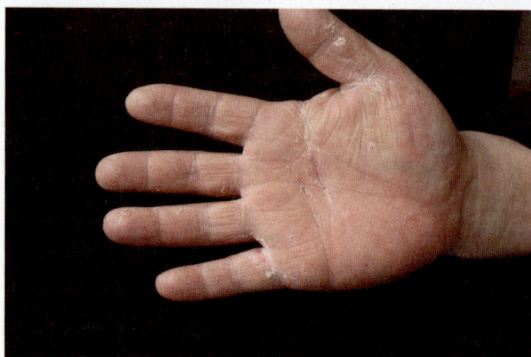

图 3-23 手癣 角化增生型
手部红斑增厚、粗糙脱皮

第四节 甲 真 菌 病

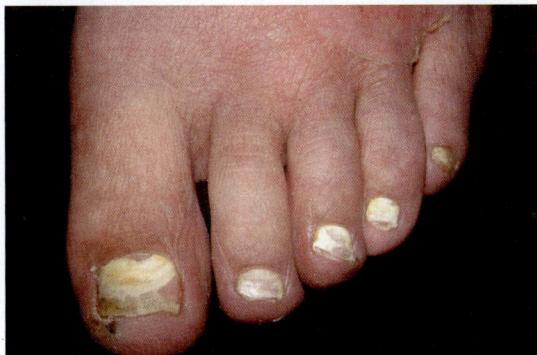

图 3-24 甲癣 白色浅表型
受累甲浅层有不规则片状白色浑浊，
甲板失去光泽

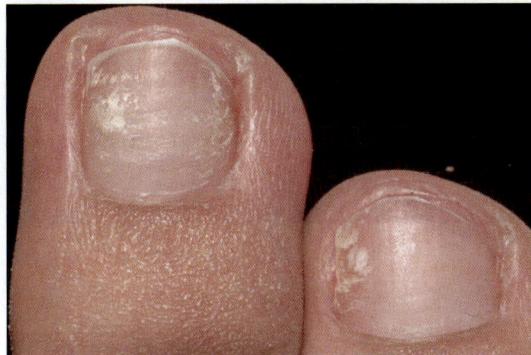

图 3-25 甲癣 白色浅表型
甲板浅层有不规则片状白色浑浊，
甲板失去光泽

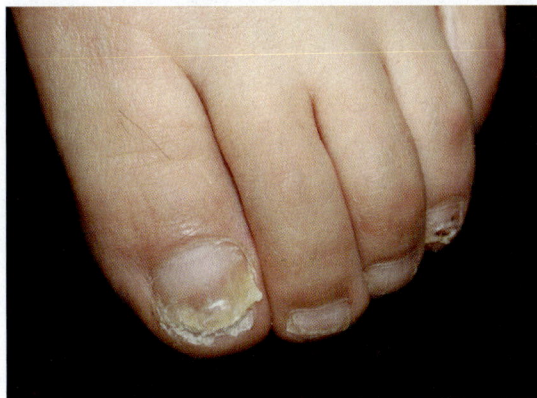

图 3-26 甲癣 远端甲下型
受累甲远端侧缘及前缘甲板增厚，灰黄浑浊，
甲下鳞屑堆积

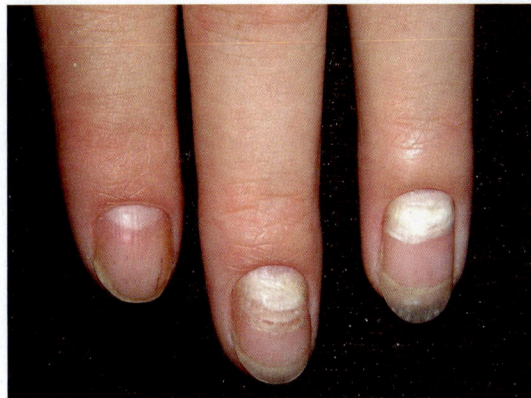

图 3-27 甲癣 近端甲下型
甲半月和甲根部甲下白色浑浊，
界限清楚

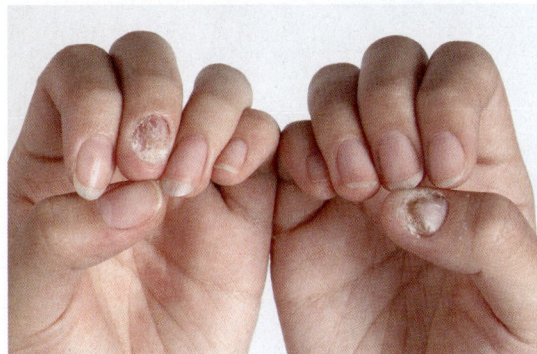

图 3-28 甲癣 全甲损毁型
左手中指和右手大拇指指甲全甲损害

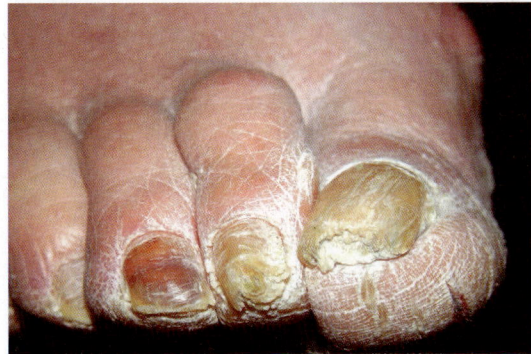

图 3-29 甲癣合并足癣
趾甲整个甲板破坏，呈灰黄、红褐色，甲板增厚，
甲下较多角化污秽物质堆积，伴发足癣

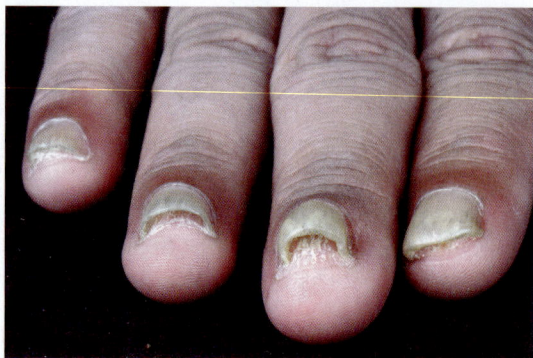

图 3-30　甲癣　甲剥离
甲板增厚,呈混浊的灰黄色,甲板与甲床分离
呈中空状

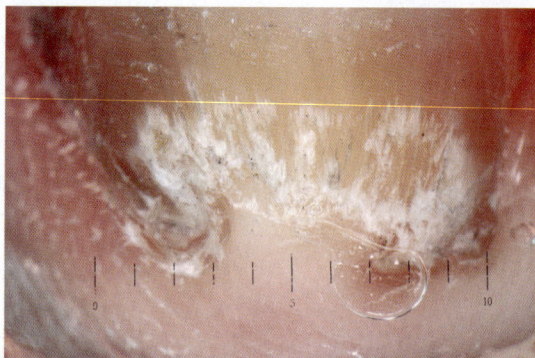

图 3-31　甲真菌病　皮肤镜
皮肤镜下远端甲下正常甲与病变部位交界处表现为
锯齿状边缘,且锯齿尖峰朝向甲近端

第五节　花 斑 糠 疹

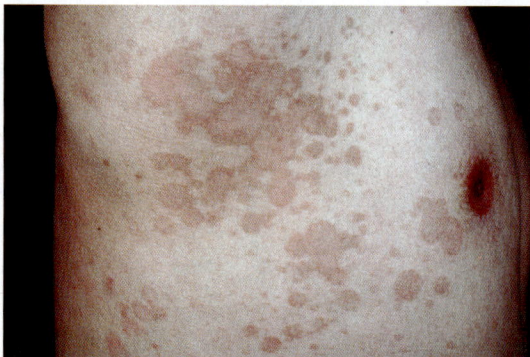

图 3-32　花斑糠疹
右胸壁多数境界清楚的圆形或类圆形斑片,淡褐色至
淡红色,邻近皮损相互融合,上覆以细碎糠秕状鳞屑

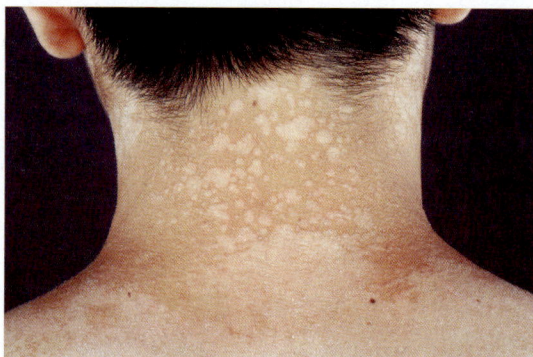

图 3-33　花斑糠疹
项背部多数圆形或不规则形浅白色或淡红色斑片,
粟粒至指甲大小,皮损边界较清楚

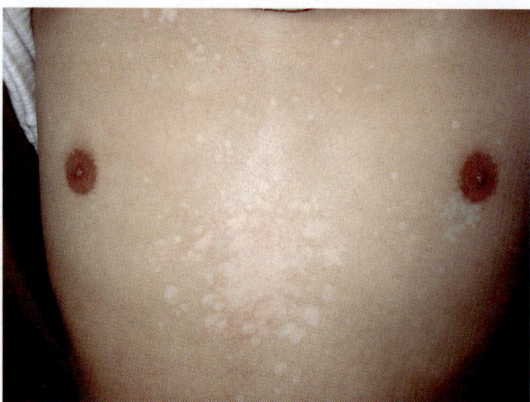

图 3-34　花斑糠疹
前胸腹部散在粟粒至豆粒大小浅白色斑,表面有细
小鳞屑,真菌镜检阳性

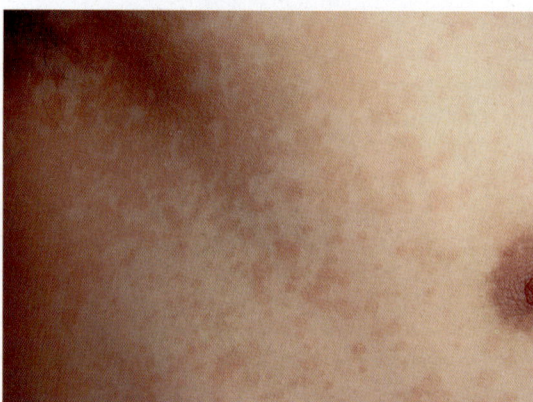

图 3-35　花斑糠疹
右腋下、胸壁黄褐色斑疹,圆形或类圆形,多数融合,
边界较清楚

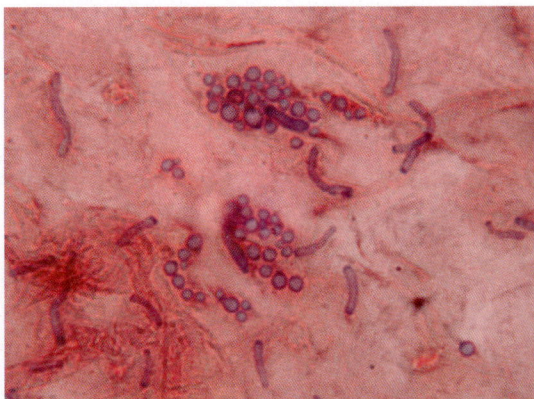

图 3-36　花斑糠疹　镜检
直接镜检可见圆形或卵圆形孢子和短粗、
两头钝圆的腊肠形菌丝

第六节　马拉色菌毛囊炎

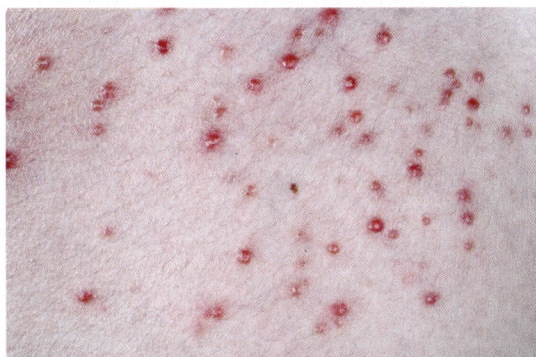

图 3-37　马拉色菌毛囊炎
皮损为红色毛囊性炎性丘疹、丘脓疱疹，粟粒大小，
真菌镜检可见马拉色菌

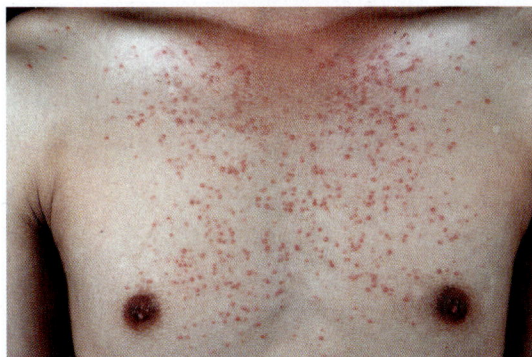

图 3-38　马拉色菌毛囊炎
前胸部红色毛囊性炎性丘疹、丘脓疱疹，粟粒大小，
散在稀疏分布，互不融合

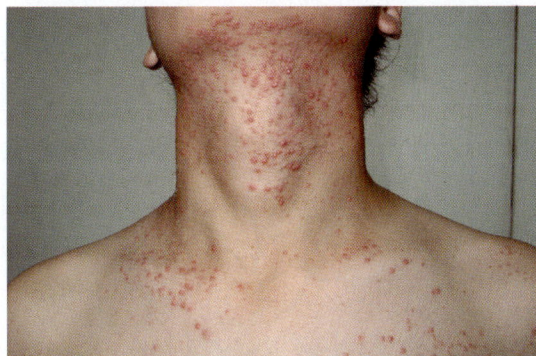

图 3-39　马拉色菌毛囊炎
颈部、前胸红色毛囊性炎性丘疹、丘脓疱疹，
粟粒大小，真菌镜检可见马拉色菌

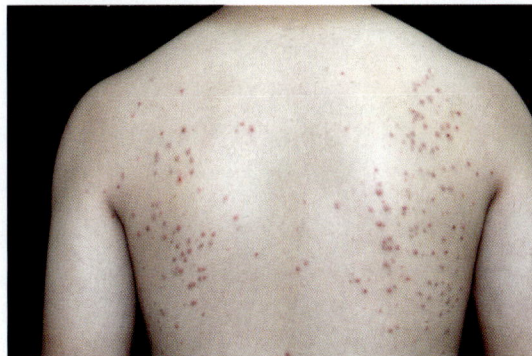

图 3-40　马拉色菌毛囊炎
背部红色毛囊性炎性丘疹、丘脓疱疹，粟粒大小，
真菌镜检可见马拉色菌

第七节 念珠菌病

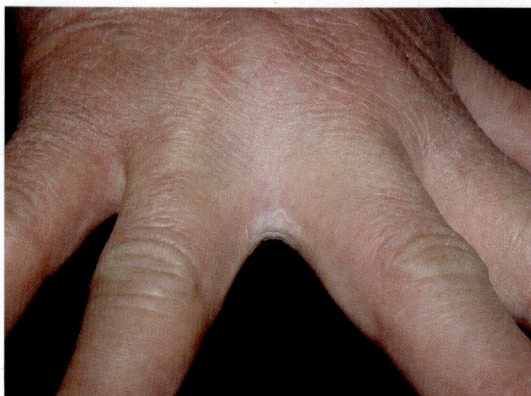

图 3-41 皮肤念珠菌病 间擦疹
3、4 指间浸渍、糜烂，界限清楚，
边缘附着鳞屑

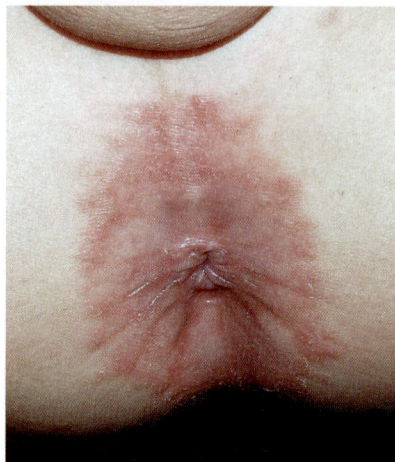

图 3-42 皮肤念珠菌病 间擦疹
肛周圆形红斑，境界清楚，边缘附着细
碎鳞屑或炎性丘疹

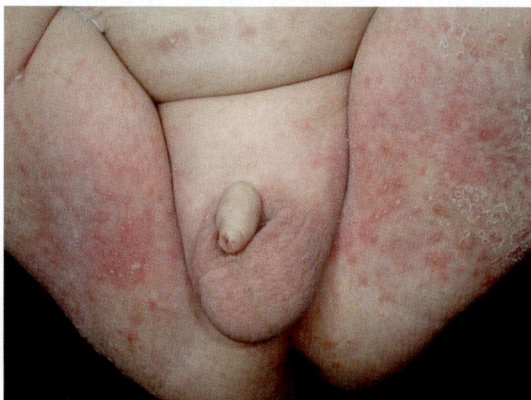

图 3-43 皮肤念珠菌病
外阴、大腿内侧片状红斑、丘疹、脓疱，
局部可见脱屑

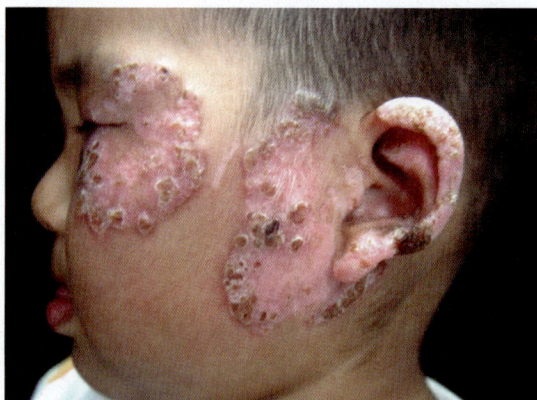

图 3-44 念珠菌性肉芽肿
左眼周、耳前及耳郭粉红色斑块与红褐色结痂，
边界清楚，边缘可见肉芽增生

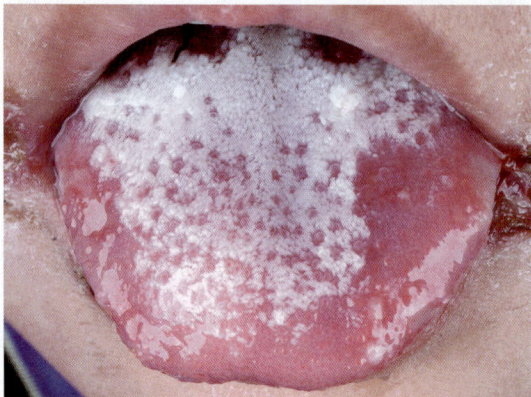

图 3-45 鹅口疮
舌体部白色膜状物，附着于黏膜表面，
舌侧缘糜烂潮红

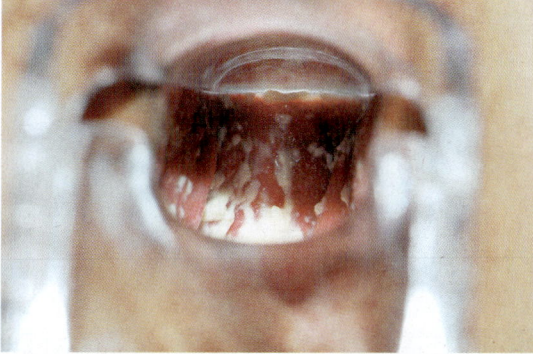

图 3-46　阴道念珠菌病

阴道黏膜红肿，附着有大量豆渣样、
凝乳状分泌物

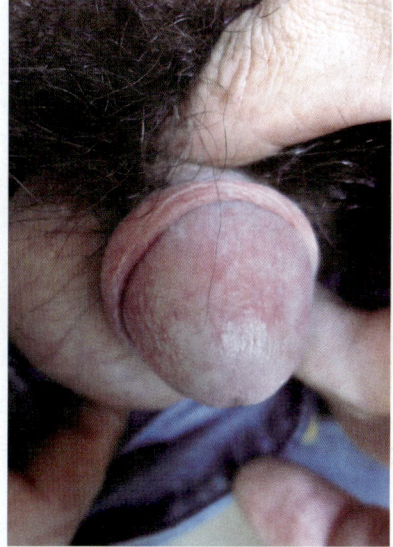

图 3-47　念珠菌性龟头炎

包皮内侧及龟头弥漫性潮红，上覆细
小红色丘疹

第八节　着色芽生菌病

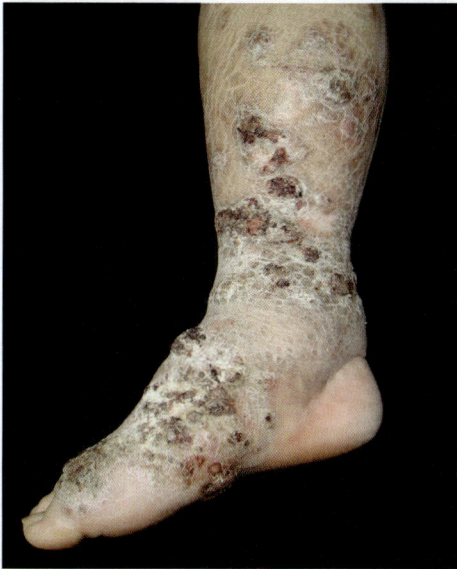

图 3-48　着色芽生菌病

小腿下端至足部暗红色浸润性斑块、结节及
脓肿，基底融合，表面疣状并覆盖污褐色痂，
边界较清楚

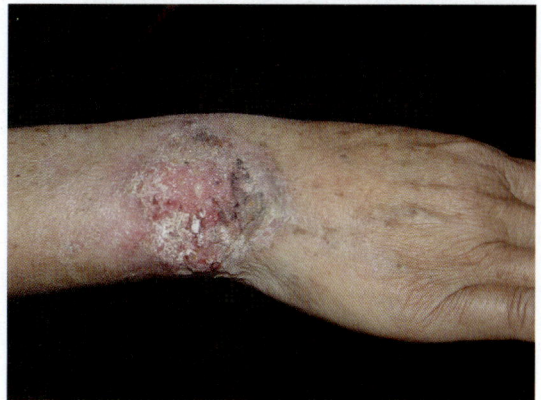

图 3-49　着色芽生菌病

腕部肉芽肿性斑块，表面溃疡，局部污褐色痂，周边
呈暗红色炎性浸润带

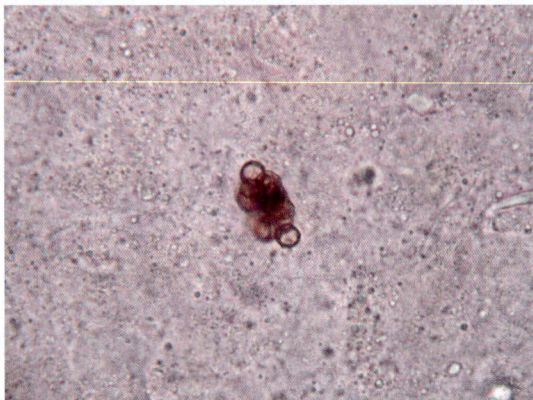

图 3-50　着色芽生菌病　显微镜检查
直接镜检见群集性棕黄色硬壳细胞

第九节　孢子丝菌病

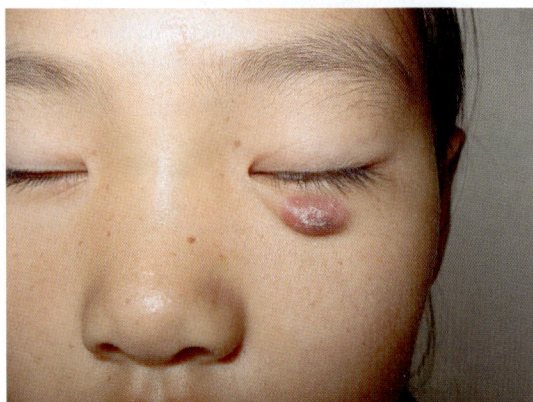

图 3-51　孢子丝菌病　固定型
左下眼睑椭圆形红色肉芽肿性结节,中央破溃结痂

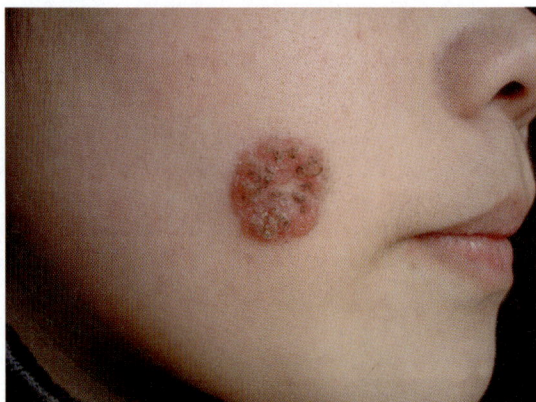

图 3-52　孢子丝菌病　固定型
右面部圆形红色肉芽肿性结节,皮损破溃结痂

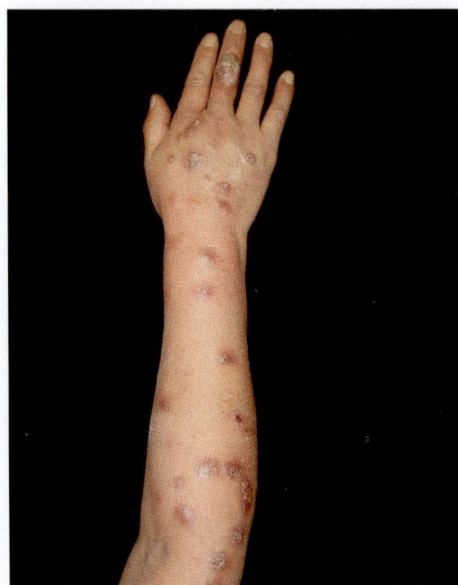

图 3-53　孢子丝菌病　淋巴管型
中指、手背至前臂串珠状排列的暗红色
结节,部分中央溃疡结痂

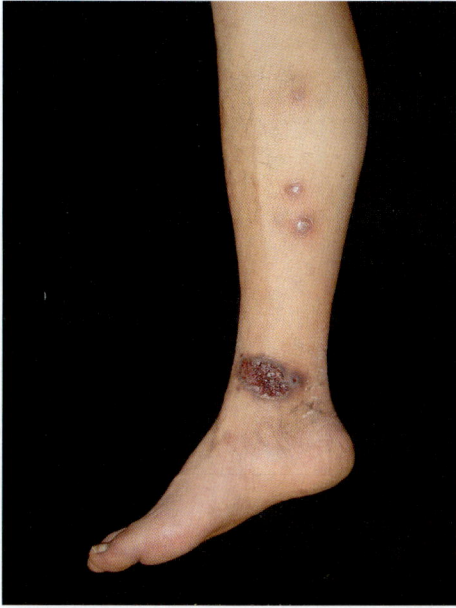

图 3-54 孢子丝菌病 淋巴管型
内踝、小腿内侧串珠状排列的暗红色结节,
内踝初疮部位溃疡,有稀薄脓液渗出

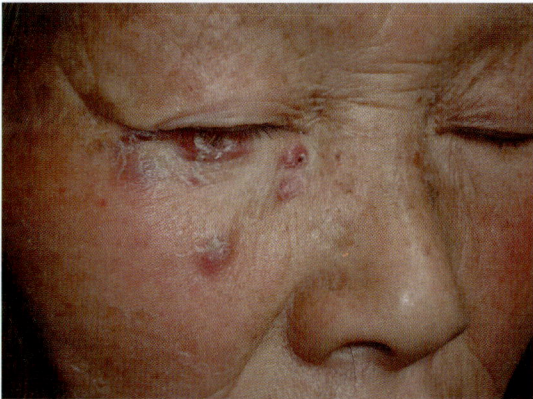

图 3-55 孢子丝菌病 淋巴管型
下眼睑、颧部多个圆形、椭圆形紫红色结节,
中央溃疡结痂

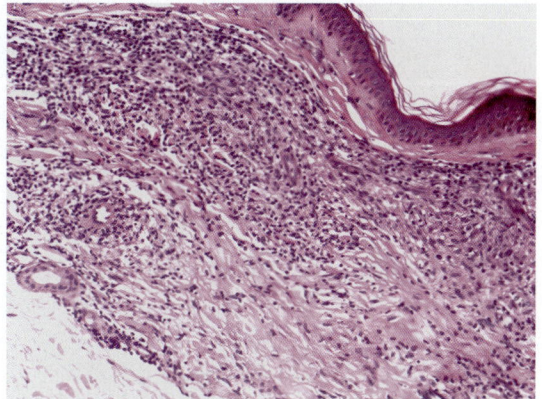

图 3-56 孢子丝菌病 病理(HE 染色,×100)
孢子丝菌病:真皮浅中层见大量中性粒细胞、
淋巴细胞及浆细胞浸润

第十节 癣 菌 疹

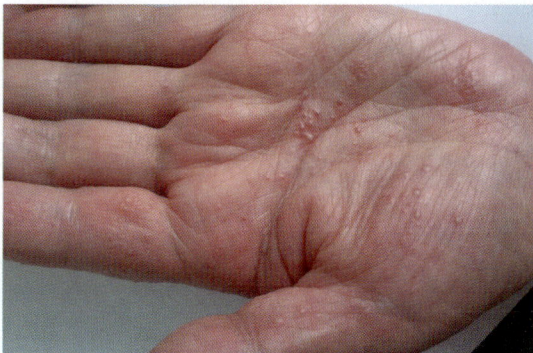

图 3-57 癣菌疹
手掌部位散在分布针尖至粟粒大小圆
形小水疱

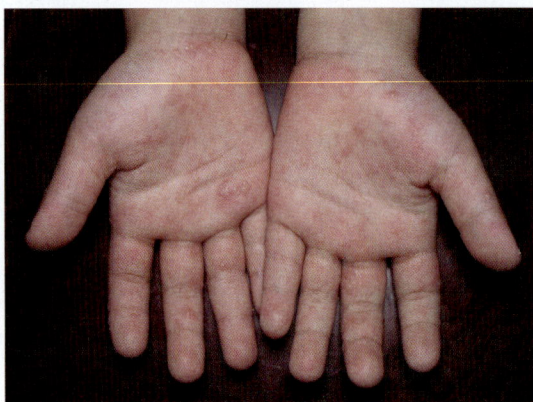

图 3-58　癣菌疹
手掌部位密集分布的位于表皮深处的
针尖至粟粒大小圆形水疱,部分水疱
融合

第十一节　马尔尼菲青霉病

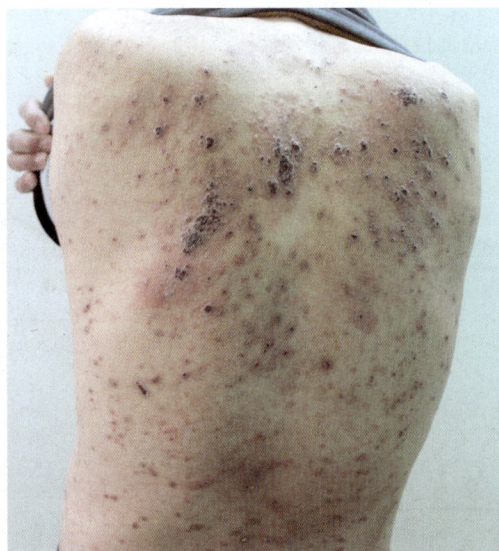

图 3-59　马尔尼菲青霉病
背部密集红褐色、黑褐色丘疹,部分融合,
中央可见坏死结痂

第十二节　暗色丝孢霉病

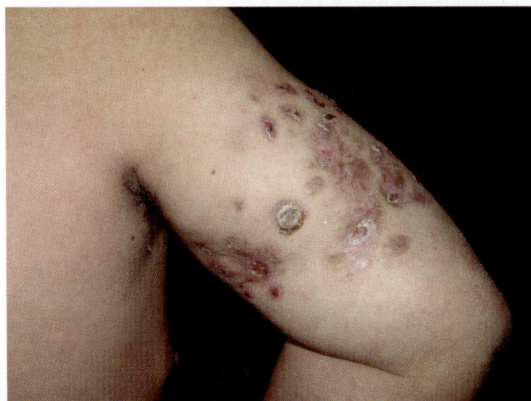

图 3-60　暗色丝孢霉病
上臂多个暗红色浸润性斑块及增殖
性结节,部分溃疡结痂或瘢痕挛缩

第十三节 放线菌病

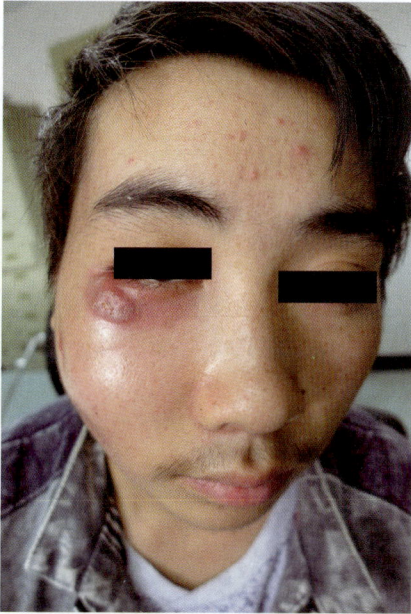

图 3-61 放线菌病
右下眼睑椭圆形暗红色结节,周边炎性红晕

第十四节 诺卡菌病

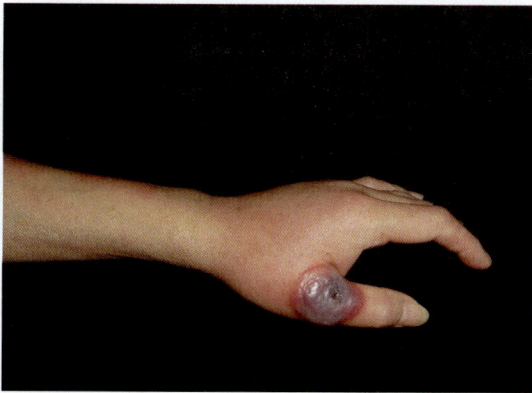

图 3-62 诺卡菌病
左手拇指紫红色结节、肿胀,中央破溃

第一节　疥　疮

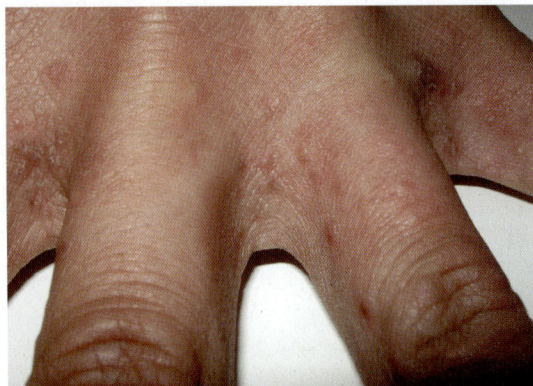

图 4-1　疥疮
指缝间多处淡红色针头大丘疹、丘疱疹,瘙痒显著

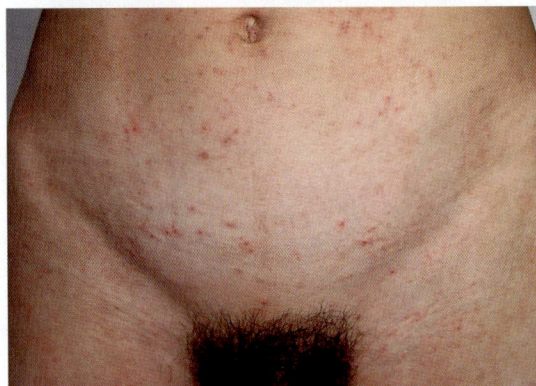

图 4-2　疥疮
下腹部散在针尖大小淡红色丘疹、丘疱疹,周围可有
炎性红晕,瘙痒显著,多处抓破结痂

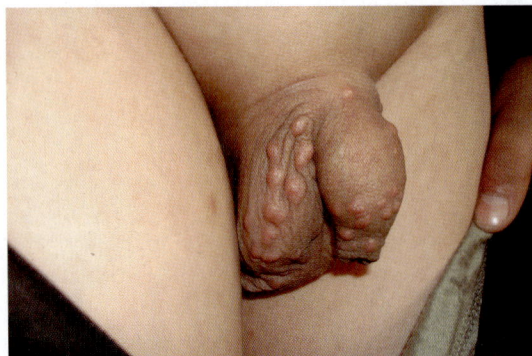

图 4-3　疥疮结节
阴囊数个绿豆大小的瘙痒性红色结节,瘙痒显著

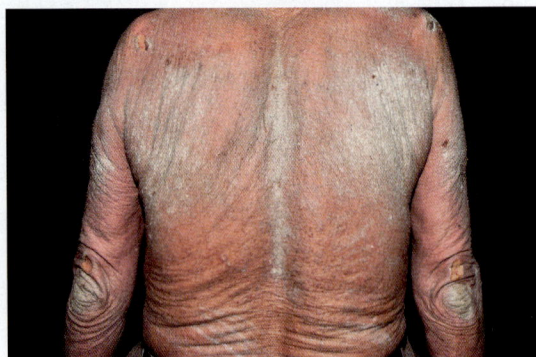

图 4-4　挪威疥
躯干、上肢皮肤弥漫性红斑、鳞屑、结痂,皮肤肥厚,
多处抓破形成溃疡

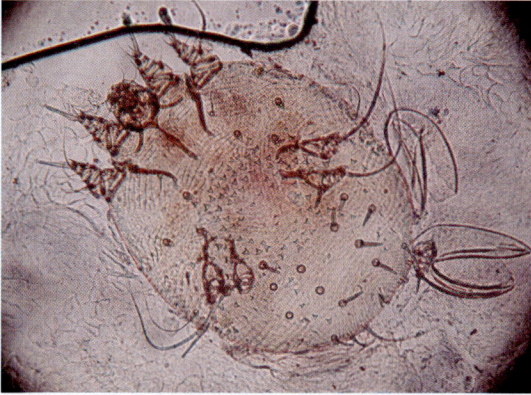

图 4-5　疥螨　镜检

疥螨腹侧前后各有 2 对足,表面有突起的棘

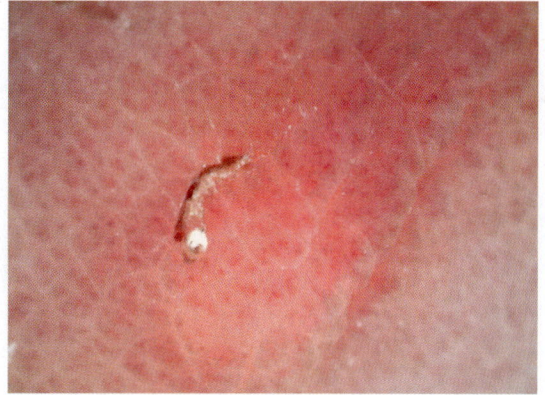

图 4-6　疥疮　皮肤镜

可见弯曲白色线状隧道

第二节　毛 虫 皮 炎

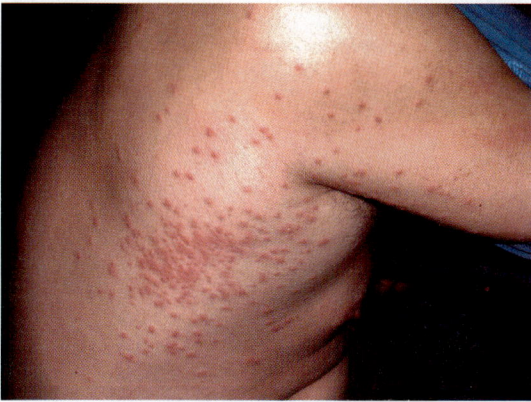

图 4-7　毛虫皮炎

右躯干多数粟粒大小红色丘疹,中心密集,周边散发

第三节　隐翅虫皮炎

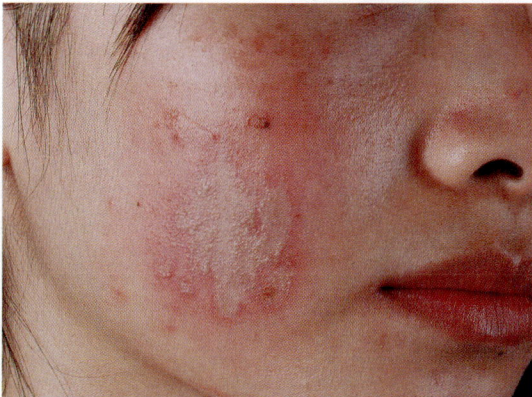

图 4-8　隐翅虫皮炎

右面颊片状水肿性红斑,其上密集脓疱,周边红晕,境界清晰

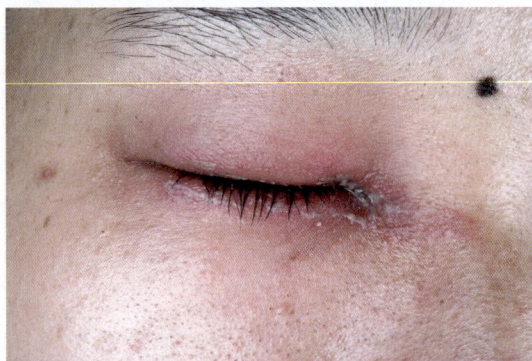

图 4-9　隐翅虫皮炎

眼睑红肿，睑缘线状排列针头大小脓疱，
可见脓性分泌物

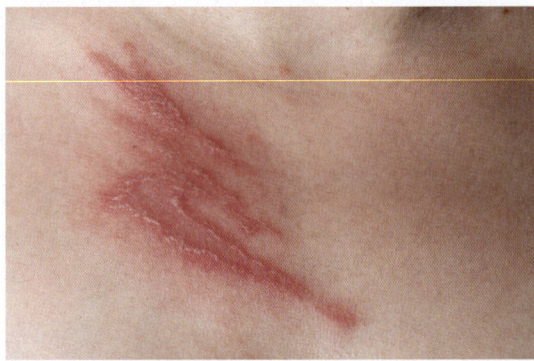

图 4-10　隐翅虫皮炎

上胸部数条条索状水肿性红斑，走向一致，
其上可见脓疱

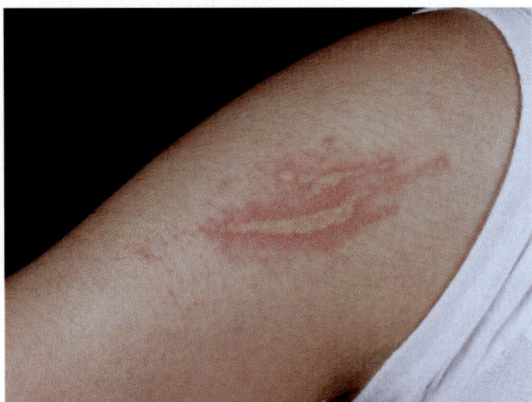

图 4-11　隐翅虫皮炎

上臂条索状水肿性红斑，其上见与条索走向
一致的脓疱

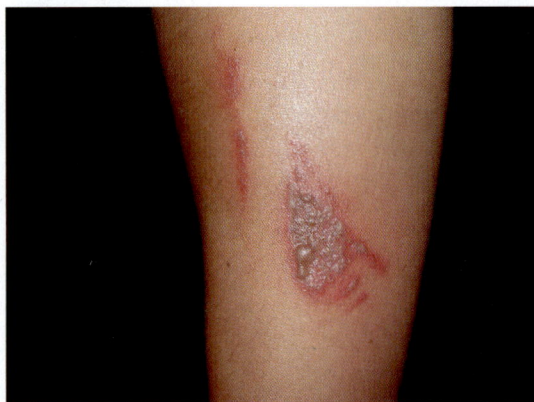

图 4-12　隐翅虫皮炎

上肢片状和条索状水肿性红斑，
其上密集水疱、脓疱

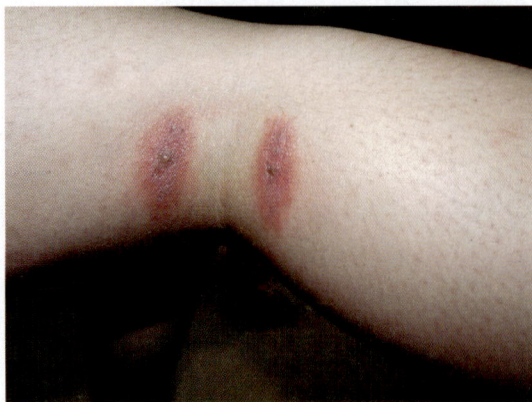

图 4-13　隐翅虫皮炎

下肢片状水肿性红斑，其上可见水疱，疱液浑浊

第四节　虱　病

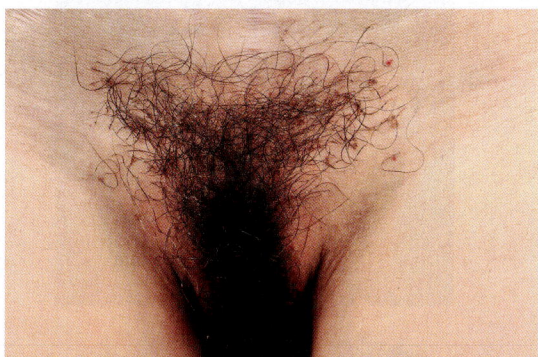

图 4-14　阴虱

阴毛近端可见阴虱及虱卵附着,呈黑色点状或
褐色点状

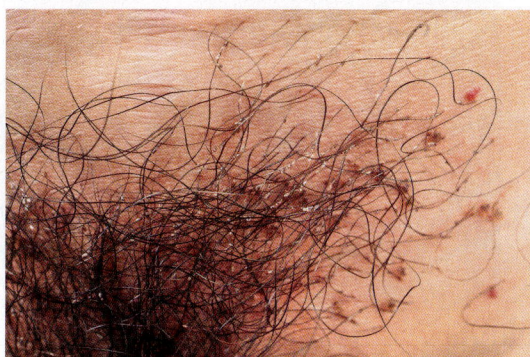

图 4-15　阴虱

阴毛近端可见阴虱及虫卵附着,呈黑色点状或
褐色点状

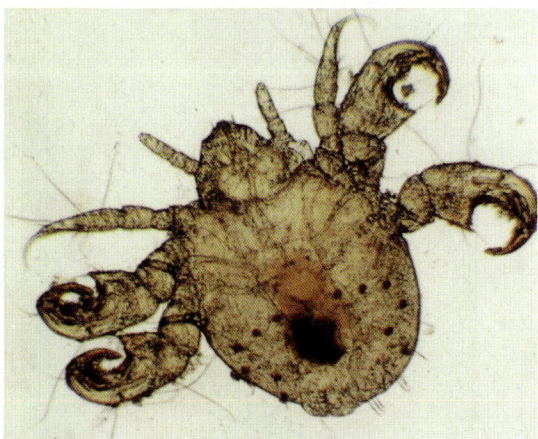

图 4-16　阴虱　雌虫

阴虱成虫有一对细长的前足,两对钩状巨爪,
可紧握人体毛发

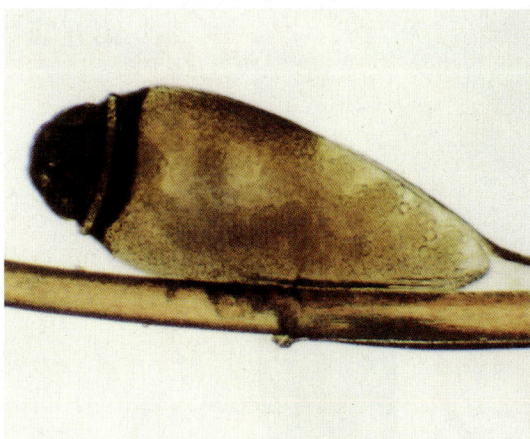

图 4-17　阴虱　虫卵

阴虱虫卵紧附在阴毛根部,呈铁锈色椭圆形状

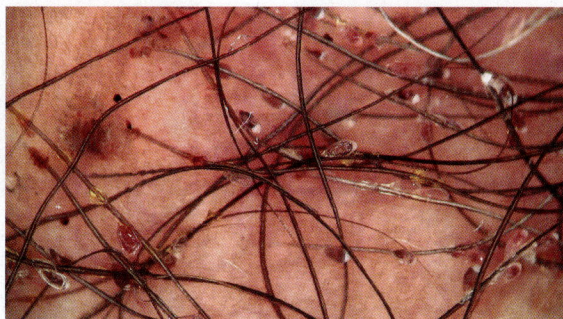

图 4-18　阴虱　皮肤镜

皮肤镜下可见黏附于毛干上的虫卵

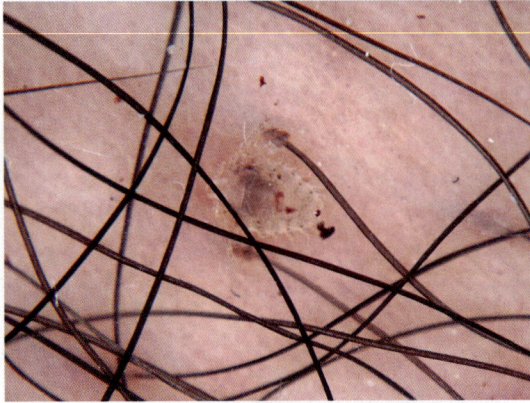

图 4-19　阴虱　皮肤镜
皮肤镜下可见黏附于毛干上的虫体

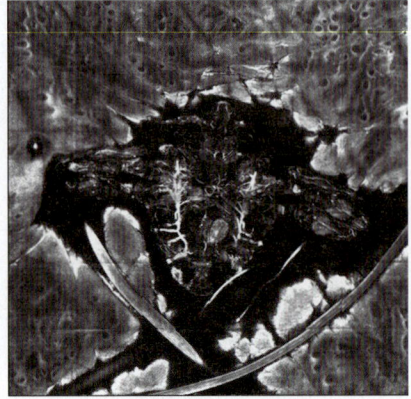

图 4-20　阴虱　皮肤 CT
RCM 图像，XY 轴平扫 3mm×3mm，Z
轴深度 80μm 完整的阴虱虫体

第五节　虫咬皮炎

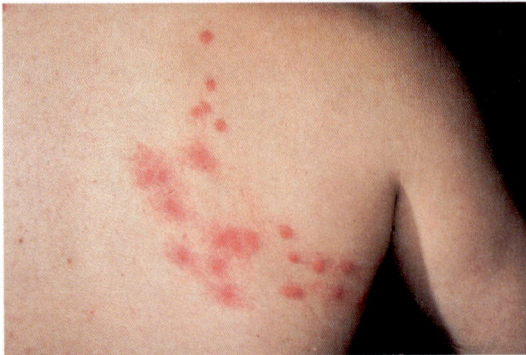

图 4-21　虫咬皮炎
肩胛部带状分布的红色风团样丘疹，豆粒至花生米
大小，呈纺锤形或圆形，周围可有红晕，中央有丘疱
疹，可群集分布

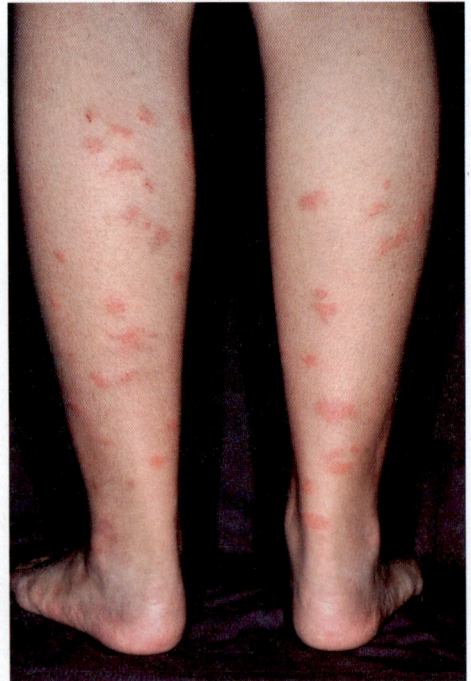

图 4-22　虫咬皮炎
双小腿屈侧红色风团样丘疹，类圆形或梭
形，散在不融合，局部有抓痕

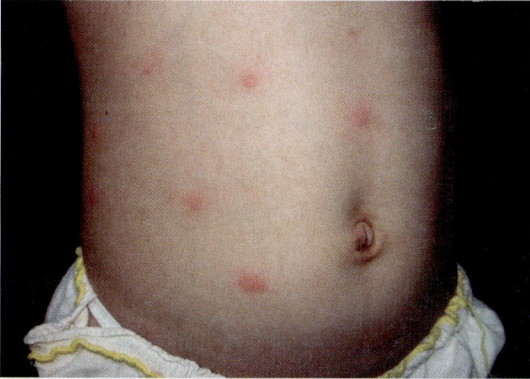

图 4-23　虫咬皮炎
腹部圆形或椭圆形红色风团样丘疹,中央有丘疱疹
或小水疱,散在分布

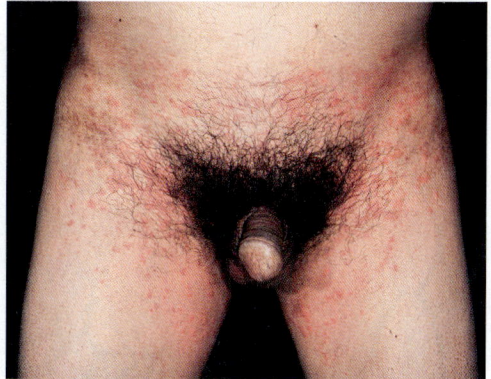

图 4-24　蒲螨皮炎
下腹部、外阴及大腿根部多数豆粒至指甲大小
水肿性红斑、丘疹及风团,部分融合,分布对称

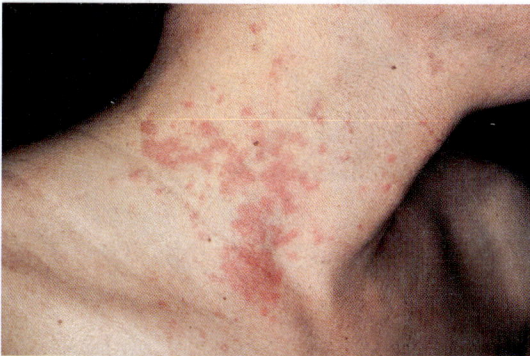

图 4-25　蒲螨皮炎
颈部水肿性红斑及小丘疹,部分融合,
瘙痒剧烈

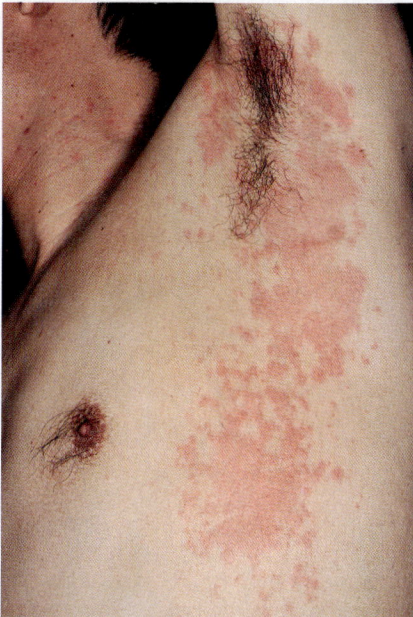

图 4-26　蒲螨皮炎
左腋下、胸壁密集分布的红斑、丘疹,
大部分融合

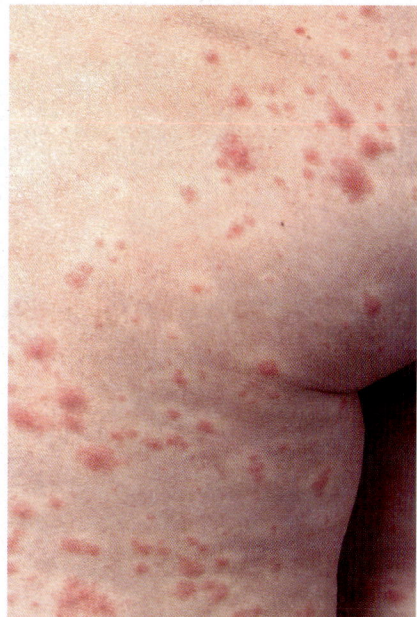

图 4-27　蒲螨皮炎
臀部及股外侧散发密集粟粒大小丘疹,
瘙痒剧烈

第六节　蠕形螨病

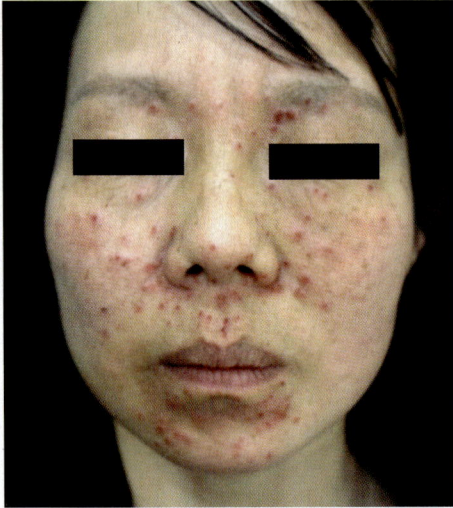

图 4-28　蠕形螨病

面部弥漫性粟粒大小红色丘疹及丘脓疱疹

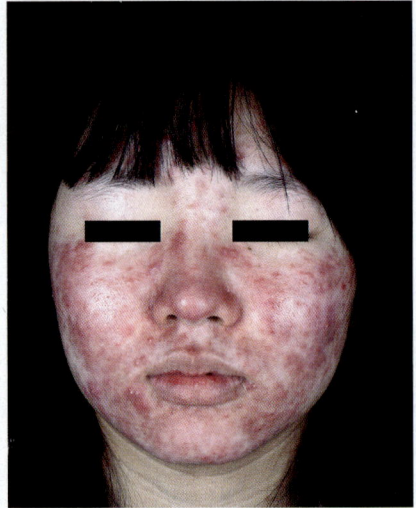

图 4-29　蠕形螨病

面部弥漫性粟粒大小红色丘疹及丘脓
疱疹,聚集分布

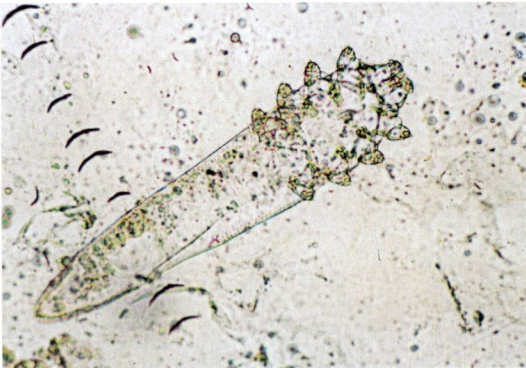

图 4-30　蠕形螨

蠕形螨,俗称毛囊虫,螨体细长呈蠕虫状,颚体宽短
呈梯形;躯体有环形皮纹

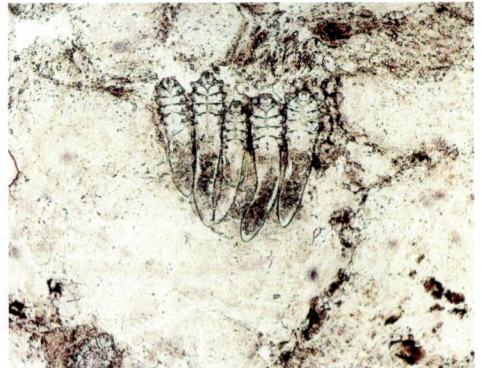

图 4-31　蠕形螨

蠕形螨,聚集成群

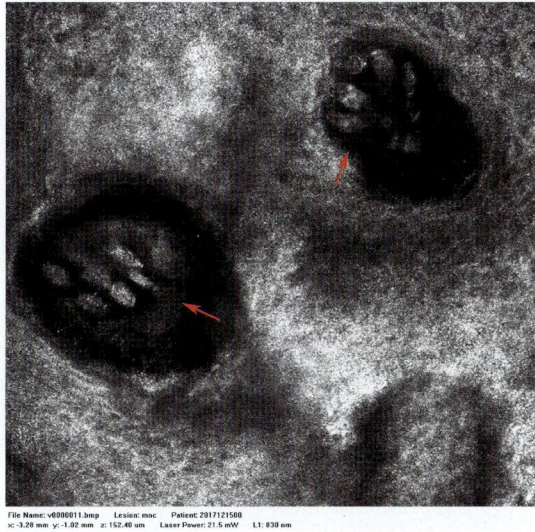

图 4-32　蠕形螨　皮肤 CT
扩大的毛囊漏斗可见数个圆环状结构,为毛囊虫的
横断面图像(红箭头)

第七节　匐　行　疹

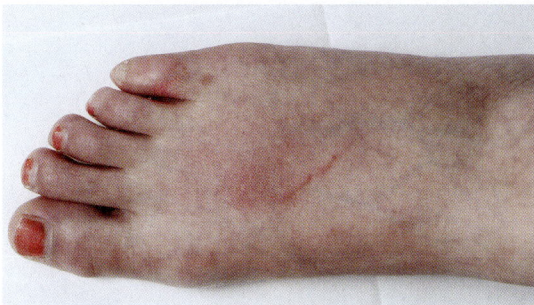

图 4-33　匐行疹
足背局限性红斑,伴红色线状结构

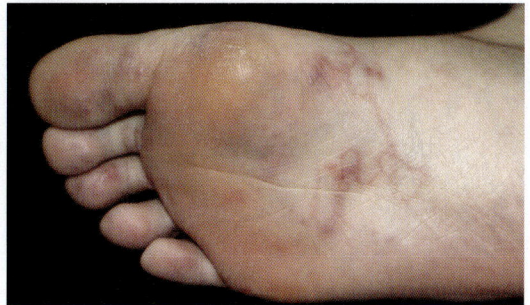

图 4-34　匐行疹
足底暗红色蜿蜒、迂曲的线状结构

第八节　刺胞皮炎

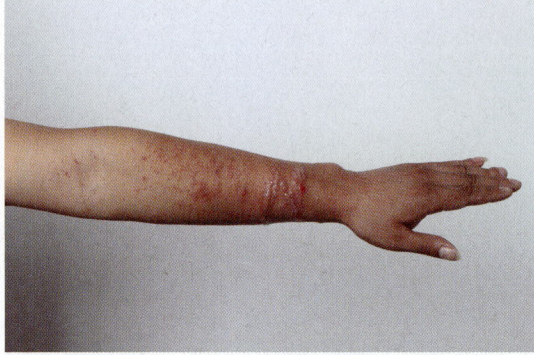

图 4-35　刺胞皮炎
左前臂粟粒大丘疹,腕部条索状
肿胀性红斑,可见水疱

第五章　皮炎和湿疹

第一节　接触性皮炎

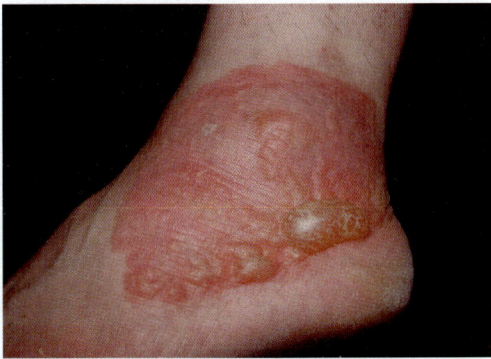

图 5-1　接触性皮炎
外踝境界清楚的水肿性红斑，其间可见水疱、大疱

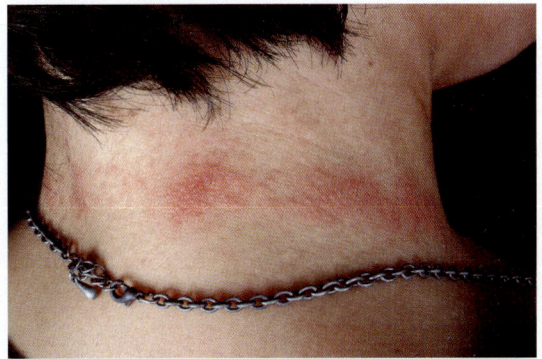

图 5-2　接触性皮炎
颈部带状红斑，与项链接触部位一致

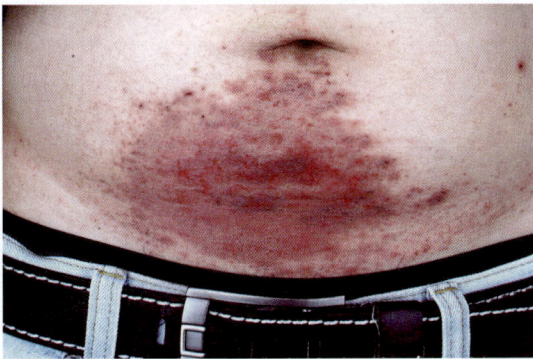

图 5-3　接触性皮炎
下腹部与金属皮带扣反复接触部位可见片状
暗红斑、丘疹，局部糜烂

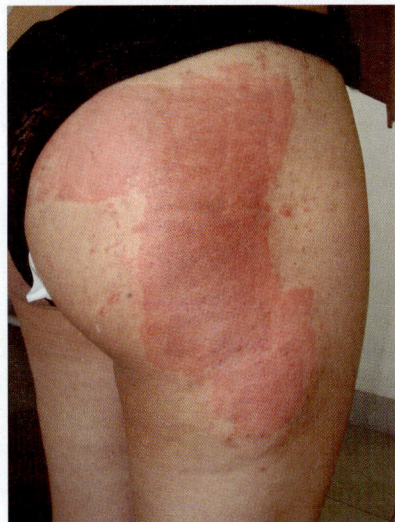

图 5-4　接触性皮炎
臀部及股外侧大片境界清楚的水肿性
红斑，与外贴"风湿膏"边界一致

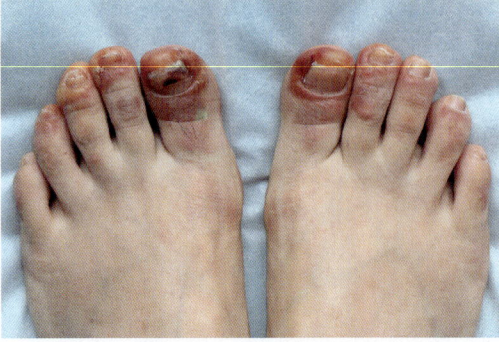

图 5-5　接触性皮炎
双侧足跖暗红色红斑，表面肿胀，形成水疱

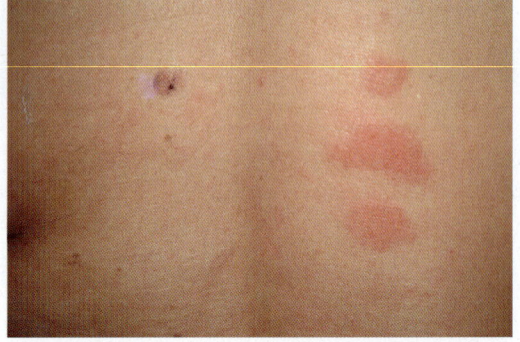

图 5-6　斑贴试验阳性
后背可见界线清楚的红斑及红斑基础上的
密集分布的针尖大小的水疱

第二节　特应性皮炎

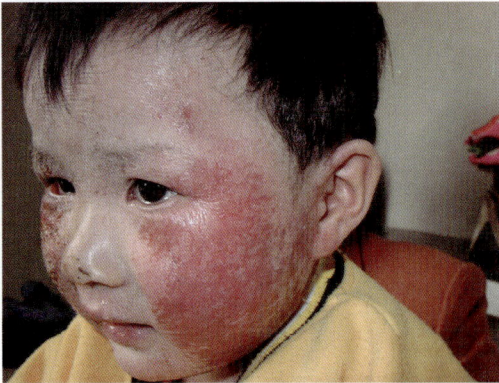

图 5-7　特应性皮炎　婴儿期
面部大片状红斑、糜烂渗出，
干燥后表面形成痂屑

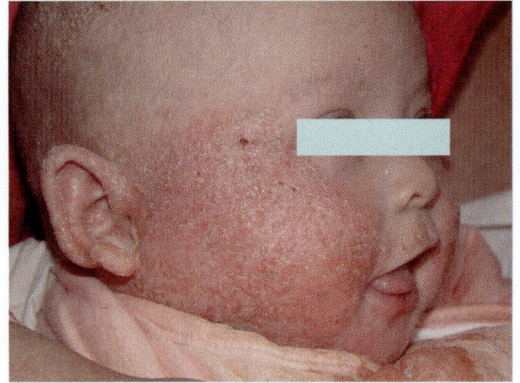

图 5-8　特应性皮炎　婴儿期
面颊、耳郭及头皮红斑基础上针头大小的丘疹、
丘疱疹，密集成群，融合成片，可见糜烂、渗出、脱
屑及黄褐色结痂

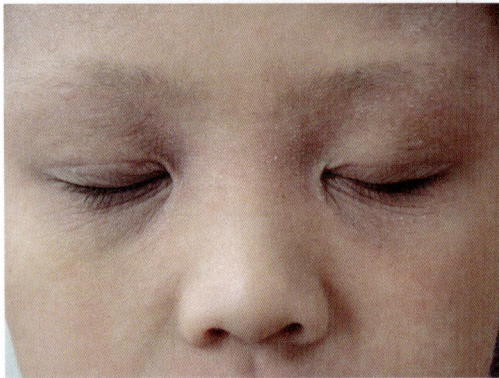

图 5-9　特应性皮炎　儿童期
皮肤干燥，眼周暗红色斑，轻度苔藓样变，表面覆
有薄层鳞屑，可见眶下褶痕

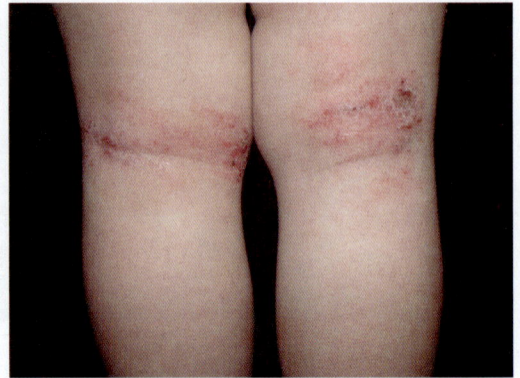

图 5-10　特应性皮炎　儿童期
双腘窝对称性红斑，部分融合成片，可见轻度
糜烂及黄褐色结痂

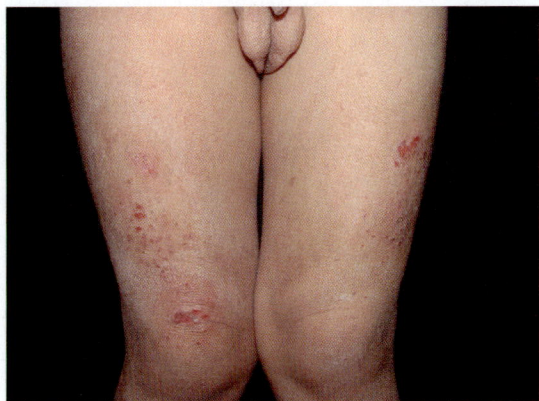

图 5-11　特应性皮炎　儿童期
患儿皮肤干燥脱屑，双下肢红斑、丘疹，
部分表皮抓破、糜烂结痂

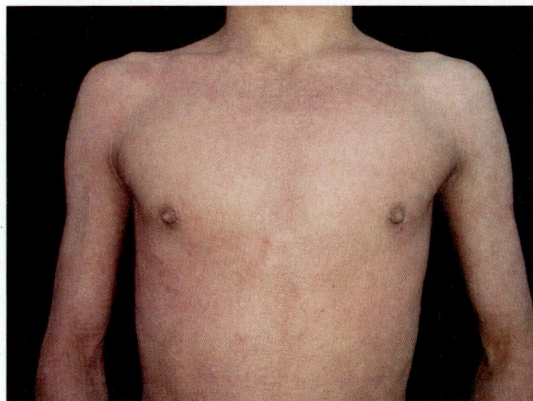

图 5-12　特应性皮炎　成人期
躯干、上肢泛发性红斑、丘疹，局部融合成片，
可见苔藓样变

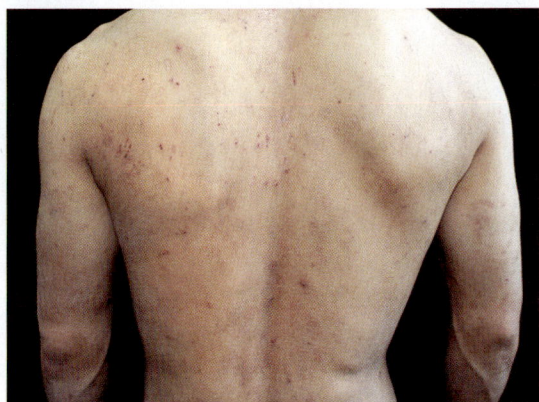

图 5-13　特应性皮炎　成人期
背部泛发干燥性丘疹，瘙痒明显，可见点片状及
线状抓痕、血痂

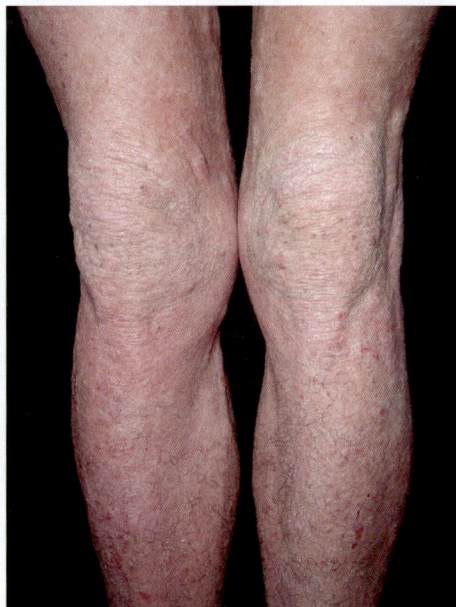

图 5-14　特应性皮炎　成人期
双下肢浸润性红斑、丘疹，部分融合增厚，呈
苔藓样变

第三节　淤积性皮炎

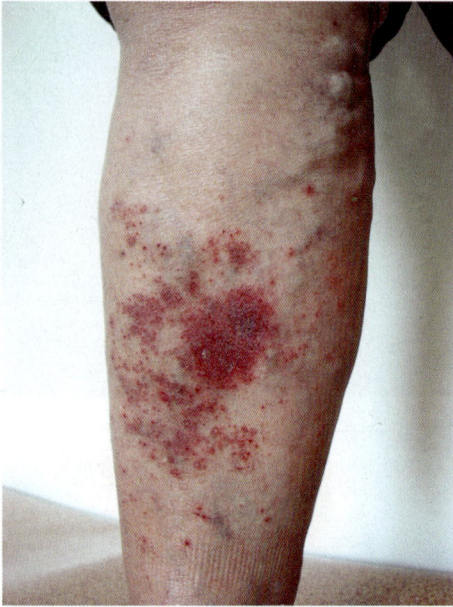

图 5-15　淤积性皮炎
下肢静脉曲张,胫前片状暗红斑及丘疹,
部分抓破,境界不清

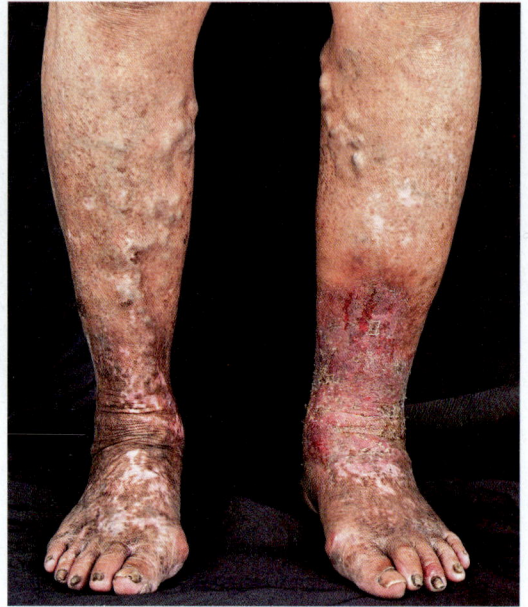

图 5-16　淤积性皮炎
双小腿静脉曲张,小腿下 1/3 及踝部暗红色斑块
及丘疹,皮损肥厚,局部抓破糜烂,伴色素沉着及
色素减退

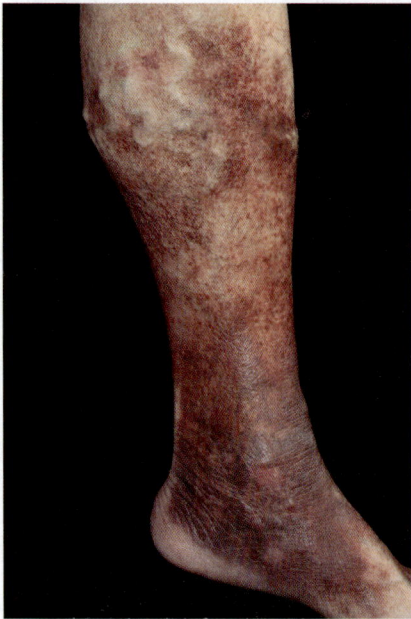

图 5-17　淤积性皮炎
左小腿静脉曲张,合并暗红色斑疹与斑
片,踝部皮损肥厚,不均匀色素沉着

第四节　湿　疹

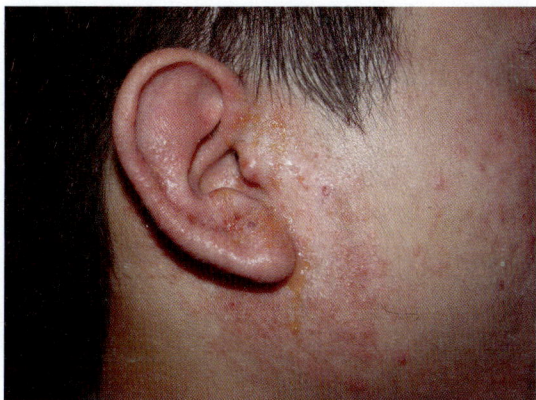

图 5-18　急性湿疹
右耳郭及面部多数红斑、丘疹、丘疱疹及小水疱,伴糜烂渗出、黄色结痂

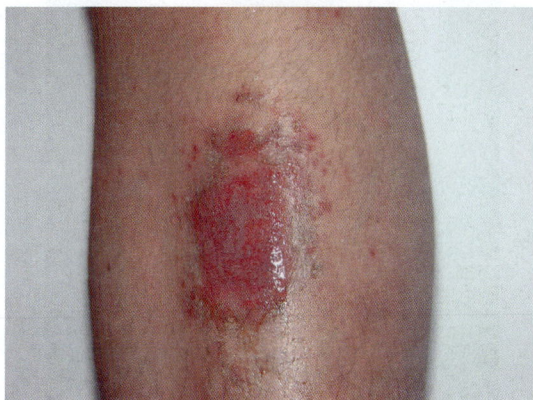

图 5-19　急性湿疹
小腿胫前片状糜烂,明显渗出,边缘可见红色丘疹

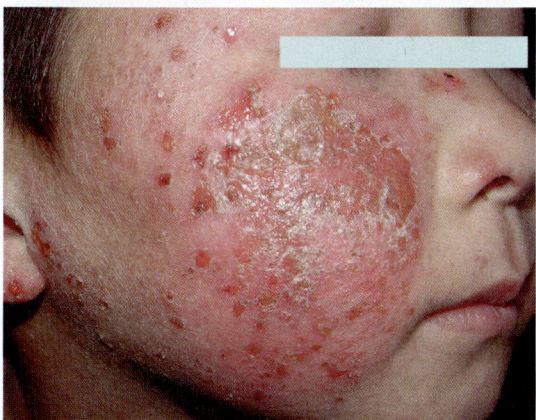

图 5-20　急性湿疹
面部红斑,聚集成片,多数形成糜烂、渗出、结痂

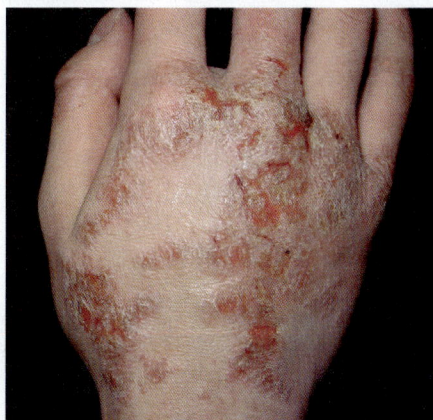

图 5-21　亚急性湿疹
手背红斑、渗出、结痂,聚集成片状,伴轻度糜烂

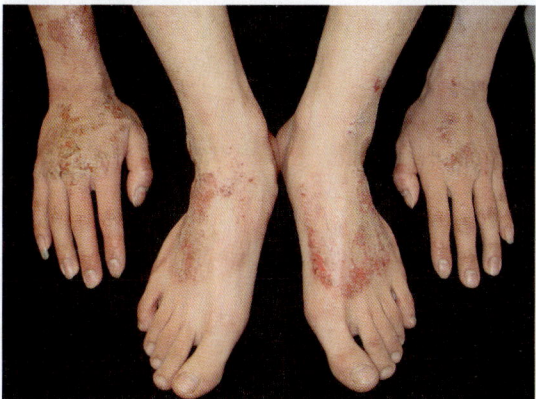

图 5-22　亚急性湿疹
双手背、足背对称性红斑,其上有小丘疹、丘疱疹,聚集成片,伴轻度糜烂、结痂、浸润

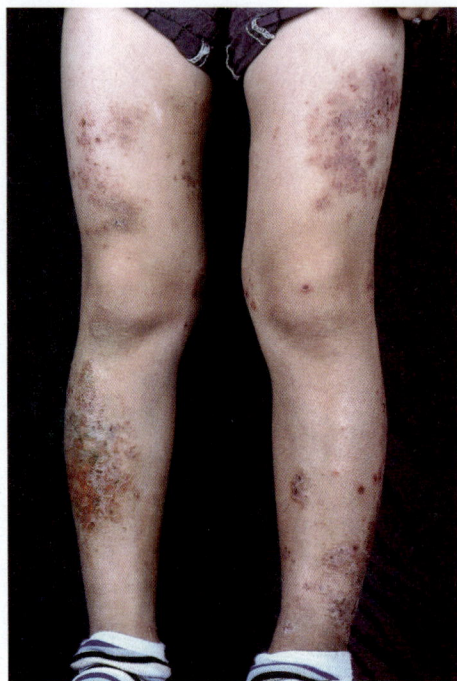

图 5-23　亚急性湿疹

双下肢对称性红斑,聚集成片,局部糜烂、结痂、浸润,边缘少许脱屑及色素沉着

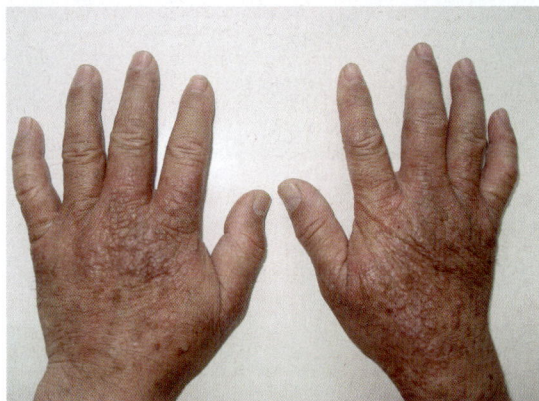

图 5-24　慢性湿疹

双手背融合性红斑丘疹,皮损肥厚,表面粗糙,伴苔藓样变

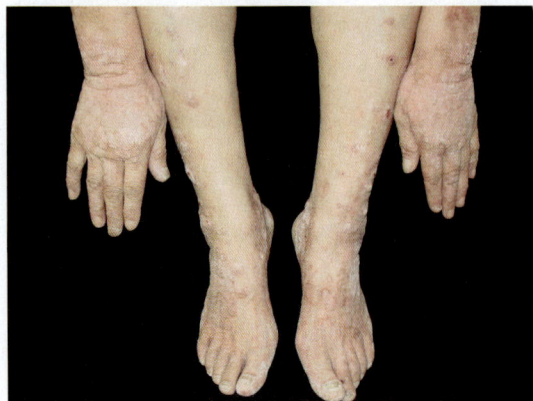

图 5-25　慢性湿疹

双手足部对称性暗红色浸润性丘疹及斑块,皮损肥厚,角化粗糙,伴苔藓样变

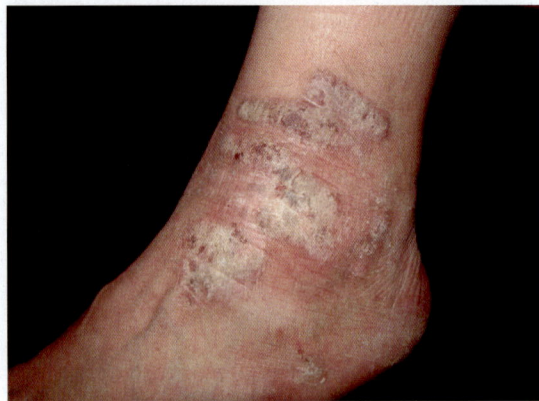

图 5-26　慢性湿疹

足踝伸侧浸润性红色斑块,表面肥厚性鳞屑,苔藓样变明显

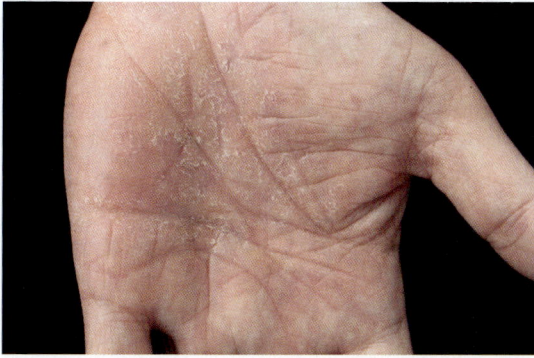

图 5-27　手部湿疹
手掌局部干燥性红斑,角化明显,伴肥厚脱屑

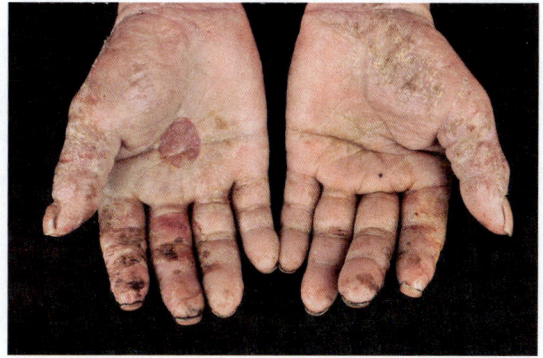

图 5-28　手部湿疹
双手弥漫性红斑,合并水疱,皮肤多处角化
皲裂、表皮剥脱

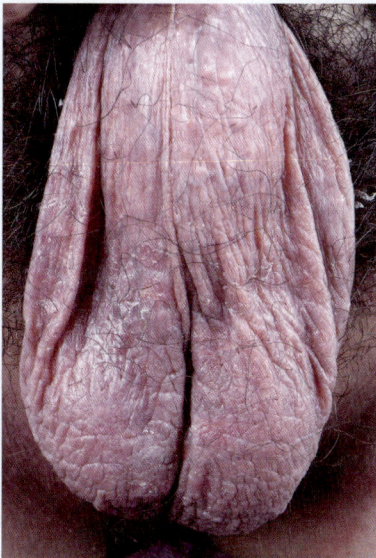

图 5-29　阴囊湿疹
阴囊潮红,皮肤浸润肥厚,
附着薄层鳞屑

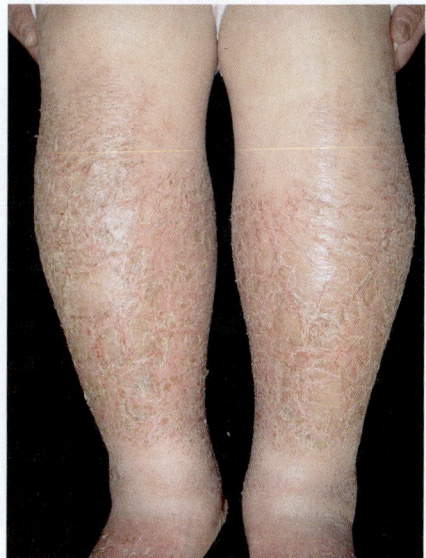

图 5-30　裂纹性湿疹
双小腿对称性干燥性红斑,表面附着黄
褐色痂屑,可见碎瓷样细小裂纹

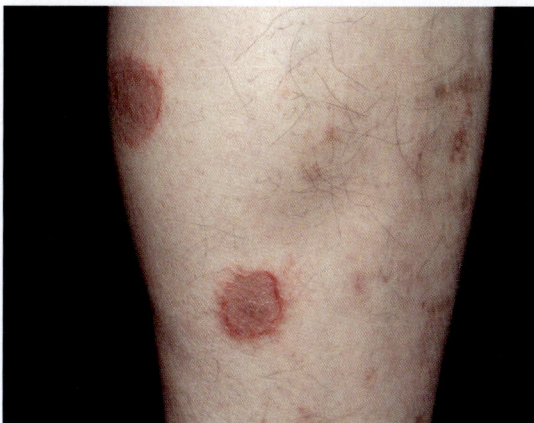

图 5-31　钱币状湿疹
小腿屈侧钱币大小近圆形鲜红色斑片,
境界清楚,表面糜烂,覆有薄层结痂

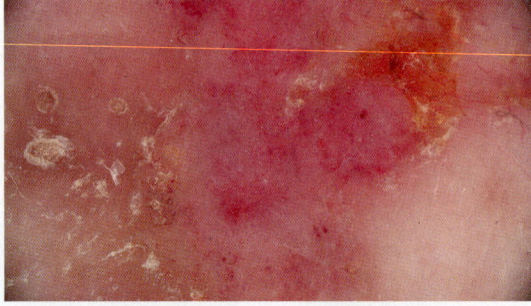

图 5-32　湿疹　皮肤镜
皮肤镜下见灶性分布的点状或
球状血管和黄色鳞屑

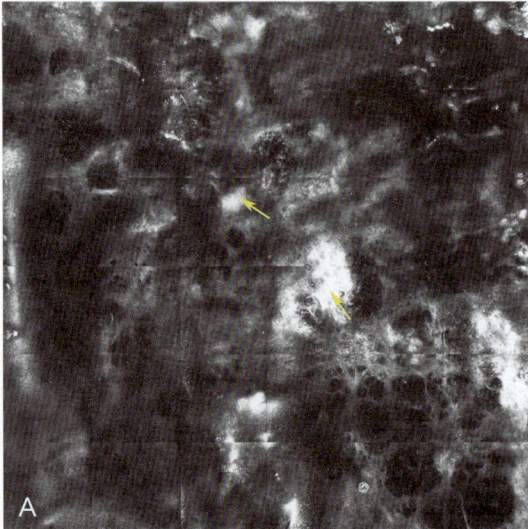

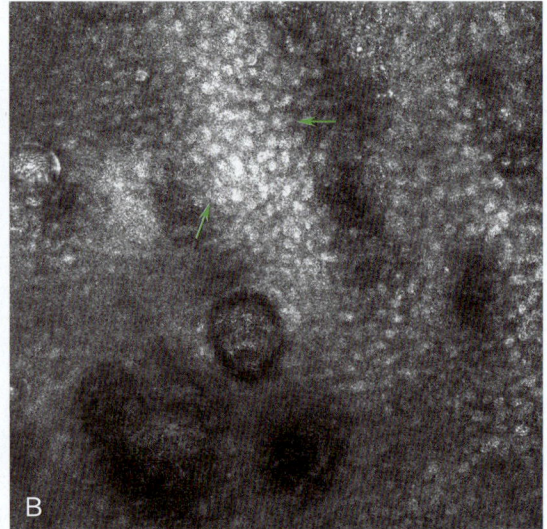

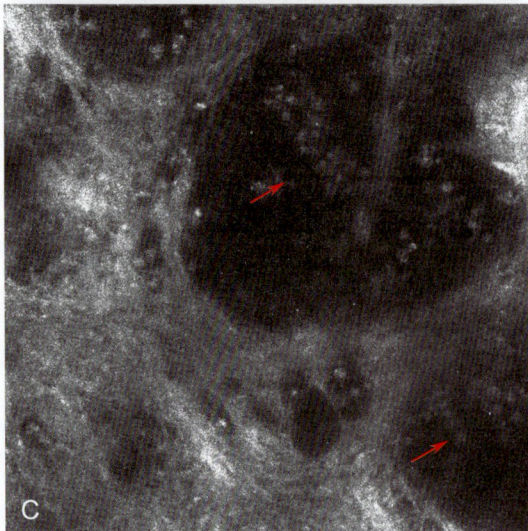

图 5-33　湿疹　皮肤 CT
A. 角化过度 (黄箭头)；B. 灶状角化不全 (绿箭头)；
C. 棘层灶性海绵水肿、水疱形成，疱内可见单一核
细胞或嗜酸细胞移入 (红箭头)，表皮突不规则向下
延伸、增厚，真皮乳头及浅层毛细血管扩张，管周不
等量炎症细胞浸润

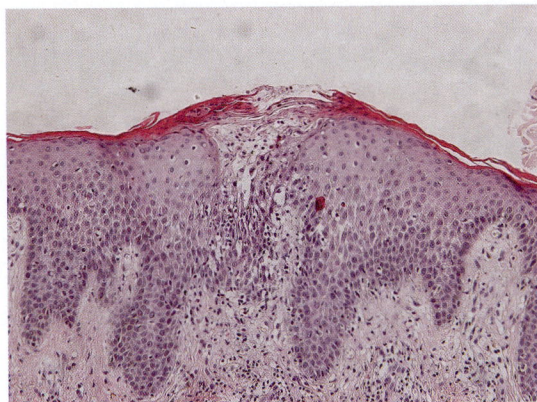

图 5-34 亚急性湿疹 病理(HE 染色,×200)

亚急性皮炎 / 湿疹:表皮棘层肥厚,细胞间水肿,细胞间桥呈细丝状 (海绵水肿),真皮浅层血管周围淋巴细胞及散在嗜酸性粒细胞浸润

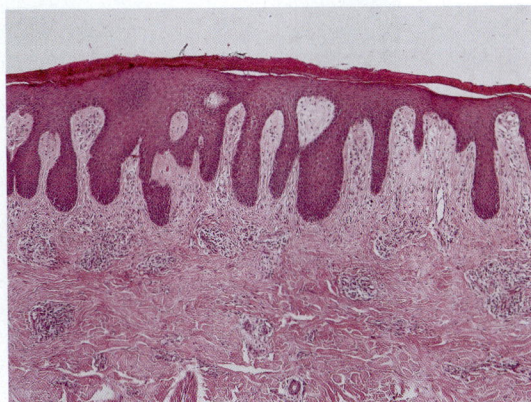

图 5-35 慢性湿疹 病理(HE 染色,×100)

慢性海绵水肿性皮炎 / 湿疹:表皮不规则增生,表皮内轻微海绵水肿,浅表结痂,真皮浅层胶原纤维束增多,与表皮垂直排列 (提示慢性搔抓)

第五节 自身敏感性皮炎

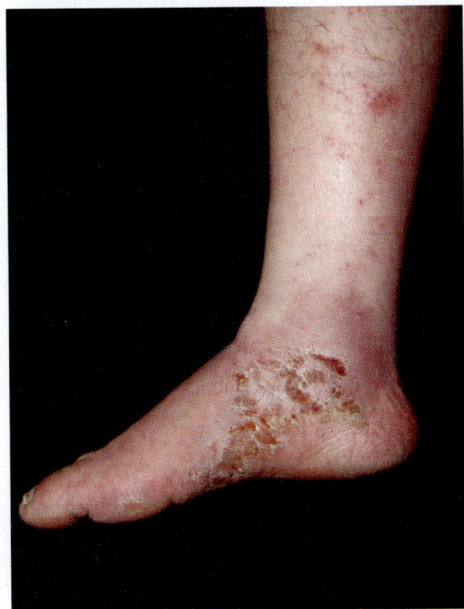

图 5-36 自身敏感性湿疹

右足内侧局限性水肿性红斑、水疱,表面糜烂渗出及结痂,皮损边缘出现散在或群集性红斑与丘疹

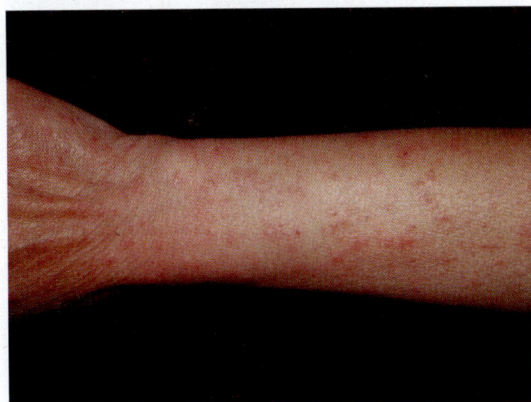

图 5-37 自身敏感性湿疹

与图 5-36 为同一患者,远隔部位前臂处出现散在丘疹、丘疱疹

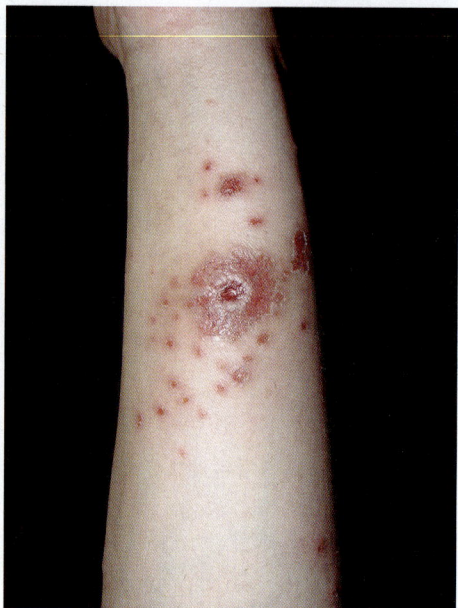

图 5-38　自身敏感性湿疹
前臂圆形溃疡,周围环状隆起、糜烂,
周边散在粟粒至黄豆大红斑糜烂面

第六节　传染性湿疹样皮炎

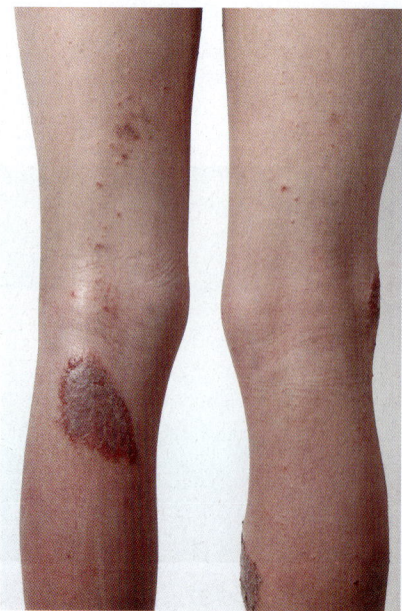

图 5-39　传染性湿疹样皮炎
左下肢分布境界清楚的暗红色斑块,其
上糜烂、结痂、浸润

第七节　汗　疱　疹

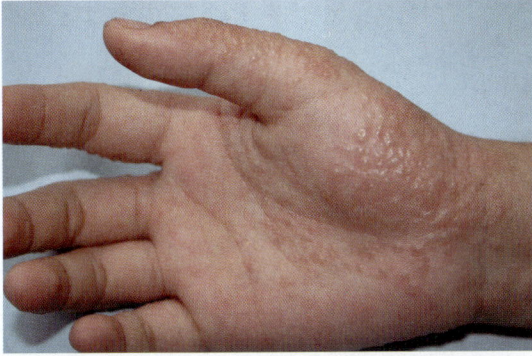

图 5-40　汗疱疹
右手拇指与掌部密集分布的淡红色丘疹水疱，水疱
部分融合增大

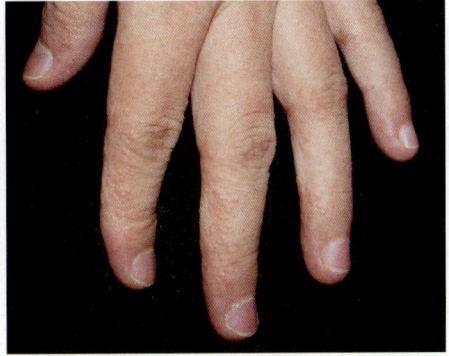

图 5-41　汗疱疹
手指侧面密集分布的针尖至粟粒
大小圆形小水疱

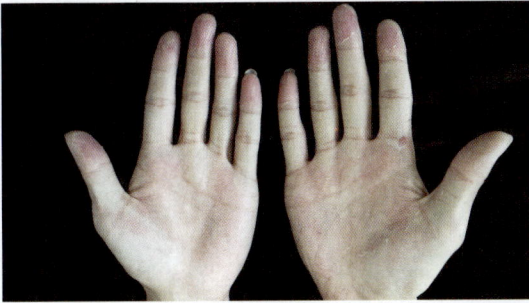

图 5-42　汗疱疹
汗疱疹后期，手掌及手指大面积红斑、
脱屑

第八节　激素依赖性皮炎

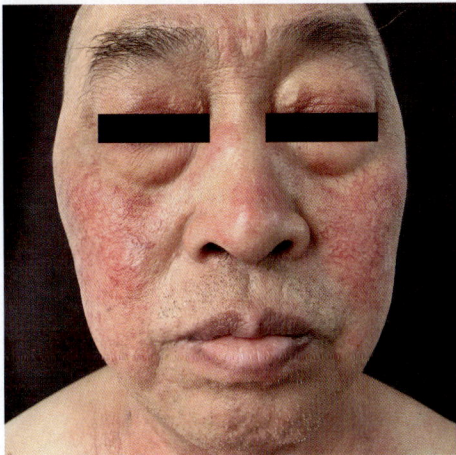

图 5-43　激素依赖性皮炎
面部对称红斑，分支状毛细血管扩张

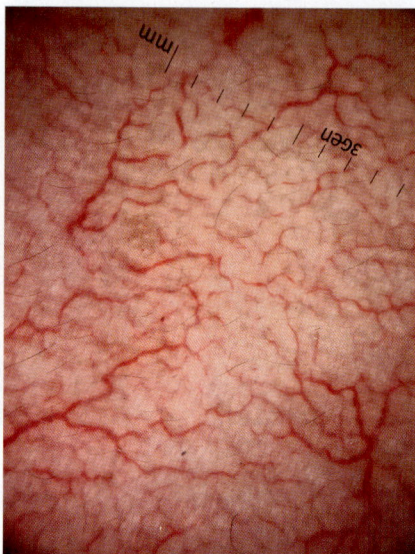

图 5-44　激素依赖性皮炎　皮肤镜

皮肤镜下可见粉红色背景,均匀分布的
多角形血管网

第九节　口　周　皮　炎

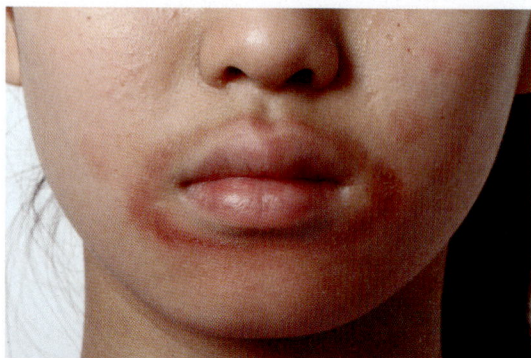

图 5-45　口周皮炎

口周弥漫性红斑,界限清楚,皮损干燥结痂、脱屑

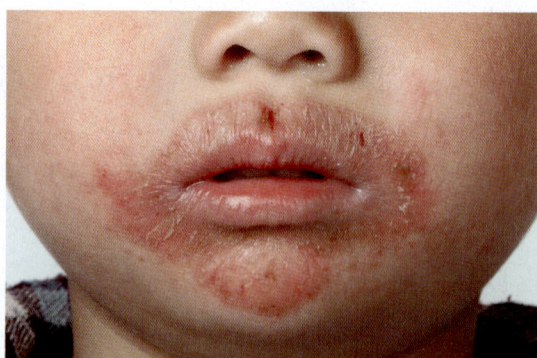

图 5-46　口周皮炎

口周弥漫性红斑,界限清楚,糜烂,干燥后结痂

第十节　浸渍擦烂性皮炎

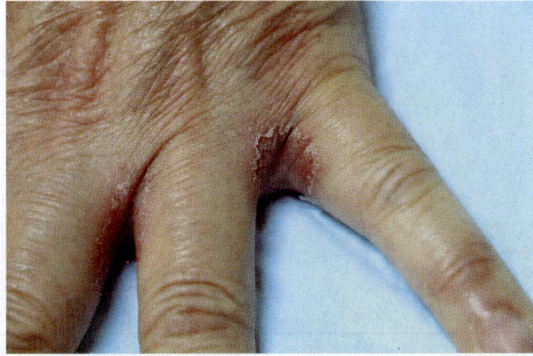

图 5-47　浸渍擦烂性皮炎
第 3、4 与第 4、5 指间浸渍、糜烂，边缘附着鳞屑

第六章 荨麻疹类皮肤病

第一节 荨 麻 疹

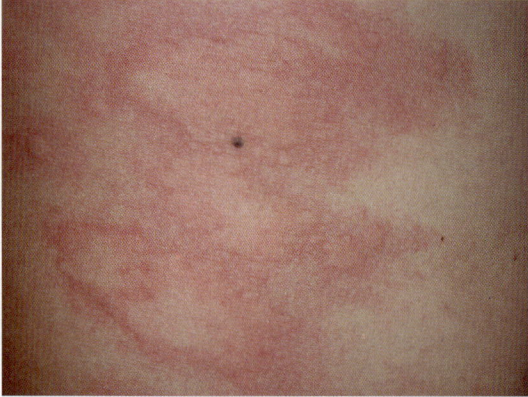

图 6-1 荨麻疹
大小不一、形状不规则的风团,相互融合成片,
表面凹凸不平,周围有红晕

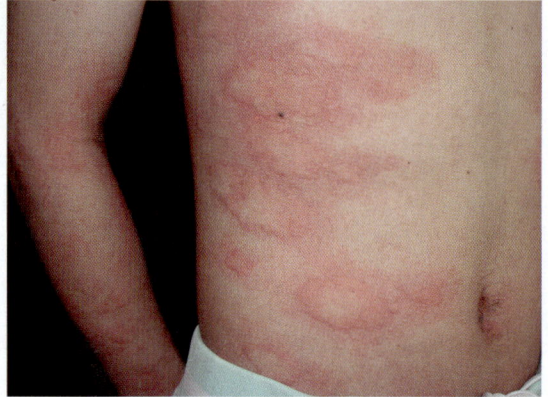

图 6-2 荨麻疹
躯干、上肢大小不一、形状不规则的风团,
部分相互融合,周围有红晕

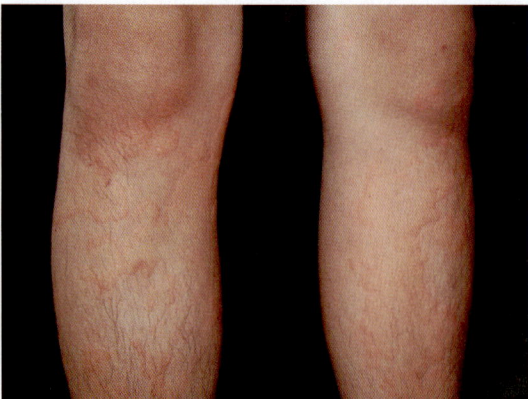

图 6-3 荨麻疹
小腿风团,呈地图状,部分中央消退,
形成环状或弧形红斑

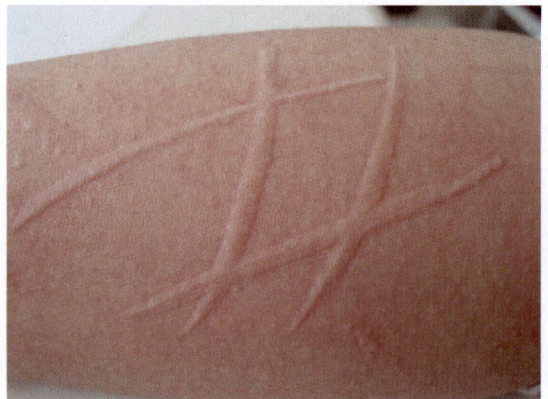

图 6-4 皮肤划痕症
钝器划过皮肤后形成的水肿性条索状隆起,
可自行消退

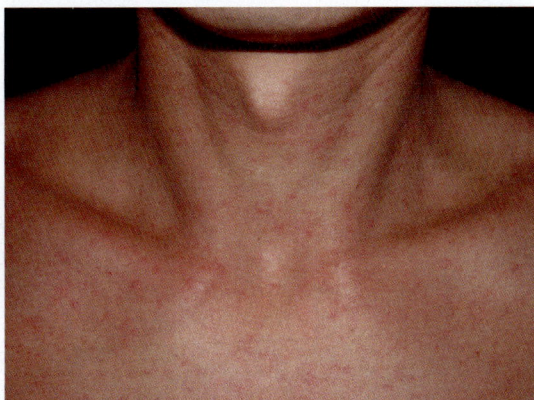

图 6-5　胆碱能型荨麻疹
颈胸部粟粒至绿豆大小圆形小风团,互不融合

第二节　血管性水肿

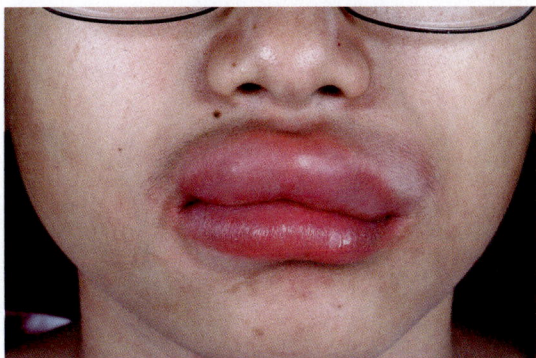

图 6-6　血管性水肿
口唇局限性肿胀,边界不清,呈鲜红色,上唇明显

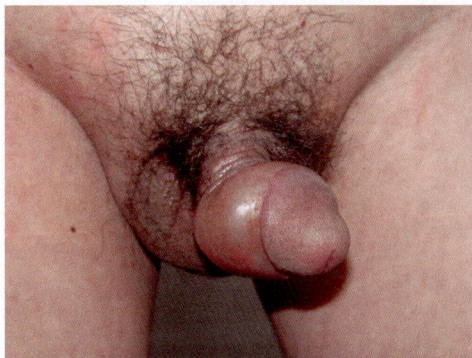

图 6-7　血管性水肿
包皮局限性肿胀,边界不清,呈淡红色,阴茎因
水肿呈萨克斯管样翘起

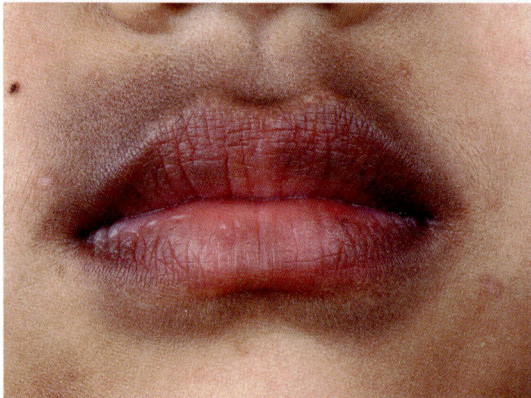

图 7-1 固定型药疹
口唇皮肤 - 黏膜交界处灰褐色色素沉着,唇部可见
暗紫红色斑

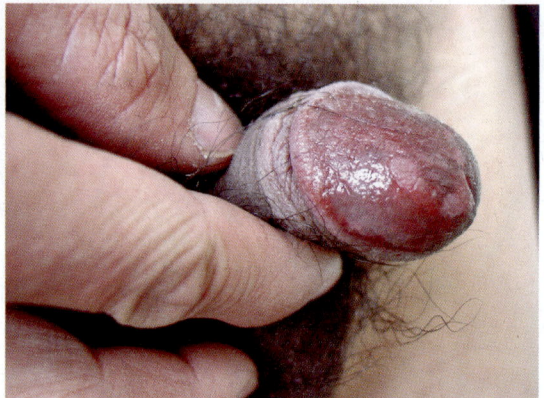

图 7-2 固定型药疹
龟头境界清楚的水肿性紫红色斑,
表面形成水疱、糜烂

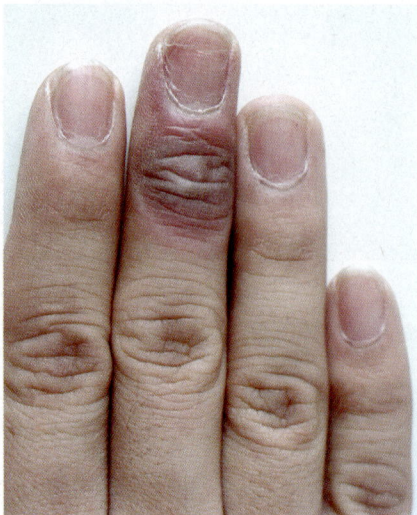

图 7-3 固定型药疹
手指背境界清楚的圆形水肿性
暗紫红色斑

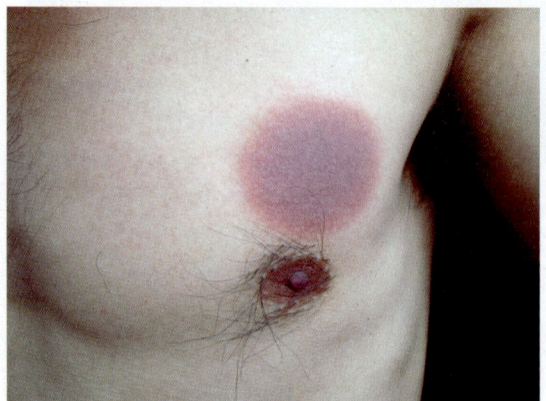

图 7-4 固定型药疹
胸壁圆形紫红色斑片,中心显著,边界清楚

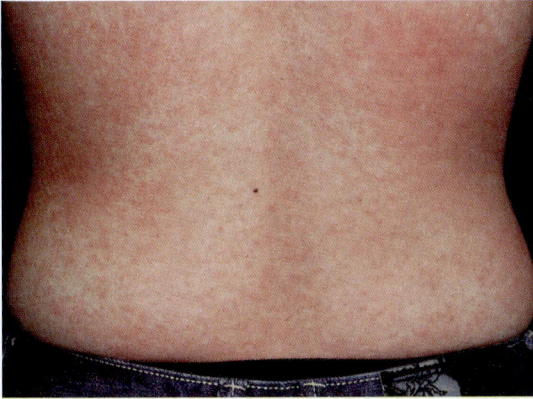

图 7-5 麻疹型药疹
躯干针头至粟粒大小红色斑丘疹,对称密集分布,
类似麻疹表现

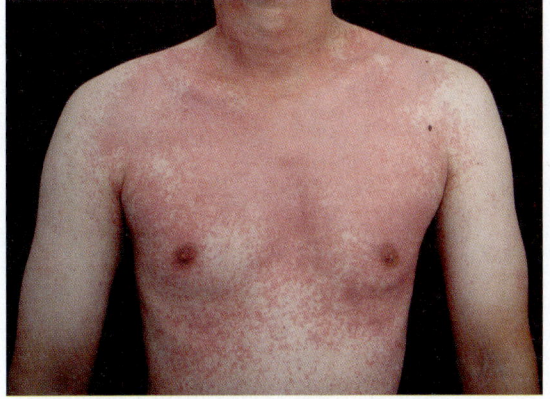

图 7-6 麻疹型药疹
躯干广泛分布的针头至粟粒大小红色斑疹,
胸部融合成片

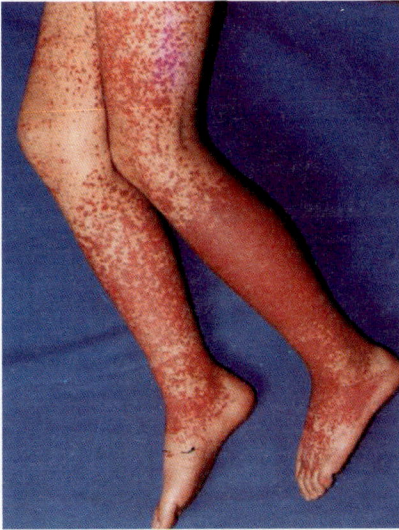

图 7-7 紫癜型药疹
双下肢粟粒至大片状瘀点、瘀斑,部分
广泛融合,压之不退色

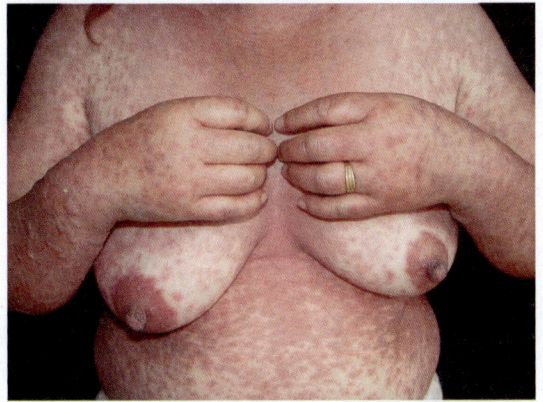

图 7-8 多形红斑型药疹
躯干、上肢广泛暗红色斑疹、斑片,中央融合,
可见虹膜状红斑

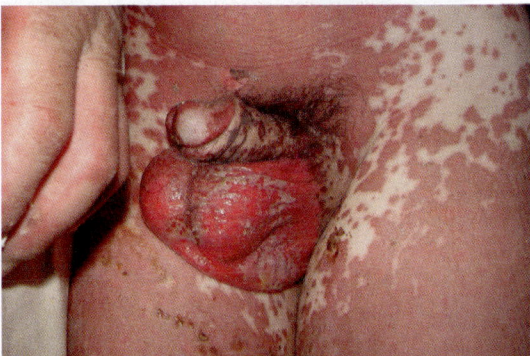

图 7-9 大疱性表皮松解型药疹
外阴、下腹及大腿暗红色斑片,融合成片,其上形成
松弛性水疱,表皮易脱落,尼氏征阳性,阴囊、龟头潮
红糜烂、渗出

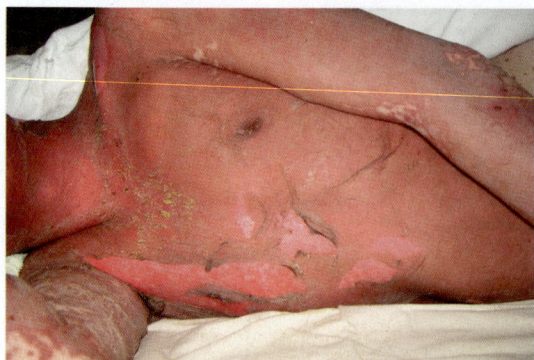

图 7-10 大疱性表皮松解型药疹

周身弥漫性暗红色斑,部分表皮脱落,尼氏征阳性,
如烫伤样外观

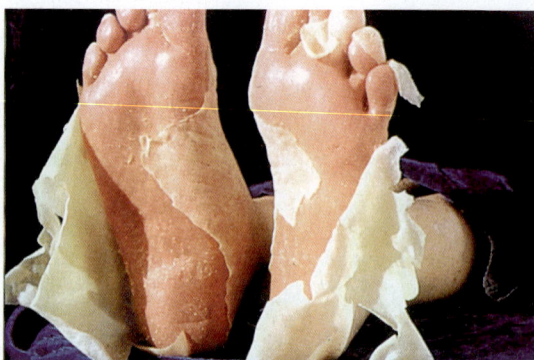

图 7-11 剥脱性皮炎型药疹

足跖部位皮肤大片袜套样表皮剥脱

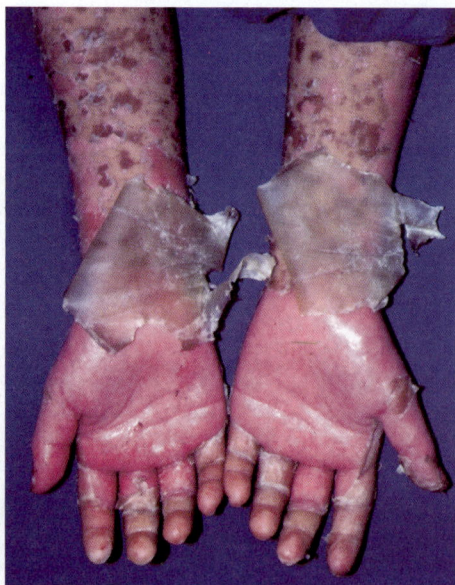

图 7-12 剥脱性皮炎型药疹

手掌皮肤大片剥脱,遗留鲜红色新生皮肤,
前臂散在暗红色斑片、结痂

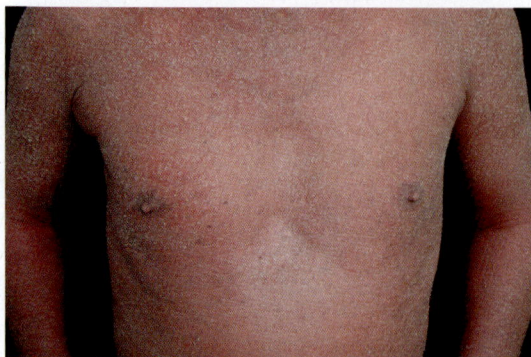

图 7-13 剥脱性皮炎型药疹

周身皮肤弥漫性潮红肿胀,伴有大量糠秕状
鳞屑脱落

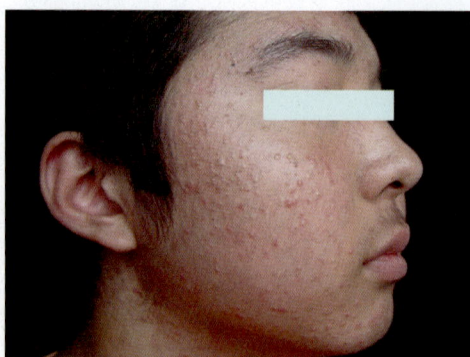

图 7-14 痤疮型药疹

颜面及颈部散在多数针头至粟粒大小毛囊性
丘疹、脓疱,伴粉刺形成

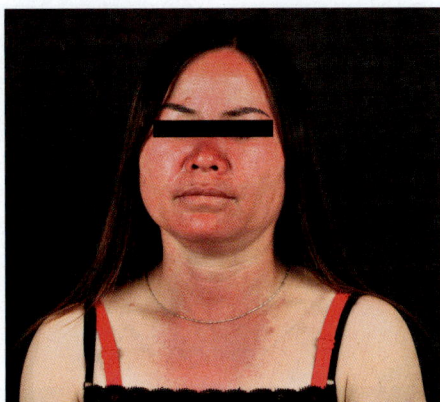

图 7-15　光感型药疹
颜面、颈部及前胸曝光部位弥漫潮红，
避光处皮肤正常

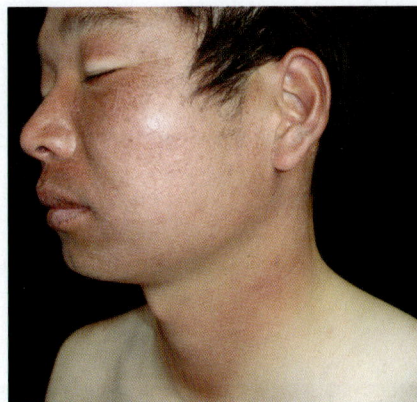

图 7-16　光感型药疹
面颈部暴露部位弥漫性均一性红斑，边
界清晰，上睑睑缘避光处未受累

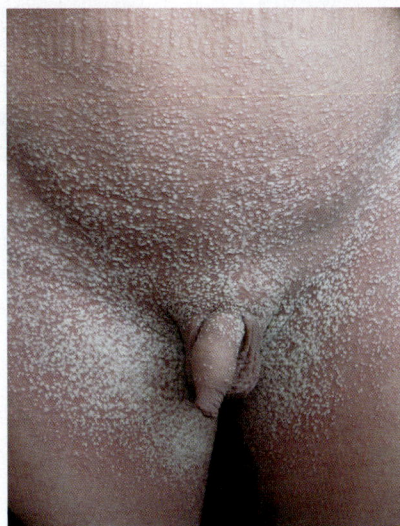

图 7-17　急性泛发性发疹性脓疱病
下腹部密集分布的红斑、表浅性小脓
疱，局部融合

第八章　物理性皮肤病

第一节　日光性皮肤病

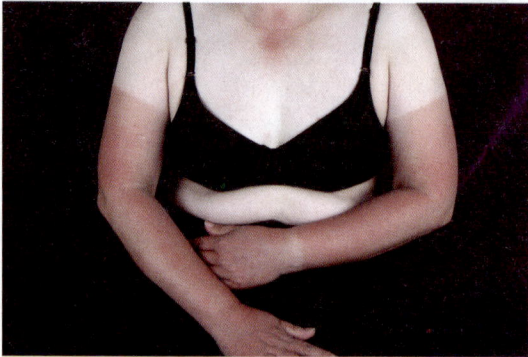

图 8-1　日晒伤
颈部、双上臂曝光部位界限清楚的鲜红色斑，
避光处皮肤未受累

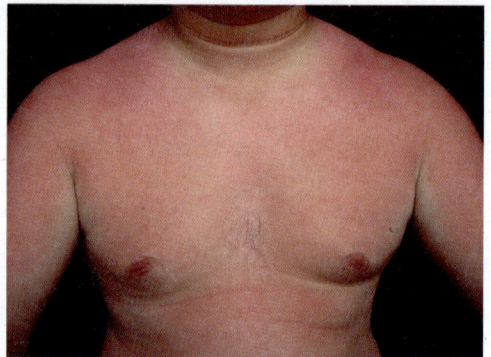

图 8-2　日晒伤
胸部、双上肢曝光部位界限清楚的弥漫性
红斑，避光处皮肤正常

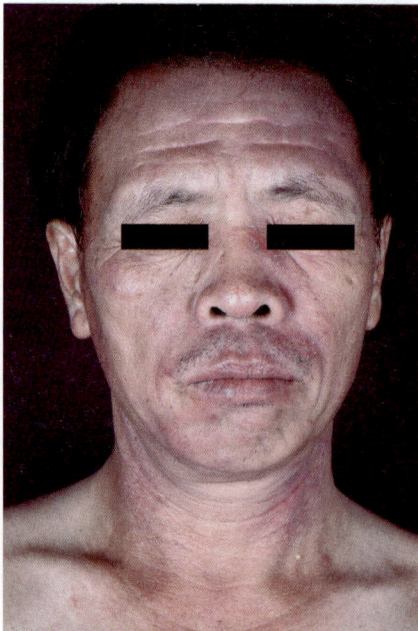

图 8-3　多形性日光疹
颜面水肿性暗红色斑，曝光部位明显

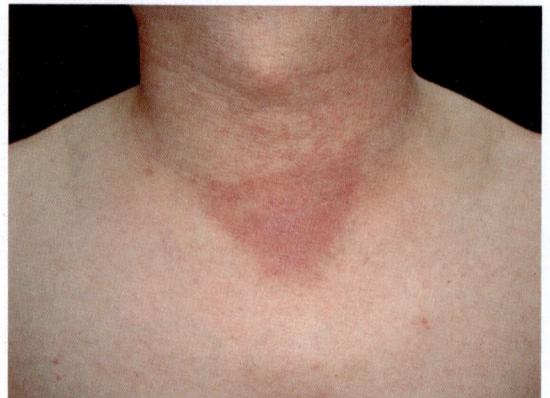

图 8-4　多形性日光疹
颈部三角区曝光部位红斑

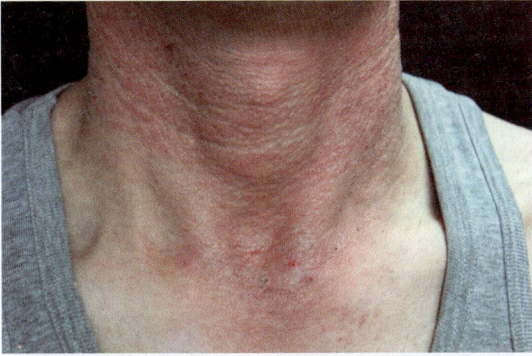

图 8-5　多形性日光疹
颈前及三角区曝光部位红色丘疹及红斑

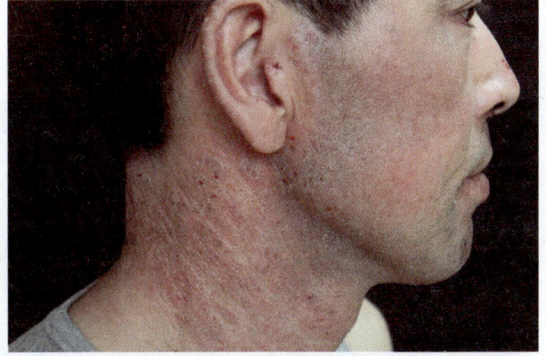

图 8-6　多形性日光疹
面颈部及耳部密集分布的针尖至粟粒大小丘疹，
伴点状破溃、结痂

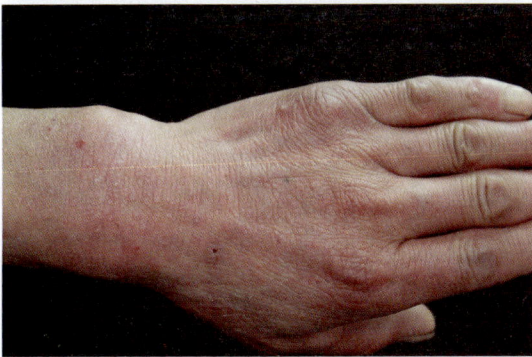

图 8-7　多形性日光疹
手背、腕部曝光部位粟粒大小红色丘疹

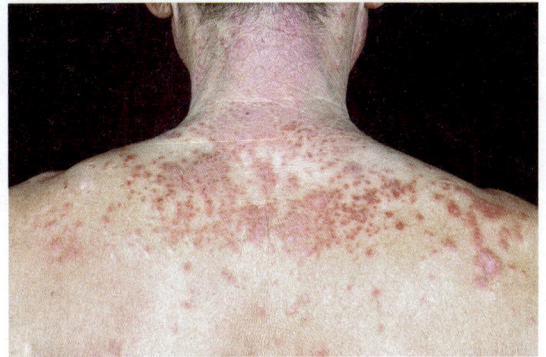

图 8-8　多形性日光疹
颈部、背部曝光部位红色丘疹及斑片

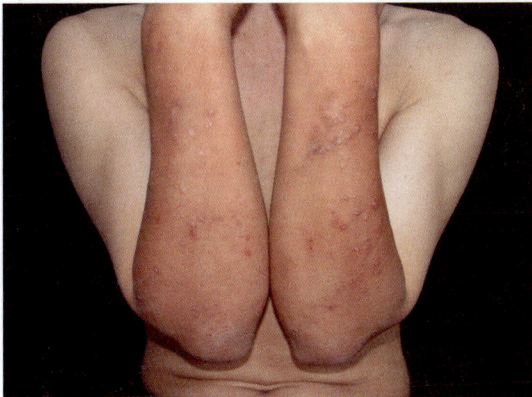

图 8-9　多形性日光疹
前臂伸侧散在米粒至绿豆大小丘疹、结节

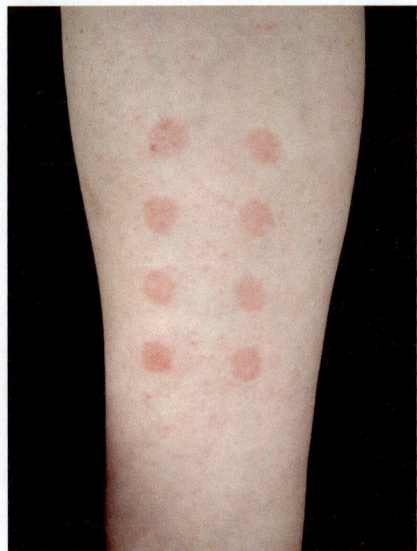

图 8-10　光敏试验
光敏试验：紫外线敏感区呈红斑性损害

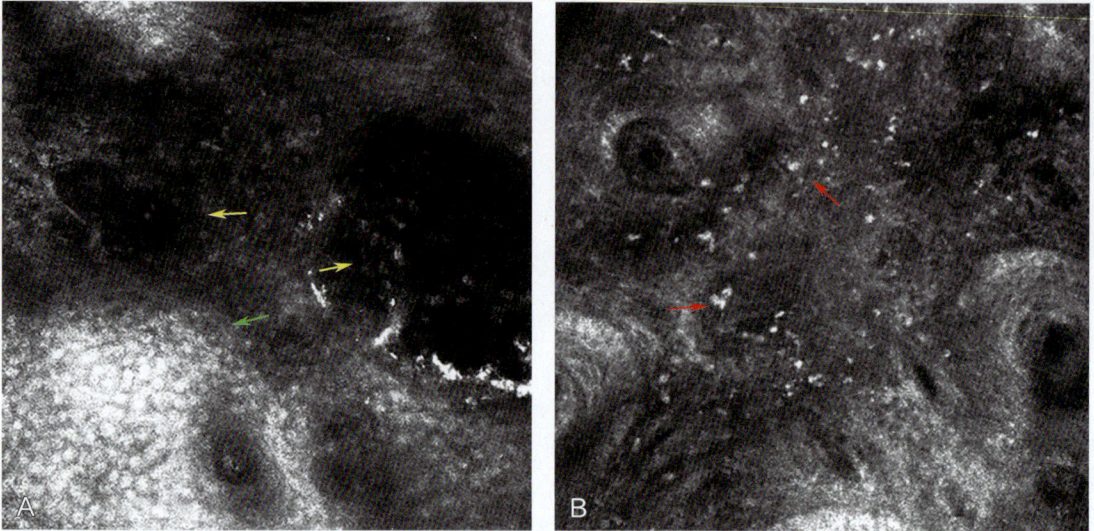

图 8-11　多形性日光疹　皮肤 CT
A. 角化不全（绿箭头）、棘层肥厚，表皮海绵状水肿（黄箭头）；
B. 真皮上、中部见大量单一核细胞浸润，间有少量中性粒细胞（红箭头）

第二节　夏 季 皮 炎

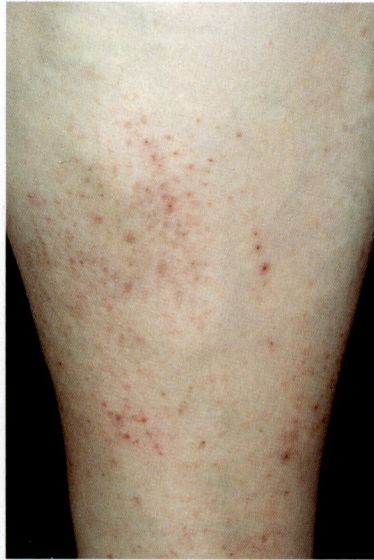

图 8-12　夏季皮炎
夏季小腿胫前散在淡红色红斑、
丘疹，遇热瘙痒加剧、明显

第三节　痱　子

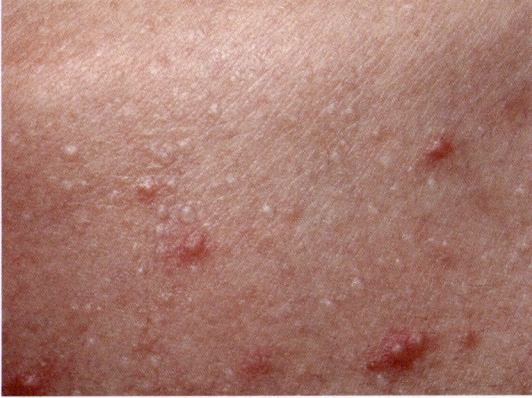

图 8-13　痱子　红痱
前额及头皮针头大小密集分布的丘疹、丘疱疹，
周围有红晕

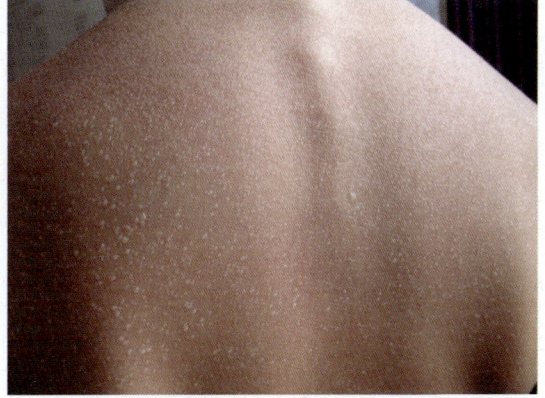

图 8-14　痱子　白痱
针头大小密集分布的浅表小水疱，似水晶透亮

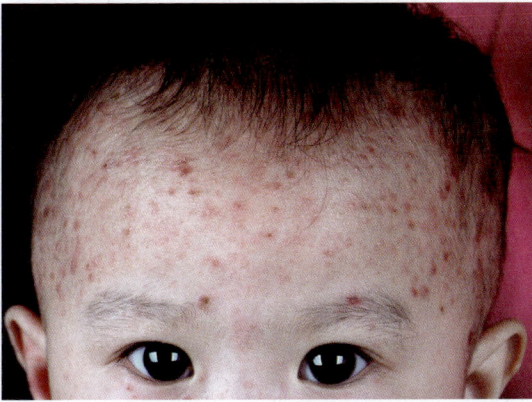

图 8-15　痱子　红痱
头面部密集分布的针头大小丘疹，周边有红晕

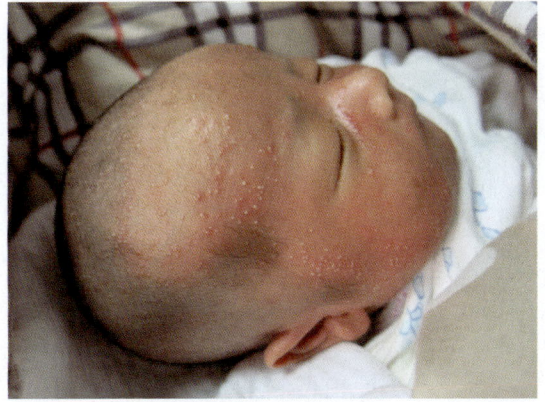

图 8-16　痱子　脓痱
头面部密集分布的针头大小丘疹，顶端有小脓疱

第四节　冻　疮

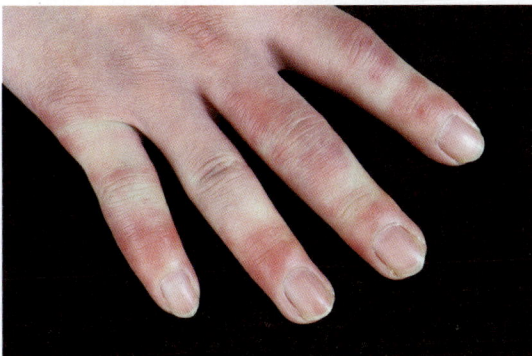

图 8-17　冻疮
手指局部暗紫红色水肿性斑，界限不
清，表面紧张、肿胀

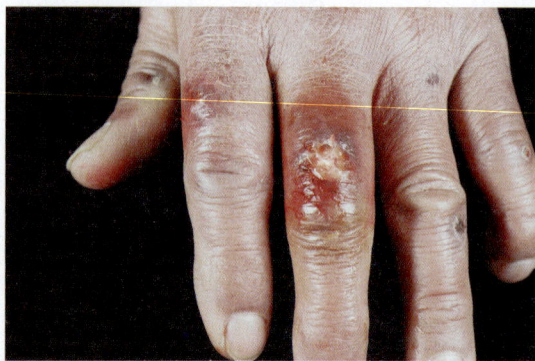

图 8-18　冻疮
手指局限性暗紫红色水肿性斑，界限不清，
破溃后形成溃疡

第五节　鸡眼与胼胝

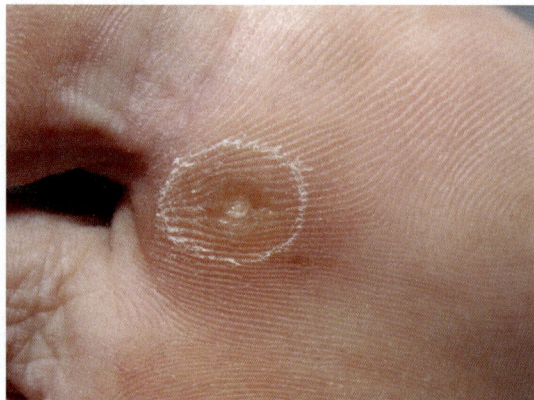

图 8-19　鸡眼
足跖部黄色圆形角质物，中心消失

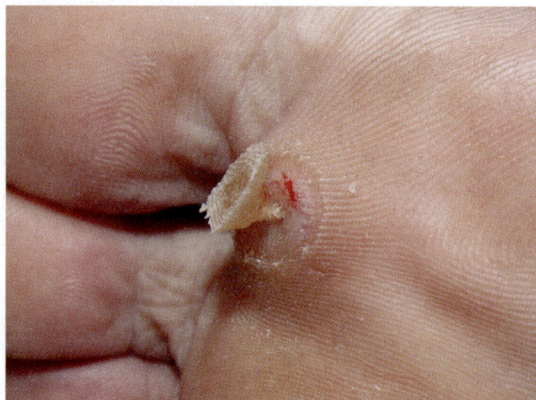

图 8-20　鸡眼
用刀消除后可见一坚硬的圆锥状角质栓

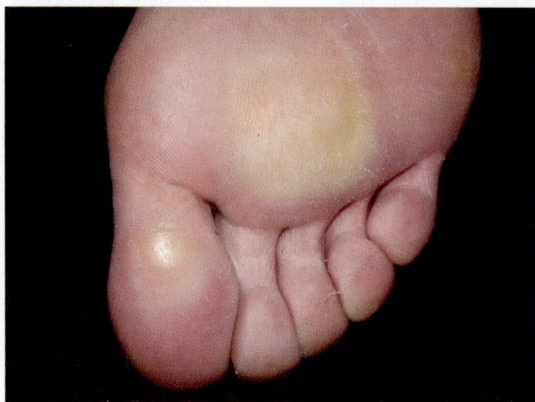

图 8-21　胼胝
足跖部及踇趾屈侧蜡黄色局限性角质增厚，
中央明显，边缘较薄，皮纹清晰

第六节 放射性皮炎

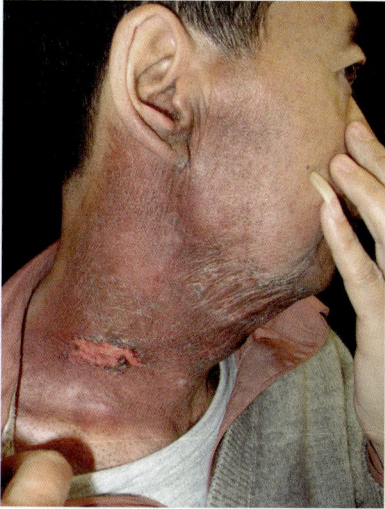

图 8-22 放射性皮炎 急性
颈部局部破溃、糜烂,周缘大片红褐色
色素沉着

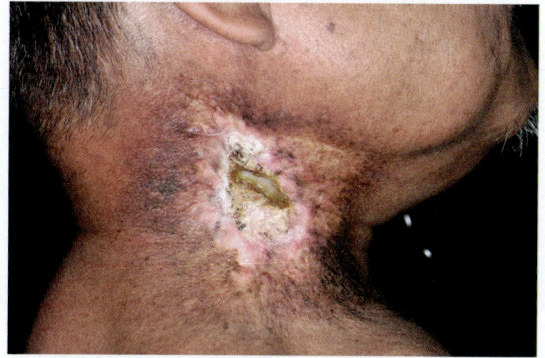

图 8-23 放射性皮炎 慢性
颈部皮肤干燥、萎缩,中央顽固性溃疡,周边色素
沉着或色素减退

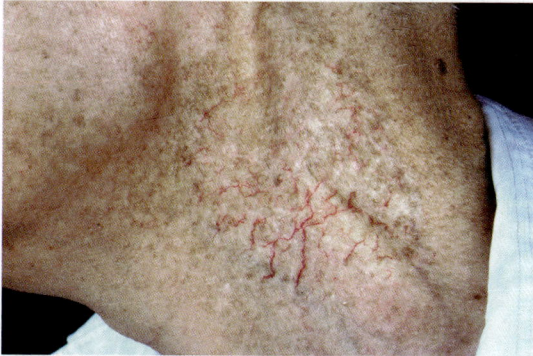

图 8-24 放射性皮炎 慢性
颈部皮肤干燥,毛细血管扩张

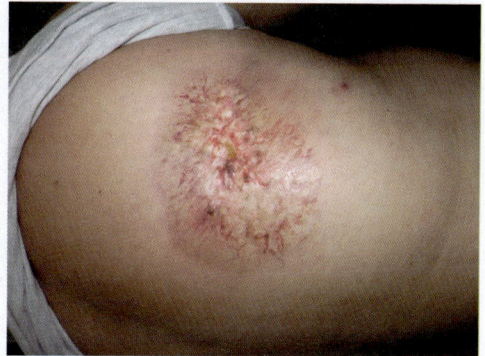

图 8-25 放射性皮炎 慢性
皮肤萎缩,创面毛细血管扩张

第七节　慢性光化性皮炎

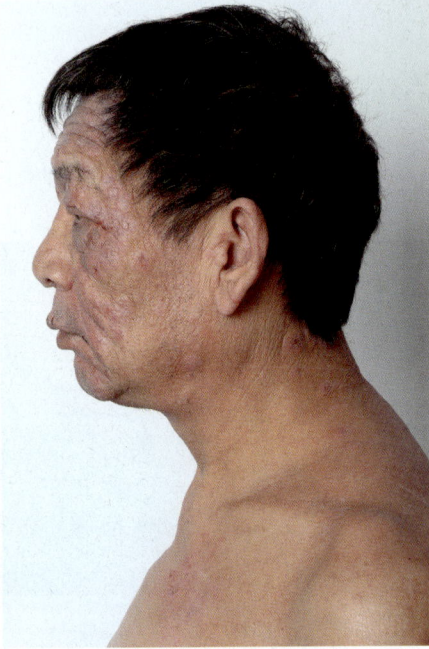

图 8-26　慢性光化性皮炎
面颈部浸润性红斑,苔藓样变

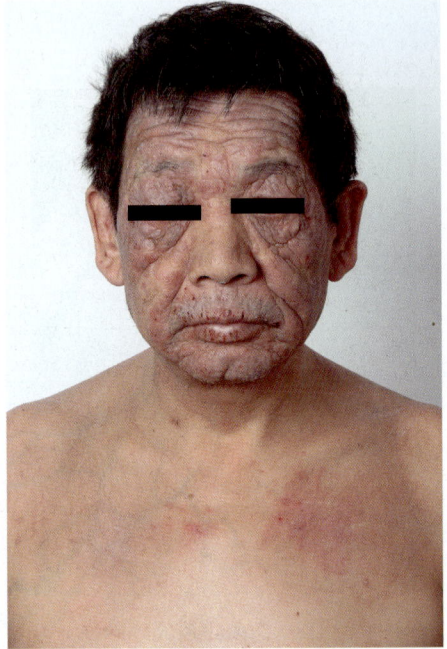

图 8-27　慢性光化性皮炎
面颈部浸润性红斑,苔藓样变

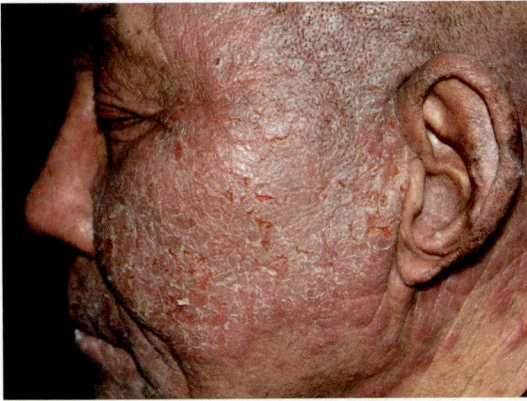

图 8-28　慢性光化性皮炎
面部融合性浸润性红斑,皮损肥厚,少量鳞屑形成

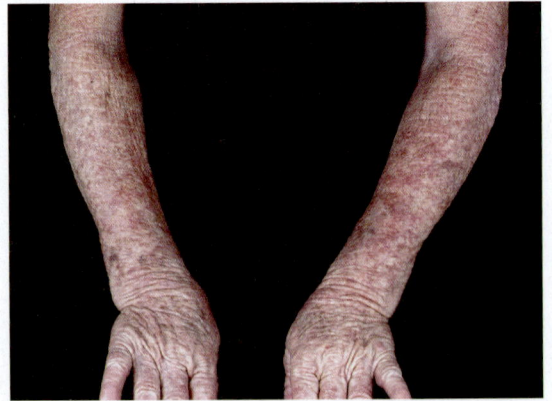

图 8-29　慢性光化性皮炎
双前臂红斑,呈苔藓样改变,有浸润肥厚

第八节 植物（泥螺）日光皮炎

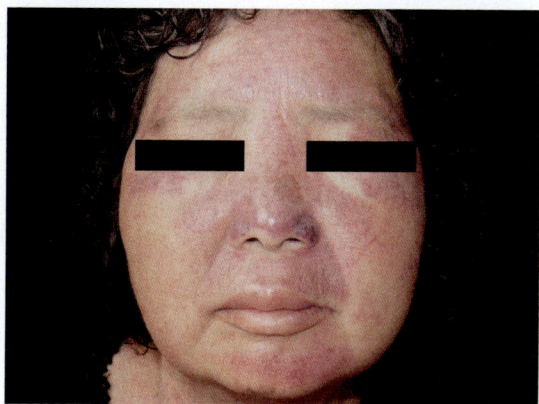

图 8-30 植物日光皮炎
面部曝光部位皮肤弥漫性紫红色斑，伴有轻度水肿，
鼻翼暗红色瘀斑

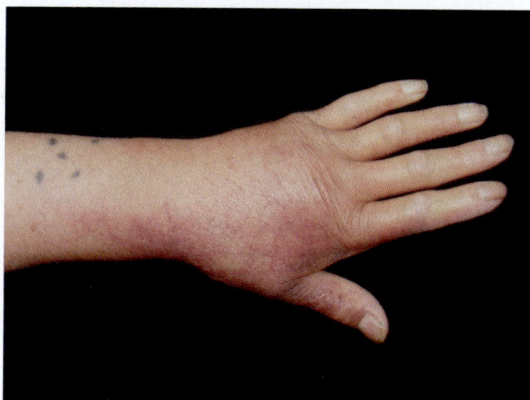

图 8-31 植物日光皮炎
手背及腕部皮肤紫红色水肿性斑片

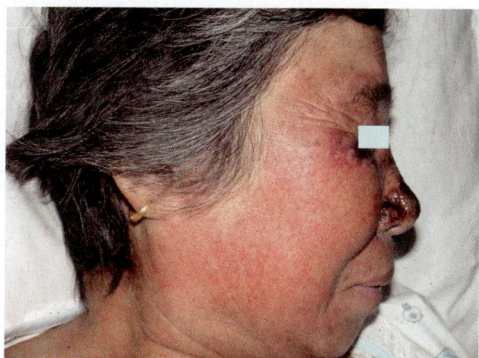

图 8-32 植物日光皮炎
颜面曝光部位皮肤弥漫性紫红色斑，鼻尖部瘀
斑及糜烂渗出

第九节 火激红斑

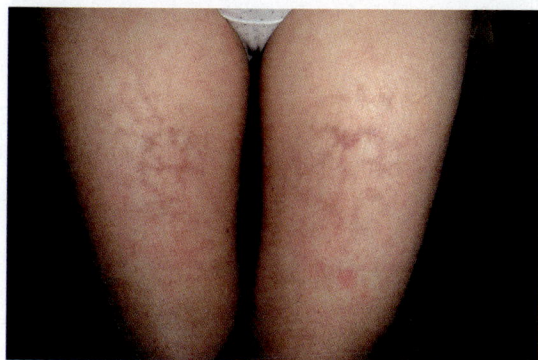

图 8-33 火激红斑
双侧大腿伸侧对称性红褐色网状斑片

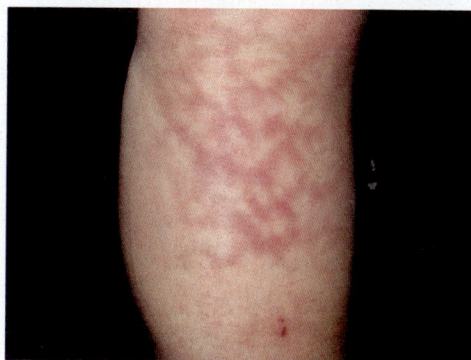

图 8-34 火激红斑
小腿伸侧红色网状斑片

第十节　手足皲裂

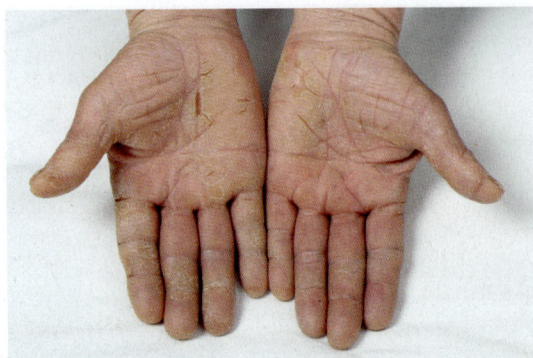

图 8-35　皲裂　手部
双手掌角质层增厚,可见沿皮纹方向深浅、
长短不一的裂隙

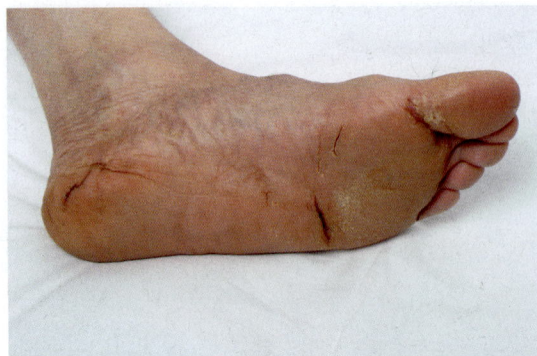

图 8-36　皲裂　足部
左足跖沿皮纹分布的裂隙,深达真皮及皮下组织,
伴有出血

第十一节　摩擦性苔藓样疹

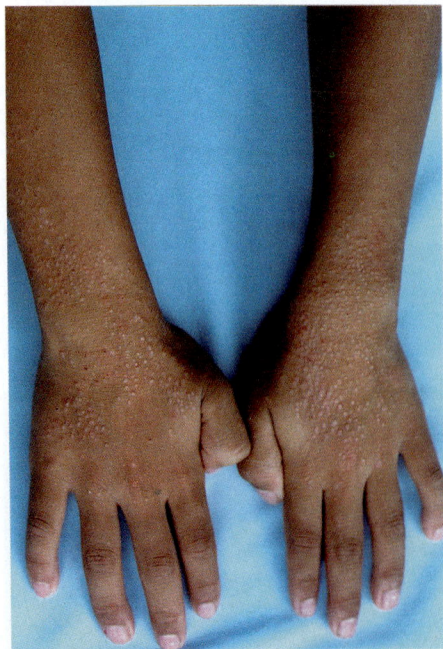

图 8-37　摩擦性苔藓样疹
前臂至手背针尖至米粒大小皮色丘疹,呈
轻度苔藓样变

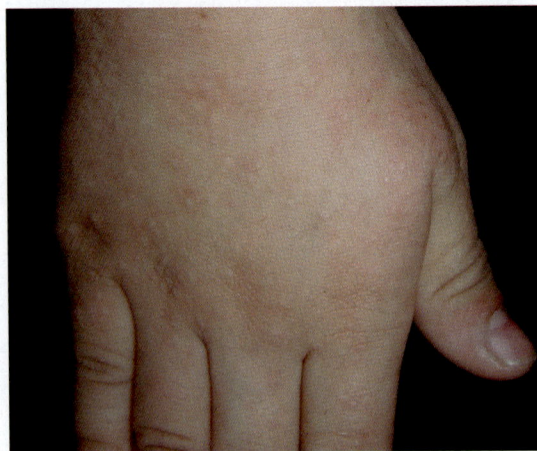

图 8-38　摩擦性苔藓样疹
手背针尖至米粒大小皮色至淡红色丘疹,部分融合

第十二节　冷球蛋白血症

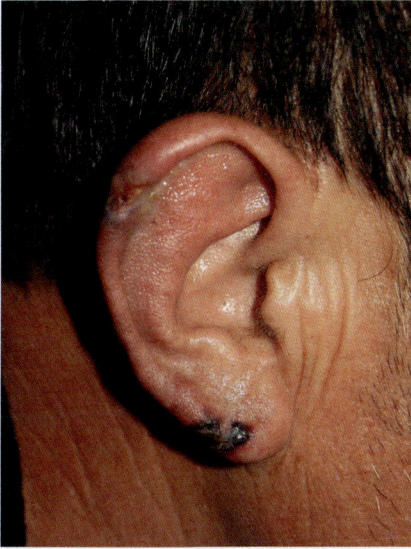

图 8-39　冷球蛋白血症
右耳郭紫红色水肿性斑块至黑色坏死，
中央破溃糜烂

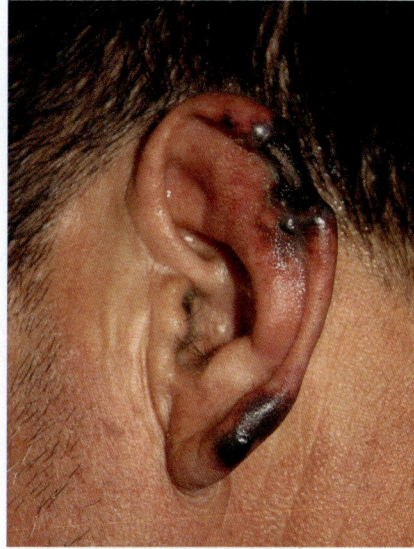

图 8-40　冷球蛋白血症
左耳郭黑色坏死，组织缺损

第九章　瘙痒性皮肤病

第一节　慢性单纯性苔藓

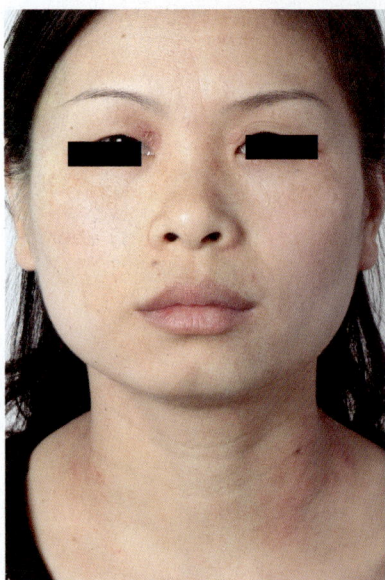

图 9-1　慢性单纯性苔藓　眼睑
双上眼睑多角形扁平丘疹,淡红色,表面有少量鳞屑,密集融合,局部皮纹加深

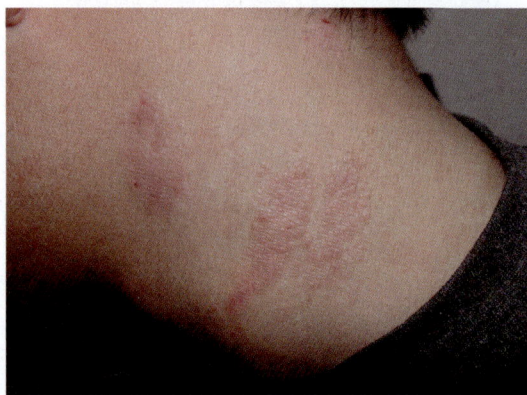

图 9-2　慢性单纯性苔藓　颈部
颈部红色丘疹与斑片,部分融合,伴苔藓样变

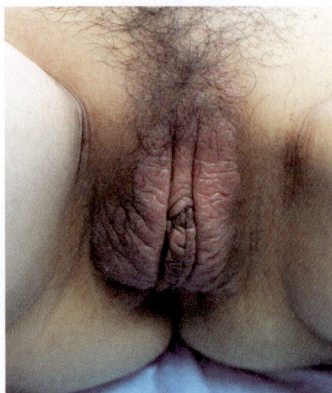

图 9-3　慢性单纯性苔藓　外阴
外阴部皮肤增厚、苔藓样变

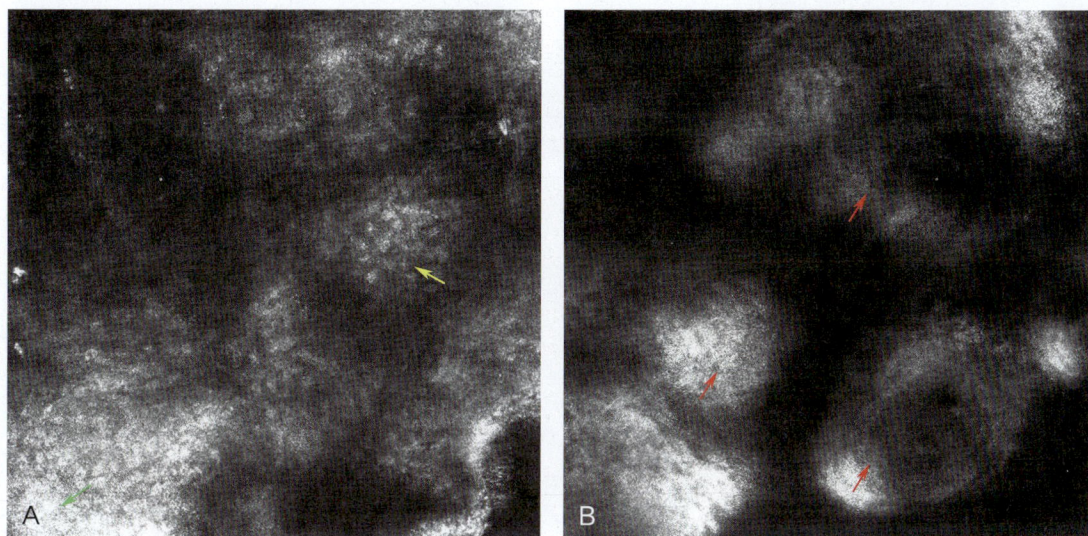

图 9-4　慢性单纯性苔藓　皮肤 CT

A. 角化过度 (绿箭头)，灶状角化不全 (黄箭头)；B. 表皮呈银屑病样增生，
真皮乳头及浅层血管周围可见不等量炎症细胞浸润 (红箭头)

第二节　痒　疹

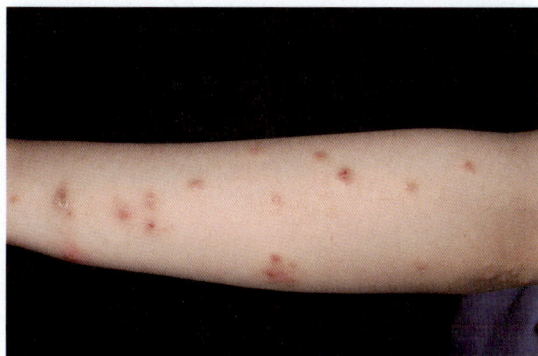

图 9-5　小儿痒疹　右上肢

前臂豆粒大小淡红色小丘疹、丘疱疹，
抓破后形成糜烂、结痂

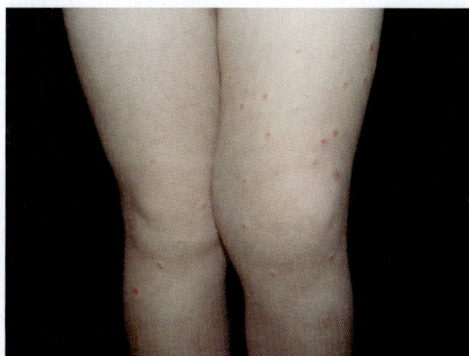

图 9-6　小儿痒疹　双下肢

双下肢伸侧淡红色小丘疹、丘疱疹

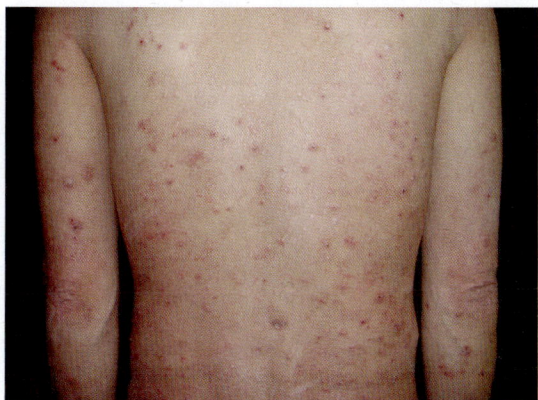

图 9-7　成人痒疹　躯干

背部及上肢豆大暗红色丘疹，散在分
布，可见抓痕

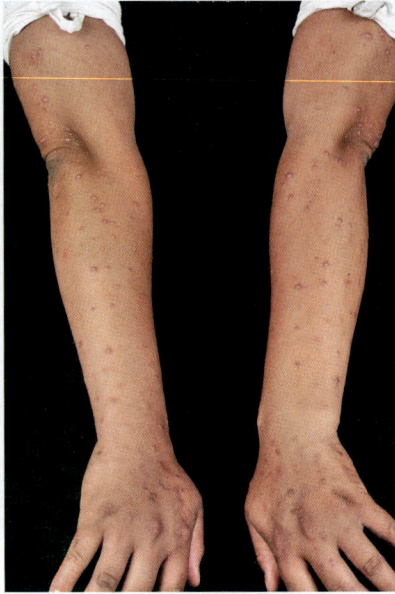

图 9-8　成人痒疹　双上肢
双上肢豆大暗红色丘疹,散在分布,
瘙痒剧烈

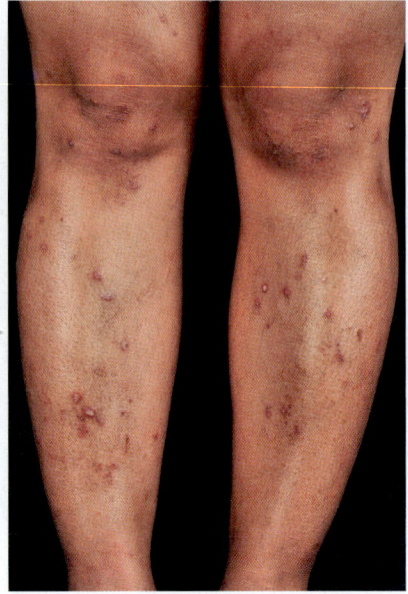

图 9-9　成人痒疹　双下肢
双下肢豆大暗红色丘疹,散在分布,
瘙痒剧烈

第三节　结节性痒疹

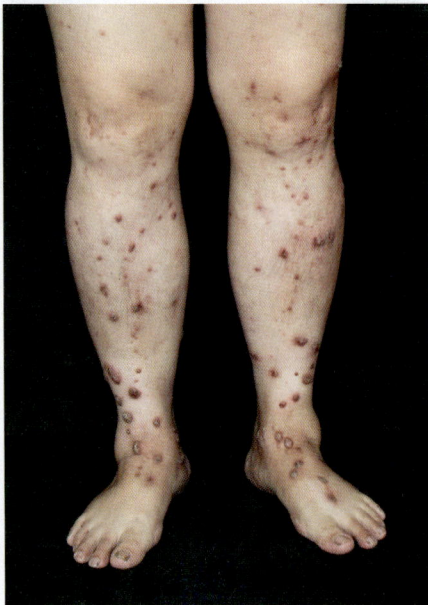

图 9-10　结节性痒疹
双下肢豌豆至蚕豆大小暗红色结节,质硬,
部分呈疣状改变,剧烈搔抓后,可有表皮剥
脱、出血和结痂、色素沉着

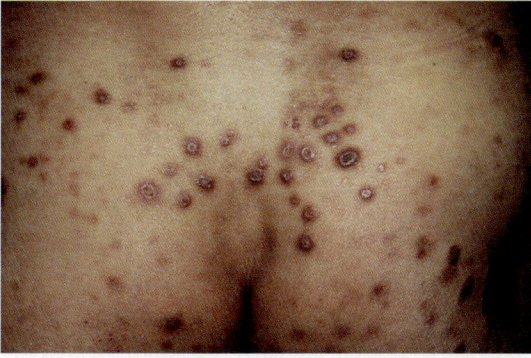

图 9-11　结节性痒疹

后腰及臀部豌豆至蚕豆大小暗红色结节，剧烈搔抓后，可有表皮剥脱、出血和结痂、色素沉着

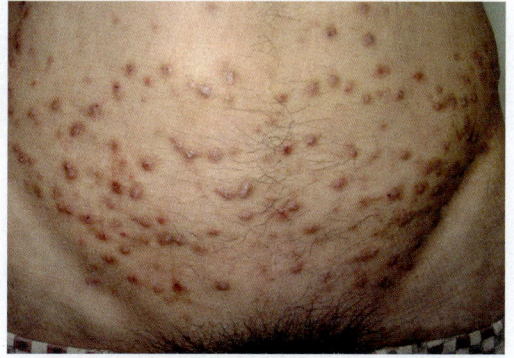

图 9-12　结节性痒疹

下腹部豌豆至蚕豆大小暗红色半球状结节，瘙痒明显

第十章　红斑及红斑鳞屑性皮肤病

第一节　银　屑　病

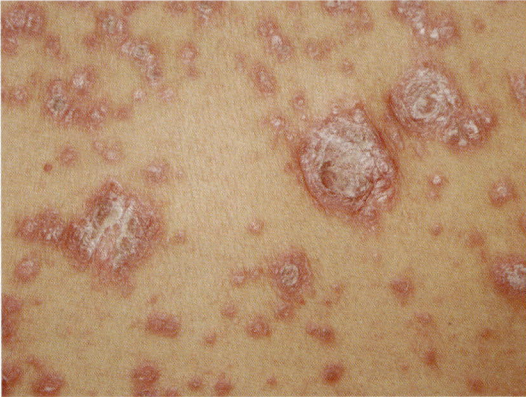

图 10-1　寻常型银屑病
多发红色丘疹，上覆有银白色鳞屑

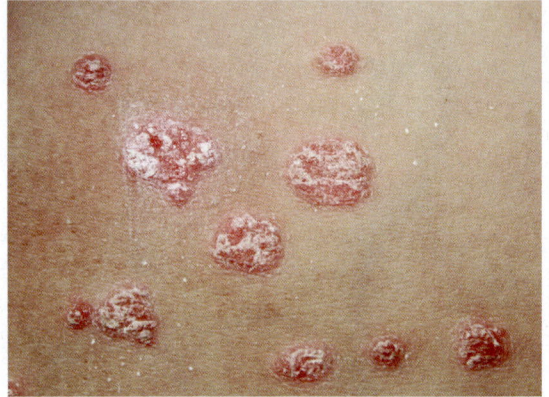

图 10-2　寻常型银屑病
Auspitz 征：散在红色丘疹，上覆银白色鳞屑，刮除鳞屑，可见半透明薄膜（薄膜现象），剥去薄膜可见点状出血

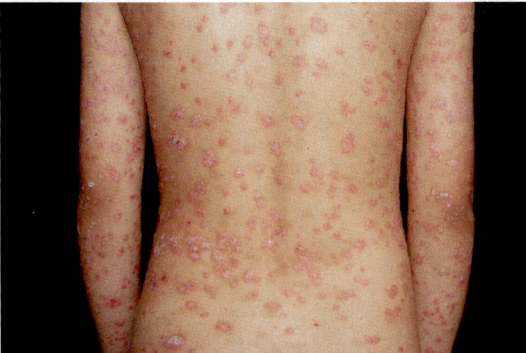

图 10-3　寻常型银屑病
背部、上肢广泛黄豆至蚕豆大小红色丘疹及斑块，上覆银白色鳞屑

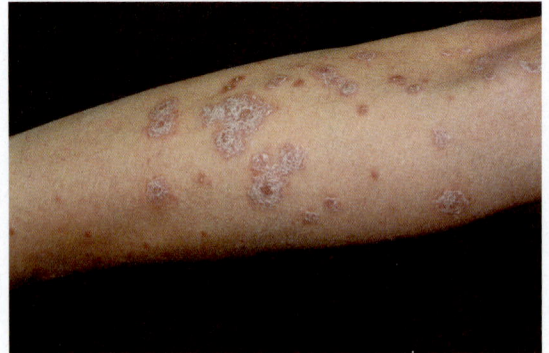

图 10-4　寻常型银屑病
上肢散发红色丘疹及斑块，基底浸润，上覆银白色鳞屑

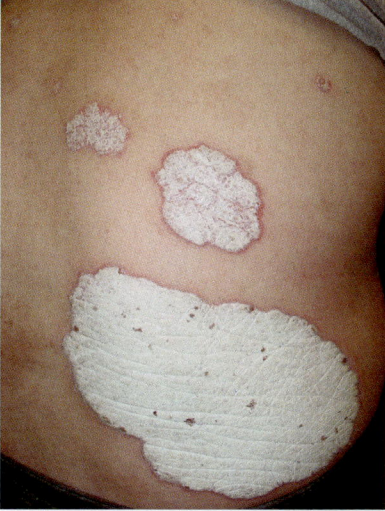

图 10-5　寻常型银屑病
腰背部境界清楚的鳞屑性斑块，
基底红斑浸润

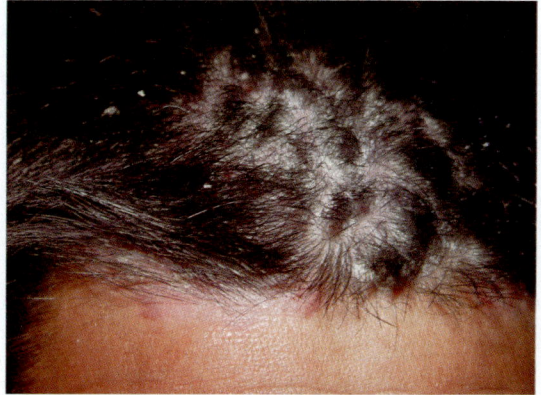

图 10-6　寻常型银屑病
束状发：头皮红色斑块，鳞屑较厚，超出发际，
头发呈束状，毛发无折断现象

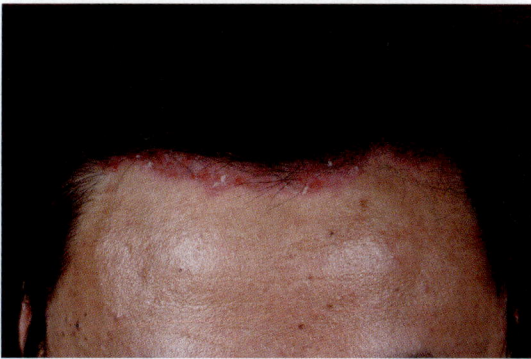

图 10-7　寻常型银屑病
前额部头皮界限清楚的红斑，上覆鳞屑，
略超出发际线范围

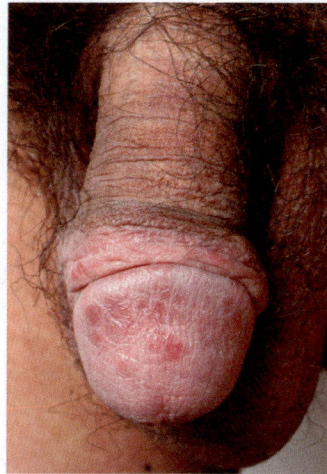

图 10-8　寻常型银屑病
龟头部位干燥性红色扁平丘
疹，搔抓后可见银白色鳞屑

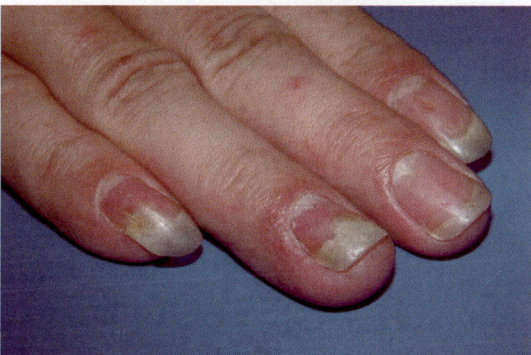

图 10-9　寻常型银屑病
指甲"顶针状"凹陷，部分指甲远
端甲分离

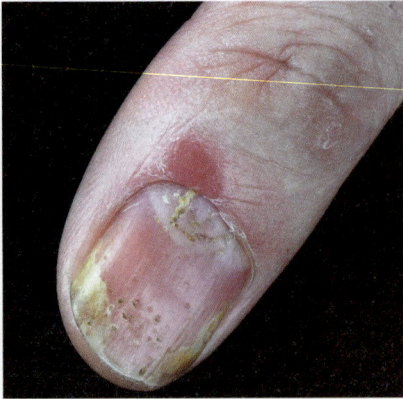

图 10-10　寻常型银屑病

指甲表面"顶针状"凹陷,远端侧缘甲
下剥离,呈黄褐色外观

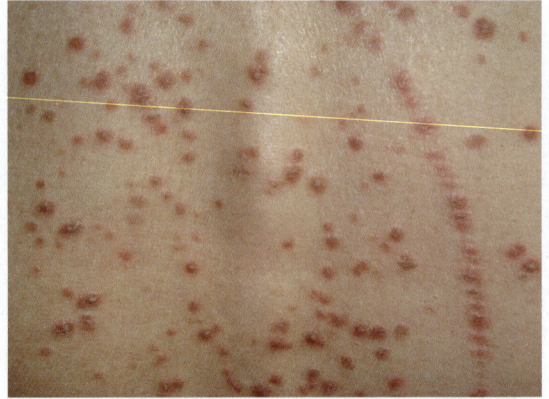

图 10-11　寻常型银屑病

同形反应:皮肤损伤可导致受损部位出现典型的
银屑病损害,称同形反应或 Kobner 现象

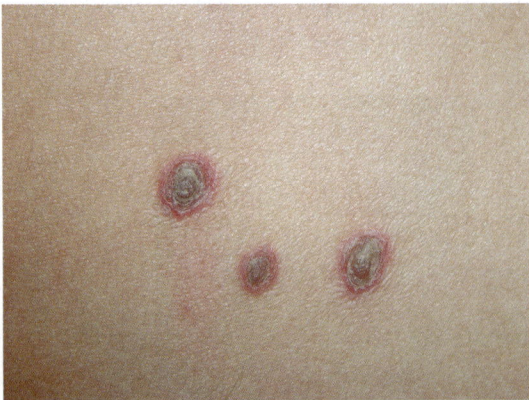

图 10-12　蛎壳状银屑病

三处椭圆形红斑,上覆干燥的棕褐色痂屑,
重叠堆积,如蛎壳状

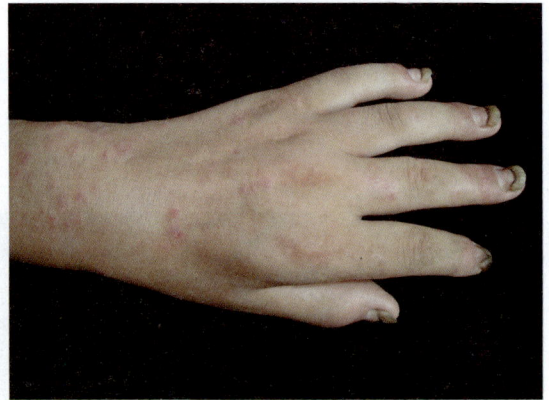

图 10-13　关节病型银屑病

左手散在豆粒大小鳞屑性红斑,伴掌指、指间关节
肿胀变形及甲损害

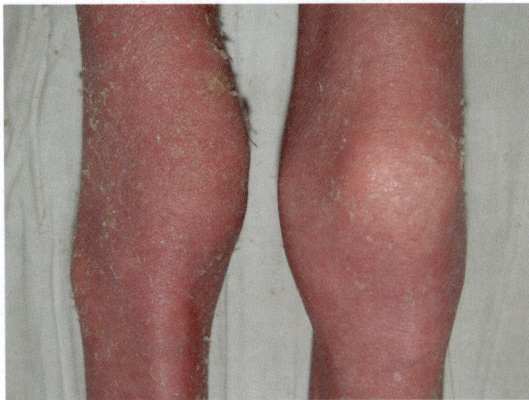

图 10-14　关节病型银屑病

皮肤弥漫性潮红肿胀,大量脱屑,双膝关节
肿胀疼痛、变形

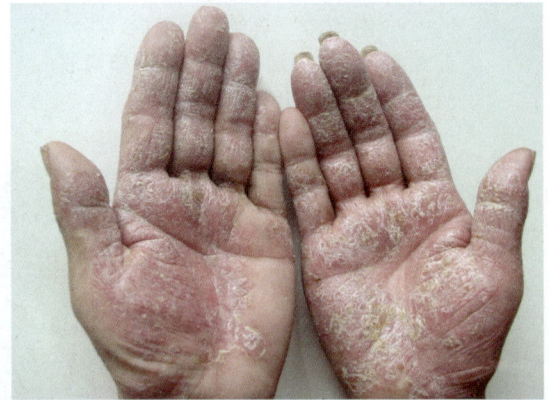

图 10-15　脓疱型银屑病

双手掌片状红斑鳞屑,兼有粟粒大小脓疱,
脓疱成批反复出现,经久不愈

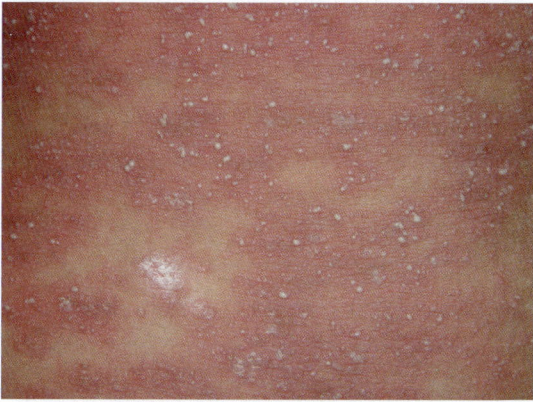

图 10-16　脓疱型银屑病
皮肤广泛红斑,其上散在分布针头至粟粒大小的淡黄色小脓疱,可迅速增多,融合成脓湖

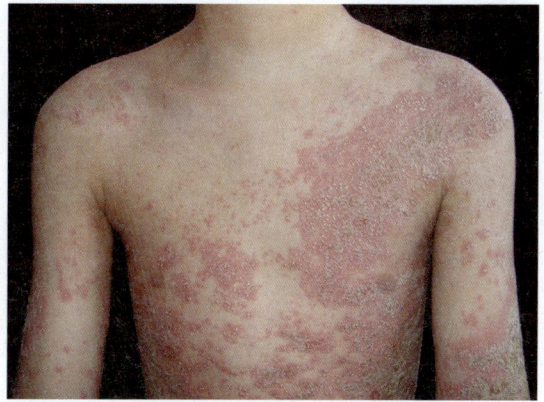

图 10-17　脓疱型银屑病
躯干上肢片状红斑,其上密集分布的黄白色浅表小脓疱,可见脓疱干燥、结痂

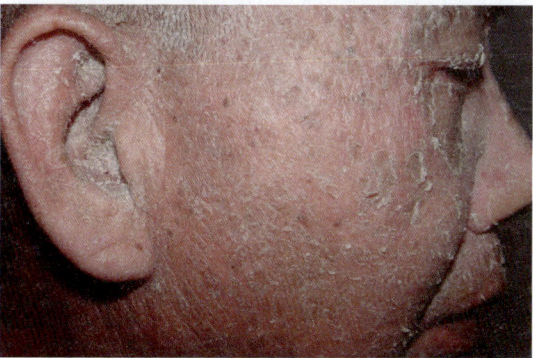

图 10-18　红皮病型银屑病
颜面弥漫性潮红肿胀,炎性浸润明显,表面覆糠秕样鳞屑

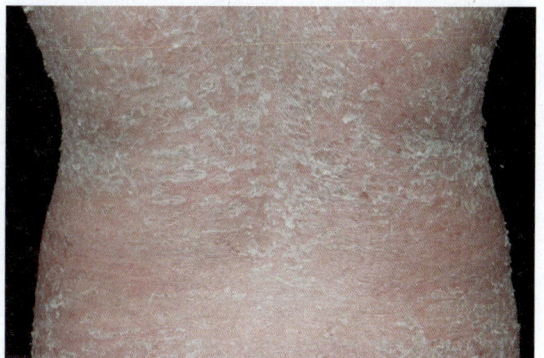

图 10-19　红皮病型银屑病
躯干背部弥漫性潮红,表面大量片状灰白色鳞屑

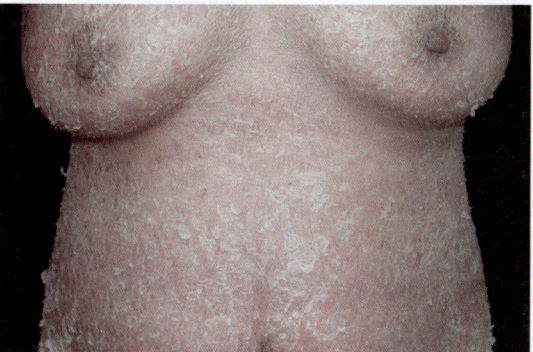

图 10-20　红皮病型银屑病
与图 10-19 为同一患者,躯干胸腹部表现

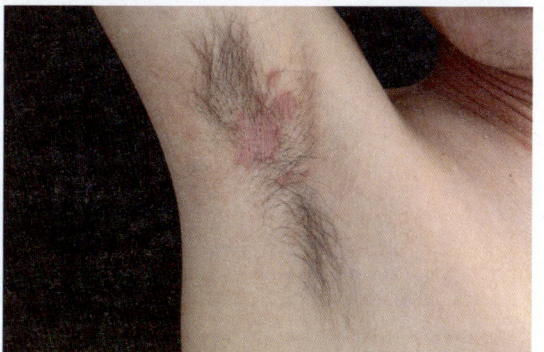

图 10-21　反向性银屑病
腋窝部位干燥性红色,表面少许鳞屑

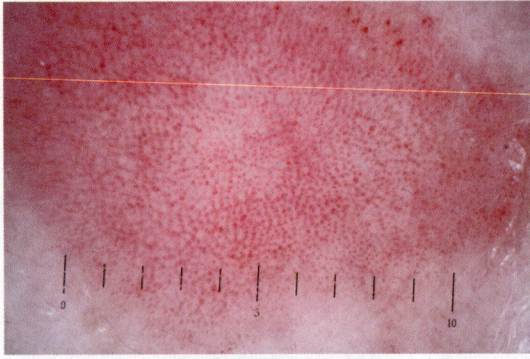

图 10-22 寻常型银屑病 皮肤镜
皮肤镜下呈亮红色背景,均匀一致
分布的点状血管

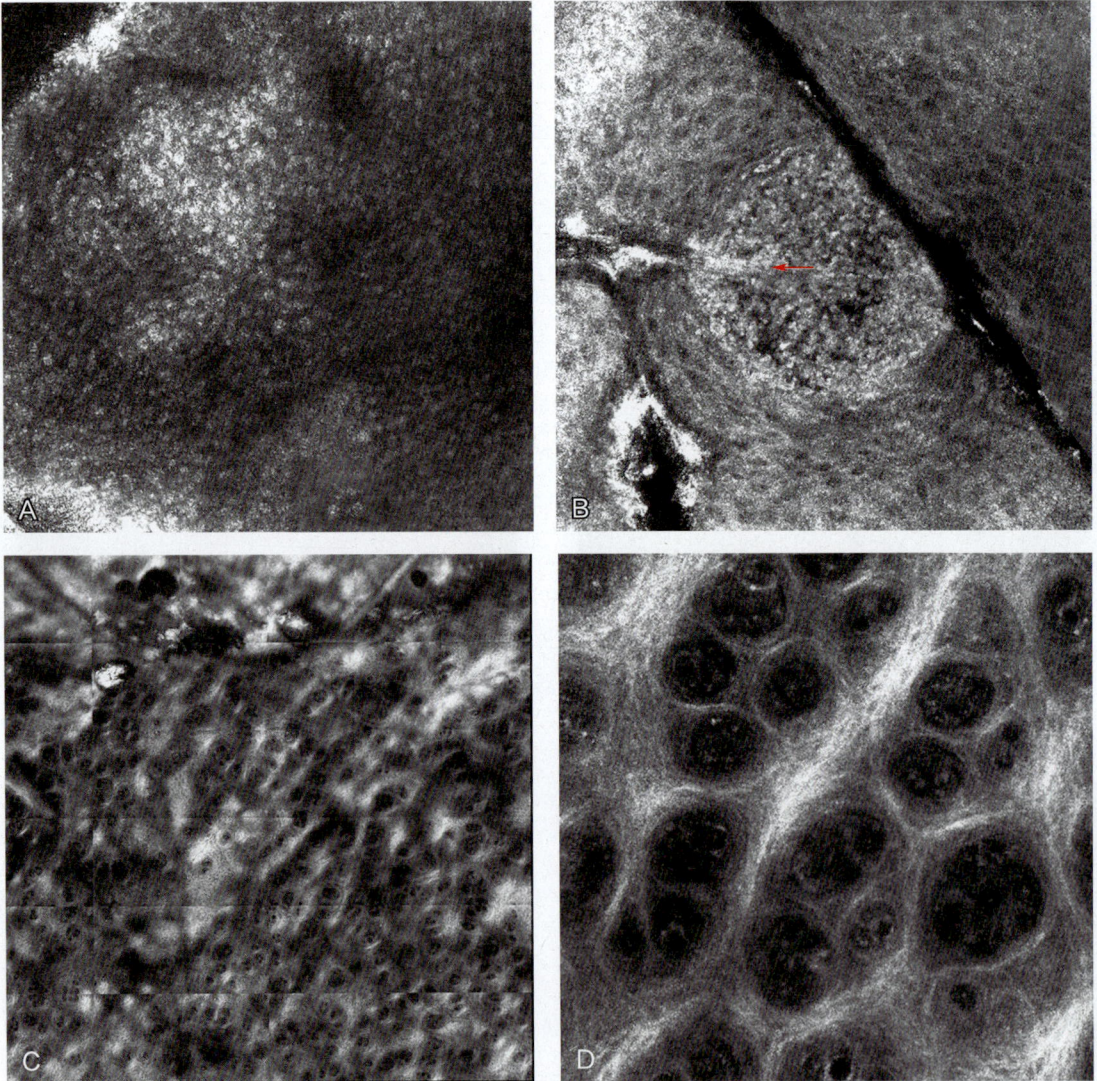

图 10-23 寻常型银屑病 皮肤 CT

A. 角化过度,角化不全;B. 见有分叶核炎症细胞聚集,形成 Munro 微脓肿(红箭头);C. 棘层厚度增加,表皮
突较规则向下延伸,而真皮乳头上延,呈银屑病样增生;D. 基底细胞层色素显著减少;真皮乳头血管扭曲
扩张充血,血管周围见有少量炎症细胞浸润

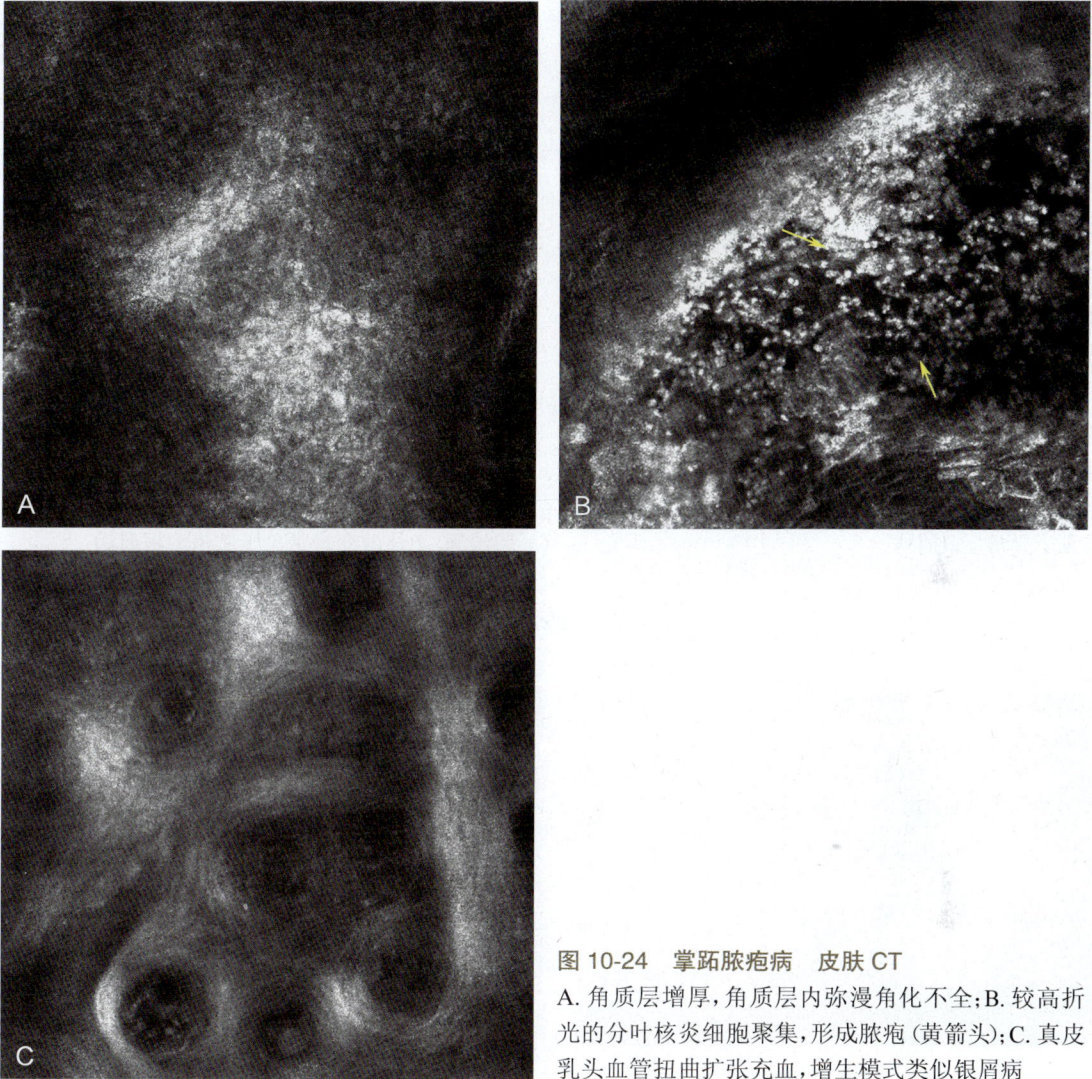

图 10-24　掌跖脓疱病　皮肤 CT
A. 角质层增厚,角质层内弥漫角化不全;B. 较高折光的分叶核炎细胞聚集,形成脓疱(黄箭头);C. 真皮乳头血管扭曲扩张充血,增生模式类似银屑病

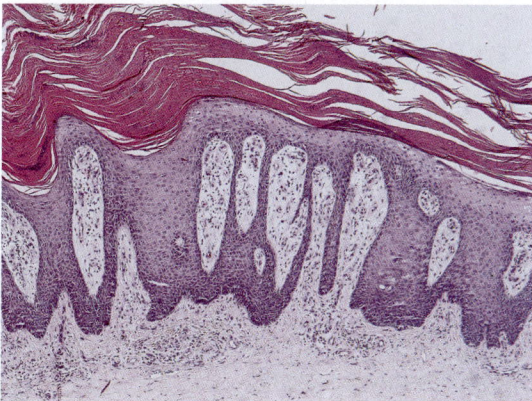

图 10-25　寻常型银屑病　病理(HE 染色,×100)
寻常型银屑病:表皮银屑病样增生,角化过度,角化不全,颗粒层消失,真皮乳头内血管扩张并接近上方变薄的表皮,真皮浅层血管周围淋巴细胞浸润

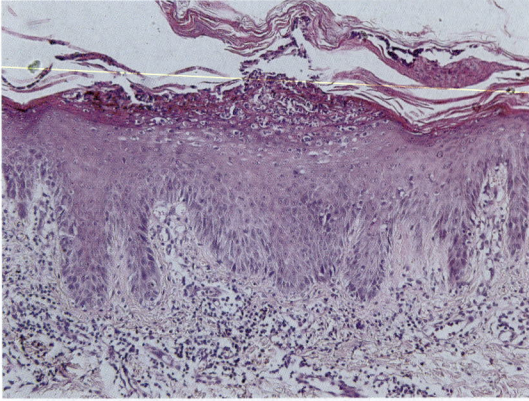

图 10-26　银屑病 Munro 微脓肿　病理(HE 染色,×200)

Munro 微脓肿:表皮银屑病样增生,角质层下颗粒层水平可见中性粒细胞聚集形成微脓肿,此种改变最常见于寻常型银屑病

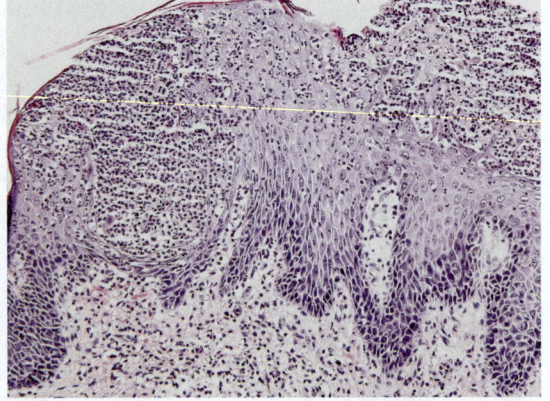

图 10-27　银屑病 Kogoj 微脓肿　病理(HE 染色,×200)

Kogoj 微脓肿:表皮银屑病样增生,棘层上部及棘层内海绵状脓疱形成,真皮浅层淋巴细胞及中性粒细胞浸润,上述改变最常见于脓疱型银屑病

第二节　玫瑰糠疹

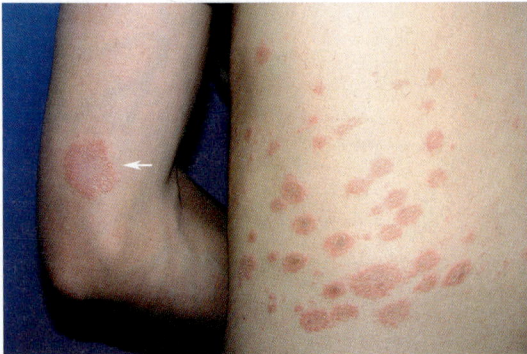

图 10-28　玫瑰糠疹

肘后椭圆形的红色斑片,边界清楚,上覆糠秕状鳞屑,为母斑;躯干沿皮肤纹理走向的红斑,上覆少量鳞屑,鳞屑内缘游离,长轴与皮纹一致

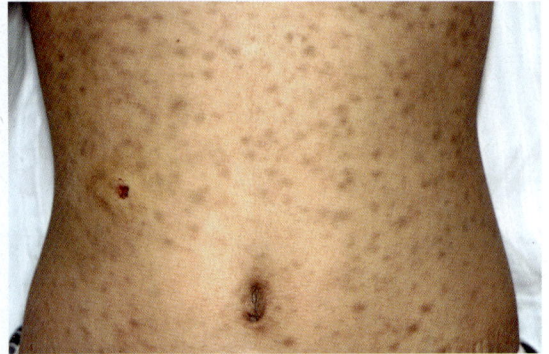

图 10-29　色素性玫瑰糠疹

躯干部位大量散在的色素沉着斑,约绿豆至钱币大,呈椭圆形或圆形

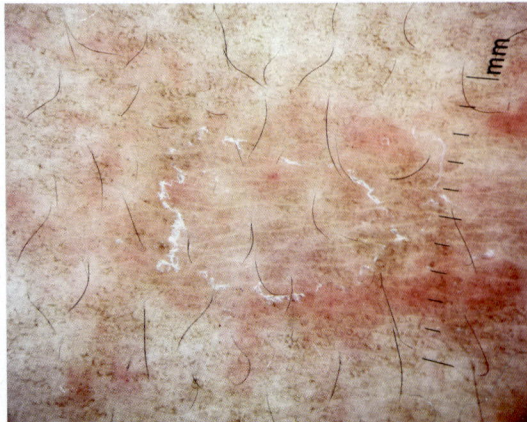

图 10-30　玫瑰糠疹　皮肤镜

皮肤镜下见黄色背景,白色鳞屑呈边缘分布("领圈状"脱屑)

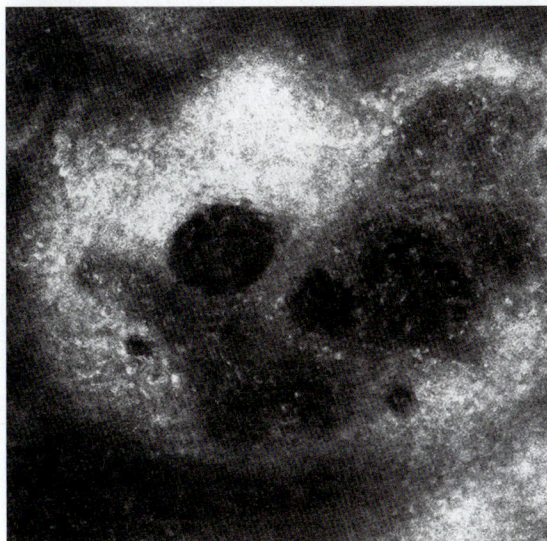

图 10-31 玫瑰糠疹 皮肤 CT
灶状角化不全,棘层轻度灶性海绵水肿,
局部可见单房水疱

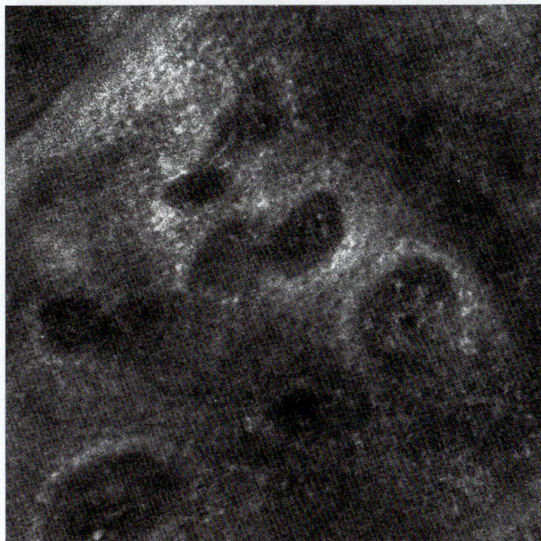

图 10-32 玫瑰糠疹 皮肤 CT
真皮乳头及浅层血管周围可见不等量单一核细胞为
主炎症细胞浸润

第三节 多形红斑

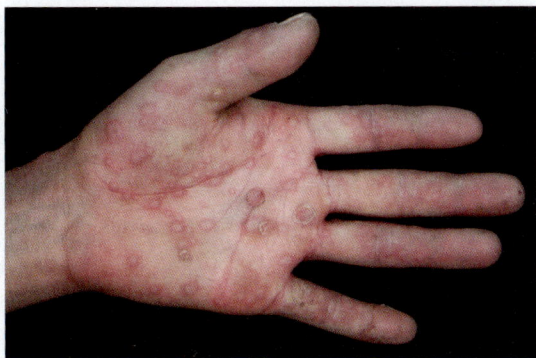

图 10-33 多形红斑
手掌散在境界清楚的水肿性红斑,中央可形成水疱
或暗红色斑,呈虹膜状损害,即靶形损害

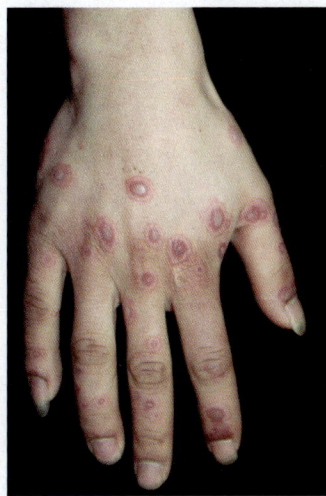

图 10-34 多形红斑
右手背米粒至黄豆大小水肿性
红斑,边缘呈紫红色,中央为一
水疱,呈虹膜状损害

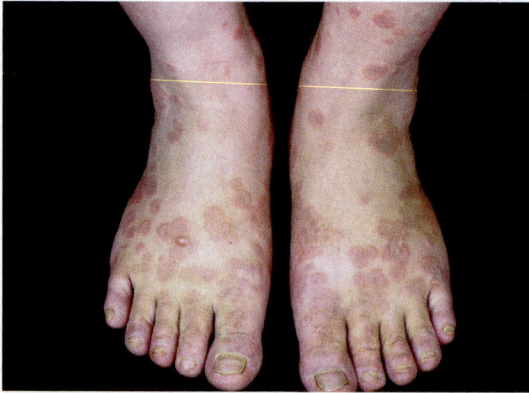

图 10-35 多形红斑
足背及小腿境界清楚的圆形或类圆形水肿性红斑，
呈典型靶形损害

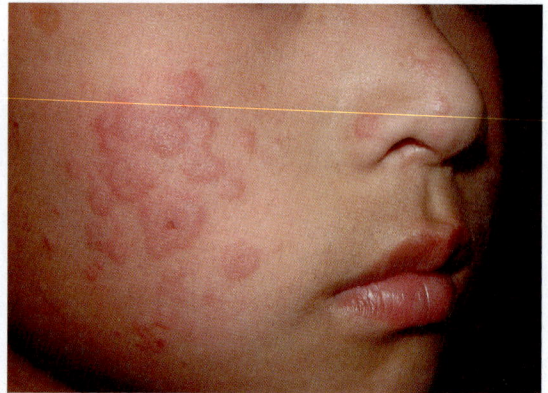

图 10-36 多形红斑
面颊、鼻部境界清楚的水肿性红斑，
皮损边缘轻度隆起

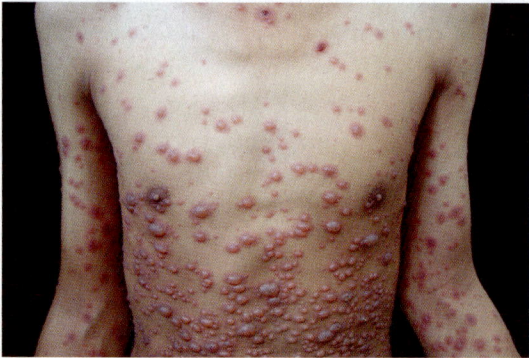

图 10-37 多形红斑
躯干、上肢红斑、水疱、大疱及血疱，周围绕以红晕，
可见靶形损害

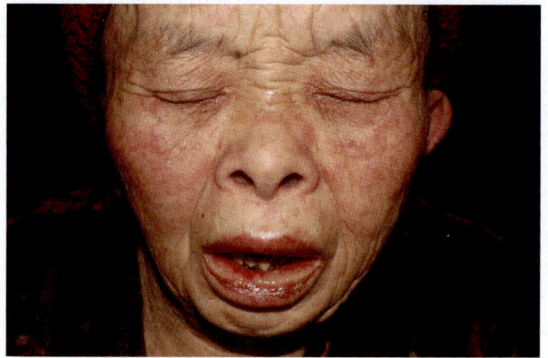

图 10-38 多形红斑
口唇黏膜处糜烂，表面有浆液性痂

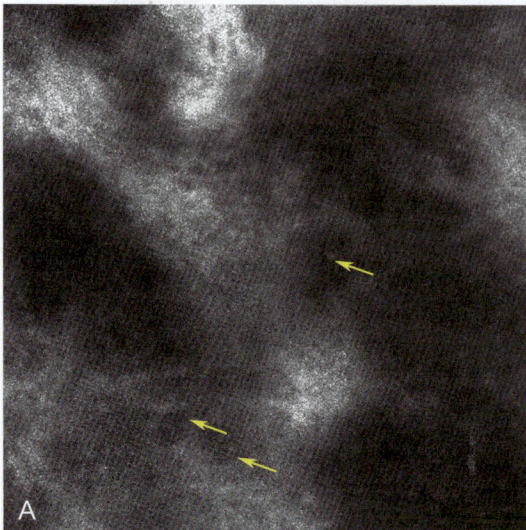

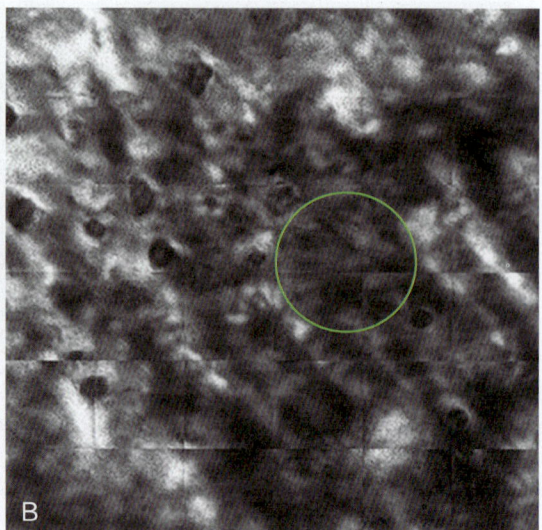

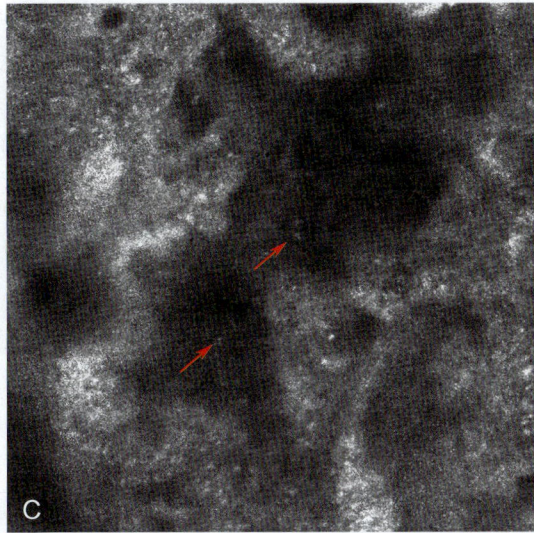

图 10-39　多形红斑　皮肤 CT
A. 棘层轻度海绵水肿及细胞内水肿 (黄箭头)B; 基底细胞液化变性 (绿圈);
C. 真皮乳头水肿, 血管扩张, 管周不等量炎症细胞浸润 (红箭头)

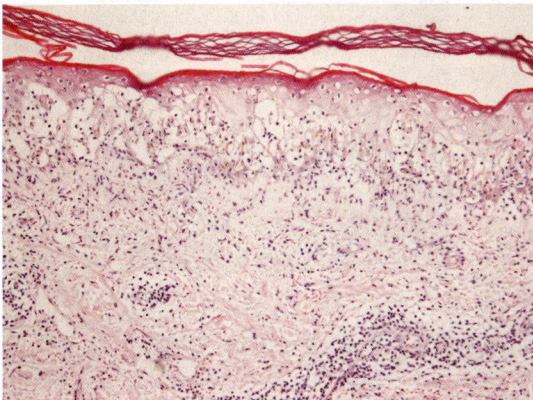

图 10-40　多形红斑　病理(HE 染色, ×200)
多形红斑: 表皮细胞广泛气球样变性坏死, 基底层消失, 真皮全层血管周围淋巴细胞浸润, 红细胞外溢, 注意表皮角质层正常 (提示急性病变)

第四节　扁 平 苔 藓

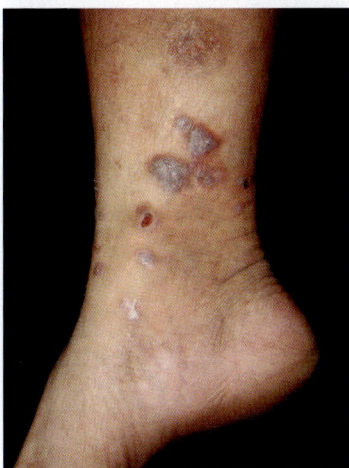

图 10-41　扁平苔藓　小腿
小腿内侧圆形或多角形扁平丘疹, 紫红色或暗红色, 融合后形成肥厚性斑块

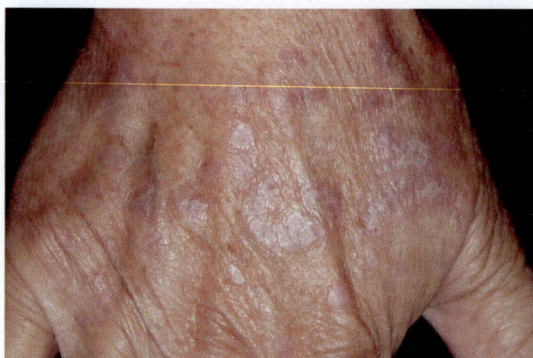

图 10-42　扁平苔藓　Wickham 纹

手背点片状圆形或多角形扁平丘疹,紫红色,表面覆蜡样薄膜状鳞屑,可见灰白色网状条纹,为 Wickham 纹

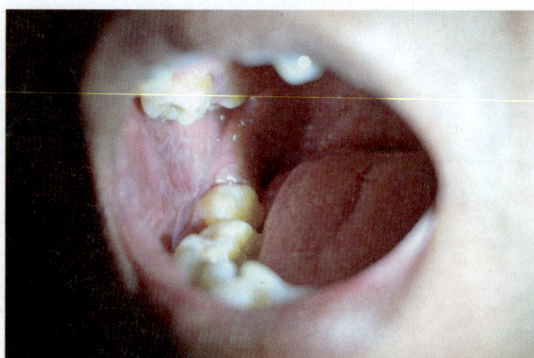

图 10-43　扁平苔藓　口腔

口腔颊黏膜网状白色条纹

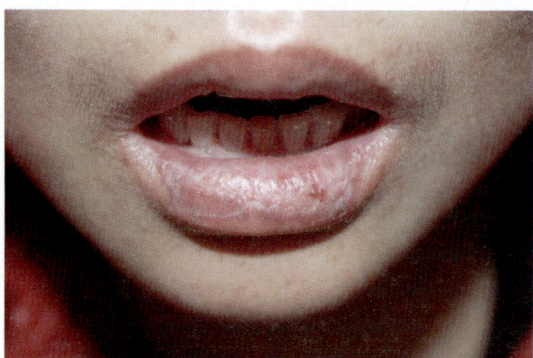

图 10-44　扁平苔藓　唇部

下唇部环状白色条纹,边缘略突起

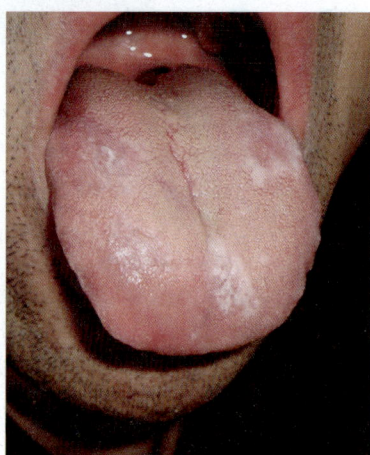

图 10-45　扁平苔藓　舌部

舌部大小不等的红斑,周边见不规则白色条纹,略隆起

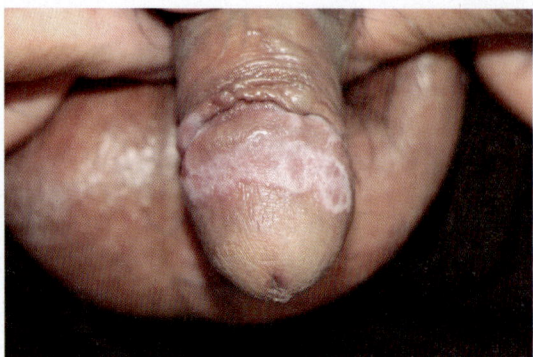

图 10-46　扁平苔藓　龟头

阴茎网状白色条纹,略突起

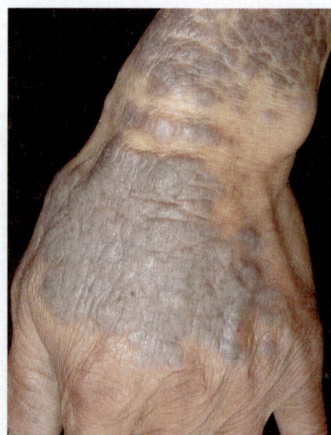

图 10-47　扁平苔藓　肥厚性

手背、腕部境界清楚的灰色斑块,肥厚浸润,纹理加深,略带光泽

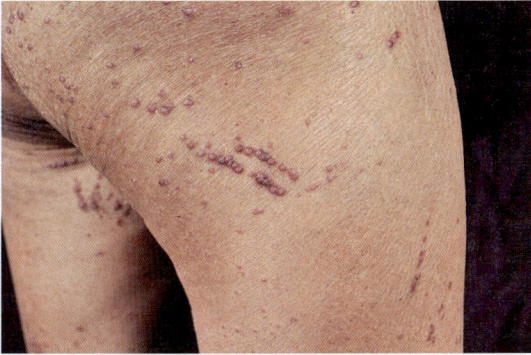

图 10-48 扁平苔藓 同形反应
下肢多个圆顶紫红色丘疹,沿抓痕发生串珠状
排列的新皮损(同形反应)

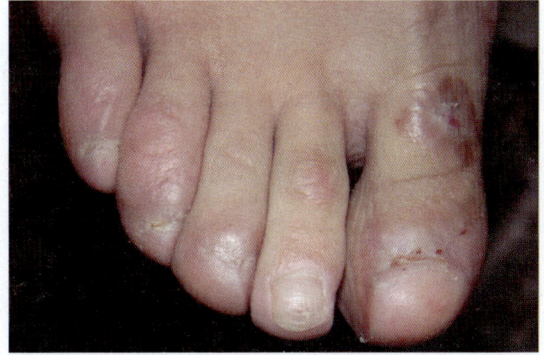

图 10-49 扁平苔藓 甲
踇趾及第 3~5 趾甲周淡红斑,甲床萎缩,甲脱失,
踇趾背红褐色斑块,边缘色素沉着

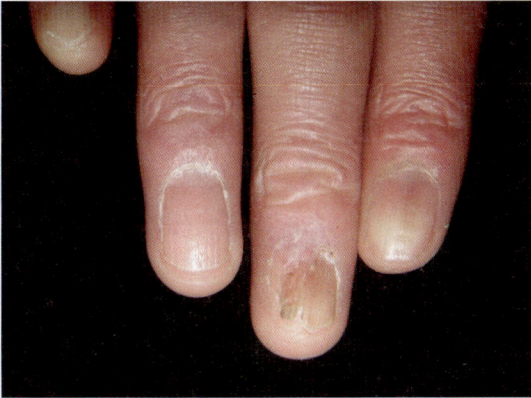

图 10-50 扁平苔藓 甲
手指甲出现纵嵴、纵沟,表面凹凸不平,甲根处皮肤
红斑角化,可见白色条纹

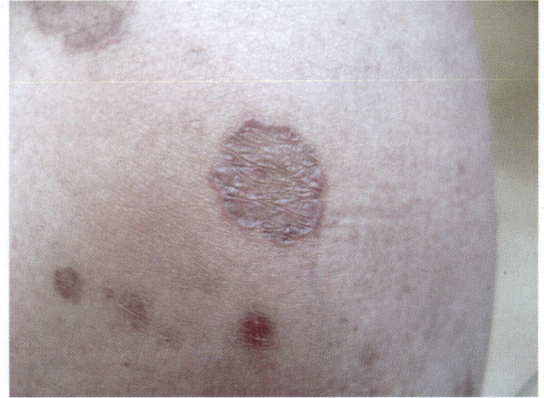

图 10-51 扁平苔藓 环状
离心性环状扩张的紫红色斑,中央消退,外周稍隆起

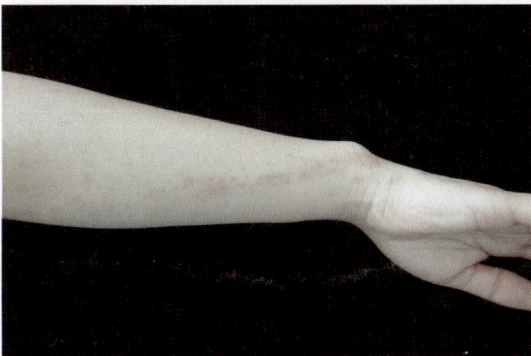

图 10-52 扁平苔藓 线状
上肢线状分布的淡褐色丘疹

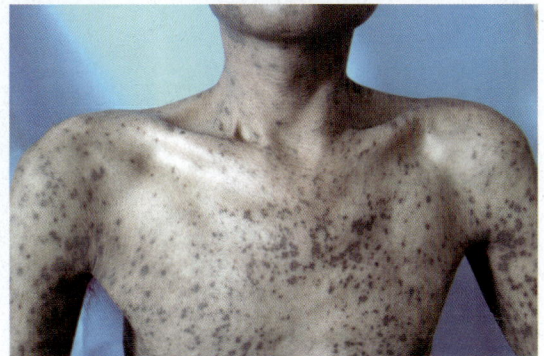

图 10-53 扁平苔藓 色素性
躯干密集、多发的色素性丘疹

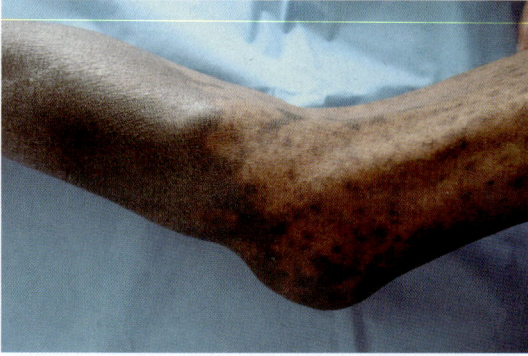

图 10-54 扁平苔藓 色素性
上臂色素性斑块,融合成片状

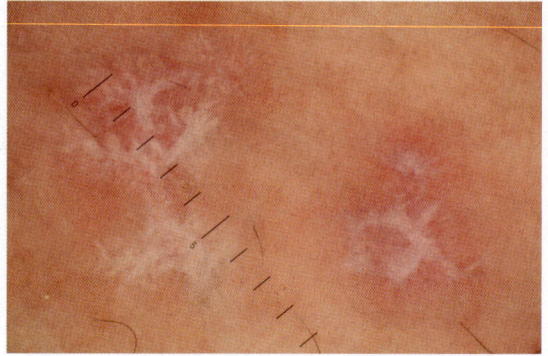

图 10-55 扁平苔藓 皮肤镜
皮肤镜下可见点状、线状分布的血管,暗红色背景上
可有白色网纹、即 Wickham 纹

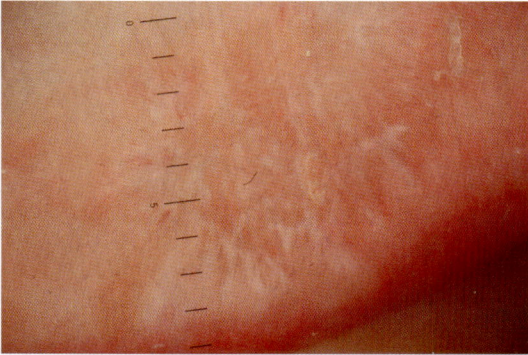

图 10-56 扁平苔藓 皮肤镜
口唇部:可见线状分布的血管,暗红色背景上可有
白色网纹、即 Wickham 纹

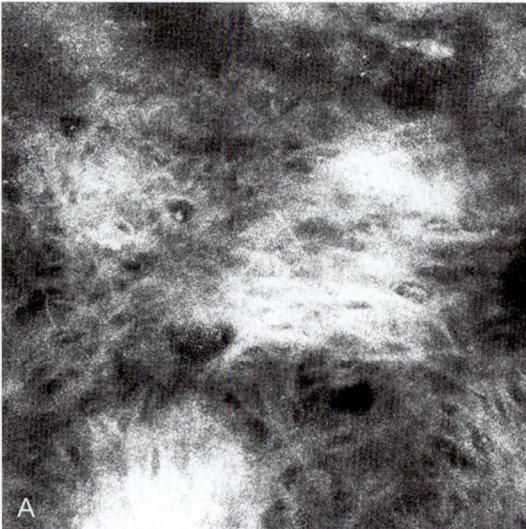

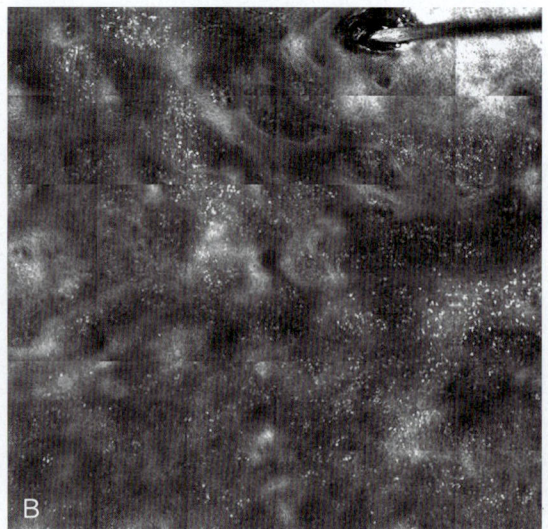

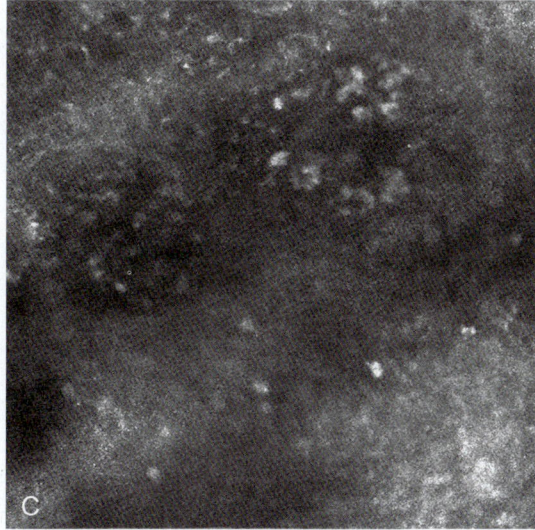

图 10-57　扁平苔藓　皮肤 CT
A.角化过度,颗粒层局灶性增厚;B.基底细胞液化变性;
C.真皮乳头及浅层血管周围可见大量嗜黑色素细胞及单一核细胞带状浸润

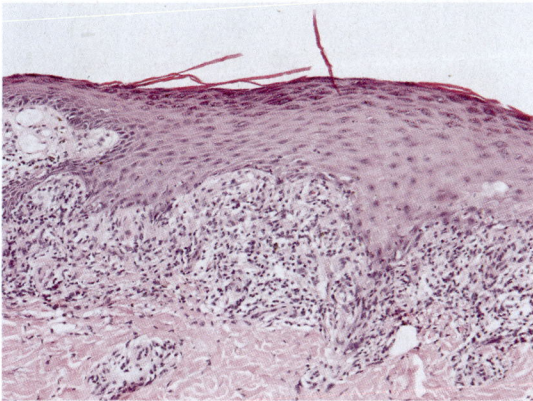

图 10-58　扁平苔藓　病理(HE 染色,×200)
扁平苔藓:表皮颗粒层楔形增厚,表皮基底
层液化变性,真皮浅层淋巴细胞呈带状浸润

第五节　离心性环状红斑

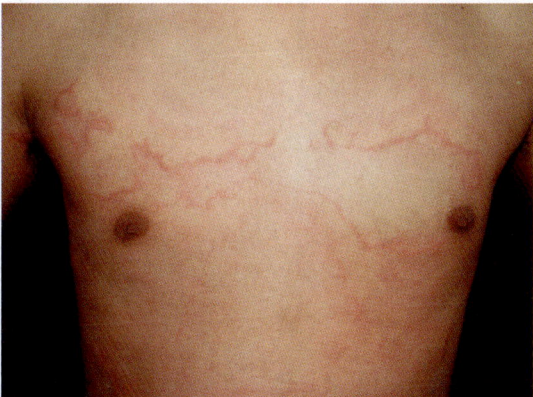

图 10-59　远心性环状红斑
前胸离心性扩大的环状或地图状红斑,直径达数厘
米,中央消退,边缘略隆起

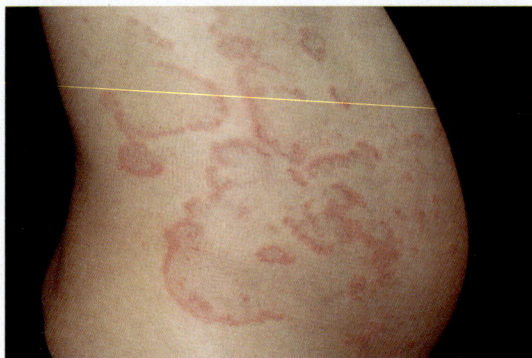

图 10-60　远心性环状红斑
侧腹部离心性红斑，边缘略隆起，中央消退，
上覆少量鳞屑

第六节　副 银 屑 病

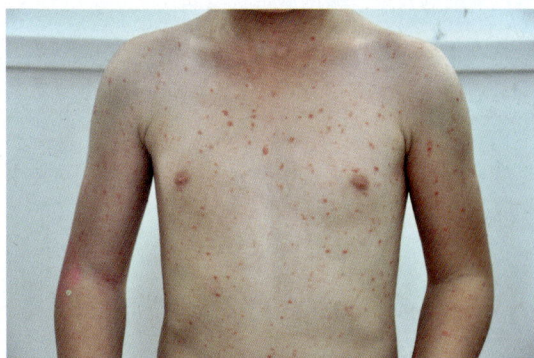

图 10-61　点滴型副银屑病
躯干上部表现

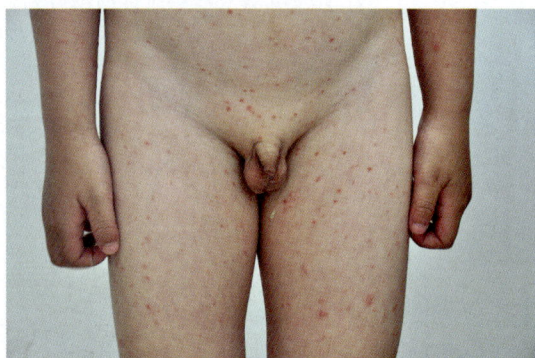

图 10-62　点滴型副银屑病
与图 10-61 为同一患者，躯干、四肢散在豌豆大小淡
红色斑疹和暗红色丘疹，表面少许糠状鳞屑

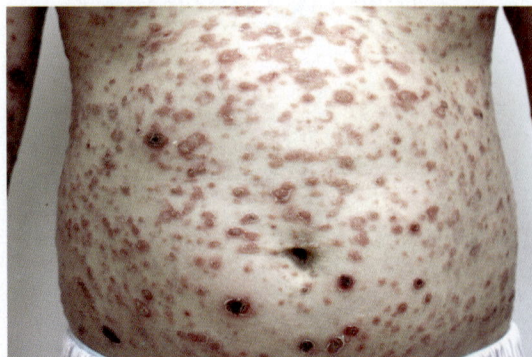

图 10-63　急性痘疮样糠疹
躯干部红色鳞屑性丘疹，兼有黑褐色坏死性丘疹，
中央破溃结痂

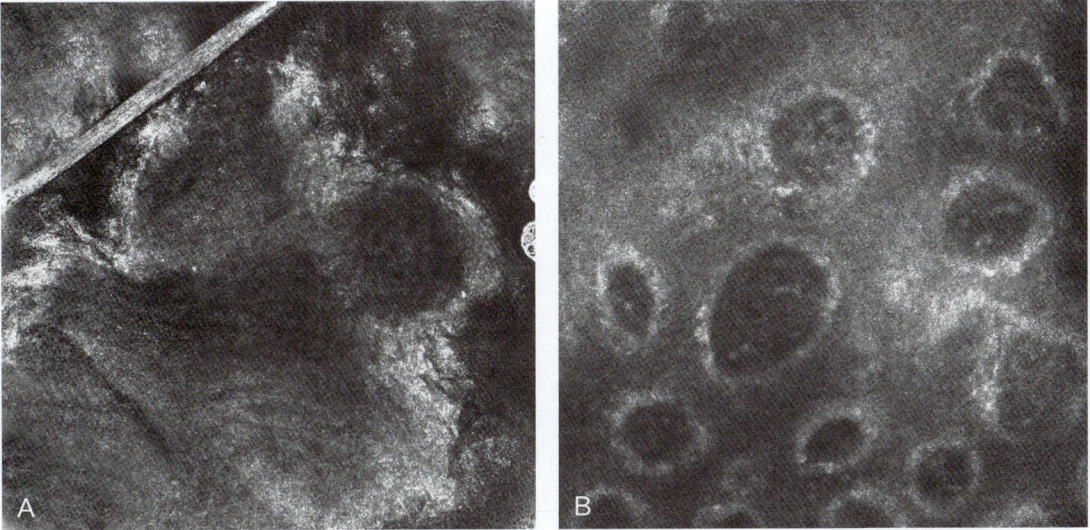

图 10-64 副银屑病 皮肤 CT
A. 灶状角化不全；B. 表皮轻度增生，棘层轻度灶性海绵水肿，真皮乳头及浅层稀疏炎症细胞浸润

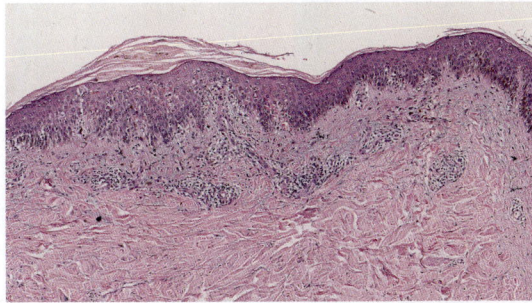

图 10-65 副银屑病 病理（HE 染色，×100）
灶性角化不全，可见淋巴样细胞移入表皮，血管周围
淋巴细胞浸润

第七节 白 色 糠 疹

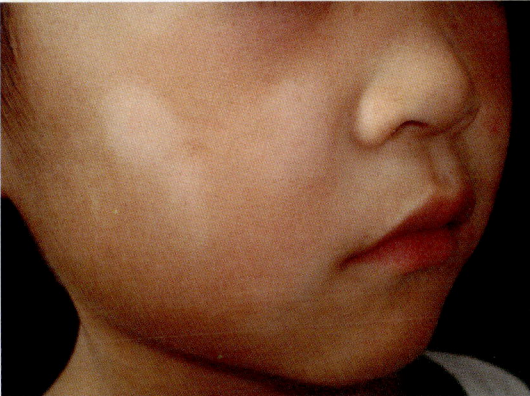

图 10-66 白色糠疹
面颊部直径数厘米的不规则色素减退斑，
边界欠清晰，上覆少量白色细小鳞屑

第八节　光 泽 苔 藓

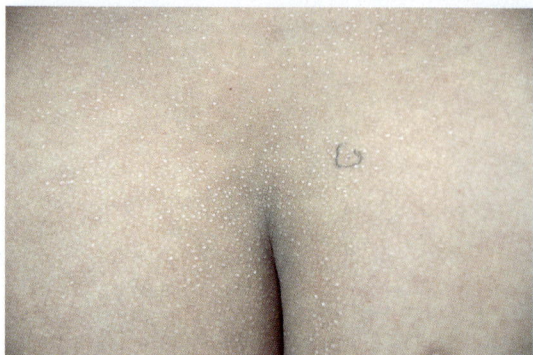

图 10-67　光泽苔藓
臀部针尖大小肤色丘疹,密集而互不融合,
表面有光泽

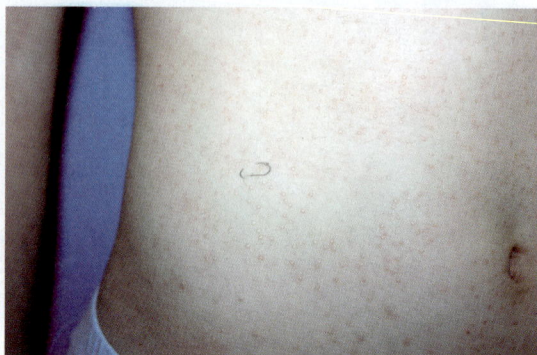

图 10-68　光泽苔藓
腹部针尖大小的肤色丘疹,表面有光泽,
密集而互不融合

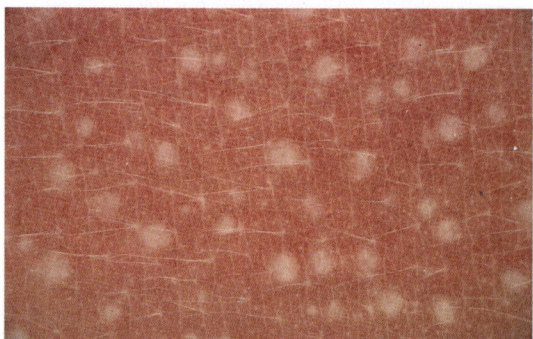

图 10-69　光泽苔藓　皮肤镜
皮肤镜下见黄色背景,均匀分布的圆形
白色小球

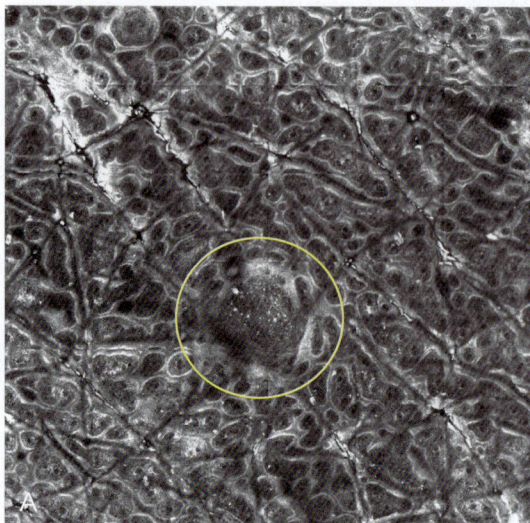

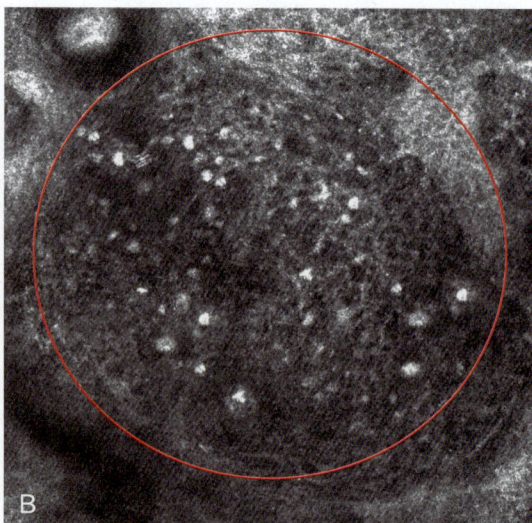

图 10-70　光泽苔藓　皮肤 CT
A. 真皮乳头扩大,单一核炎症细胞及噬色素细胞浸润;但炎症细胞浸润带仅限于扩大的乳头内(黄圈);
B. 扩大乳头上方的基底层液化变性(红圈),扩大乳头周围的表皮突下延

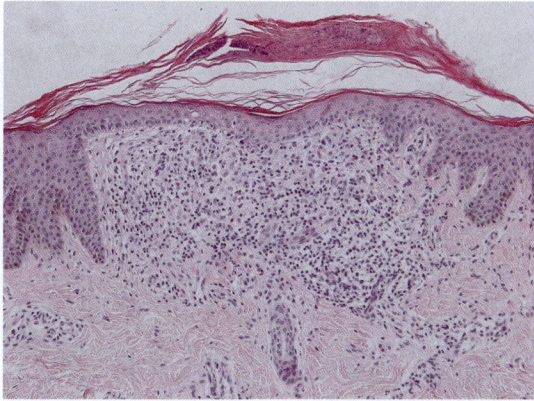

图 10-71　光泽苔藓　病理(HE 染色,×100)
光泽苔藓:真皮乳头扩张,内见淋巴细胞及组织细胞
密集浸润,两侧的表皮突呈抱球样外观,浸润上方表
皮基底层不完整

第九节　线　状　苔　藓

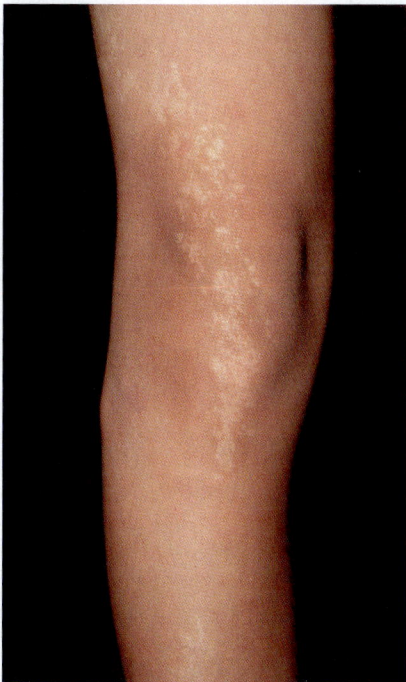

图 10-72　线状苔藓
膝部至大腿外侧线状排列的多角形
灰白色扁平丘疹

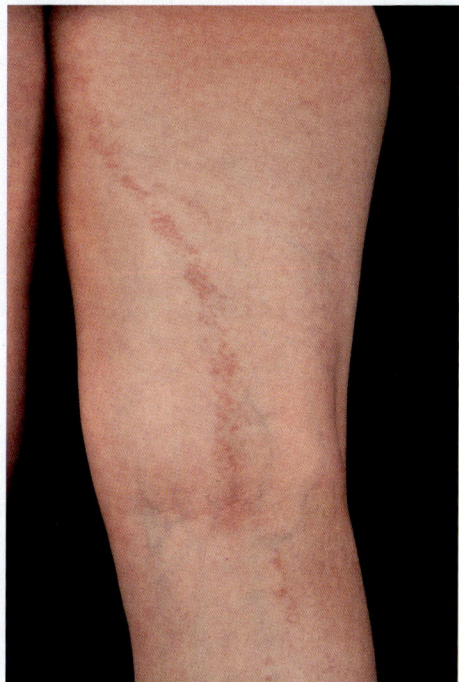

图 10-73　线状苔藓
下肢屈侧线状排列的淡红色扁平丘疹,针尖
至粟粒大小,上面覆有少量鳞屑

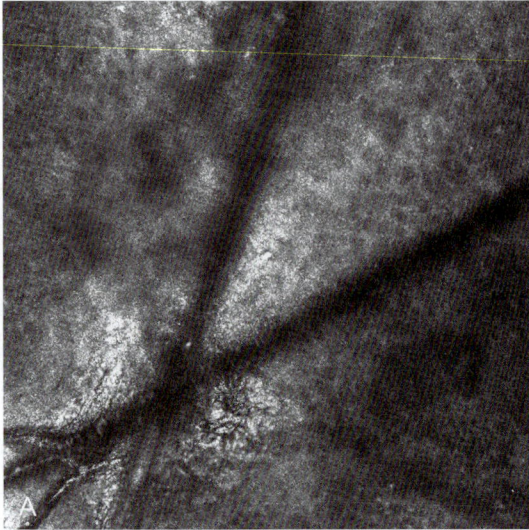

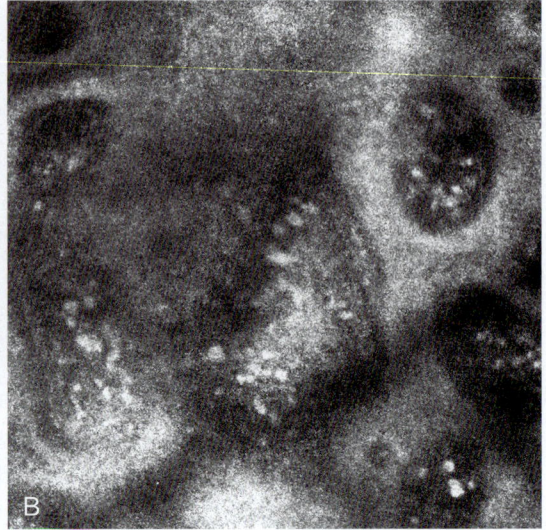

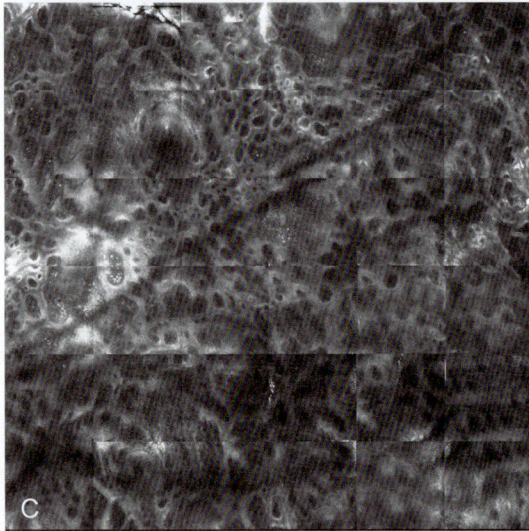

图 10-74 线状苔藓皮肤 CT
A. 局灶性角化不全;B. 表皮内水肿,基底层局灶液化变性;C. 真皮乳头噬色素细胞及单一核炎症细胞浸润

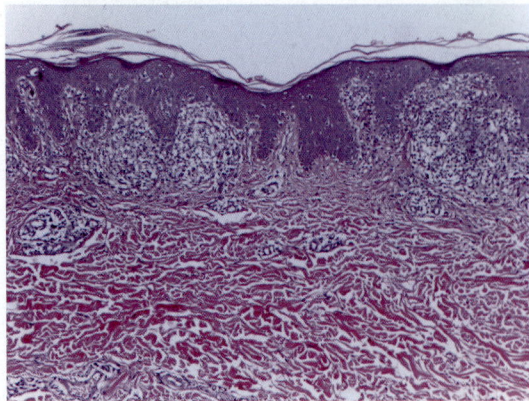

图 10-75 线状苔藓 病理(HE 染色,×100)
表皮灶状角化不全,细胞内水肿,基底层液化变性,真皮乳头及浅层血管周围中等密度淋巴组织细胞浸润

第十节 硬化萎缩性苔藓

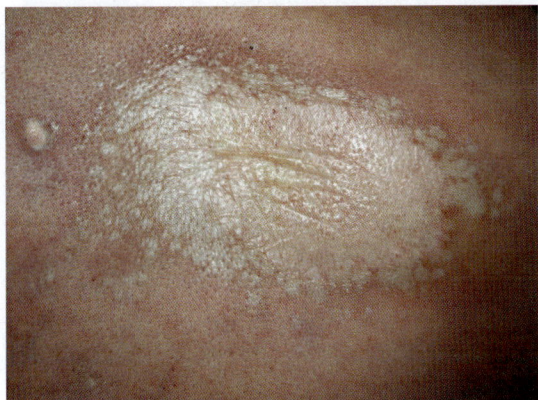

图 10-76 硬化萎缩性苔藓
背部黄白色界限清楚的斑块,质地较硬,
外周散在白色丘疹

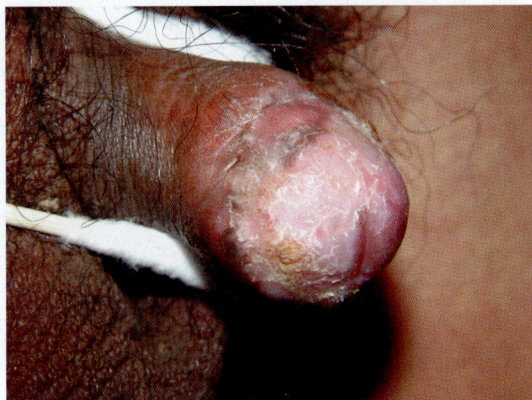

图 10-77 硬化萎缩性苔藓
干燥闭塞性龟头炎,龟头与包皮粘连,
局部萎缩、硬化

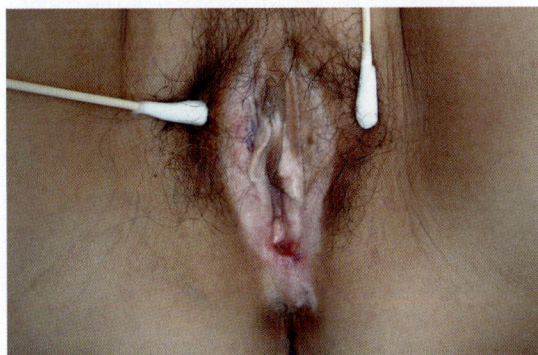

图 10-78 硬化萎缩性苔藓
大小阴唇、会阴及肛周象牙白色萎缩性斑片,
境界清楚,表面干燥皱缩,硬化

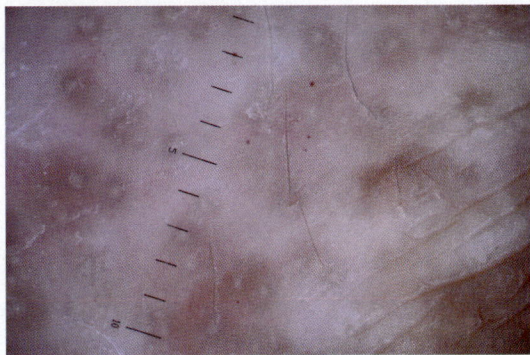

图 10-79 硬化萎缩性苔藓 皮肤镜
可见黄白色无结构区,黄白色毛囊角栓

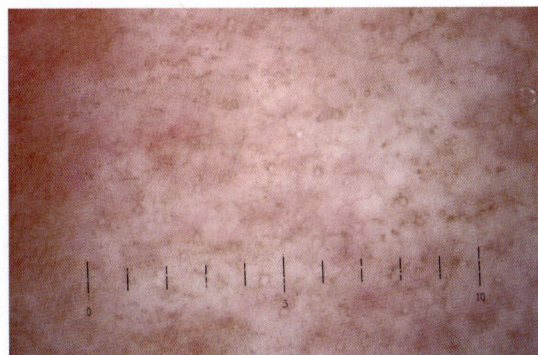

图 10-80 硬化萎缩性苔藓 皮肤镜
皮肤镜下可见黄白色无结构区,白色毛囊角栓

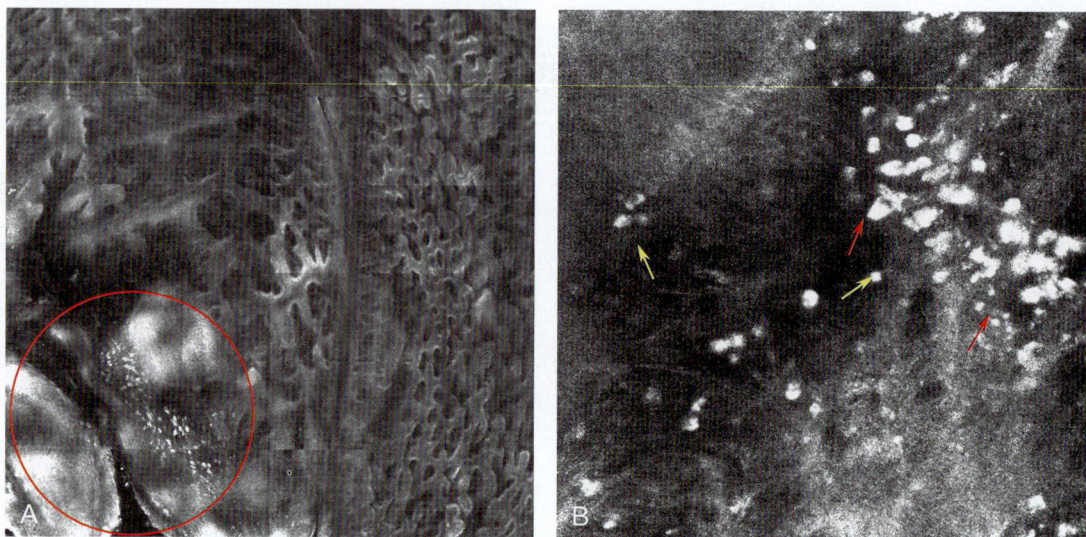

图 10-81 硬化性萎缩性苔藓 皮肤 CT

A. 表皮突变平或消失,基底层液化变性(红圈);B. 真皮浅层折光度增加、毛细血管扩张,以单一核细胞为主的炎症细胞(黄箭头)和噬色素细胞浸润(红箭头)

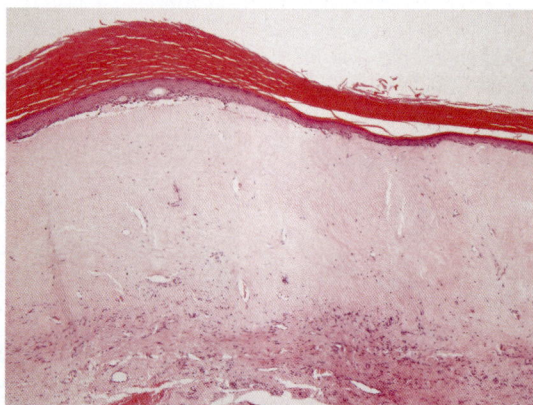

图 10-82 硬化性萎缩性苔藓 病理(HE 染色,×100)

硬化性萎缩性苔藓:表皮变薄,表皮突消失,基底层不完整,致密正角化过度,真皮上半部呈均质样改变,真表皮之间可见裂隙形成

第十一章 结缔组织病

第一节 红斑狼疮

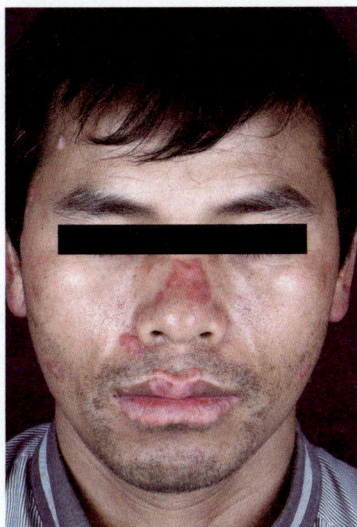

图 11-1 盘状红斑狼疮（DLE）
面部、唇部盘状红斑或斑块，边界清
楚，上覆黏着性鳞屑，伴色素减退

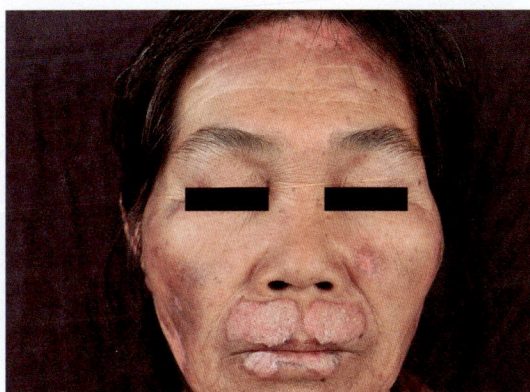

图 11-2 盘状红斑狼疮
面部、上唇隆起性斑块，边界清楚，表面粗糙

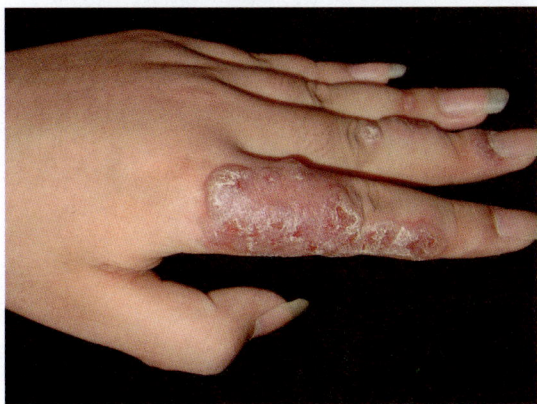

图 11-3 疣状红斑狼疮
手指伸侧红色斑块，局部隆起呈疣状，
伴表面白色黏着性鳞屑

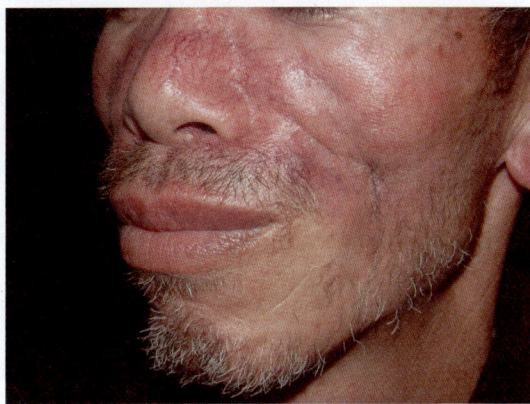

图 11-4 深在性红斑狼疮
两颊皮下组织萎缩，中央凹陷，触之较硬，
伴明显的毛细血管增生及扩张

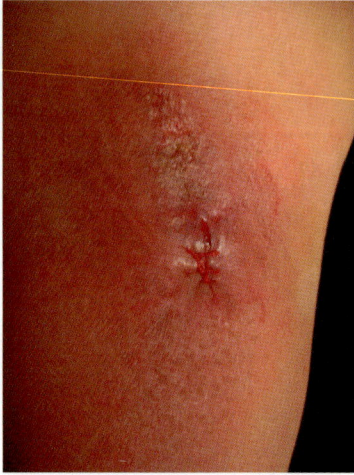

图 11-5　深在性红斑狼疮
皮下深在性斑块，表面淡红，中央
凹陷、坏死、溃疡，触之较硬

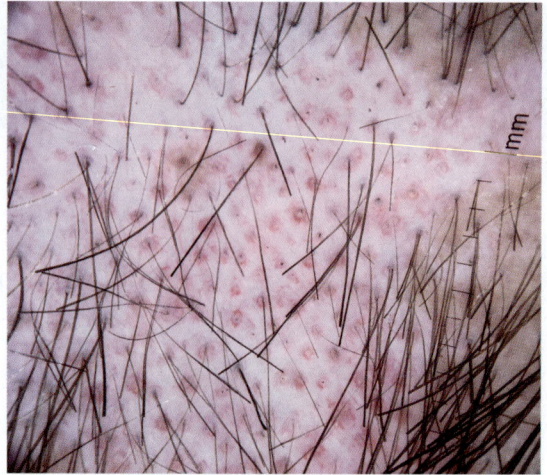

图 11-6　盘状红斑狼疮　皮肤镜
皮肤镜下见毛囊周围红点征，中央可见黑点

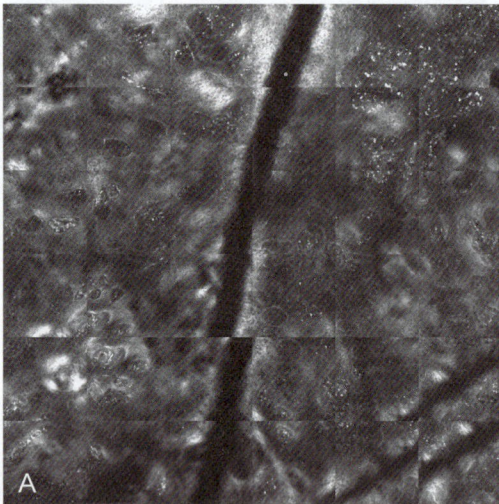

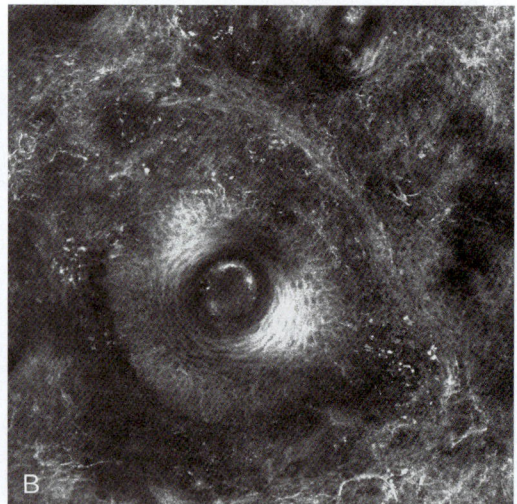

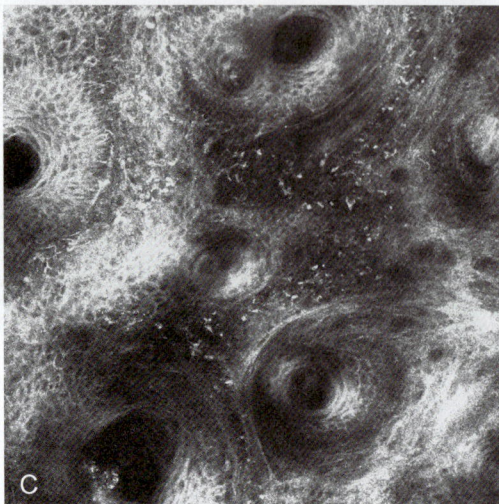

图 11-7　盘状红斑狼疮　皮肤 CT
A. 表皮角质层增厚，棘层水肿，炎症细胞移入；基
底层局灶或完全液化变性；B. 毛囊漏斗部扩大充
满角质样物质；C. 真皮毛囊和血管周围炎症细胞
浸润，胶原呈束状改变；真皮乳头噬色素细胞及炎
症细胞浸润

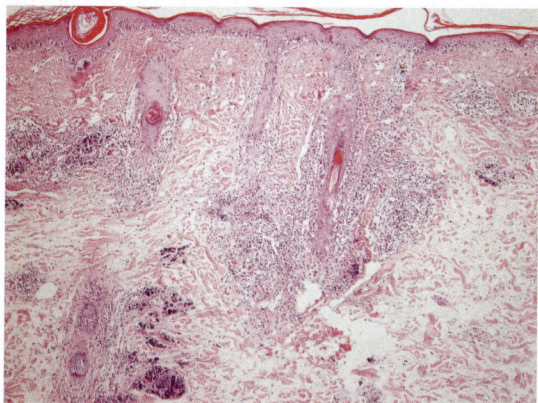

图 11-8　盘状红斑狼疮　病理（HE 染色，×100）
真皮全层血管周围及毛囊周围较为致密的淋巴细胞浸润，真表皮交界处模糊，一处毛囊角栓形成，毛囊与真皮交界处模糊，毛囊上皮被破坏

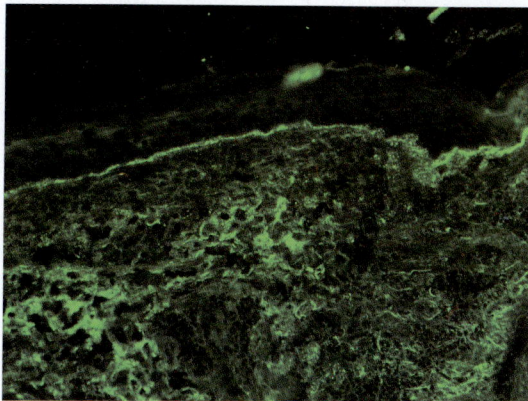

图 11-9　盘状红斑狼疮　IF C₃ 带状沉积
狼疮带 IF C₃ 带状沉积：真表皮连接处有一局限性 C3 沉积带，呈黄绿色荧光

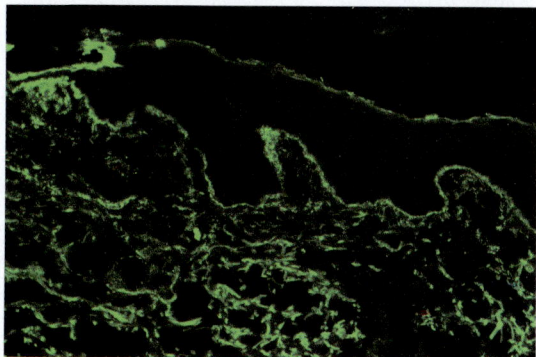

图 11-10　盘状红斑狼疮　IF IgM 带状沉积
狼疮带：真表皮连接处有一局限性 IgM 沉积带，呈黄绿色荧光

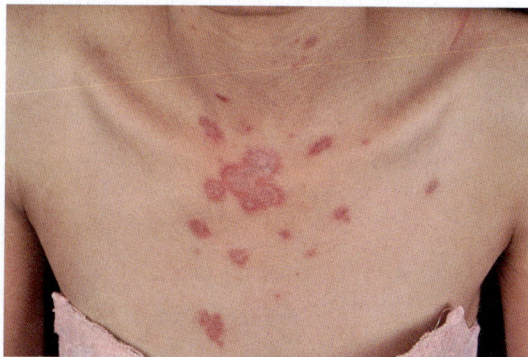

图 11-11　亚急性皮肤红斑狼疮（SCLE）　丘疹鳞屑型
胸部散在鳞屑性红斑，部分融合成多环状，上覆银白色细小鳞屑

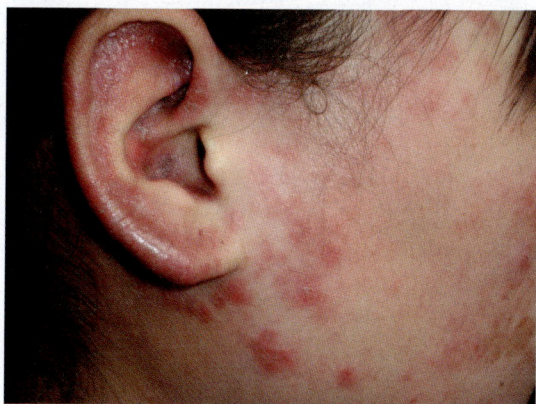

图 11-12　亚急性皮肤红斑狼疮　银屑病样
面部及耳郭散在红斑，部分融合成片，部分上覆白色鳞屑，似银屑病样外观

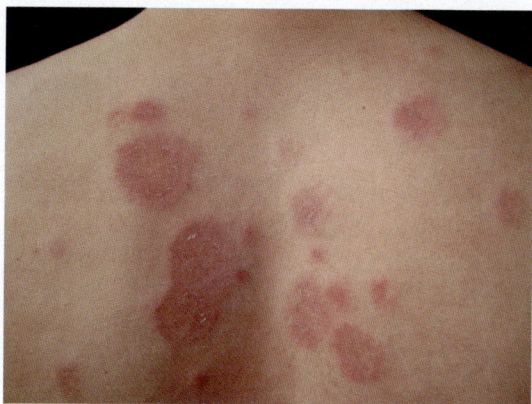

图 11-13　亚急性皮肤红斑狼疮　多环状
背部水肿性红斑，境界清楚，呈环状，上覆少量鳞屑

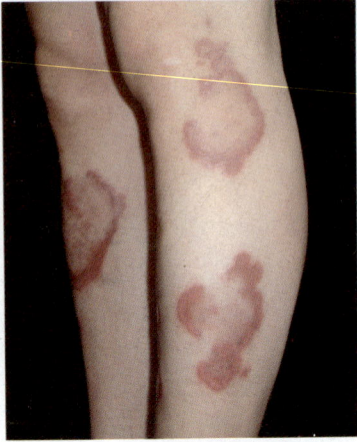

图 11-14　亚急性皮肤红斑狼疮
多环状
双小腿伸侧环状水肿性红斑，
边缘略隆起

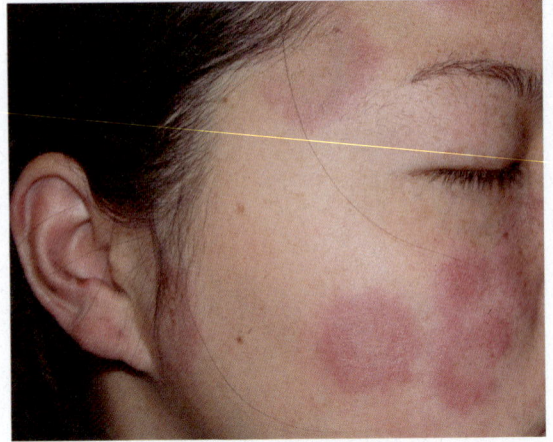

图 11-15　亚急性皮肤红斑狼疮　多环状
面颊部散在红斑或环状红斑，边缘轻度隆起

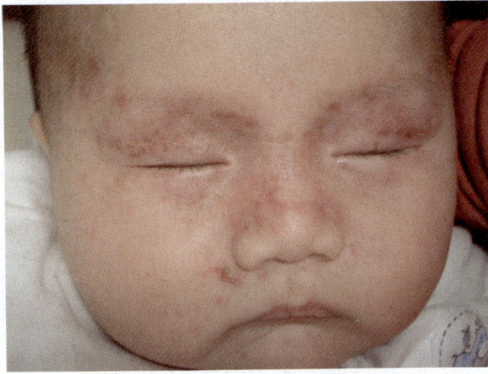

图 11-16　新生儿红斑狼疮
眼眶及鼻背部水肿性红斑或环形红斑

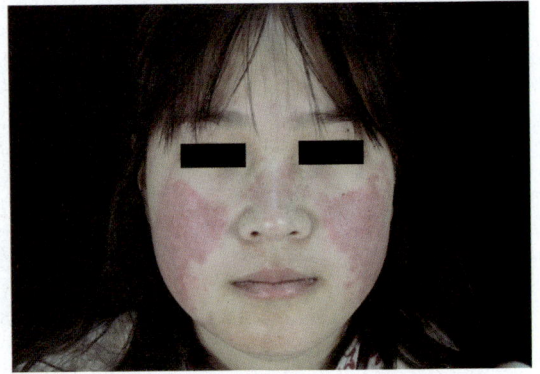

图 11-17　系统性红斑狼疮
面颊及鼻背部水肿性蝶形红斑

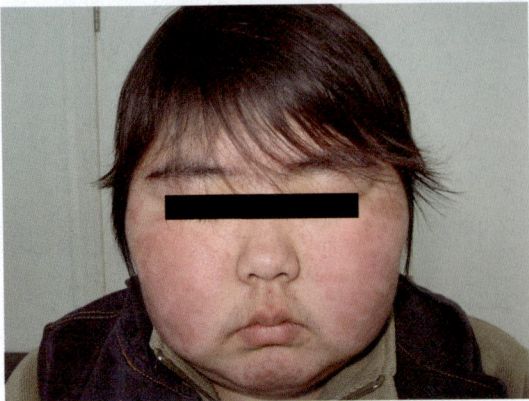

图 11-18　系统性红斑狼疮
满月脸：长期应用糖皮质激素后脂肪重新分布，
面部呈满月脸样

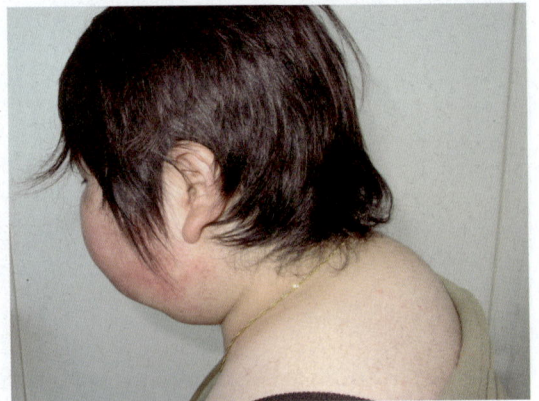

图 11-19　系统性红斑狼疮
水牛背：长期应用糖皮质激素后脂肪重新分布，
呈向心性肥胖，背部脂肪层增厚，水牛背样外观

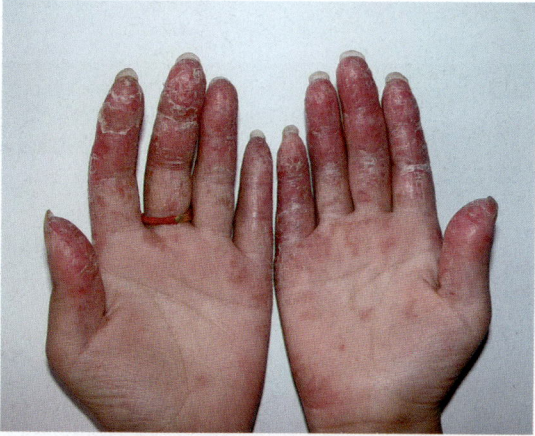

图 11-20　系统性红斑狼疮
手指屈侧鳞屑性红斑,表面轻微皲裂

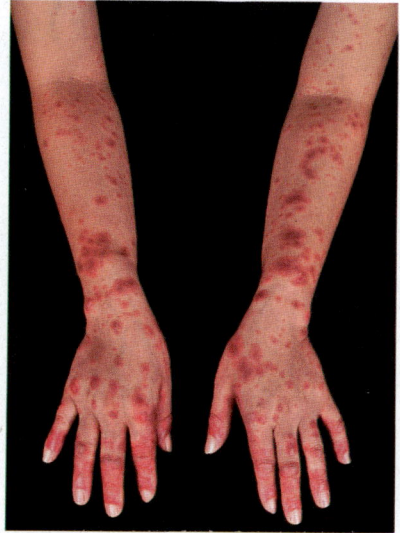

图 11-21　系统性红斑狼疮
双手背及前臂散在水肿性红斑,对称
分布,部分呈靶形损害

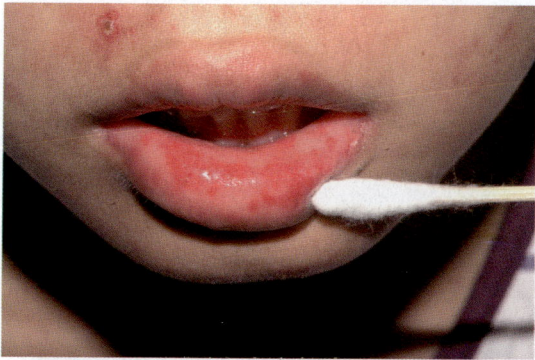

图 11-22　系统性红斑狼疮
唇部黏膜散在大小不等的红斑、糜烂

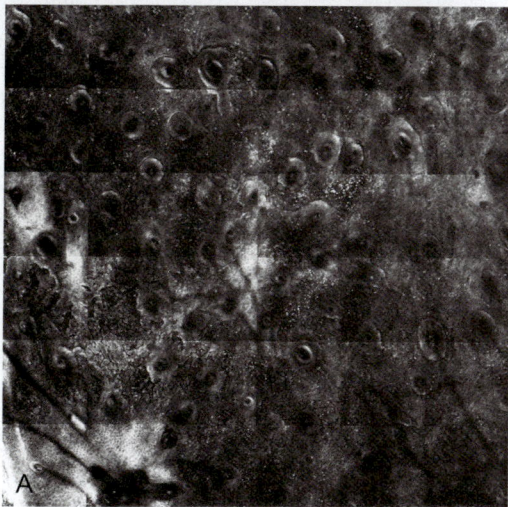

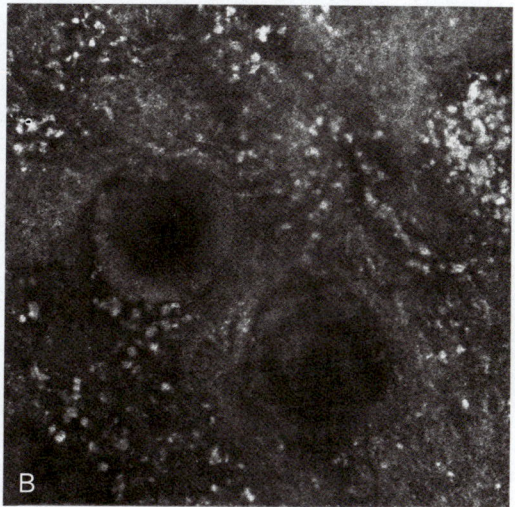

图 11-23　系统性红斑狼疮　皮肤 CT
A. 毛囊角栓,基底层细胞液化变性;B. 真皮浅层毛细血管扩张,
血管及毛囊周围炎症细胞及嗜黑素细胞浸润

第二节　皮　肌　炎

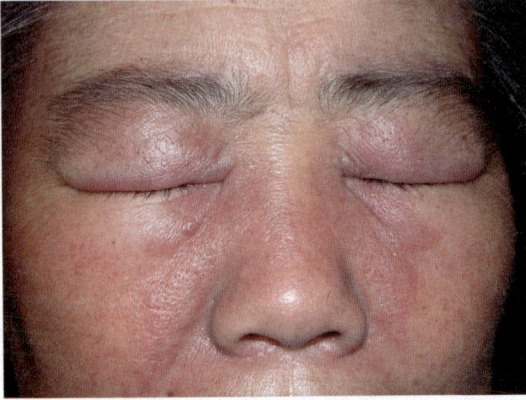

图 11-24　皮肌炎
双眼睑、鼻背对称性水肿性紫红色斑

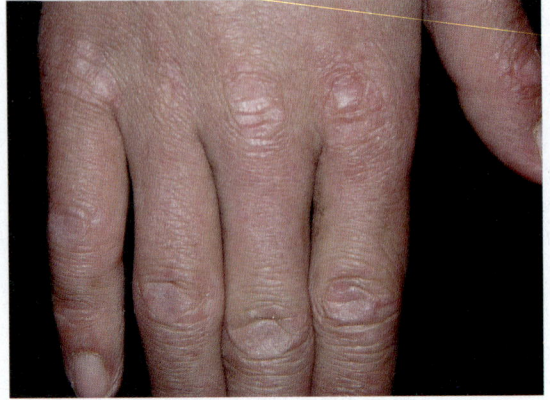

图 11-25　皮肌炎
Gottron 丘疹:手背掌指关节及指间关节伸侧扁平紫
红色丘疹,上覆细小白色鳞屑

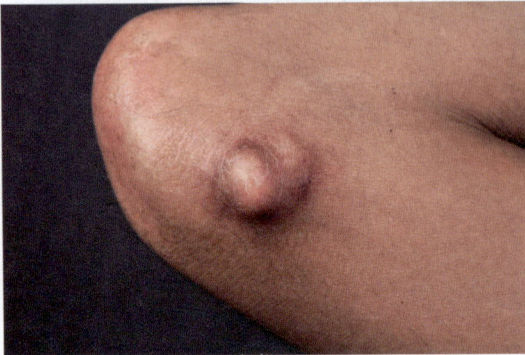

图 11-26　皮肌炎
钙沉着:肘关节处一蚕豆大小皮下硬性结节,
表面皮肤呈紫红色

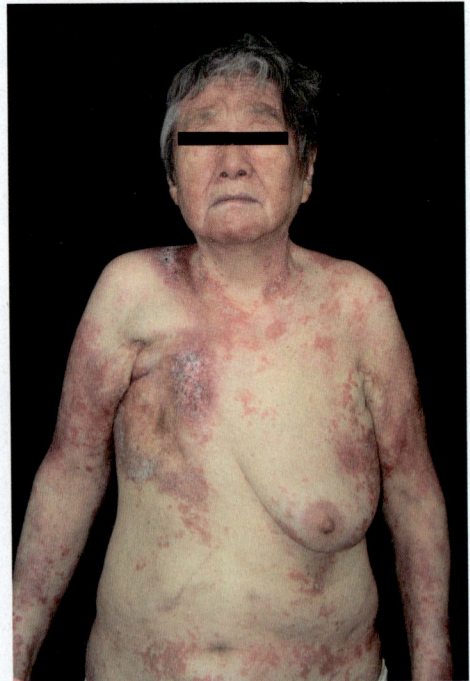

图 11-27　皮肌炎
面部、躯干及四肢散在暗红色斑,合并右侧
乳腺癌术后

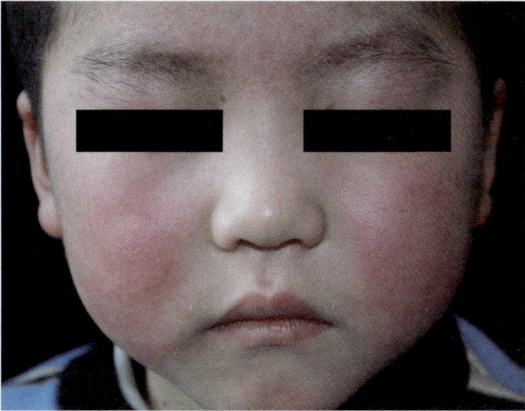

图 11-28 儿童皮肌炎
眼睑、额部、两颊及下颏部水肿性红斑,对称分布

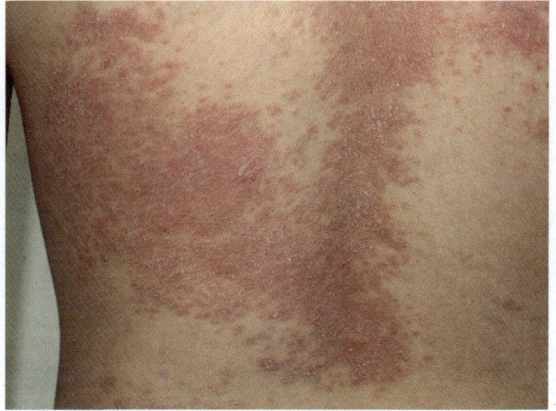

图 11-29 儿童皮肌炎
躯干部片状紫红色水肿红斑,上覆细小白色鳞屑

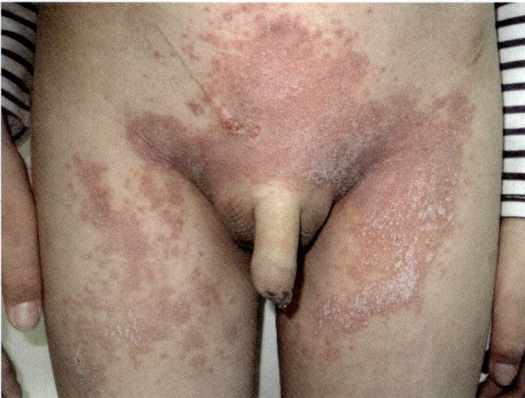

图 11-30 儿童皮肌炎
下腹部及双下肢皮损

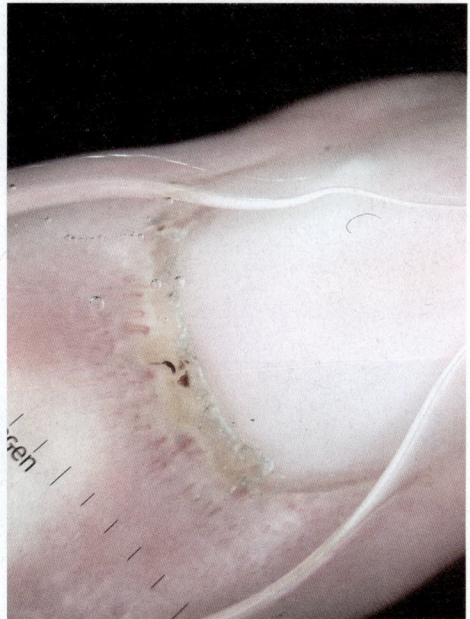

图 11-31 皮肌炎 皮肤镜
甲周改变:皮肤镜下见紫红色背景,上覆少量
白色鳞屑(Gottorn 征),甲小皮增厚,甲皱襞
可见扩张扭曲的毛细血管袢

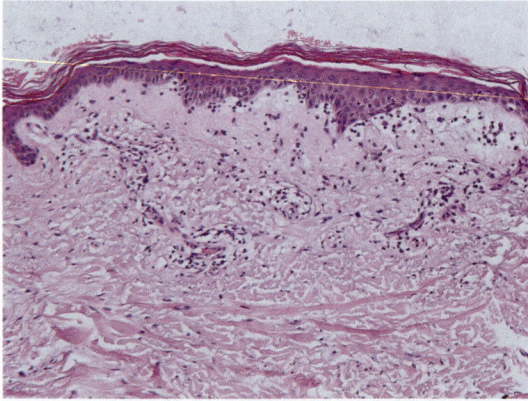

图 11-32 皮肌炎 皮炎病理（HE 染色，×200）
皮肌炎皮炎改变：表皮轻度萎缩，基底细胞液化变性；
真皮浅层水肿，真皮浅层血管周围散在淋巴细胞浸润

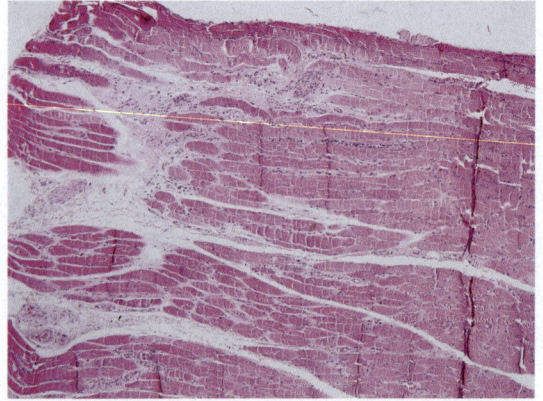

图 11-33 皮肌炎 肌炎病理（HE 染色，×100）
肌炎：肌间血管周围淋巴细胞浸润，肌纤维灶性变
性，肌横纹消失

第三节 硬 皮 病

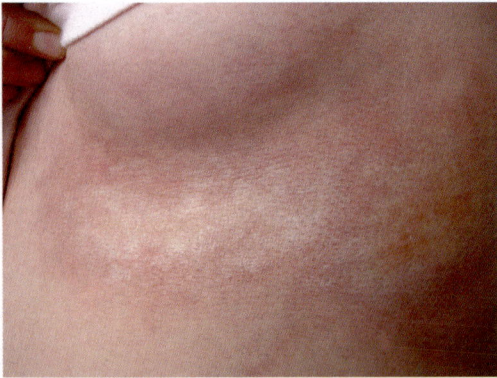

图 11-34 硬皮病 局限型
胸壁象牙白色至黄白色斑片，表面光滑发亮，触
之较硬，表皮轻度萎缩，周围有淡紫红色晕

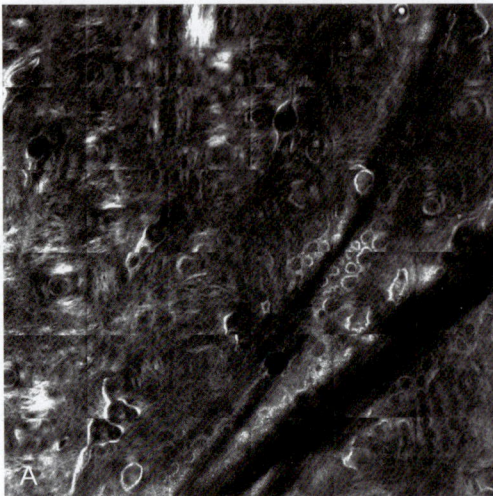

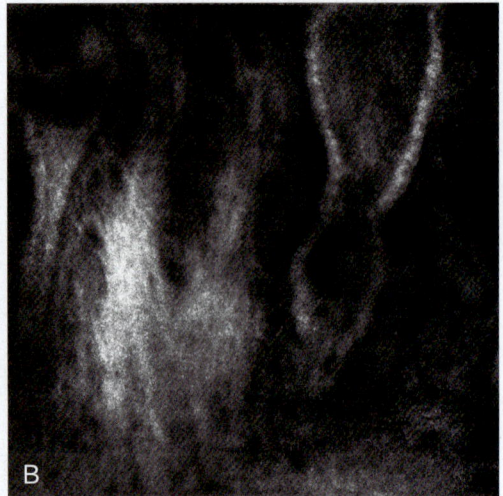

图 11-35 硬皮病 局限型 皮肤 CT
A. 轻度角化不全，表皮突不规则延长；B. 胶原纤维排列紊乱，毛细血管扩张，
真皮浅层及血管周围少许炎症细胞浸润

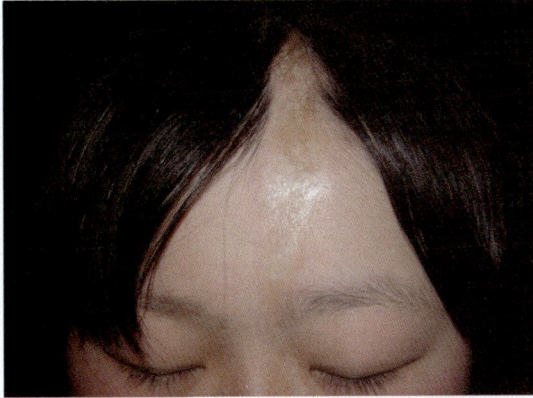

图 11-36　硬皮病　刀砍状
前额中线偏左侧线状分布的黄白色硬化性斑片,表
面毛发缺失,中央凹陷萎缩,呈刀砍状

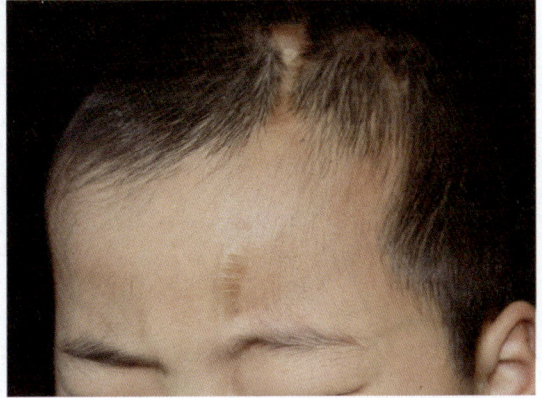

图 11-37　硬皮病　刀砍状
前额至头顶部线状淡褐色、黄白色萎缩,表面蜡样光
泽,触之发硬,表面毛发缺失

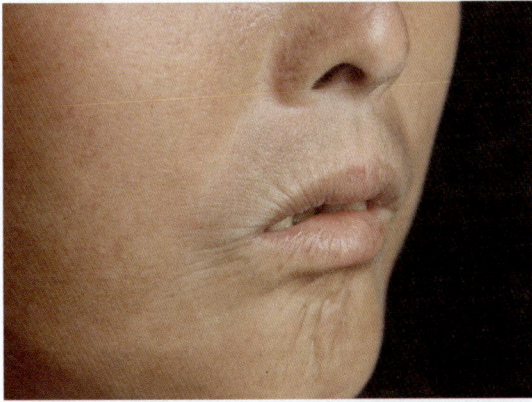

图 11-38　系统性硬皮病
口周收缩出现放射状沟纹,口裂变小,张口伸舌受限

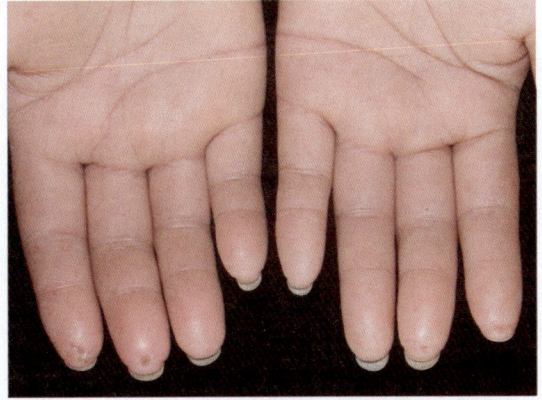

图 11-39　系统性硬皮病
双手指尖点状溃疡,遗留点状萎缩

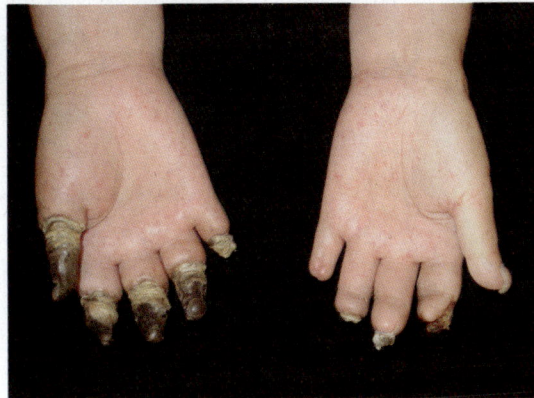

图 11-40　系统性硬皮病
双手手指远端坏死,部分指端脱落

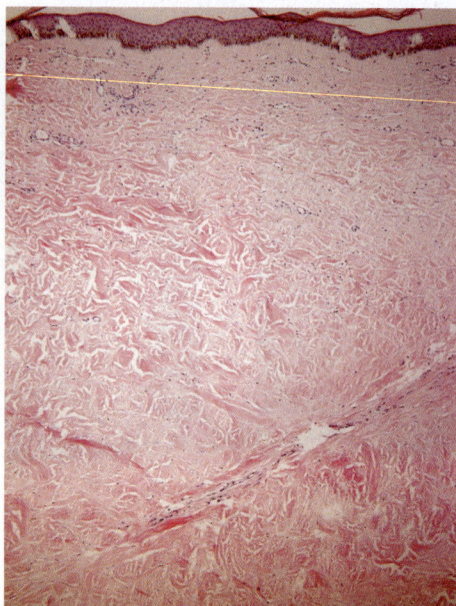

图 11-41 硬皮病 病理(HE 染色,×100)
硬皮病:真皮全层血管周围淋巴细胞及散在浆细胞浸润,真皮网状层胶原束增宽,皮肤附属器结构减少

第四节 重叠综合征

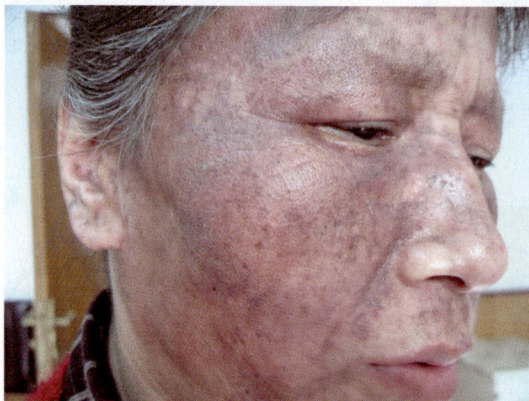

图 11-42 重叠综合征 系统性红斑狼疮 + 进行性系统性硬化病

颜面部大片状分布的暗紫色斑片

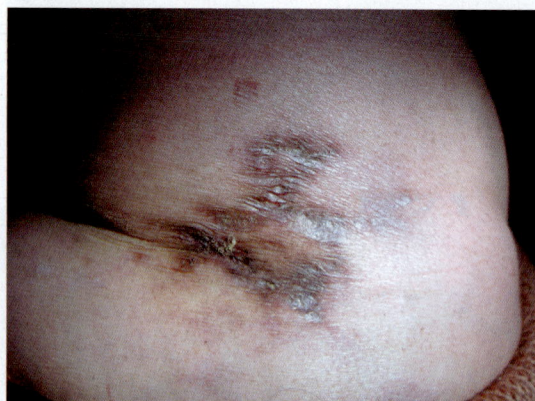

图 11-43 重叠综合征 系统性红斑狼疮 + 进行性系统性硬化病

躯干皮肤褐色萎缩,局部凹陷,周边色素加深

第五节 混合性结缔组织病

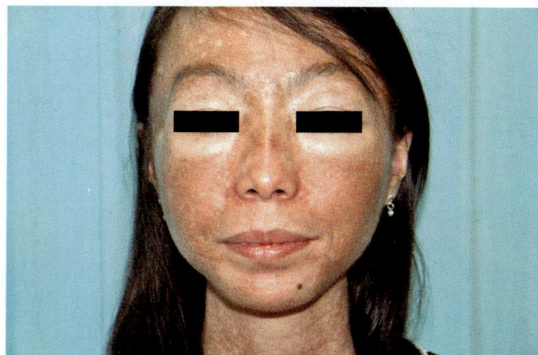

图 11-44 混合性结缔组织病
面部、颈部色素加深

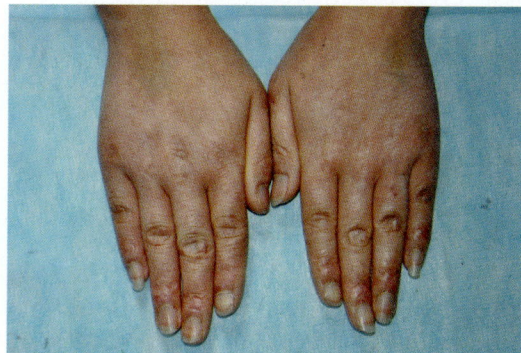

图 11-45 混合性结缔组织病
双手指远端淡红色、灰白色萎缩性斑

第六节 成人 still 病

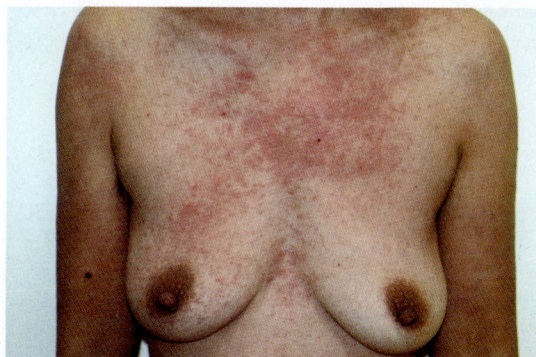

图 11-46 成人 still 病
胸部不规则红斑，部分融合成片

第十二章　大疱性皮肤病

第一节　天　疱　疮

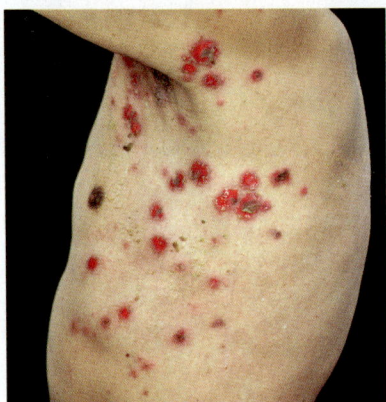

图 12-1　寻常型天疱疮
躯干多发水疱,破裂后糜烂渗出,
尼氏征阳性

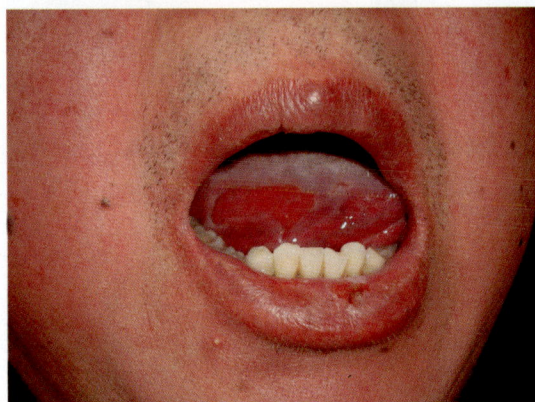

图 12-2　寻常型天疱疮
舌黏膜不规则浅表糜烂,呈鲜红色糜烂面

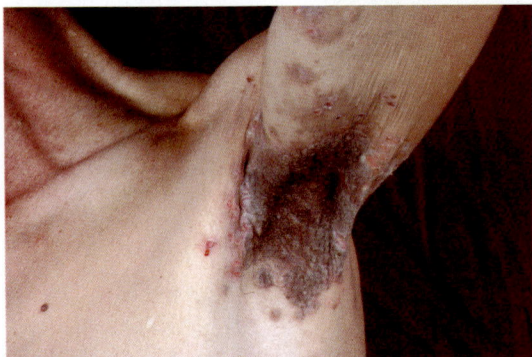

图 12-3　增殖型天疱疮
腋窝糜烂、灰褐色蕈样增生,融合成片

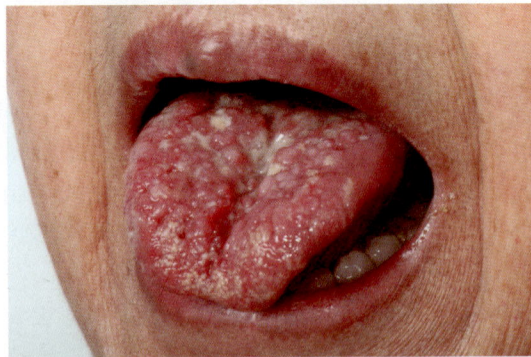

图 12-4　增殖型天疱疮
舌部多发结节样增生伴黄白色分泌物

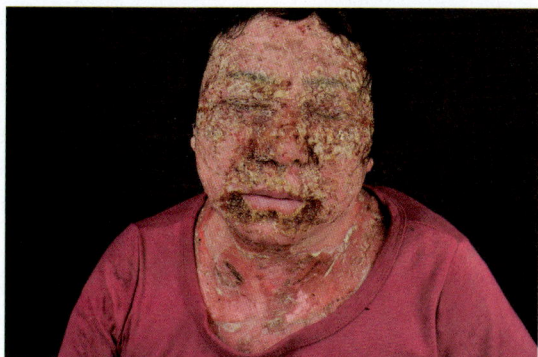

图 12-5　落叶型天疱疮

在面部、颈部及前胸,可见红褐色浅表糜烂基础上大量黄褐色油腻性片状鳞屑结痂,中央附着,边缘分离疏松易剥落,前胸可见大面积糜烂面,尼氏征阳性

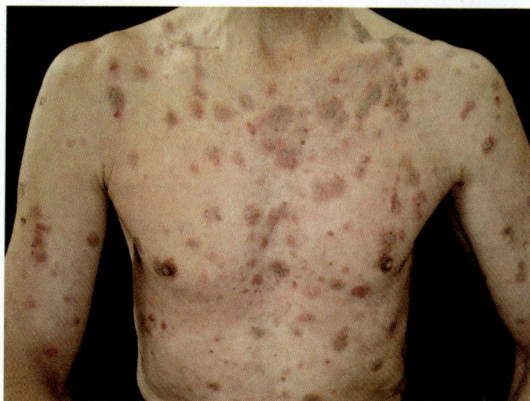

图 12-6　红斑型天疱疮

胸部蚕豆至蛋黄大小椭圆形或不规则形红斑,上见黄褐色结痂,局部表皮剥脱

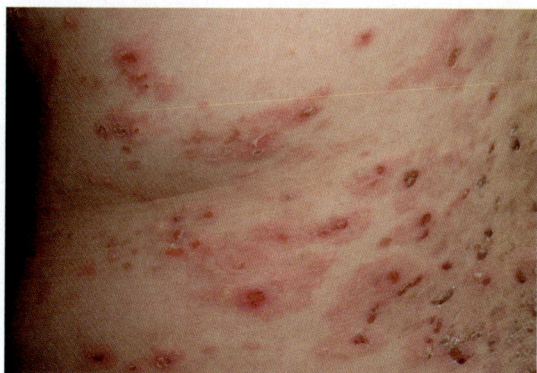

图 12-7　疱疹样天疱疮

躯干散在大小不等的水肿性红斑、丘疹及风团样斑块,上可见绿豆大小水疱、糜烂面及黄褐色结痂,尼氏征阴性

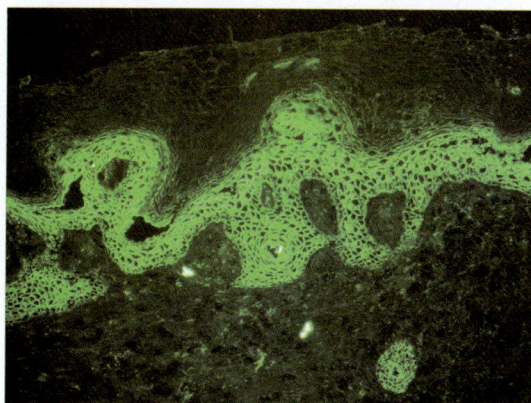

图 12-8　寻常型天疱疮　免疫病理(×200)

寻常型天疱疮免疫荧光:棘细胞间 IgG 呈网状沉积

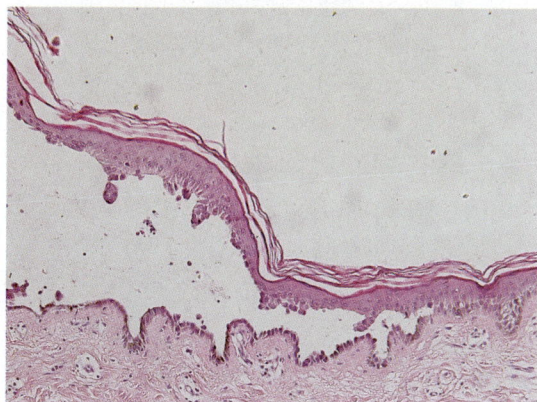

图 12-9　寻常型天疱疮　病理(HE 染色,×200)

寻常型天疱疮:表皮内棘层松解性水疱,分离平面位于基底层上方

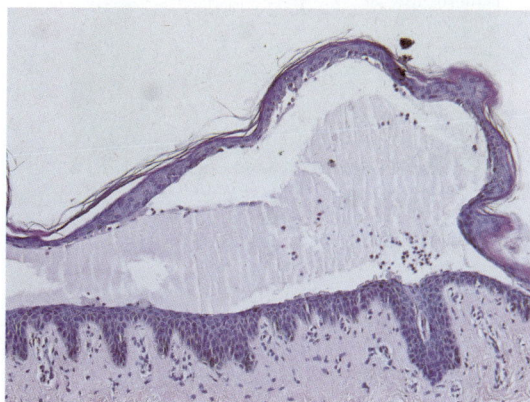

图 12-10　红斑型天疱疮　病理(HE 染色,×200)

红斑型天疱疮:表皮内棘层松解性水疱,水疱分离平面位于棘层上部,真皮浅层血管周围稀疏淋巴细胞浸润

第二节 大疱性类天疱疮

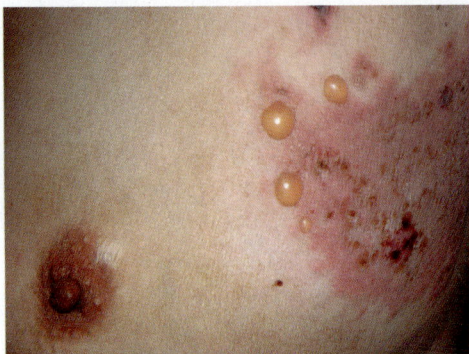

图 12-11 大疱性类天疱疮
胸部片状水肿性红斑,边缘大疱,疱壁紧张,
内容物淡黄色,尼氏征阴性

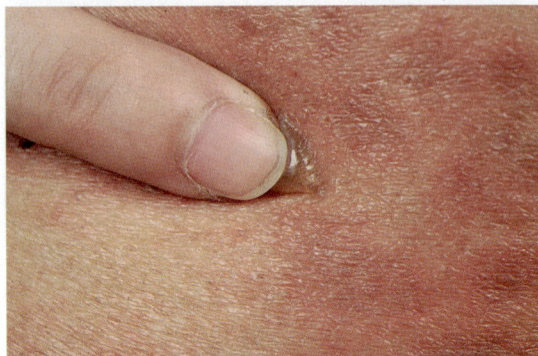

图 12-12 大疱性类天疱疮
手指挤压水疱一侧,水疱不沿推压方向移动,
示尼氏征阴性

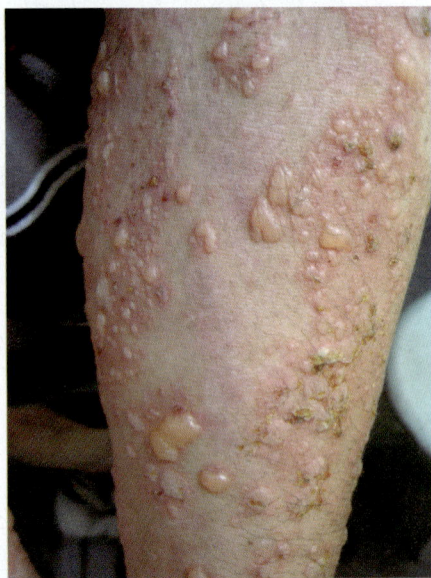

图 12-13 大疱性类天疱疮
上肢水肿性红斑,见多数水疱、大疱

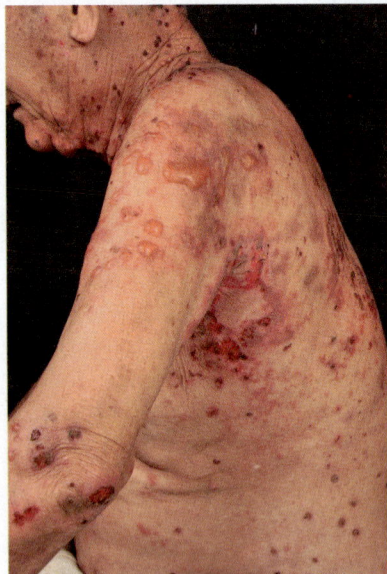

图 12-14 大疱性类天疱疮
躯干、四肢红斑、大疱,部分干枯结痂

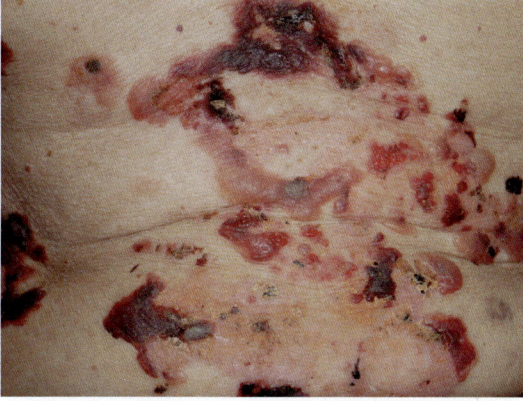

图 12-15　大疱性类天疱疮
躯干大疱、血疱，部分结痂

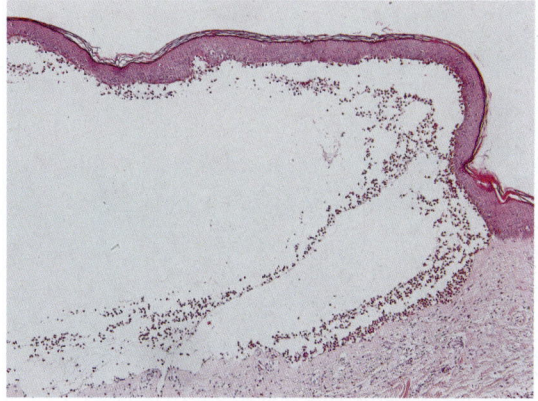

图 12-16　大疱性类天疱疮　病理（HE 染色，×100）
大疱性天疱疮：表皮下水疱，水疱内及真皮下方真皮
内可见以嗜酸性粒细胞为主的浸润

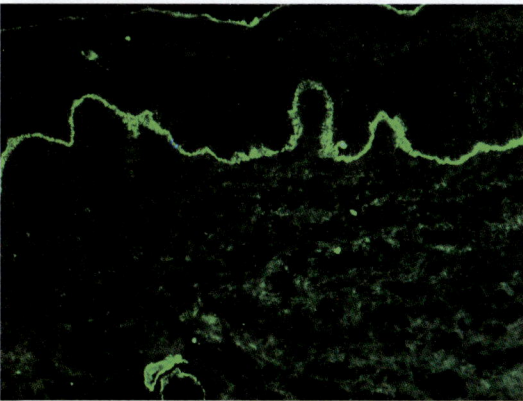

图 12-17　大疱性类天疱疮 IF C3 带状沉积
大疱性类天疱疮免疫荧光：C3 在基底膜带
呈带状沉积

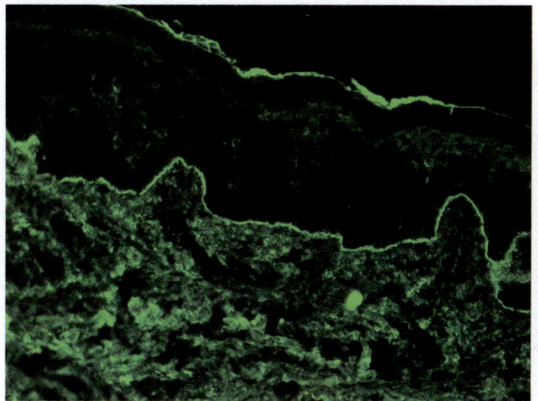

图 12-18　大疱性类天疱疮 IF IgG 带状沉积
大疱性类天疱疮免疫荧光：IgG 在基底膜带
呈带状沉积

第三节　瘢痕性类天疱疮

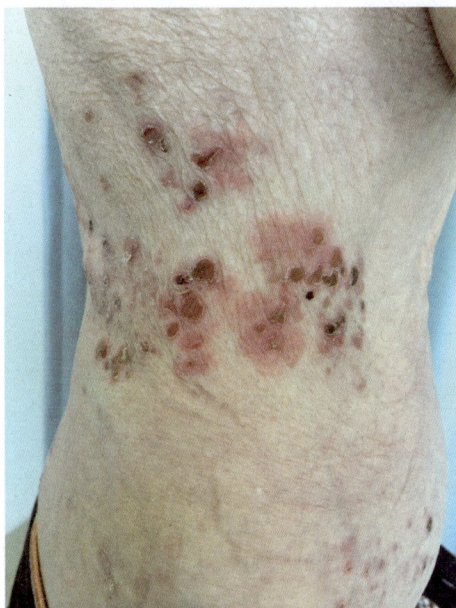

图 12-19　瘢痕性类天疱疮
腰背部多发红斑,相互融合成片,部分结痂

第四节　妊娠性类天疱疮

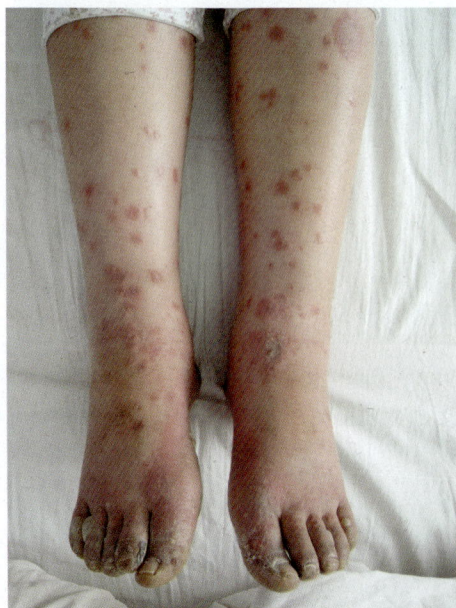

图 12-20　妊娠性类天疱疮
双下肢及足部红斑水肿伴多发大小不等水
疱、大疱,部分结痂

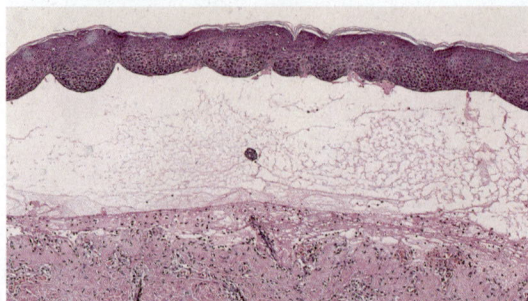

图 12-21　妊娠性类天疱疮　病理(HE 染色,×100)
表皮下水疱,疱内有无定型物质,真皮浅中层见中性
粒细胞浸润

第五节　疱疹样皮炎

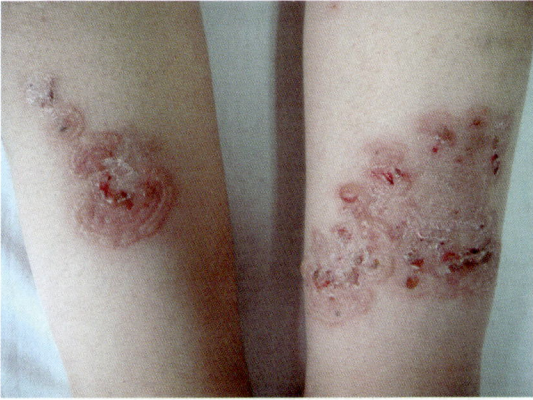

图 12-22　疱疹样皮炎
双侧小腿多形性水疱,环形为主,水疱紧张饱满,周围有红晕,局部水疱破溃后结痂

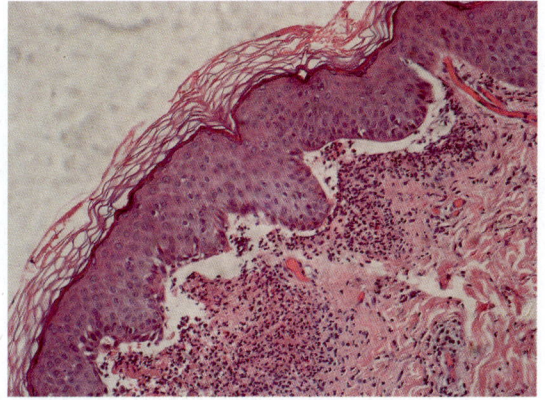

图 12-23　疱疹样皮炎　病理(HE 染色,×100)
真皮乳头顶部较多中性粒细胞,乳头顶部与表皮分离

第六节　线性 IgA 大疱性皮病

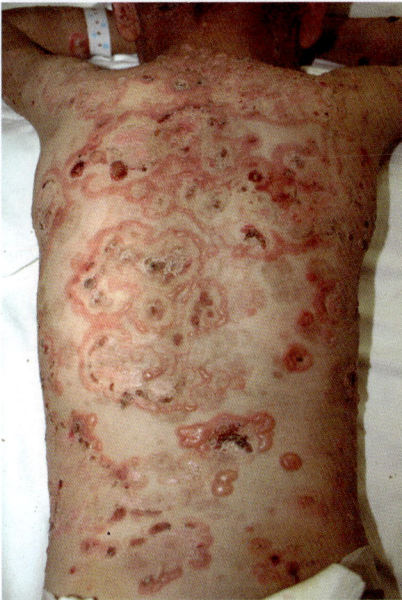

图 12-24　线状 IgA 大疱性皮病
背部多发环形水肿性红斑,边界围绕水疱的正常皮肤也见紧张性水疱、大疱

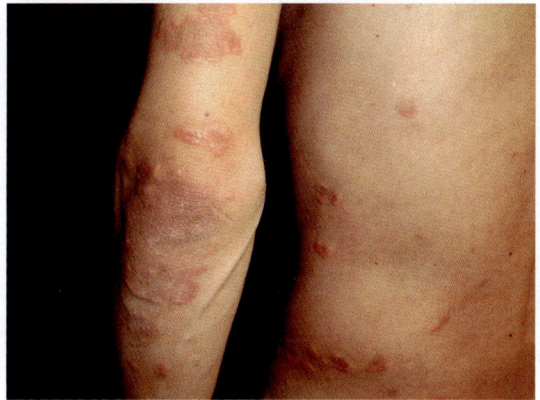

图 12-25　线状 IgA 大疱性皮病
躯干部广泛环状红斑,边缘绕以珍珠链状排列的水疱

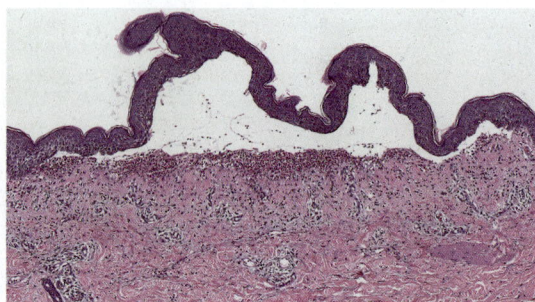

图 12-26　线状 IgA 大疱性皮病
病理（HE 染色，×100）
表皮下水疱，内含较多嗜酸性粒细胞，真皮乳头多发
嗜酸性粒细胞聚集

第七节　获得性大疱性表皮松解症

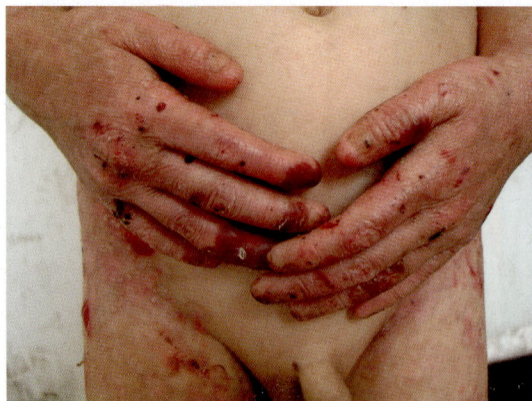

图 12-27　获得性大疱性表皮松解症
躯干、四肢皮肤上红斑、水疱、大疱，部分为出血性，
可见黄白色粟丘疹

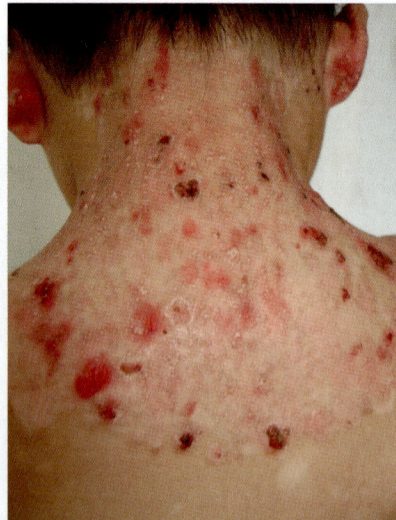

图 12-28　获得性大疱性表皮松解症
与图 12-27 为同一患者，颈部、背部多
发出血性水疱，伴脱屑、结痂

第八节　角层下脓疱病

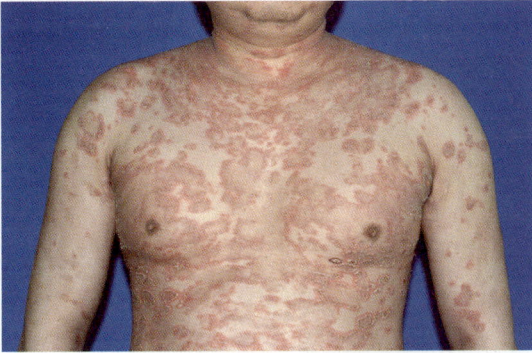

图 12-29　角层下脓疱病
前胸、上腹部及双上肢可见不规则环形红斑，
边缘脱屑、结痂

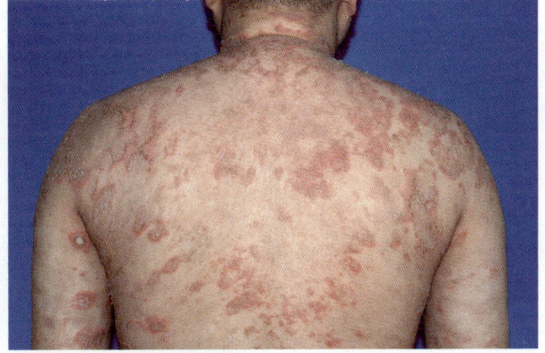

图 12-30　角层下脓疱病
与图 12-29 为同一患者，背部皮损

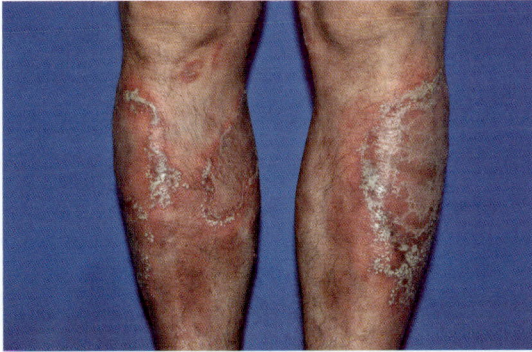

图 12-31　角层下脓疱病
与图 12-29 为同一患者，双侧小腿片状红
斑，被覆鳞屑

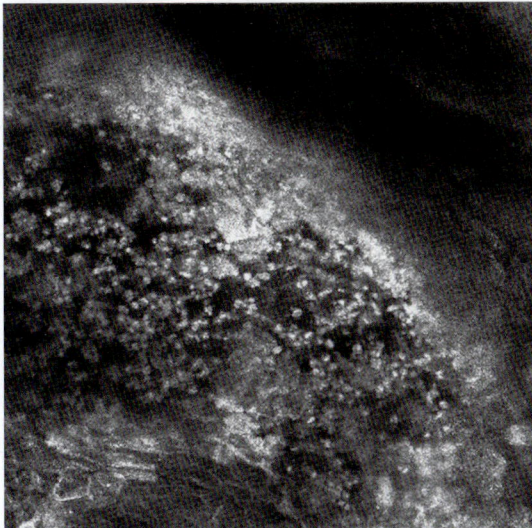

图 12-32　角层下脓疱病　皮肤 CT
表皮角层下脓疱，疱内见有较多中性粒细胞，
偶见嗜酸性粒细胞

第九节　疱疹样脓疱病

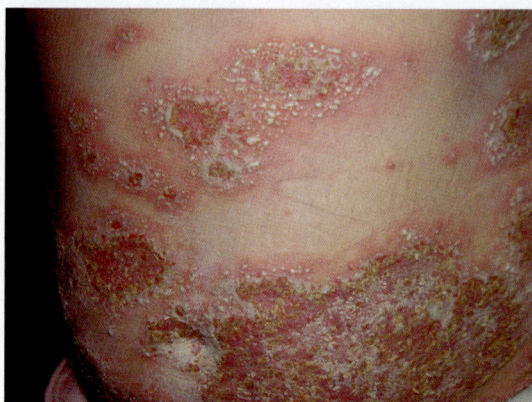

图 12-33　疱疹样脓疱病
躯干大片状红斑伴多发针头大或绿豆大脓疱，
黄白色结痂、脱屑

第十三章 皮肤血管性疾病

第一节 过敏性紫癜

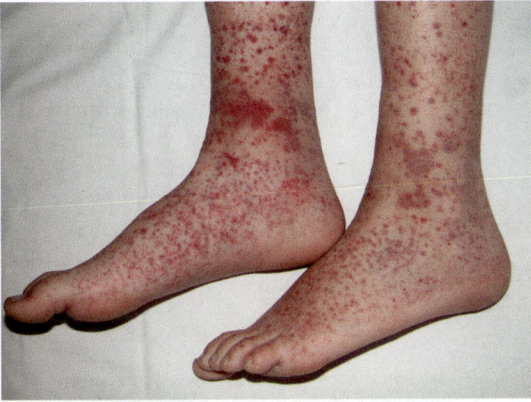

图 13-1 过敏性紫癜
双小腿及足部密集出现的针头至粟粒大小鲜红色或
紫红色瘀点,部分融合成片状

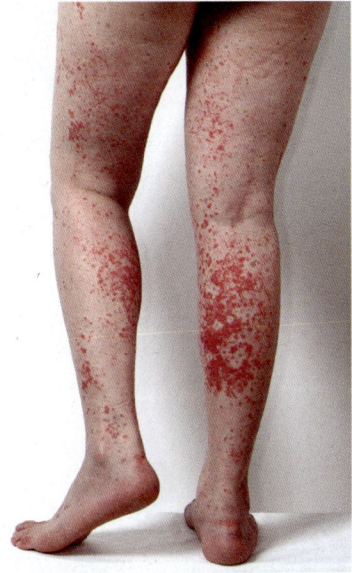

图 13-2 过敏性紫癜
双下肢密集出现的针头至粟粒大小
鲜红色瘀点、瘀斑,小腿处皮损融合
成瘀斑

第二节 变应性皮肤血管炎

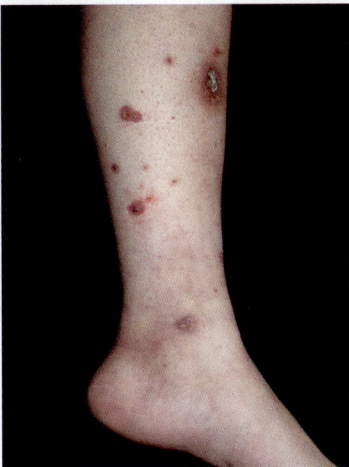

图 13-3 变应性皮肤血管炎
小腿绿豆至蚕豆大小红斑、丘疹、血
疱,多处溃疡形成,坏死结痂

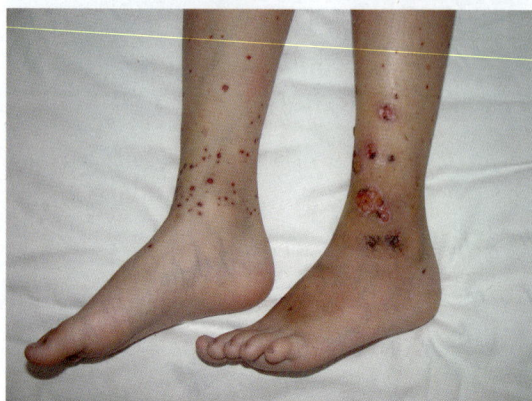

图 13-4　变应性皮肤血管炎

双小腿及足背散在粟粒至豆粒大小红斑、丘疹,紫癜,浅表糜烂结痂,并可见黄豆大小溃疡及坏死结痂

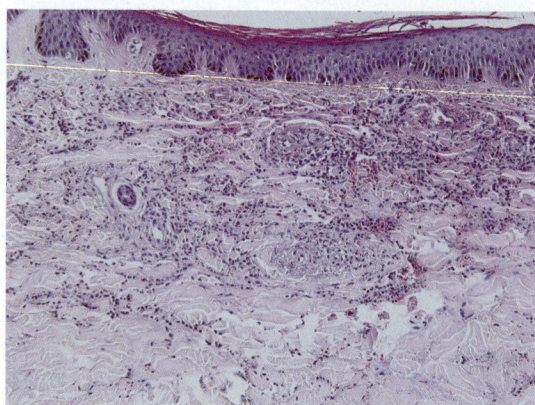

图 13-5　白细胞碎裂性血管炎
病理(HE 染色,×200)

白细胞碎裂性血管炎:真皮全层小血管周围及间质内中性粒细胞为主的浸润,并见中性粒细胞核尘,部分小血管管壁增厚,并见纤维素样物质沉积,红细胞外溢

第三节　结节性红斑

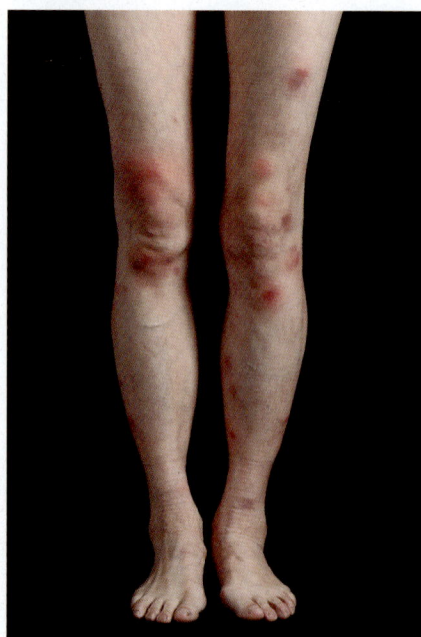

图 13-6　结节性红斑
双下肢疼痛性红色结节,略高于皮面

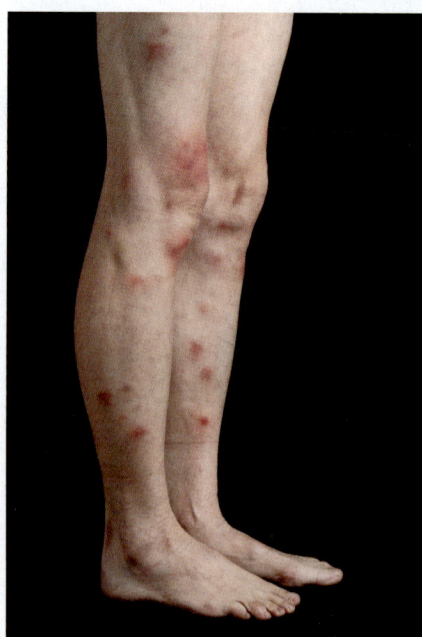

图 13-7　结节性红斑
双下肢疼痛性红色结节,略高于皮面

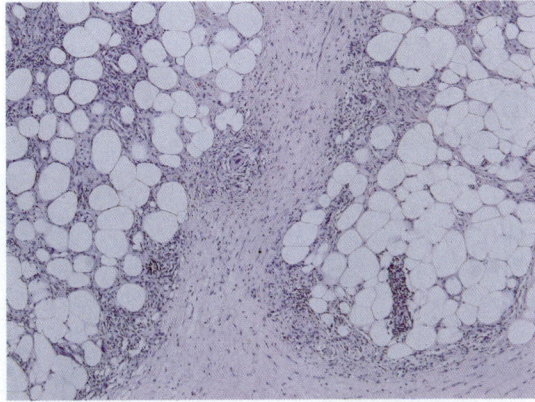

图 13-8　结节性红斑　病理(HE 染色，×100)
结节性红斑：脂肪小叶间隔增厚，间隔及间隔旁小叶
可见淋巴细胞及组织细胞巨细胞浸润

第四节　白　塞　病

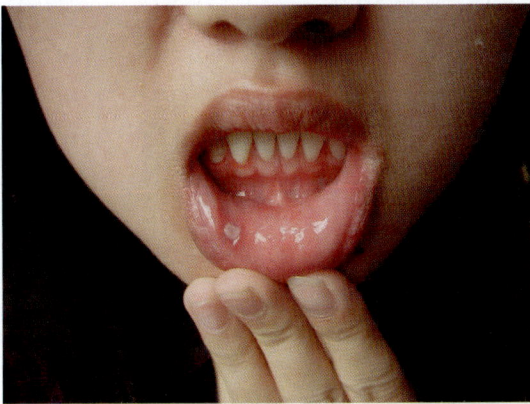

图 13-9　白塞病
下唇黏膜绿豆大小浅溃疡，基底灰白色，周围绕以
红晕，伴有疼痛，愈后不留瘢痕

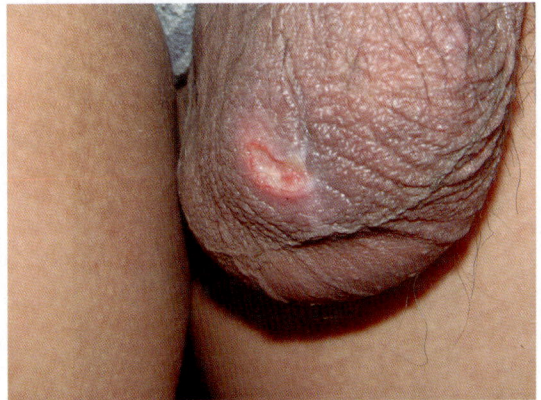

图 13-10　白塞病
阴囊黄豆大小境界清楚的椭圆形溃疡，中心黄色基
底，周围绕以红晕，伴有疼痛

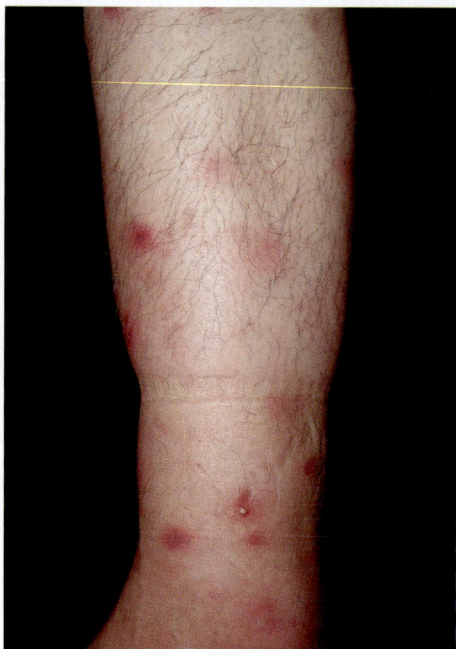

图 13-11 白塞病

小腿散在暗红色疼痛性结节及脓疱，
似毛囊炎样

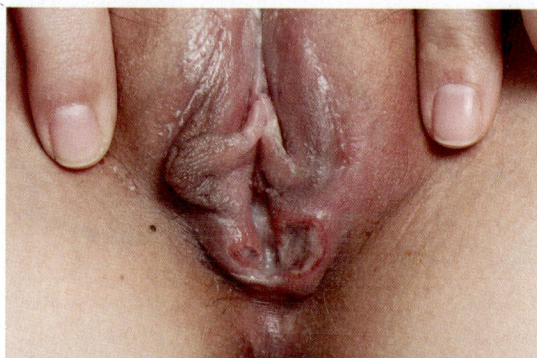

图 13-12 白塞病

阴唇深大溃疡，边缘隆起，基底覆灰黄色脓苔，
伴明显疼痛

第五节 色素性紫癜性皮肤病

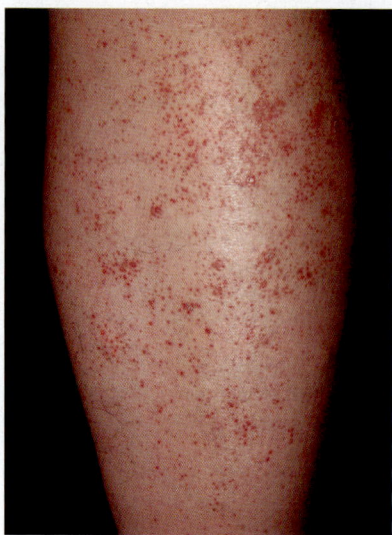

图 13-13 进行性色素性紫癜性皮肤病

小腿伸侧群集分布的针尖大小鲜红色
瘀点，密集成片，呈辣椒粉样斑点

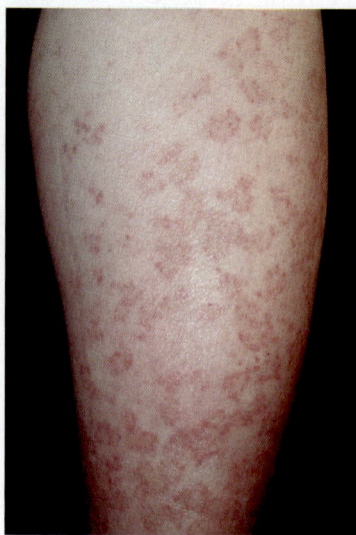

图 13-14 毛细血管扩张性环状紫癜

小腿伸侧多发豆粒至指甲
大小环状紫癜

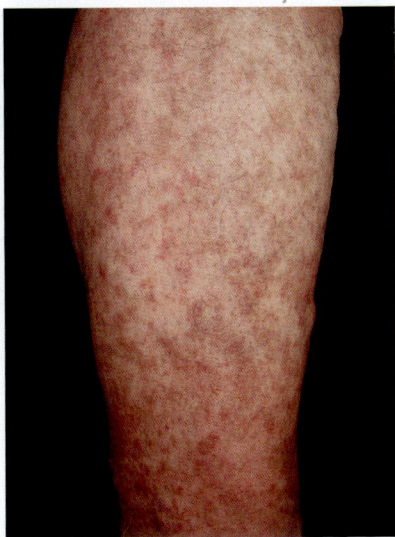

图 13-15 色素性紫癜性苔藓样皮炎
小腿弥漫性分布黄红色苔藓样丘疹,融合呈
斑片状,伴紫癜性损害及棕褐色色素沉着

第六节 雷诺现象和雷诺病

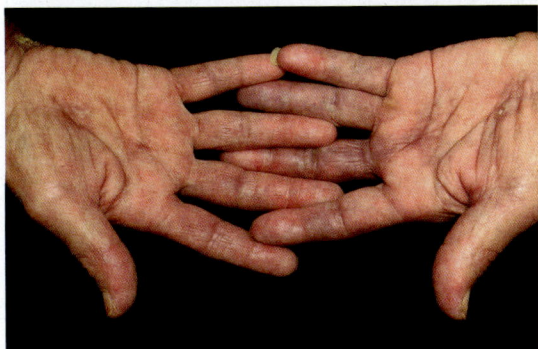

图 13-16 雷诺现象
患者双手皮肤呈发绀色,左手手指较为明显

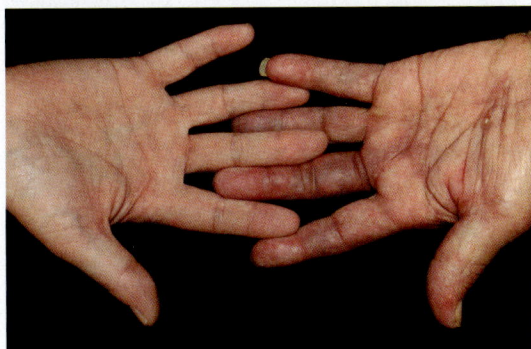

图 13-17 雷诺现象
雷诺病患者左手与正常人右手比较,呈青紫色

第七节 急性发热性嗜中性皮病

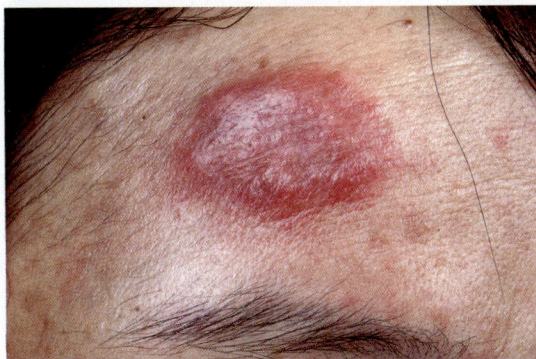

图 13-18 急性发热性嗜中性皮病
前额硬币大小椭圆形暗红色浸润性斑块,
周边略隆起似假水疱样外观,伴有触痛

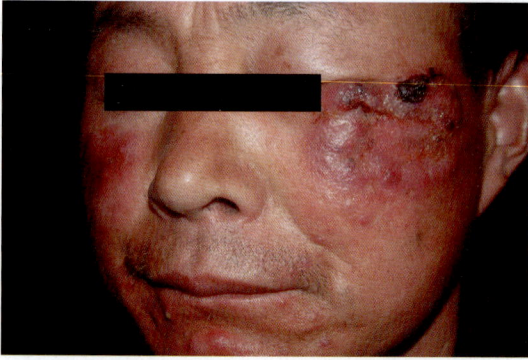

图 13-19　急性发热性嗜中性皮病
面颊、下颌部多发暗红色浸润性斑块，
边缘环状隆起，自觉疼痛及触痛

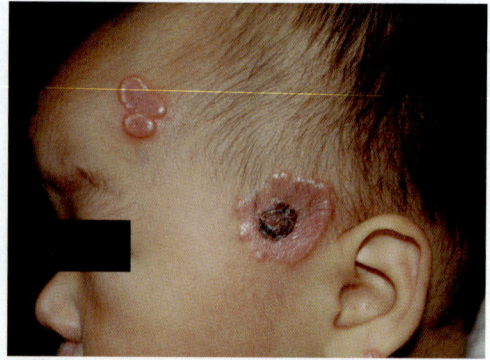

图 13-20　急性发热性嗜中性皮病
颞部、前额蚕豆至蛋黄大小淡红色斑块，边缘
环状隆起，假性水疱改变

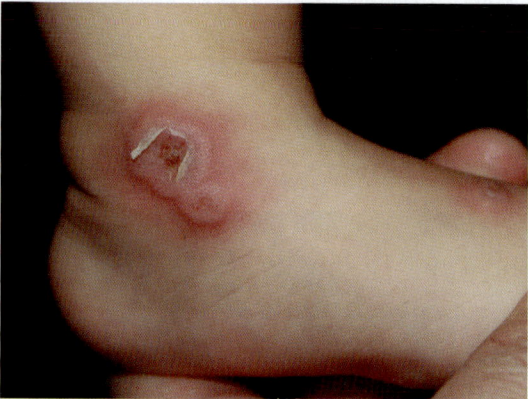

图 13-21　急性发热性嗜中性皮病
足踝部蚕豆大小淡红色环状斑块，中央水肿、破溃

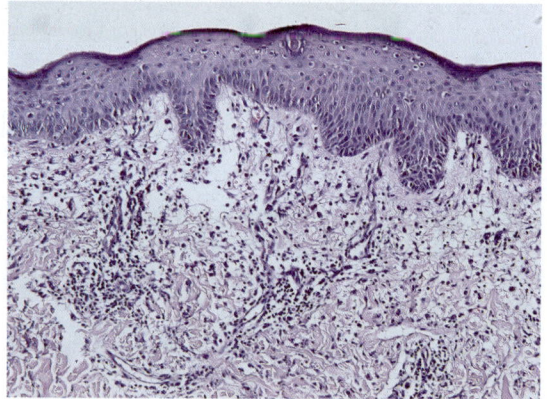

图 13-22　急性发热性嗜中性皮病　病理
（HE 染色，×200）
急性发热性嗜中性皮病：真皮浅层显著水肿，真皮全
层血管周围淋巴细胞及中性粒细胞浸润

第八节　荨麻疹性血管炎

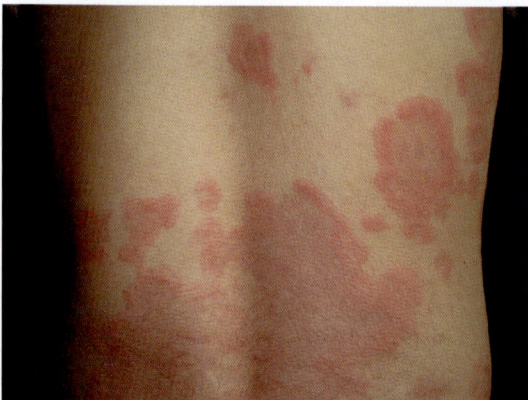

图 13-23　荨麻疹性血管炎
背部散在红斑、风团，部分融合，中央消退
遗留色素沉着

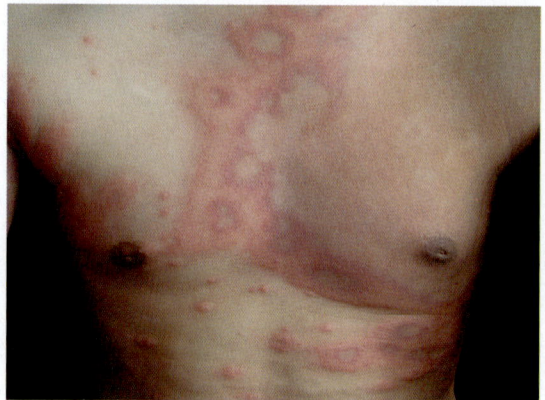

图 13-24　荨麻疹性血管炎
胸腹部多数红斑、风团，部分内缘呈紫红色，中央皮
损消退留有色素沉着

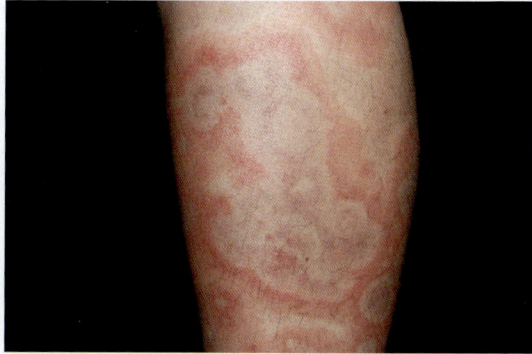

图 13-25　荨麻疹性血管炎
小腿多发大小不等水肿性红斑、风团，部分成环状，
边缘隆起，中央颜色紫红

第九节　结节性多动脉炎

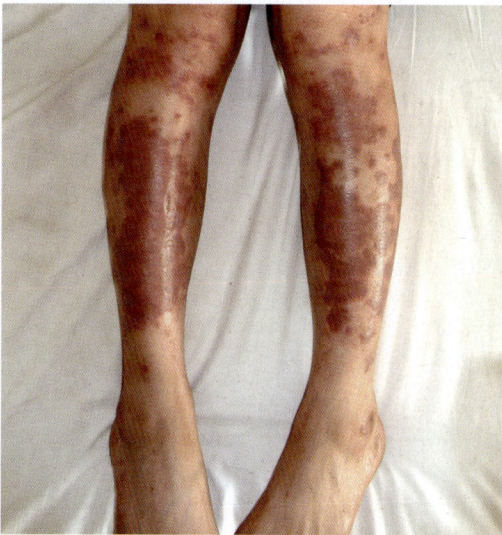

图 13-26　结节性多动脉炎
双小腿多发大小不等红斑，部分融合成大片，皮
损边界清楚

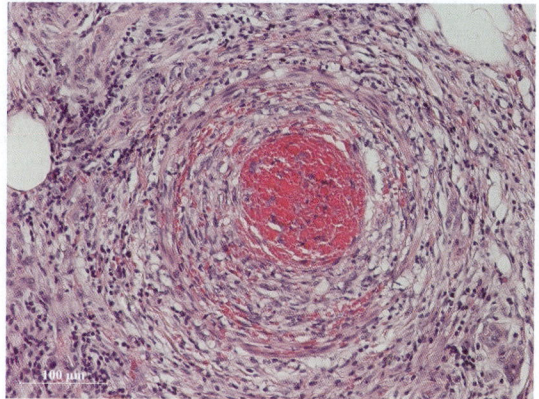

图 13-27　结节性多动脉炎　病理（HE 染色，×200）
动脉血栓形成，管壁肿胀，管壁及管周可见淋巴细胞
及组织细胞浸润

第十节　持久性隆起性红斑

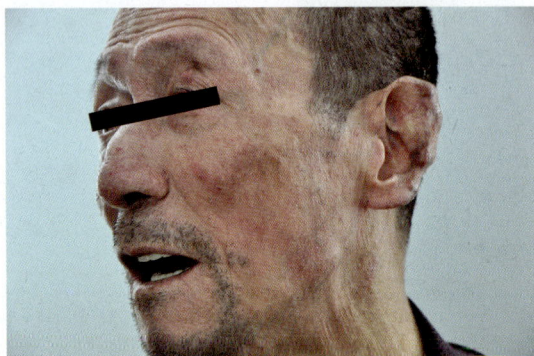

图 13-28　持久性隆起性红斑
患者耳部多发红色结节突起

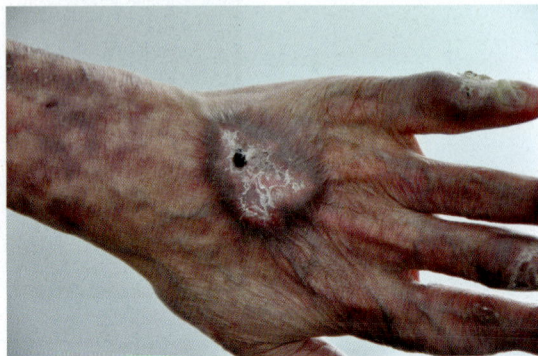

图 13-29　持久性隆起性红斑
手背部环形红斑,中央可见局部坏死和脱屑

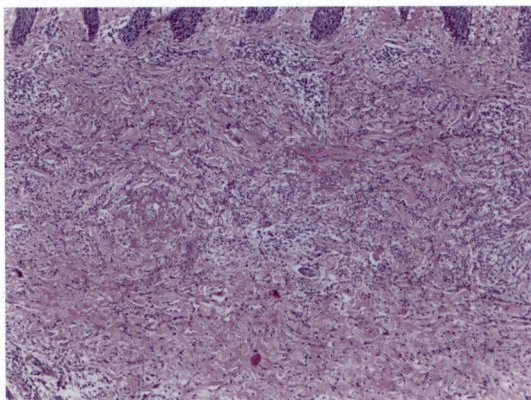

图 13-30　持久性隆起性红斑　病理(HE 染色,×100)
真皮血管管壁肿胀,红染,有多数纤维素样物质沉
积,管周及真皮内弥漫中性粒细胞、嗜酸性粒细胞、
淋巴及组织细胞浸润

第十四章 皮肤附属器疾病

第一节 痤 疮

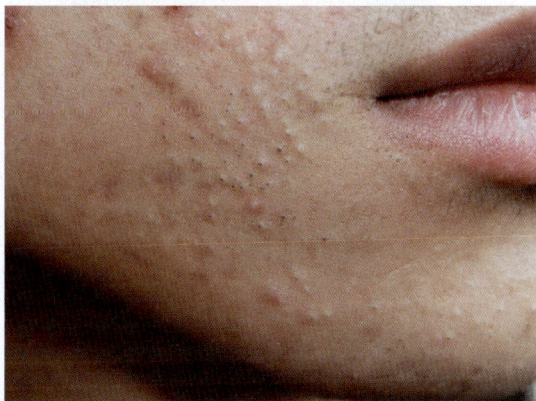

图 14-1 痤疮 粉刺
面部与毛囊一致淡红色丘疹及多数黑头粉刺

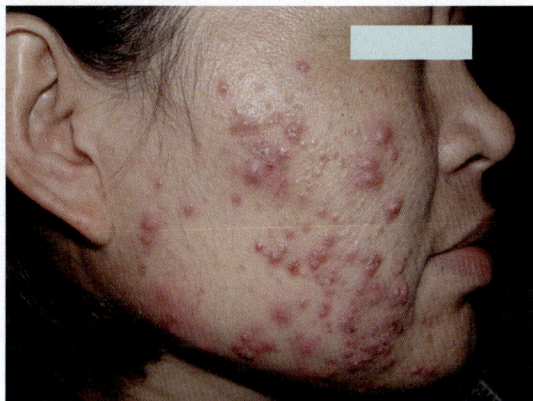

图 14-2 痤疮 丘疹脓疱
寻常型痤疮（Ⅱ度）面颊及下颌散在多发与毛囊一致红色丘疹，多数顶端可见小脓疱，伴有少量粉刺

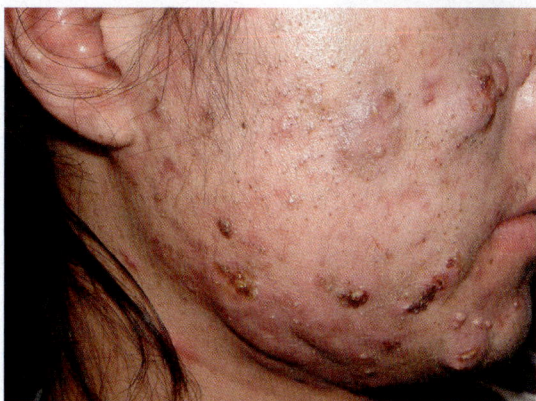

图 14-3 结节囊肿 聚合性痤疮
面部多发黑头粉刺、红色丘疹、脓疱及结痂，面颊及下颌暗红色结节囊肿

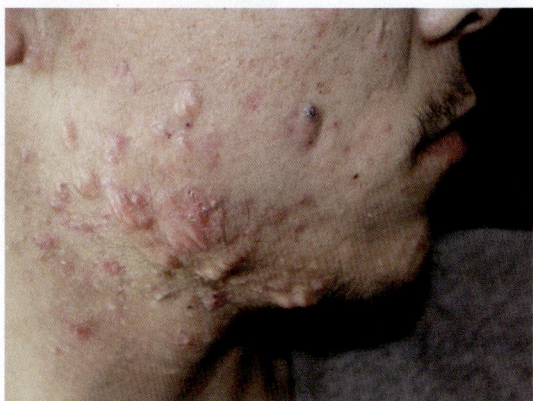

图 14-4 痤疮 瘢痕
下颌及颈部多发红色丘疹、粉刺及结节，显著肥厚性瘢痕

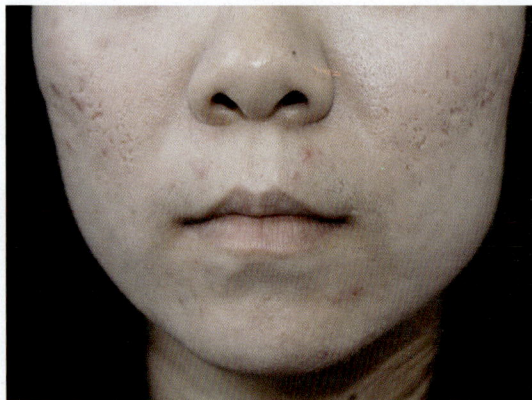

图 14-5 痤疮 凹陷性瘢痕
两颊散在多发凹陷性萎缩性瘢痕及少许
淡红色丘疹及粉刺

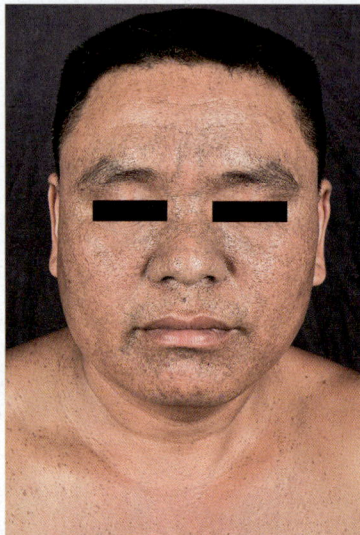

图 14-6 油性痤疮
(接触矿物油类物质引起的痤疮样
损害) 面部及颈部多发密集黑头粉
刺, 毛孔粗大, 多数毛囊角化性丘
疹, 毳毛沿毛囊口折断

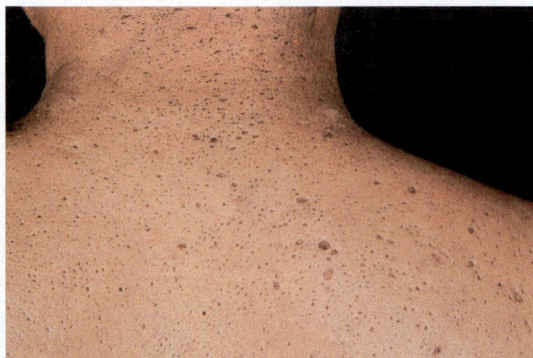

图 14-7 油性痤疮
与图 14-6 位同一患者, 项背部多发黑头粉刺, 毛孔
粗大, 类似毛周角化样皮损, 多数以毛囊为中心的凹
陷性萎缩性瘢痕

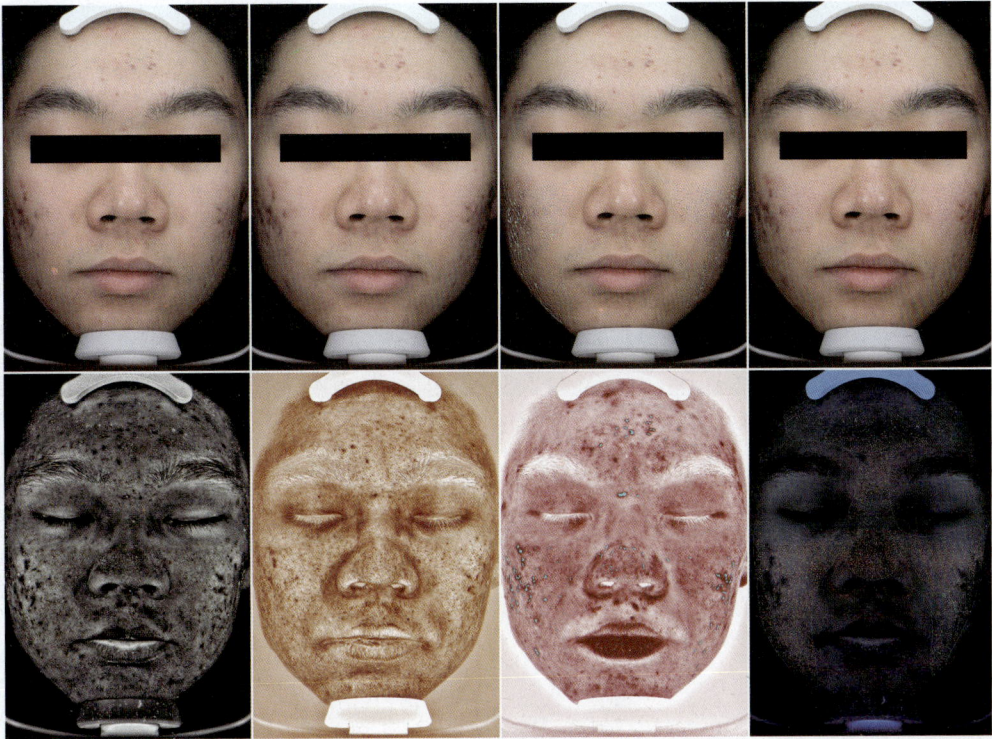

图 14-8　痤疮　VISIA 皮肤检测仪

面部痤疮 VISIA 皮肤检测仪检测的正面图

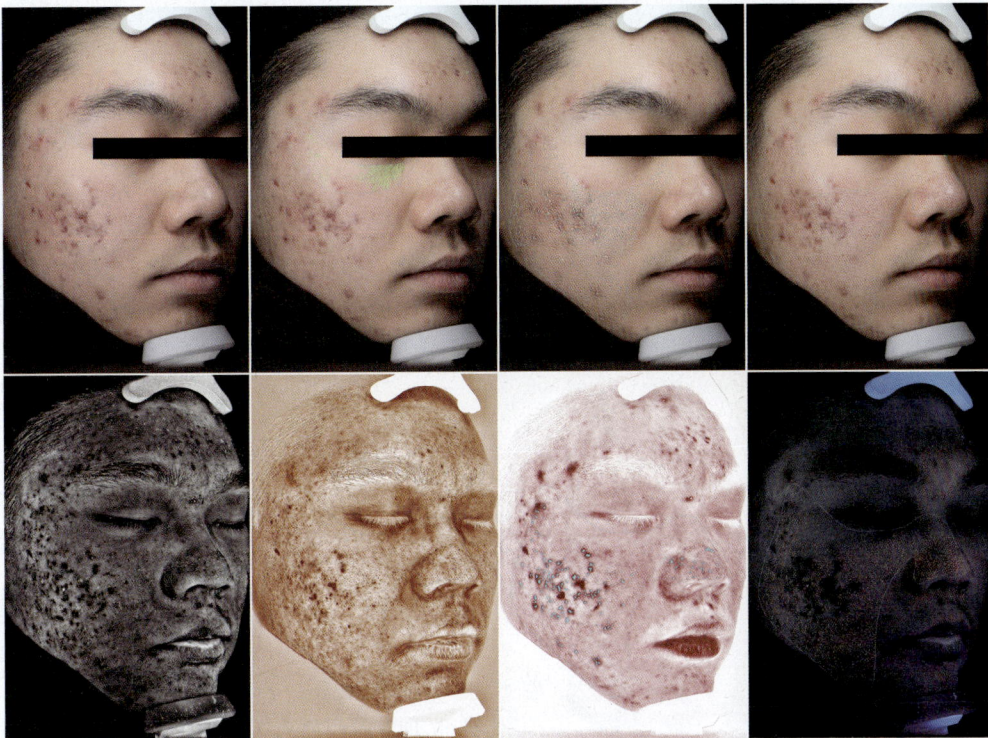

图 14-9　痤疮　VISIA 皮肤检测仪

面部痤疮 VISIA 皮肤检测仪检测的右侧面图

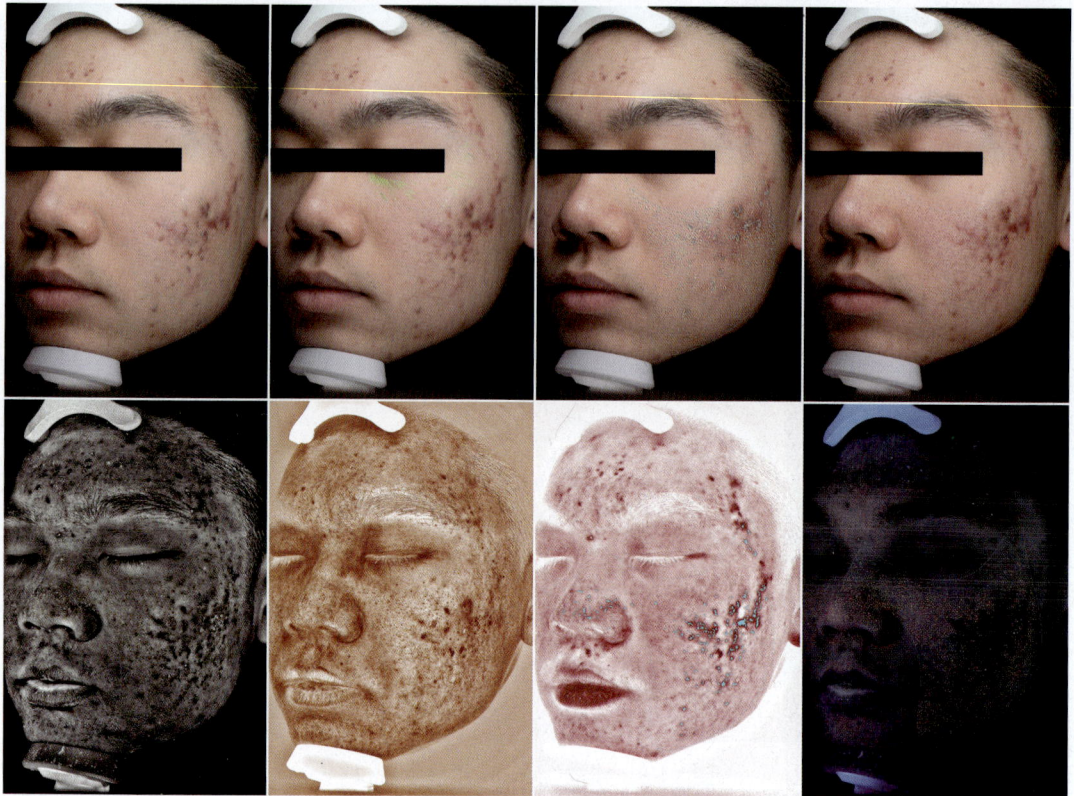

图 14-10　痤疮　VISIA 皮肤检测仪

面部痤疮 VISIA 皮肤检测仪检测的左侧面图

第二节　脂溢性皮炎

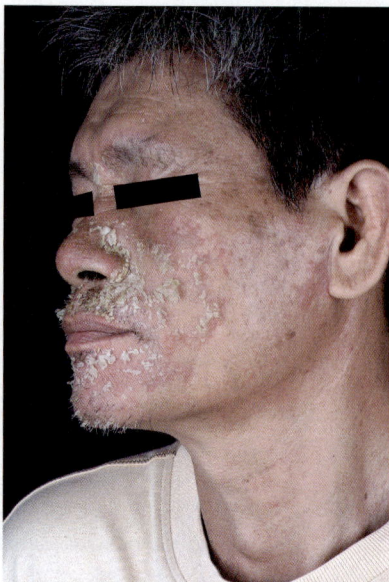

图 14-11　脂溢性皮炎

眉部、鼻部、面颊及口周黄红色斑片及小
丘疹，上覆片状黄白色油腻性鳞屑

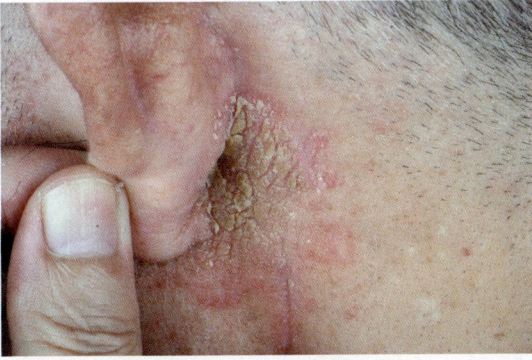

图 14-12　脂溢性皮炎
耳后皮肤密集粟粒大小淡红色丘疹,融合成斑块,
上覆黄褐色油腻性鳞屑

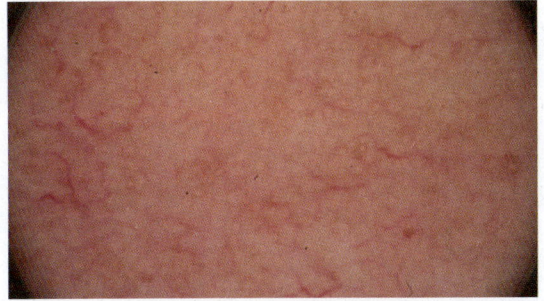

图 14-13　脂溢性皮炎　皮肤镜
皮肤镜下见黄红色斑片,毛囊周围淡黄色晕,灶状分
布的粗大的线状血管

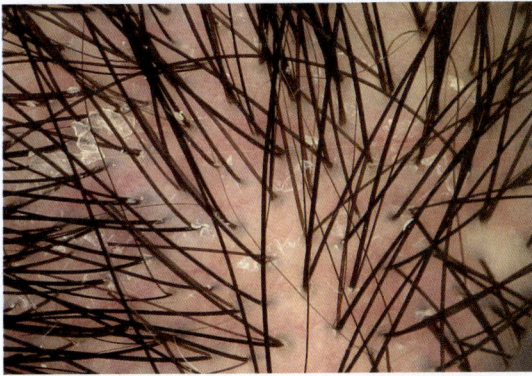

图 14-14　脂溢性皮炎　皮肤镜
皮肤镜下油腻性黄色鳞屑,细分支状血管
和非典型血管

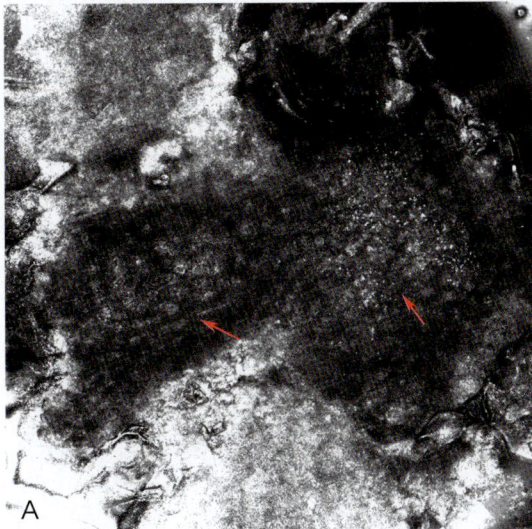

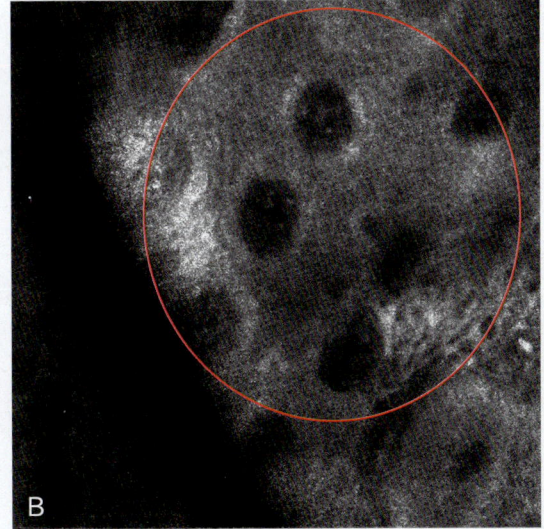

图 14-15　脂溢性皮炎　皮肤 CT
A. 角化过度,灶状角化不全(红箭头),可见毛囊角栓;B. 表皮轻度银屑病样增生(红圈),真皮乳头及浅层血
管扩张,管周不等量炎症细胞浸润

第三节　玫瑰痤疮

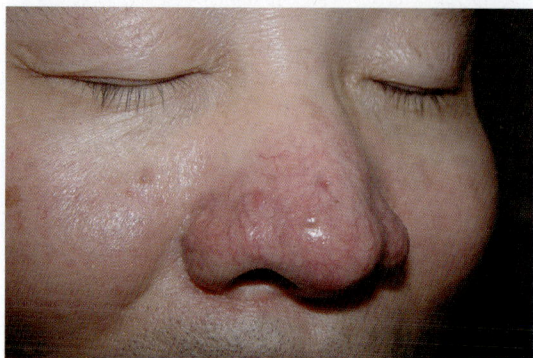

图 14-16　玫瑰痤疮　红斑期
红斑期：鼻背红斑，红色丘疹，显著毛细血管扩张

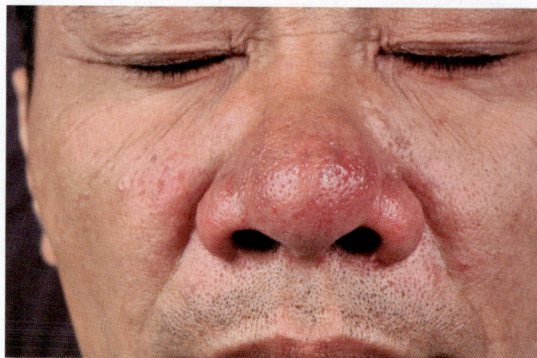

图 14-17　玫瑰痤疮　丘疹脓疱期
丘疹脓疱期：鼻背及面颊红斑、红色丘疹、脓疱，显著
毛细血管扩张

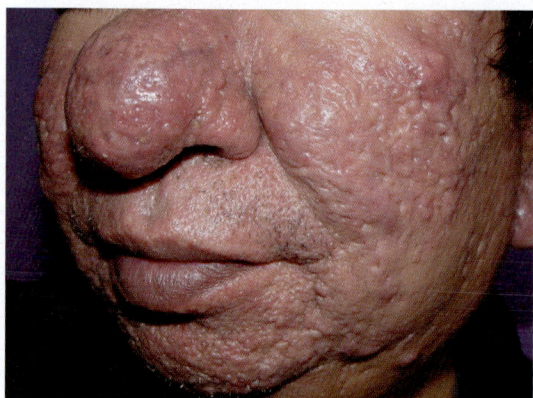

图 14-18　玫瑰痤疮　肥厚增生期
鼻赘期：鼻部、面颊及下颌皮脂腺及结缔组织增生，
鼻尖部肥大形成鼻赘，可见大小不等紫红色结节，表
面凹凸不平，毛囊口扩大，显著毛细血管扩张

第四节　斑　秃

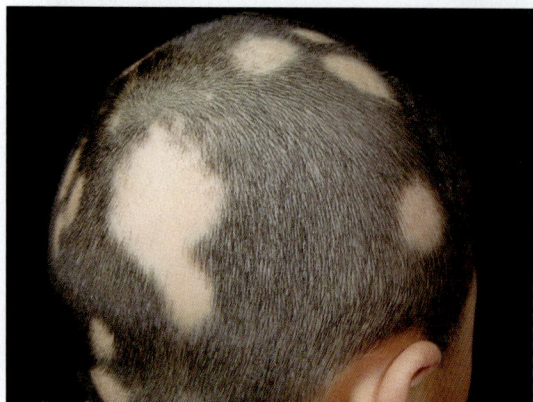

图 14-19　多发斑秃
头皮多发圆形、椭圆形边界清楚脱发
区，脱发处皮肤光滑，无炎症、鳞屑和瘢
痕，其余部位毛发正常

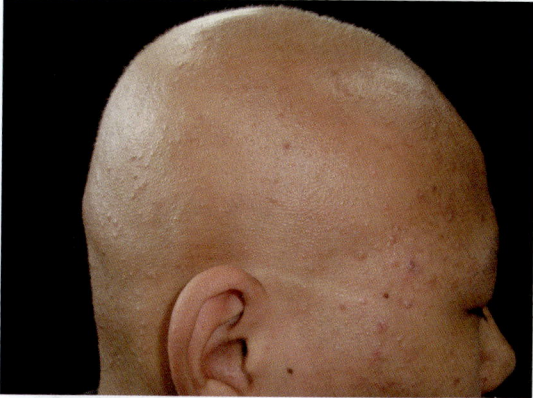

图 14-20 全秃
整个头皮头发全部脱落,眉毛及睫毛未脱落

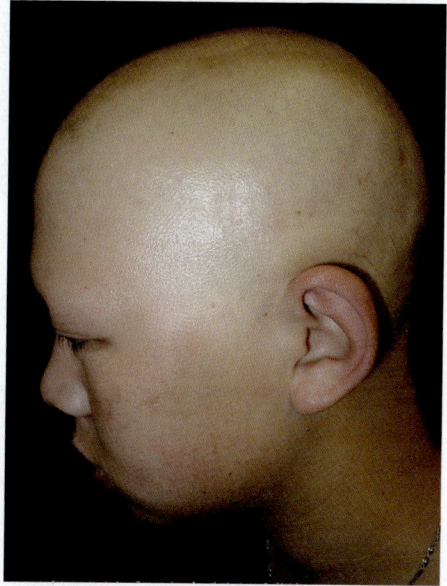

图 14-21 普秃
整个头皮头发全部脱落,眉毛脱落,
睫毛稀疏

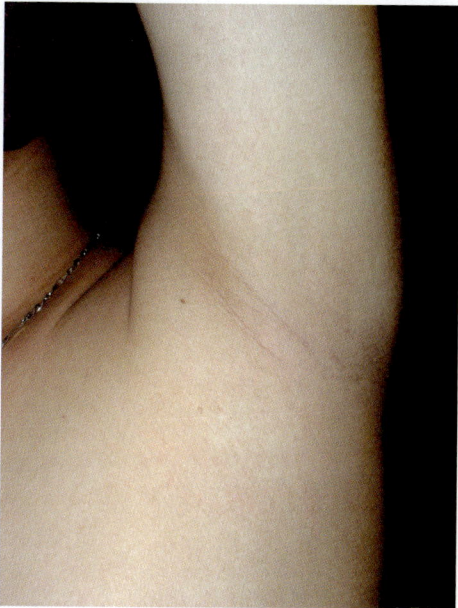

图 14-22 普秃
腋毛全部脱落

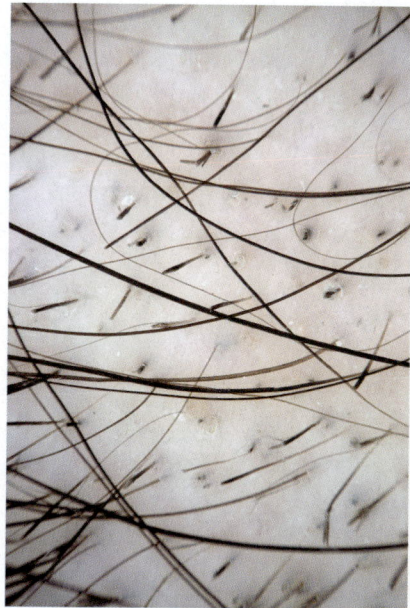

图 14-23 斑秃 皮肤镜
皮肤镜下见黑黄点征、"感叹号"发

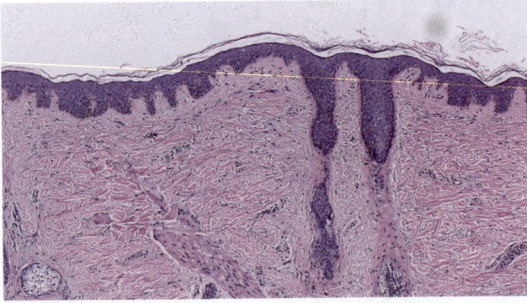

图 14-24 斑秃 病理(HE 染色,×100)
毛囊体积变小,数量减少

第五节 雄激素性秃发

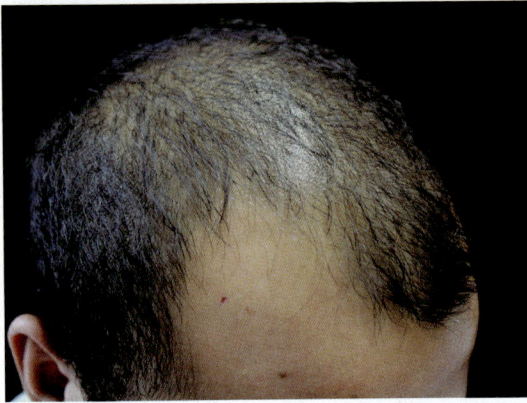

图 14-25 雄激素性秃发 男性
中年男性,前额两侧向头顶延伸头发脱落,呈 M 型,发际线向后退缩,头发稀少纤细,脱发部位头皮光滑,无炎症

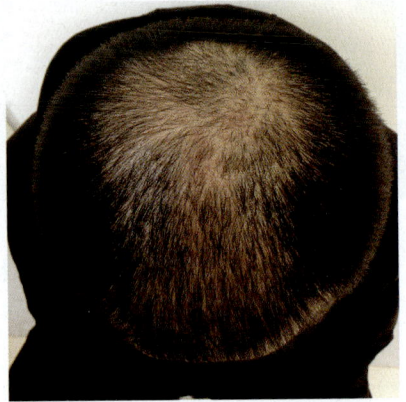

图 14-26 雄激素性秃发 男性
头顶头发纤细稀疏,脱发部位可见少量纤细毳毛

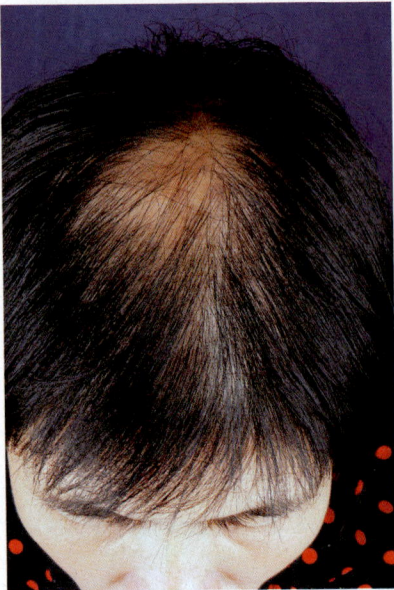

图 14-27 雄激素性秃发 女性
头顶毛发稀疏,脱发部位皮肤光滑,可见少量纤细毳毛,前额发际线无后移

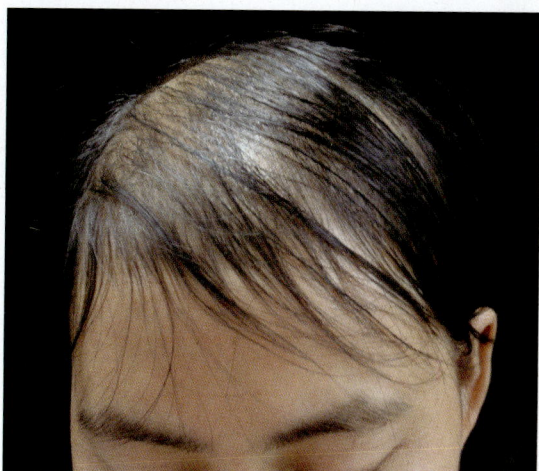

图 14-28　雄激素性秃发　女性

整个头皮毛发稀疏,脱发部位可见少量纤细毳毛

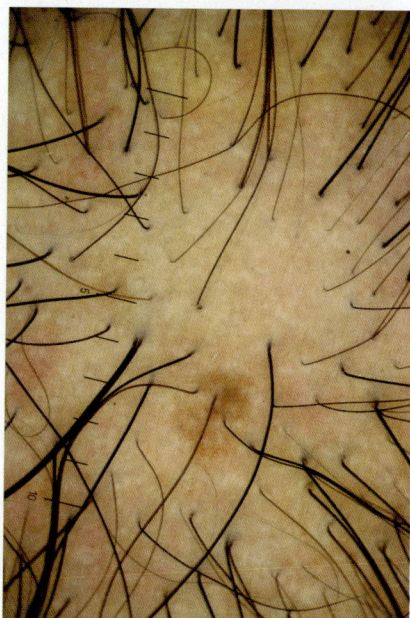

图 14-29　雄激素性秃发　皮肤镜

皮肤镜下见毛干粗细不一;直径变细的毛干增多,比例大于 20%;可见空毛囊和头皮蜂窝状色素沉着

第六节　皮脂腺增生

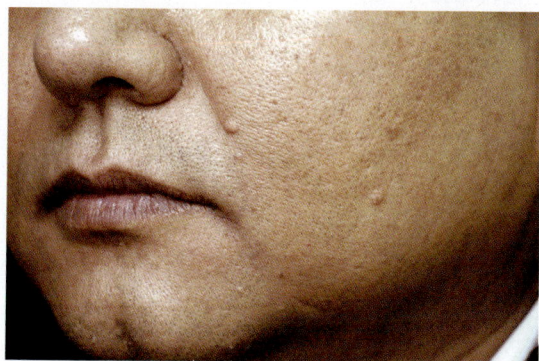

图 14-30　皮脂腺增生

面部散在淡黄色半球状丘疹

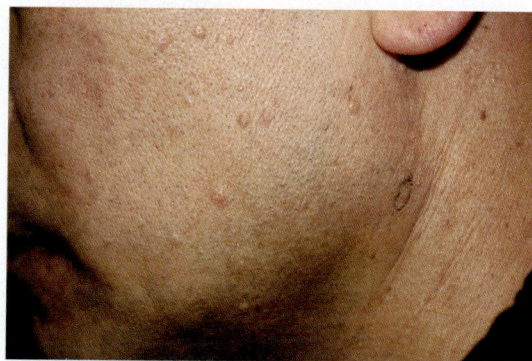

图 14-31　皮脂腺增生

面部多发散在淡黄色半球状丘疹,部分皮损中央可见脐状凹陷

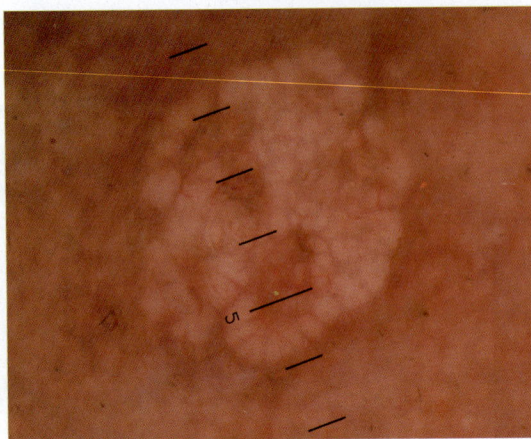

图 14-32 皮脂腺增生
皮肤镜 皮肤镜下见聚集分布的黄白色分叶样小球结构,周围可见皇冠状血管

第七节 假性斑秃

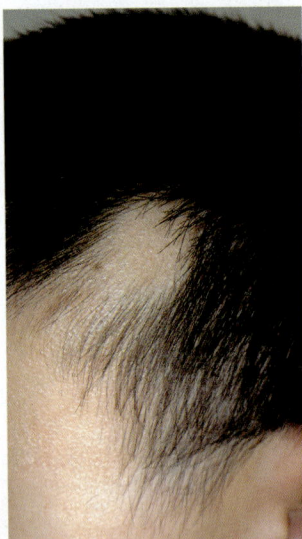

图 14-33 假性斑秃
颞部头皮椭圆形边界清楚脱发区,脱发处皮肤光滑,无炎症鳞屑,其余部位毛发正常

第八节 拔毛癖

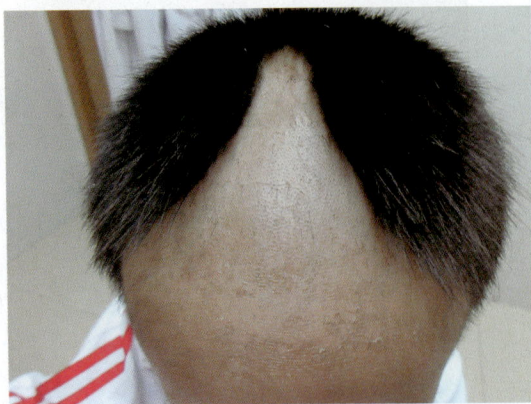

图 14-34 拔毛癖
额顶部三角形脱发区,中央可见残存毛发(拉发实验阴性)

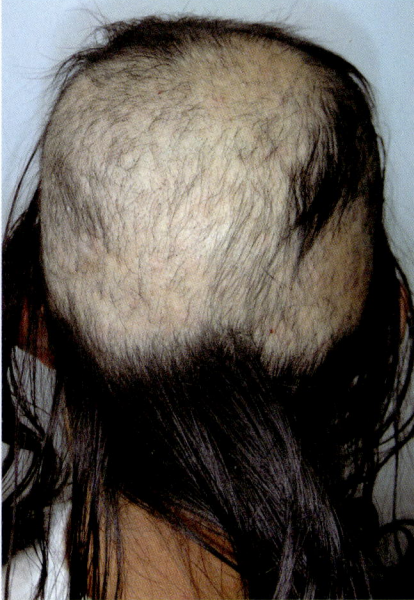

图 14-35　拔毛癖
头部大面积形状不规则毛发拔除区，界
限不清，部分区域头发稀疏

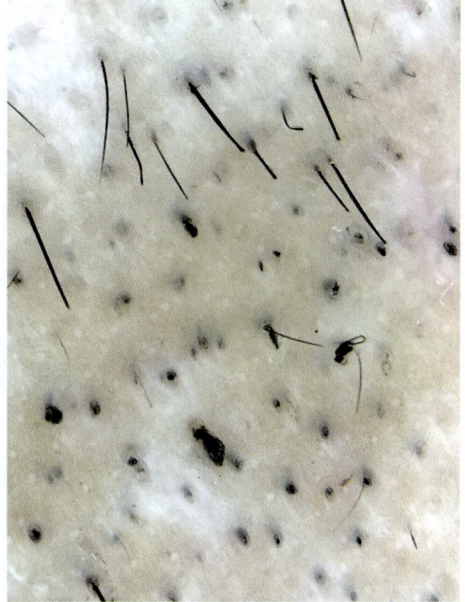

图 14-36　拔毛癖　皮肤镜
皮肤镜下见火焰状发、不规则的卷曲的
毛发、黑点征

第九节　毛发结构异常

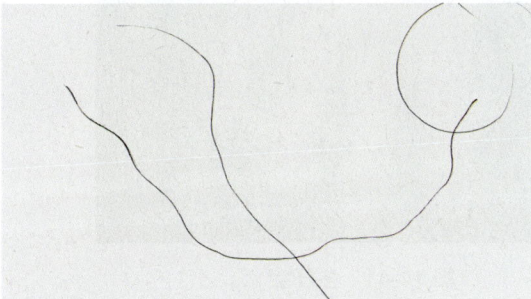

图 14-37　毛发结构异常　念珠样发
毛发粗细不均呈串珠状

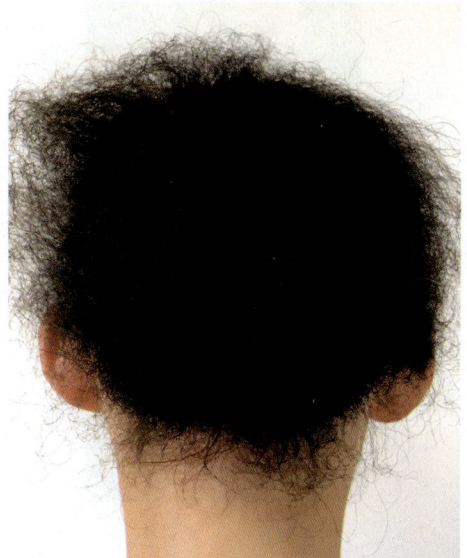

图 14-38　毛发结构异常　羊毛状发
头发松软，似绵羊毛外观

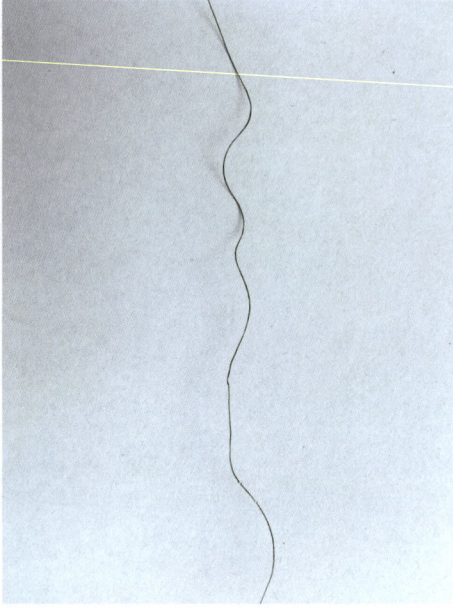

图 14-39　毛发结构异常　羊毛状发
毛发纤细,呈螺旋状卷曲

第十节　多　汗　症

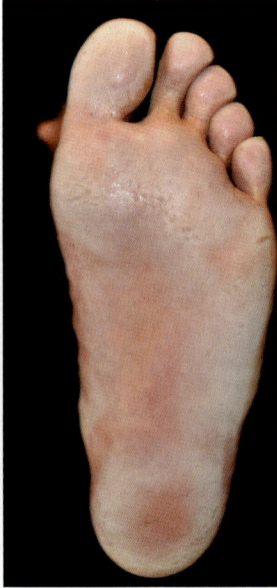

图 14-40　多汗症
脚掌汗液过多,皮肤浸
渍发白

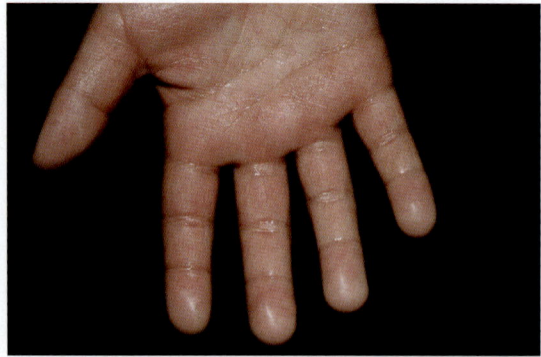

图 14-41　多汗症
手掌汗液过多,皮肤潮湿

第十一节 甲营养不良

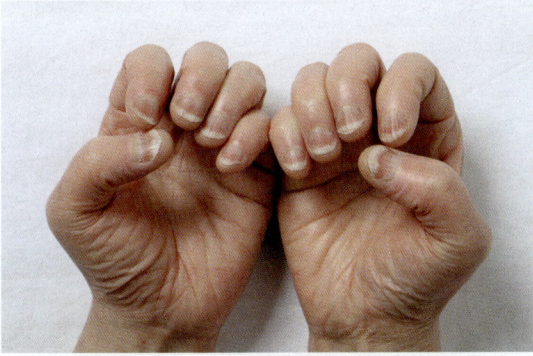

图 14-42 甲营养不良
双手十指甲板变薄,纵嵴,甲游离缘甲板与甲床分离

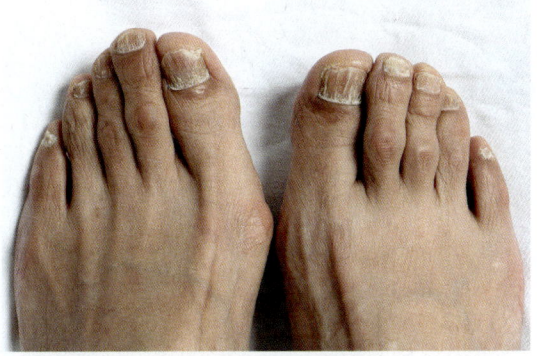

图 14-43 甲营养不良
双足十趾甲板混浊呈黄白色,表面粗糙,失去光泽

第一节 白 癜 风

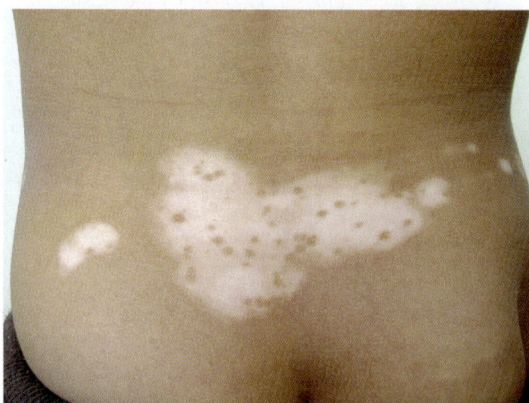

图 15-1 白癜风 局限型
腰背部边界清楚色素脱失斑,白斑边缘可见色素减退的过渡区,中央可见色素恢复的"皮岛"

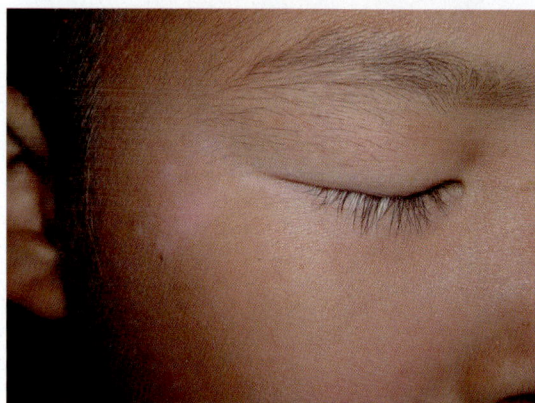

图 15-2 白癜风 节段型
右睑缘及眼角外侧不规则形状色素脱失斑,白斑区域部分睫毛变白

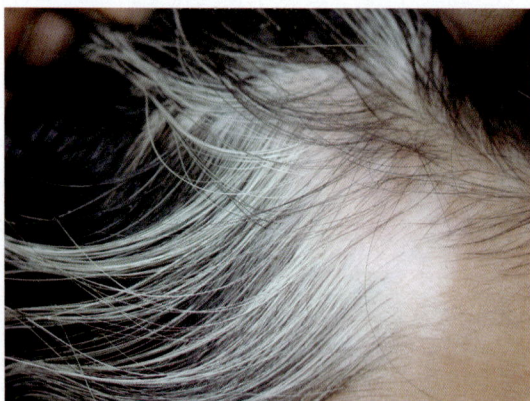

图 15-3 白癜风 局限型
头皮发际线处边界清楚色素脱失斑,其上部分头发变白

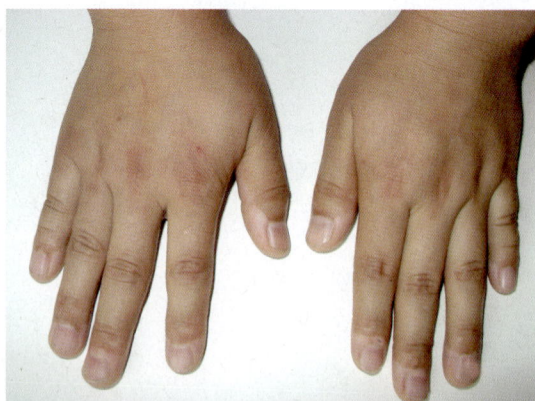

图 15-4 白癜风 肢端型
双手十指远端边界清楚色素脱失斑,白斑边缘皮肤色素增加

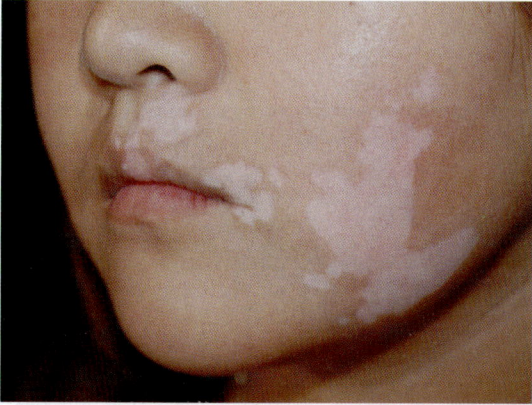

图 15-5 白癜风 节段型
左侧面部边界清楚、沿神经节段分布色素脱失斑,白斑边缘色素增多,面颊白斑及边缘毛细血管扩张

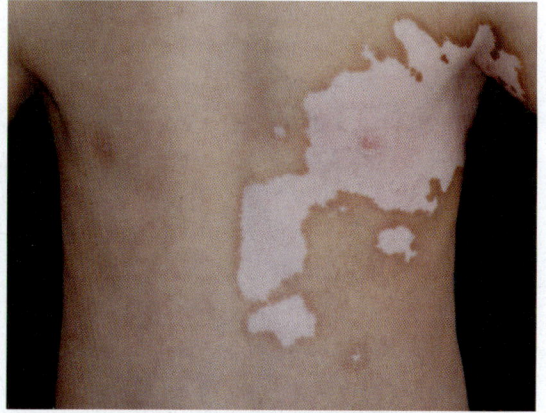

图 15-6 白癜风 节段型
左胸壁沿肋间神经区域分布、边界清楚、色素脱失斑,白斑边界色素增加

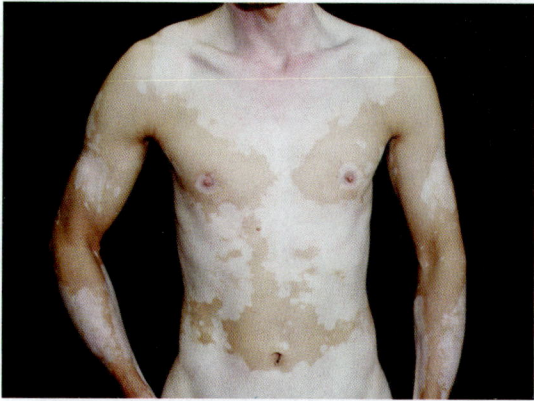

图 15-7 白癜风 泛发型
颈部、躯干及双上肢泛发边界清楚、形状不规则、大小不等色素脱失斑,大致对称分布

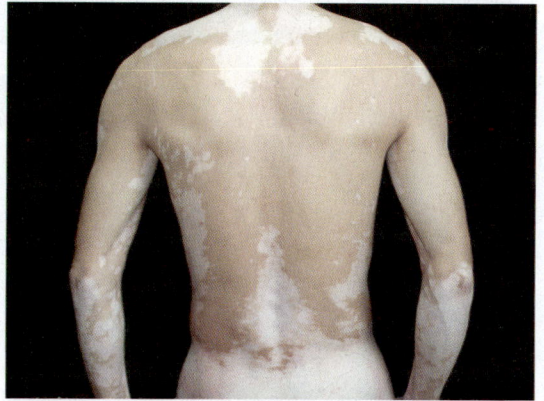

图 15-8 白癜风 泛发型
与图 15-7 为同一患者,背部及上肢皮损

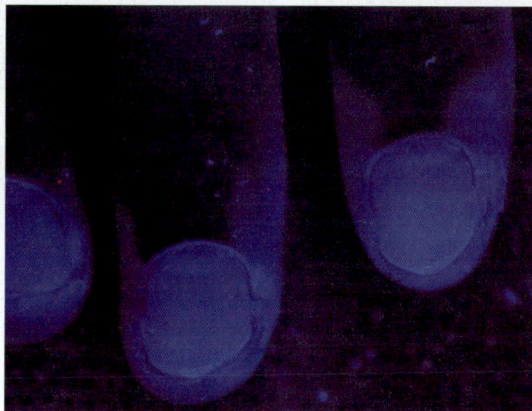

图 15-9 白癜风 节段型
Wood 灯下,指端白斑显示蓝色荧光,边界清楚

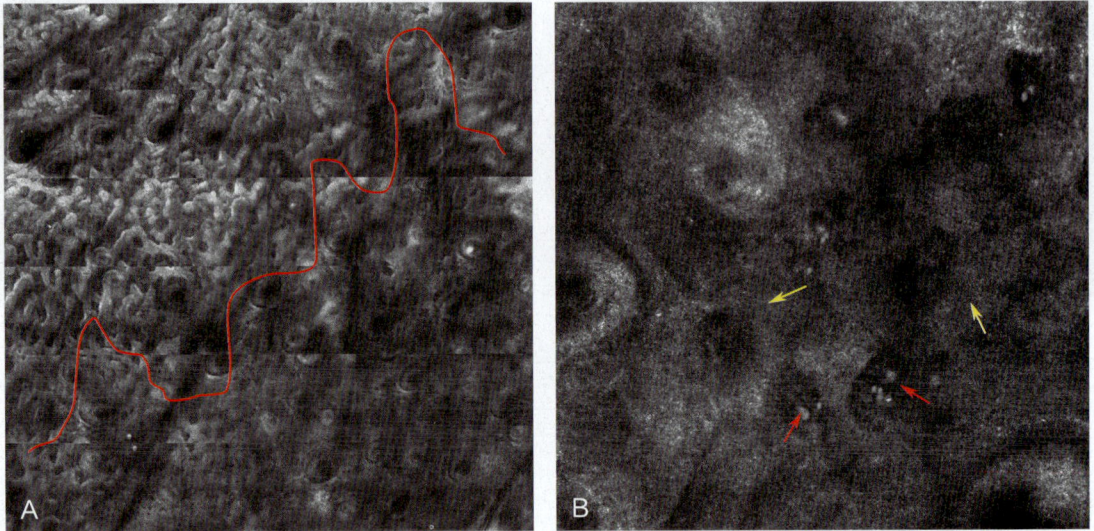

图 15-10 白癜风 皮肤 CT

A. 皮损与皮周区域界限清楚,红曲线左上是皮周,右下皮损;B. 皮损基底层色素明显减少或缺失(黄箭头),
基底细胞环色素明显减少或缺失,真皮乳头及浅层可见稀疏炎症细胞浸润 (红箭头)

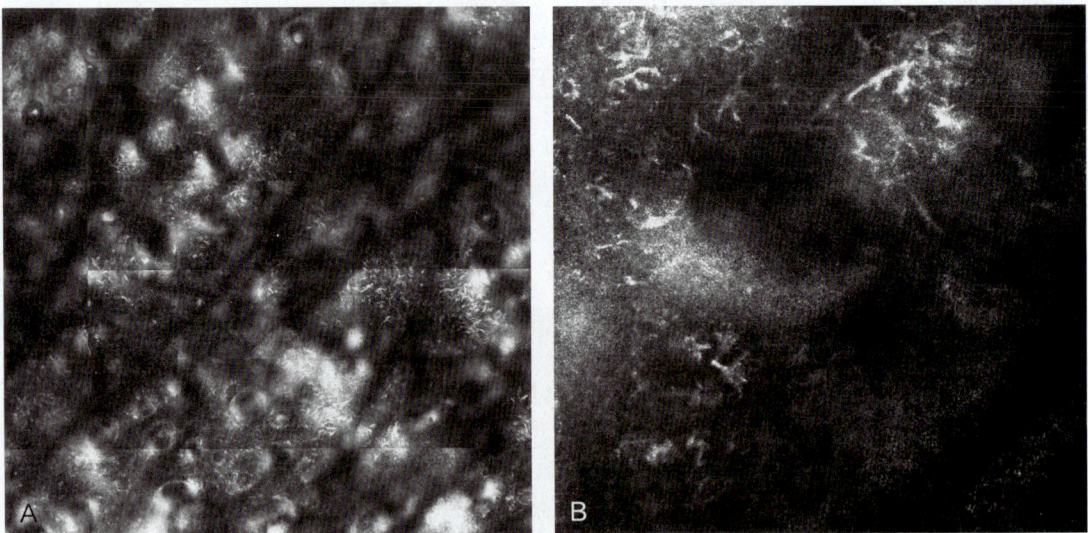

图 15-11 白癜风 皮肤 CT

A. 白癜风皮损与皮周;B. 皮损区域毛囊周围见有增生树枝状黑素细胞增多

第二节 黄 褐 斑

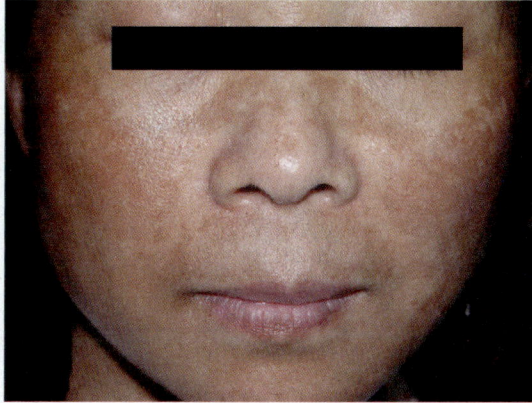

图 15-12 黄褐斑
双颊、鼻背及鼻周对称分布、边界清楚
黄褐色斑片，呈蝴蝶形

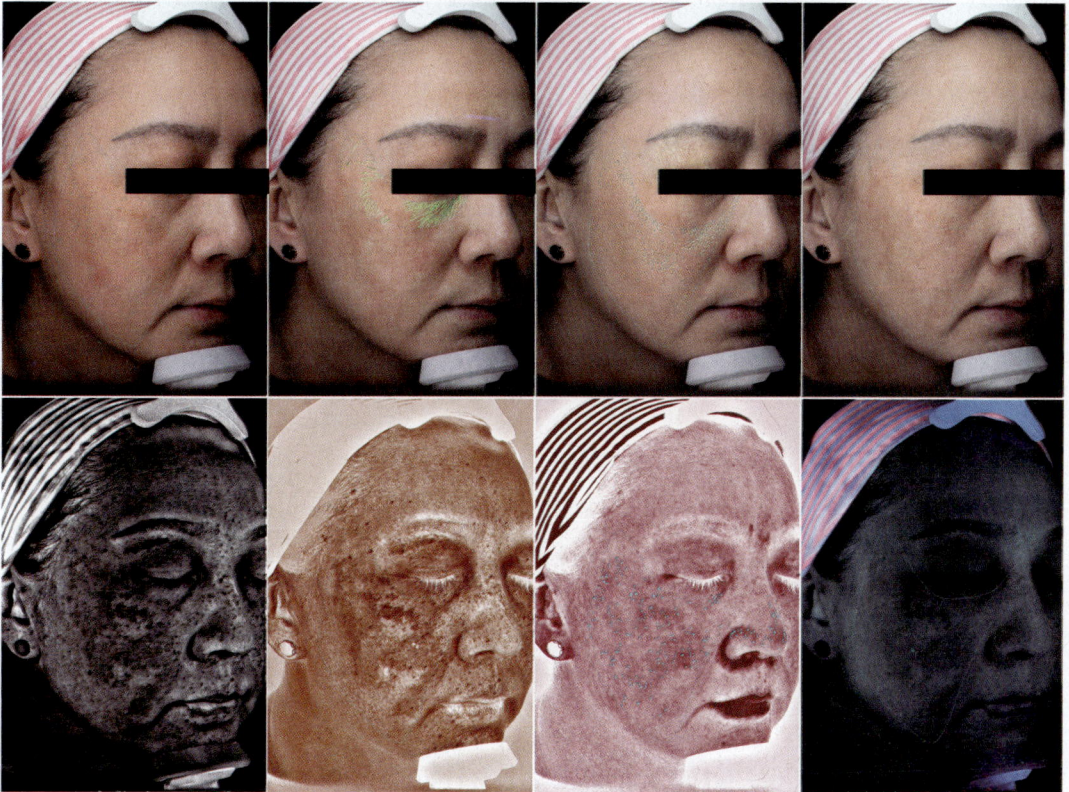

图 15-13 黄褐斑 VISIA 皮肤检测仪
黄褐斑 VISIA 皮肤检测仪检测右侧面图

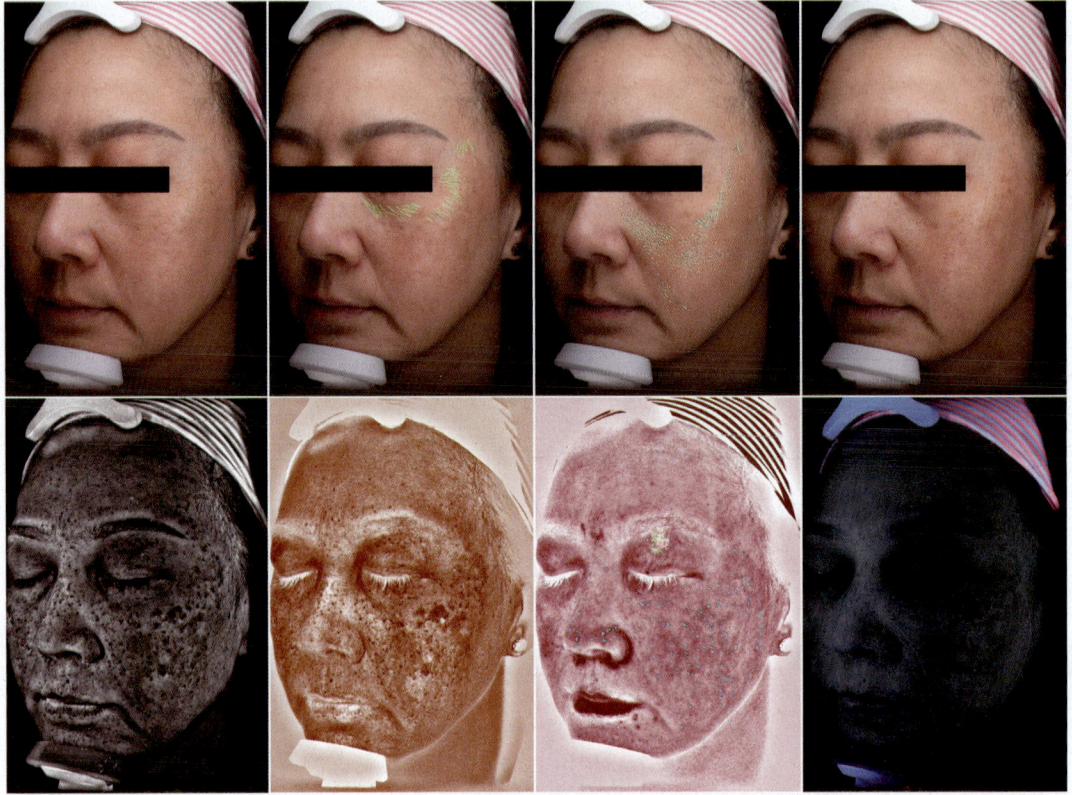

图 15-14 黄褐斑 VISIA 皮肤检测仪
黄褐斑 VISIA 皮肤检测仪检测左侧面图

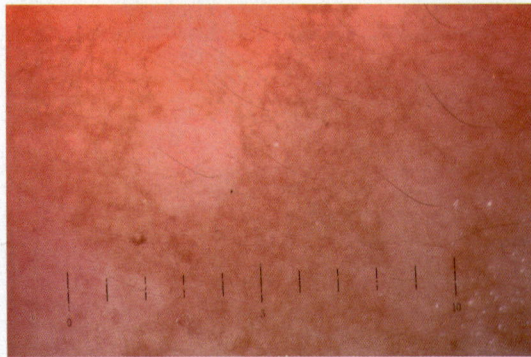

图 15-15 黄褐斑 皮肤镜
皮肤镜下见淡黄褐色均匀一致的斑片

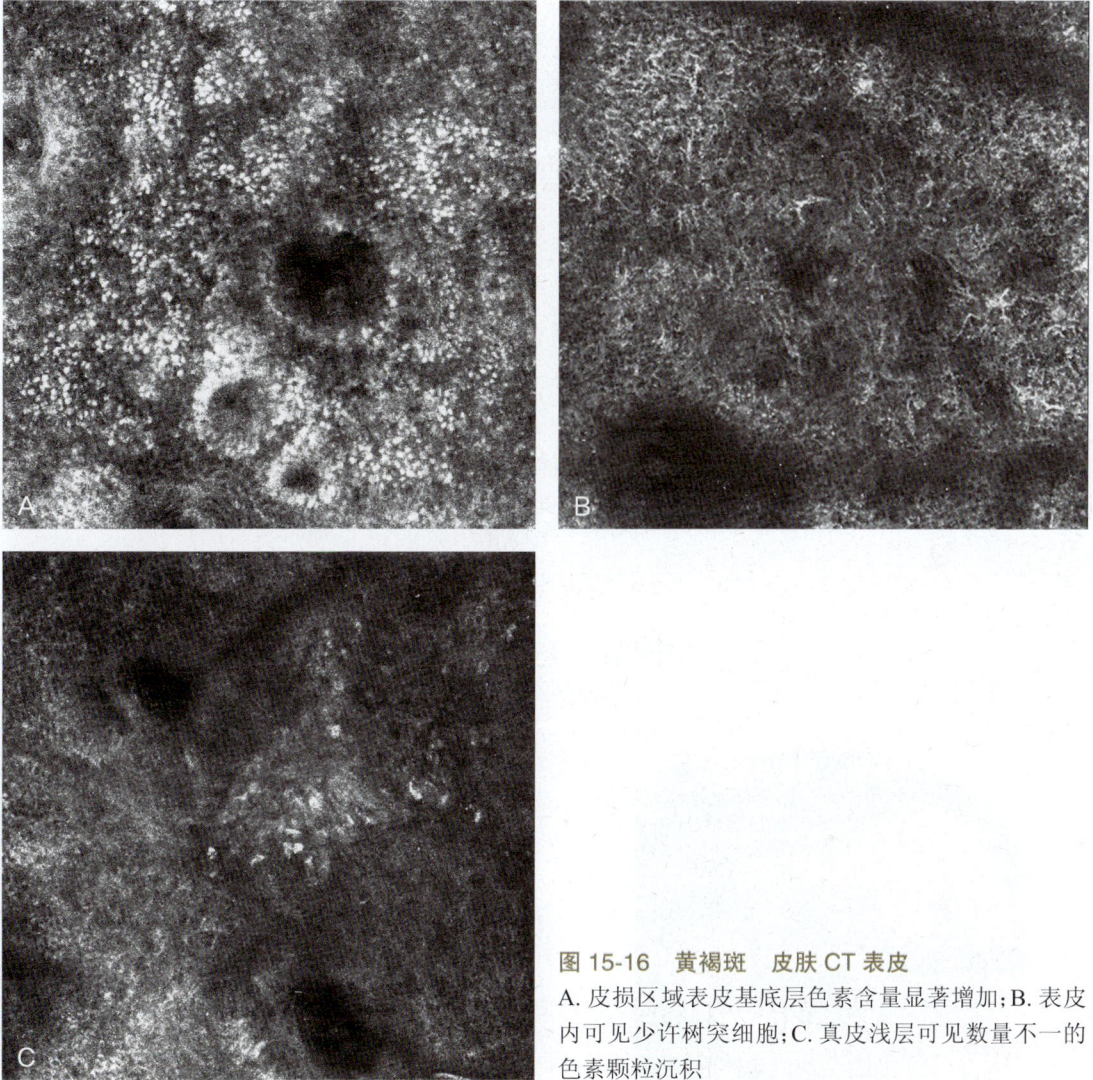

图 15-16 黄褐斑 皮肤 CT 表皮
A. 皮损区域表皮基底层色素含量显著增加；B. 表皮内可见少许树突细胞；C. 真皮浅层可见数量不一的色素颗粒沉积

第三节 雀 斑

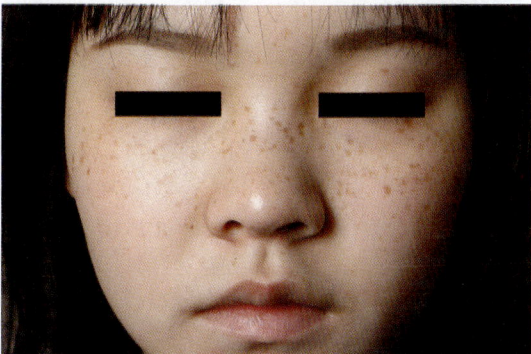

图 15-17 雀斑
面颊及鼻背多发密集针尖至粟粒大小深浅不一褐色斑点，孤立不融合

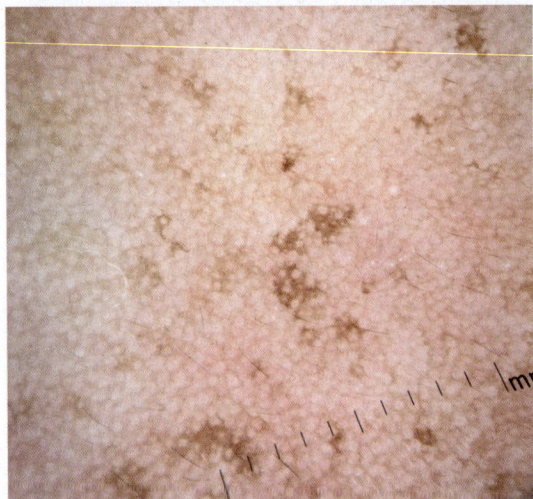

图 15-18　雀斑　皮肤镜
皮肤镜下见散在分布的浅褐色的网状色素沉着

第四节　太　田　痣

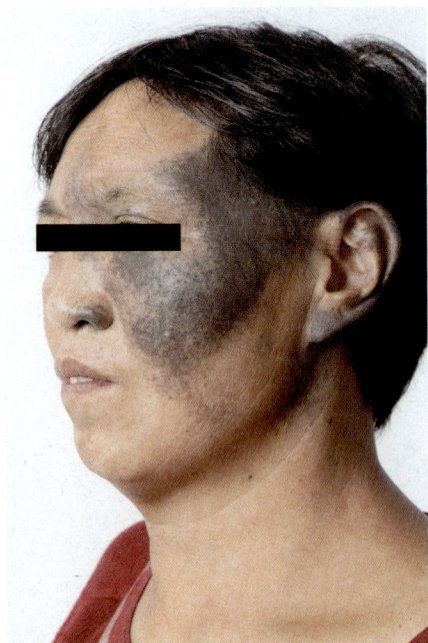

图 15-19　太田痣
左侧面部三叉神经眼、上颌支分布区域
的蓝褐色斑片，着色不均，呈点状，边界
不清楚

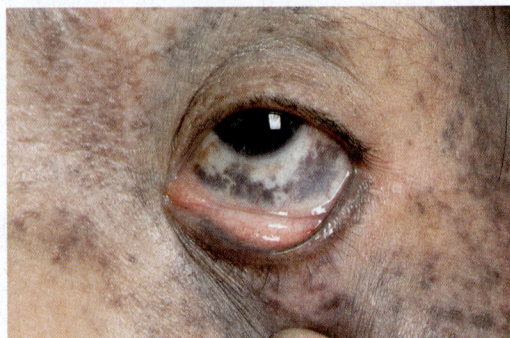

图 15-20　太田痣
左侧巩膜有蓝褐色斑点

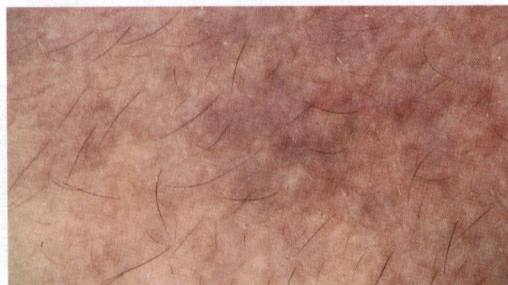

图 15-21　太田痣　皮肤镜
皮肤镜下见多种色素沉着（棕黄色、青灰色、
灰褐色）混杂分布

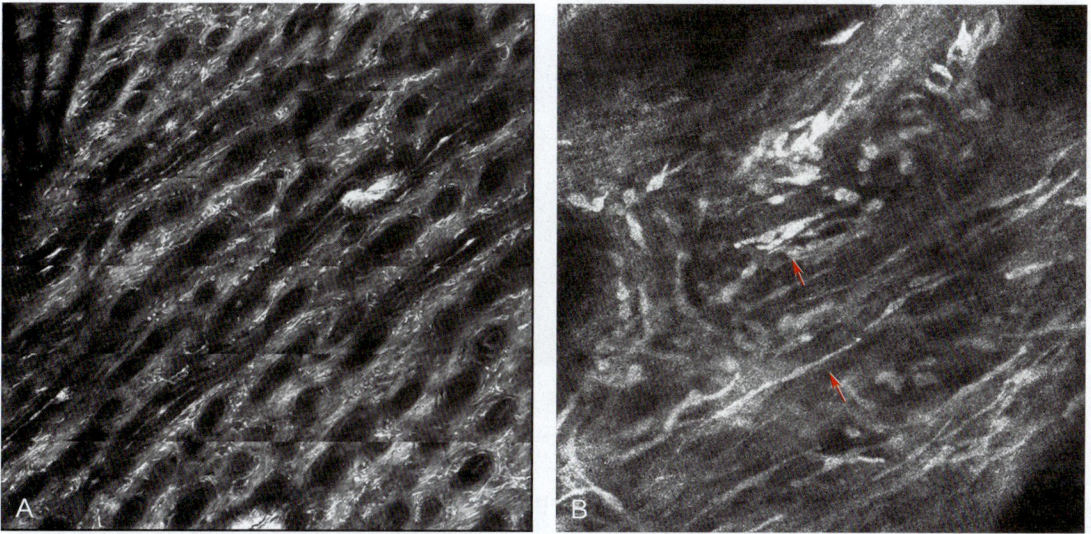

图 15-22 太田痣 皮肤 CT
A. 表皮与基底层色素基本正常；B. 真皮中部可见散在分布的条索状高折光色素团 (红箭头)

第五节 无色素痣

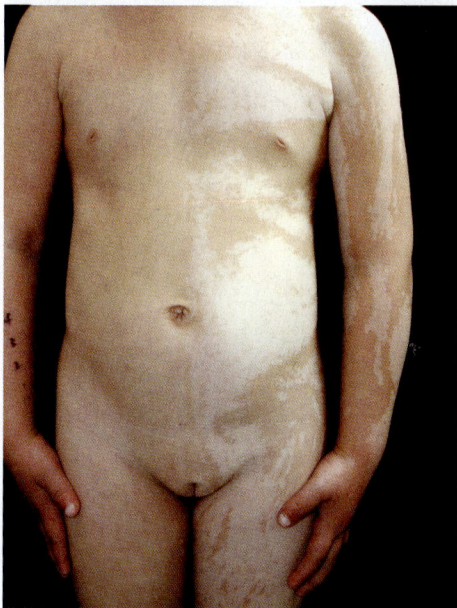

图 15-23 无色素痣
左躯干及左上下肢多发条带状及大片状色素减退斑，沿 Blascho 线分布，周围无色素沉着带

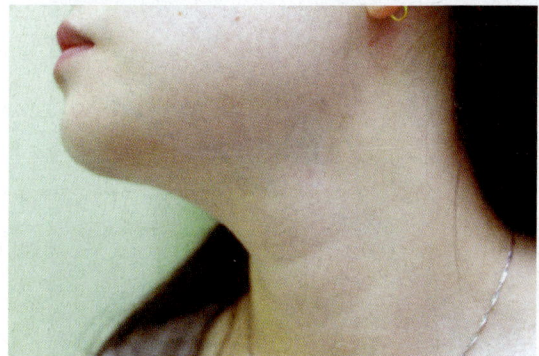

图 15-24 无色素痣
左下颌部大片状不规则色素减退斑

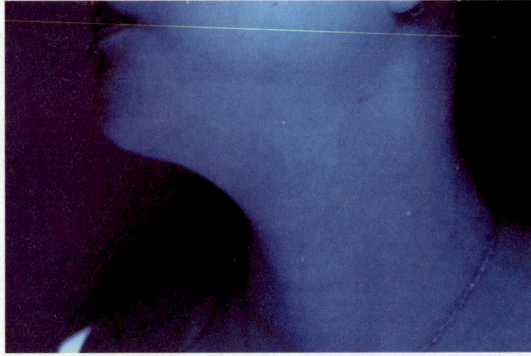

图 15-25　无色素痣　Wood 灯
与图 15-24 为同一患者,wood 灯下检查为阴性

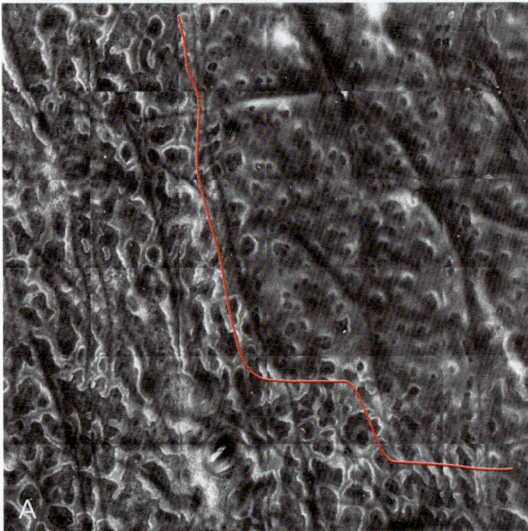

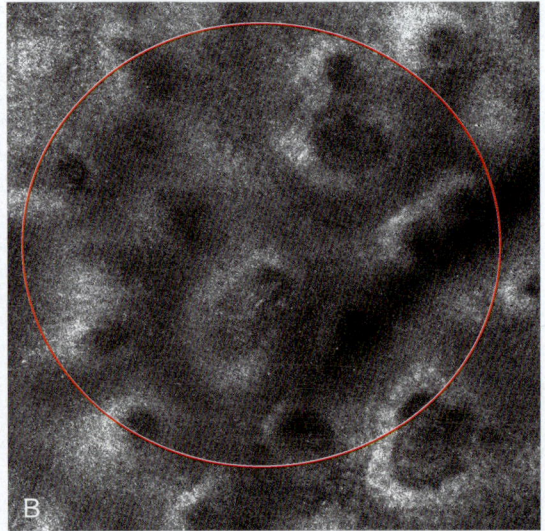

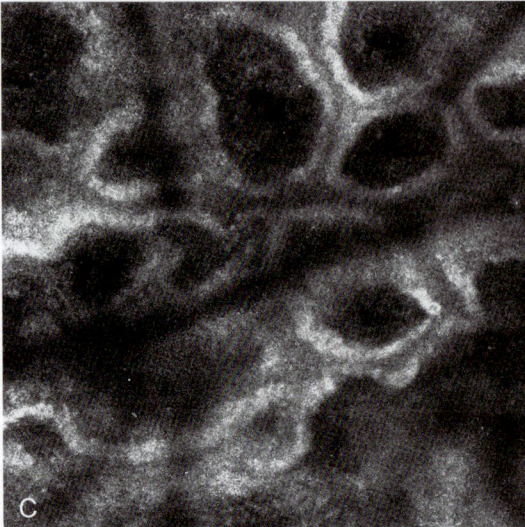

图 15-26　无色素痣　皮肤 CT
A. 皮周与皮损区域界限清晰 (红曲线);B. 皮损区域
基底层色素减少,基底细胞色素环大致存在,其上色
素相对减少分布均匀;C. 皮周色素环色素正常分布

第六节　贫　血　痣

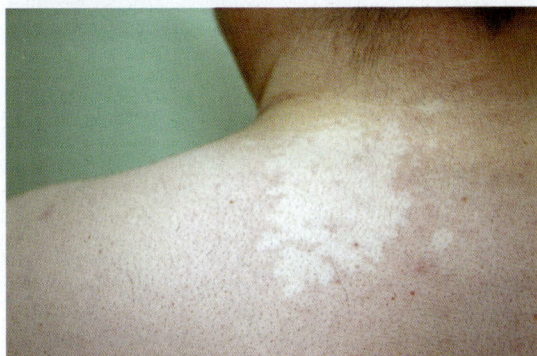

图 15-27　贫血痣
背部边缘不规则苍白斑片

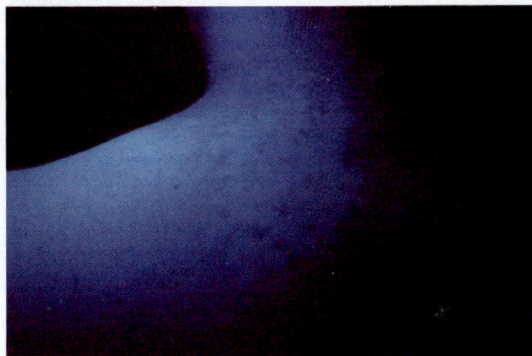

图 15-28　贫血痣
与图 15-27 为同一患者，wood 灯检查为阴性（提示该处脱色病变不是继发于黑素量减少）

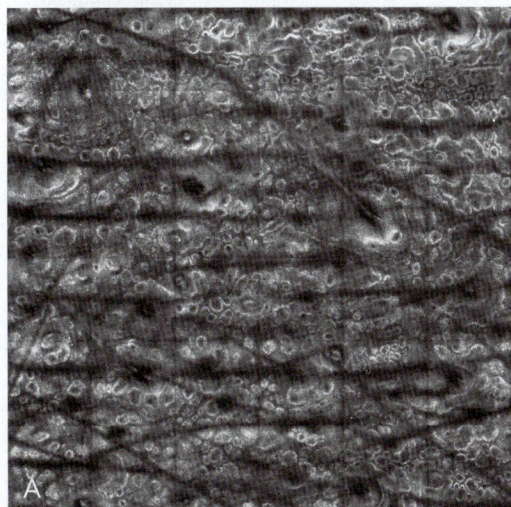

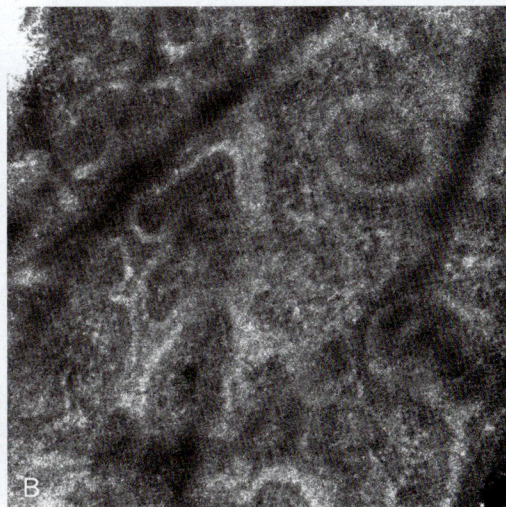

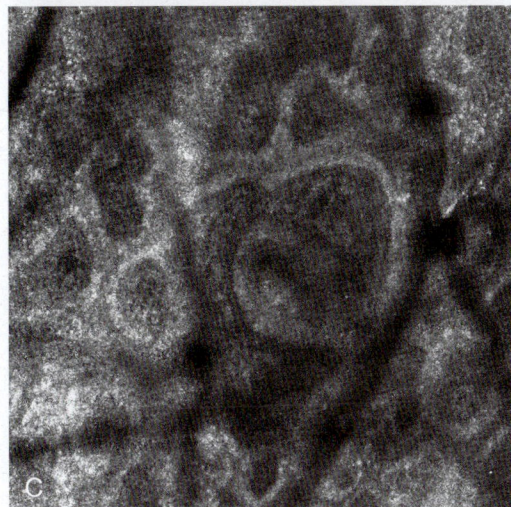

图 15-29　贫血痣　皮肤 CT
A. 皮损与皮周图片；B. 皮损白斑区域基底层色素分布与皮周对比无明显差别，基底细胞环上色素分布也未见明显差别；C. 皮周图片

第七节　老年性白斑

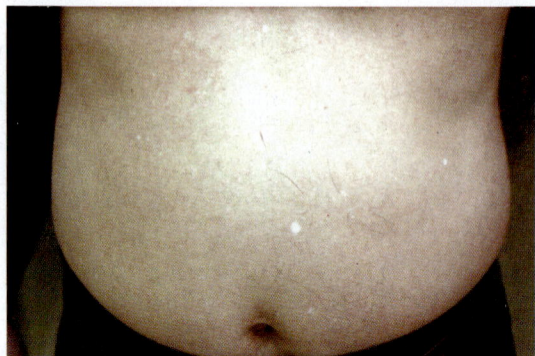

图 15-30　老年性白斑
腹部多发边界清楚、大小不等圆形、椭圆形
白色斑疹、斑片

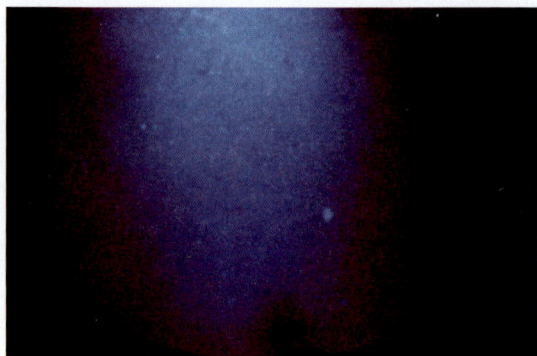

图 15-31　老年性白斑　Wood 灯
与图 15-30 为同一患者，wood 灯检查为阳性

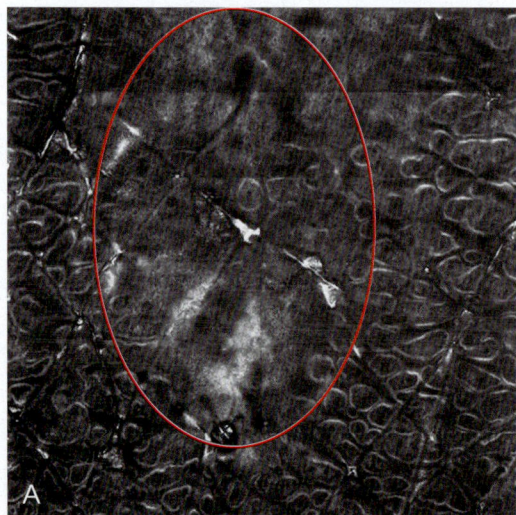

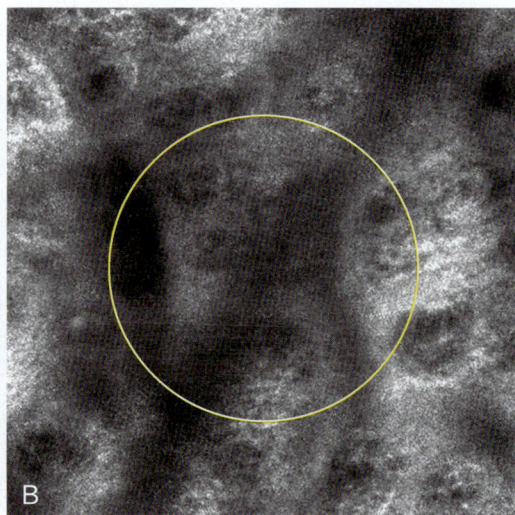

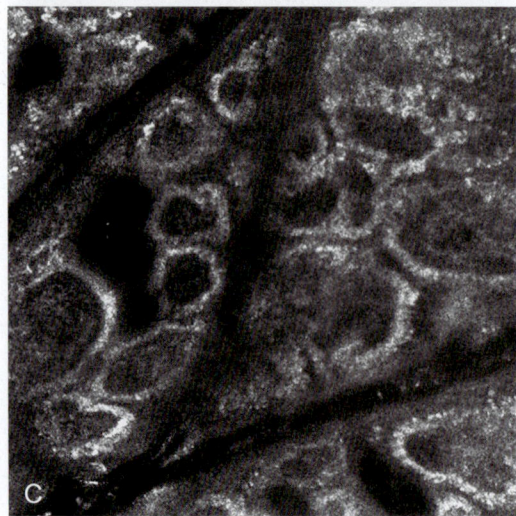

图 15-32　老年性白斑　皮肤 CT
A. 皮周与皮损白斑区域界限清晰（红圈）；B. 皮损
区域色素减退和缺失，表皮萎缩（黄圈）；C. 皮损周
围正常皮肤

第八节 斑 驳 病

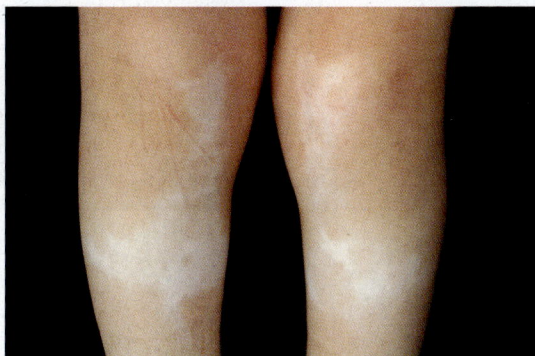

图 15-33 斑驳病
双小腿不规则、境界清楚白斑,白斑中可见岛屿状正
常皮肤,白斑边缘无色素加深

第九节 黑 变 病

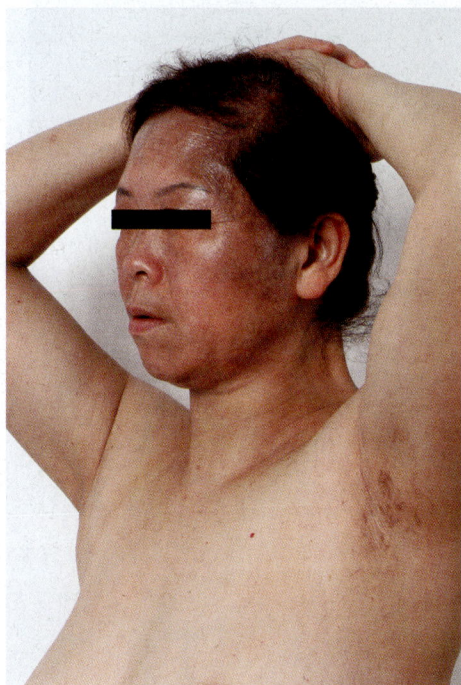

图 15-34 黑变病
面部、腋下多发边界不清、弥漫黑褐色
深浅不一斑片

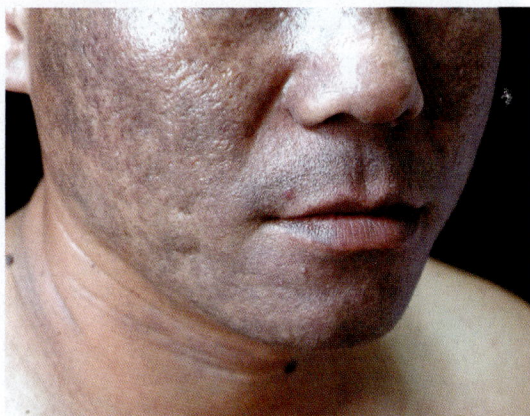

图 15-35 黑变病
面颈部边界不清、弥漫黑褐色深浅不一斑片,
似粉尘样外观

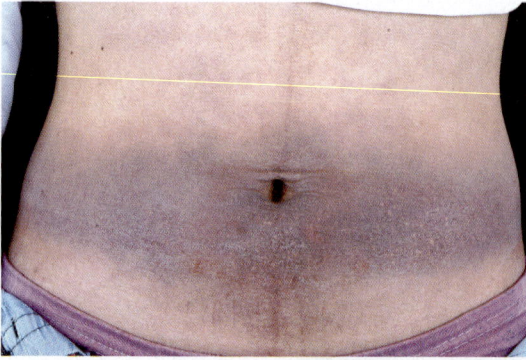

图 15-36　黑变病

腰部条带状蓝灰色斑,脐周围紫红色斑,皮肤粗糙增厚角化,少量细小鳞屑,边缘可见毛囊周围色素斑点

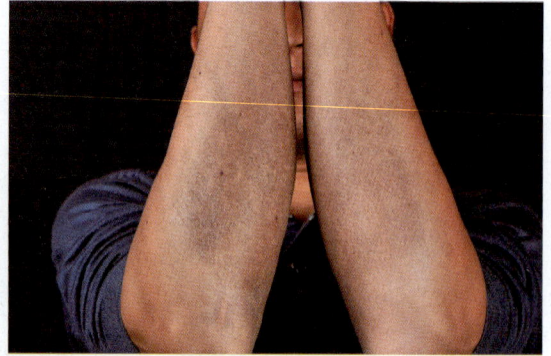

图 15-37　黑变病

双前臂伸侧片状、细网状黑褐色斑,局部可见细小白色鳞屑

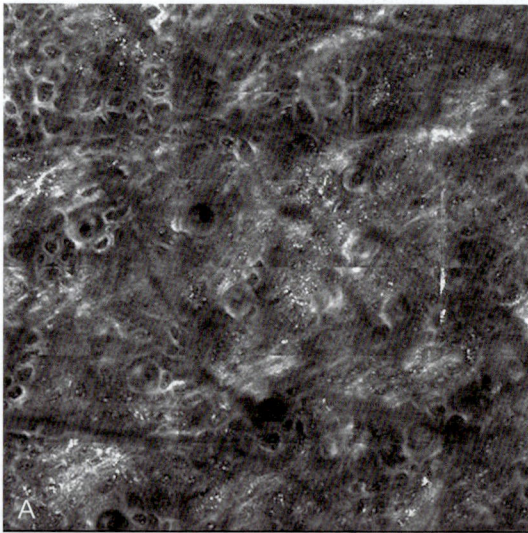

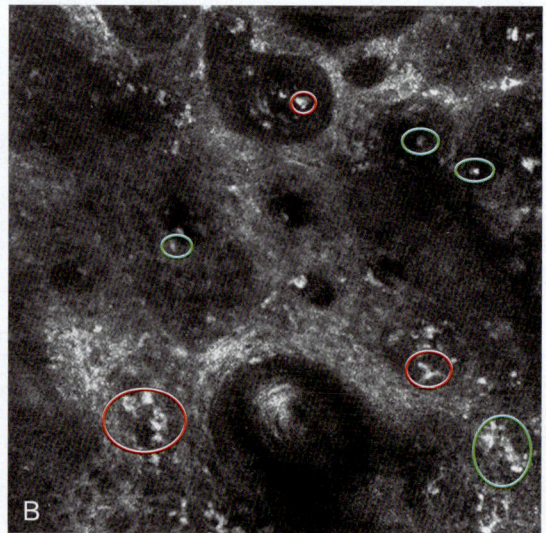

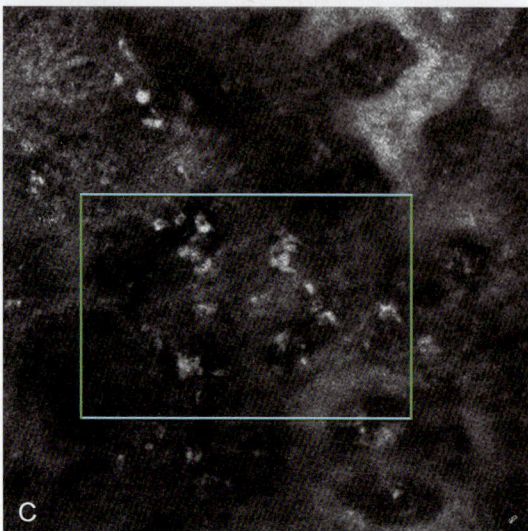

图 15-38　黑变病　皮肤 CT

A. 真表皮交界不清,基底细胞灶状液化变性;
B、C. 真皮乳头层和真皮浅层见有不等量高折光圆形及不规则形态结构的炎症细胞 (绿圈) 及嗜色素细胞浸润 (红圈)

第十节　蒙　古　斑

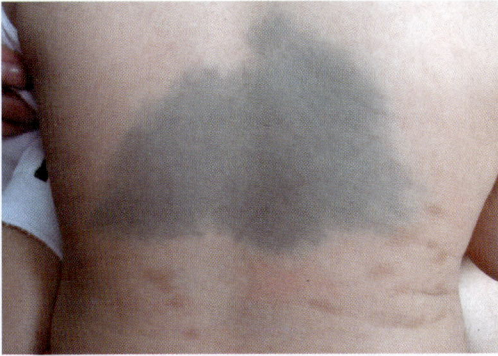

图 15-39　蒙古斑
背部形状不规则灰青色斑片

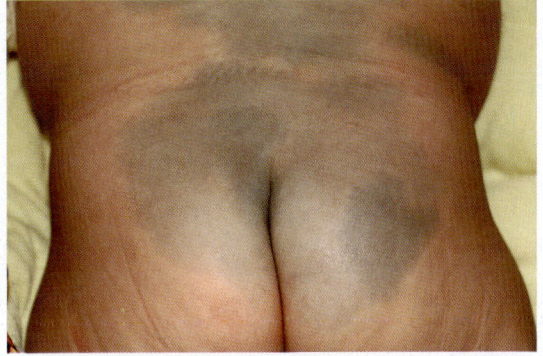

图 15-40　蒙古斑
腰骶部及臀部多发形状不规则灰青色、暗蓝色斑片

第十一节　咖　啡　斑

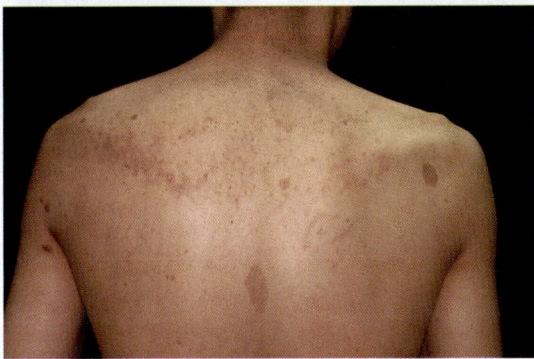

图 15-41　咖啡斑
背部多发散在、边界清楚、大小不等褐色斑疹及斑片

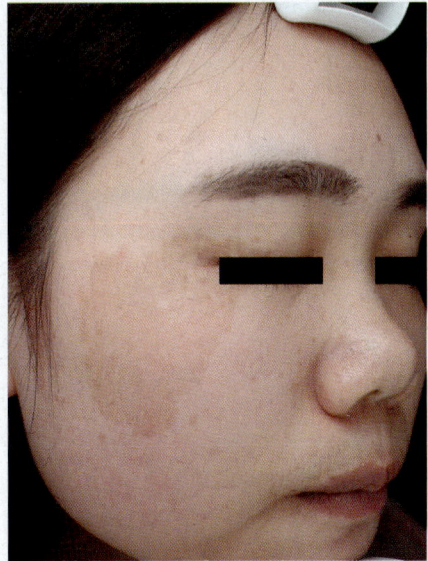

图 15-42　咖啡斑
右面部边界清楚，淡褐色斑片

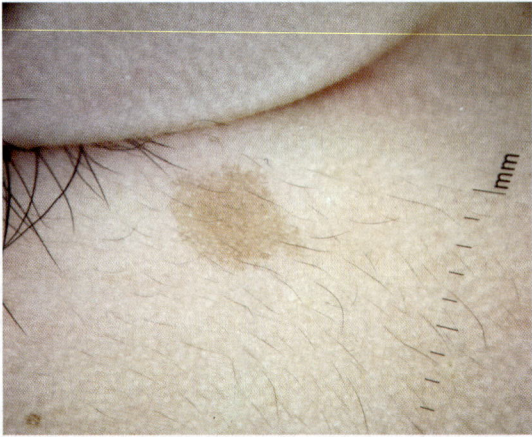

图 15-43 咖啡斑 皮肤镜
皮肤镜下见均匀的淡褐色斑片

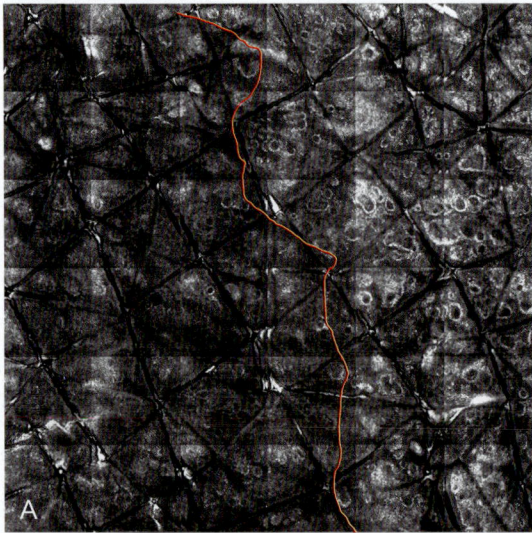

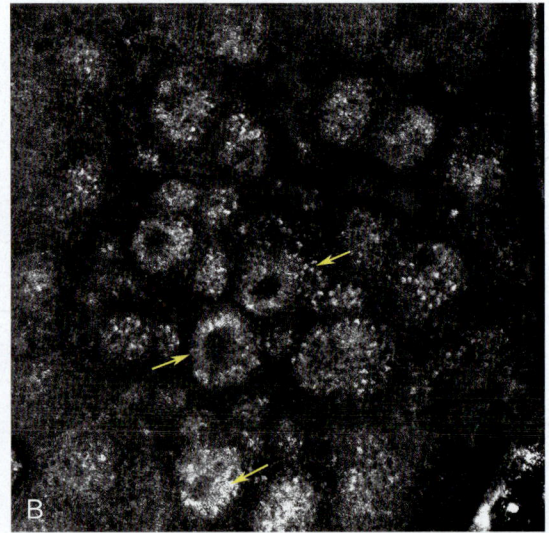

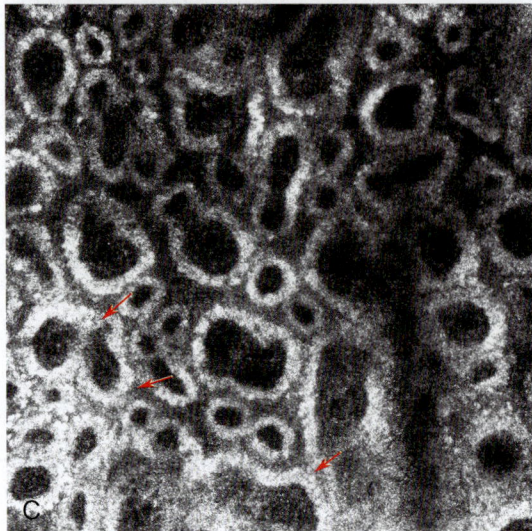

图 15-44 咖啡斑 皮肤 CT
A. 皮周 (红曲线左侧) 与皮损 (红曲线右侧) 对照界限清楚; B.C. 表皮及基底层色素的折光率明显增高 (红箭头), 基底层黑素细胞数目增多 (黄箭头)

第十二节　色素性毛表皮痣

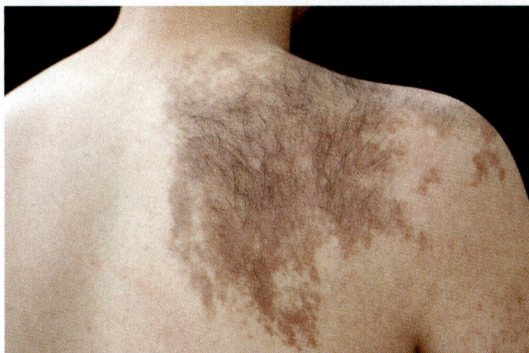

图 15-45　色素性毛表皮痣
右肩背部褐色不规则斑片，其上毛发生长明显

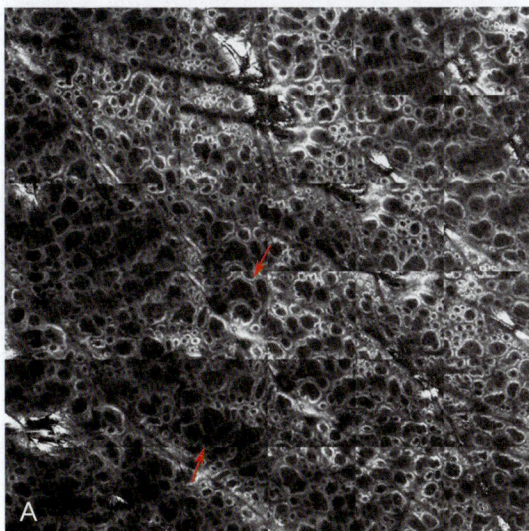

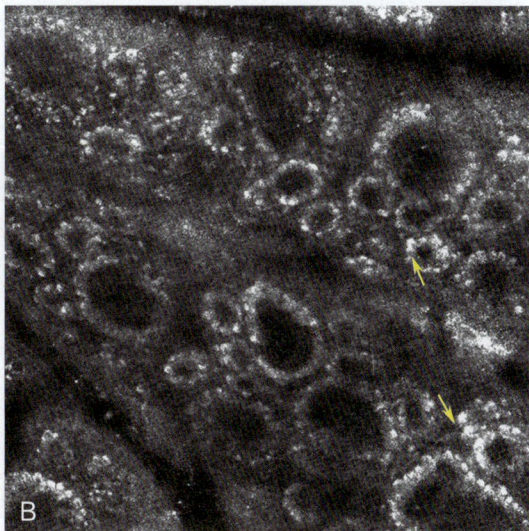

图 15-46　色素性毛表皮痣　皮肤 CT
A. 角质层增厚，可见轻度乳头瘤样增生（红箭头）；B. 表皮突下延，基底层色素增加（黄箭头）

第十三节　文　身

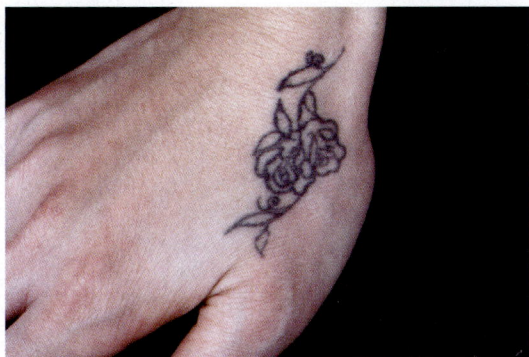

图 15-47　文身
右手背蓝黑色花朵图案

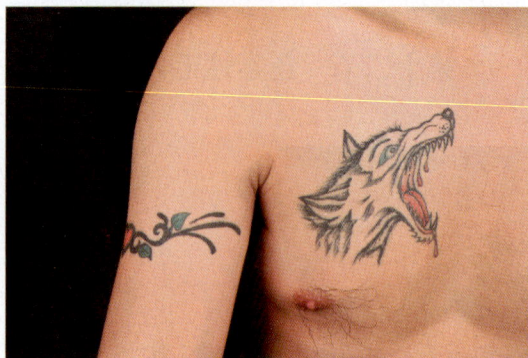

图 15-48 文身
前胸及右上臂蓝黑色、绿色及红色动物及植物图案

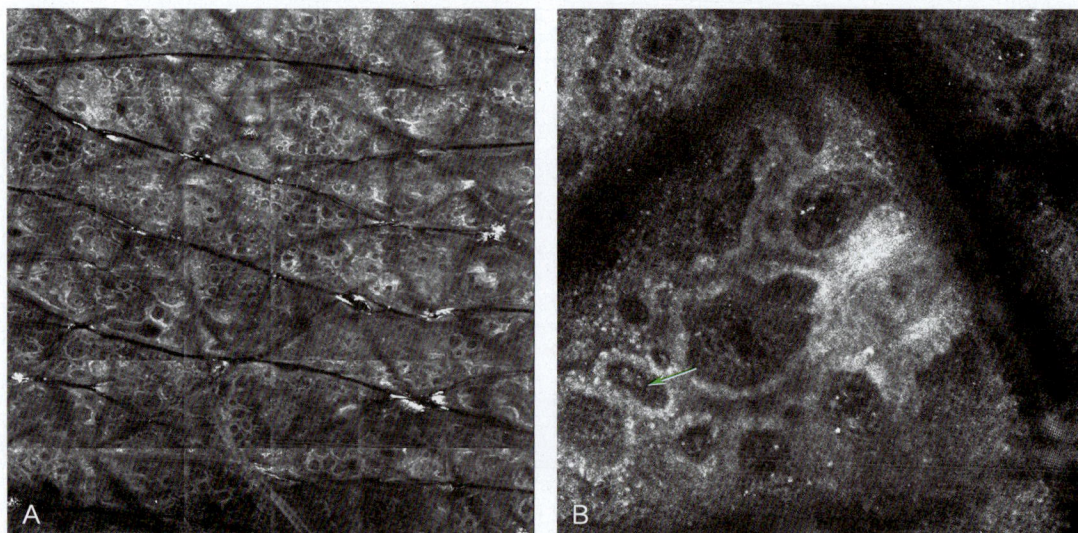

图 15-49 文身 皮肤 CT
A. 表皮大致正常;B. 真皮中上部可见色素颗粒,真皮乳头可见少许淋巴细胞及炎症细胞浸润

第十六章　遗传性皮肤病

第一节　鱼　鳞　病

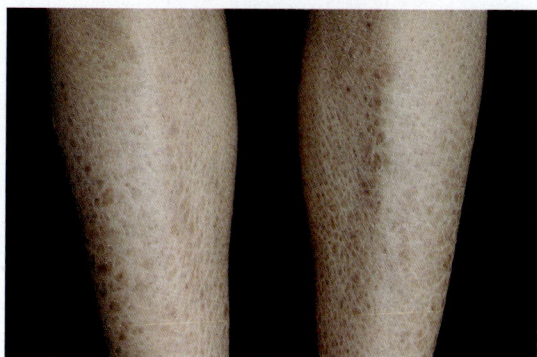

图 16-1　寻常型鱼鳞病
双下肢皮肤干燥,多发鱼鳞样鳞屑

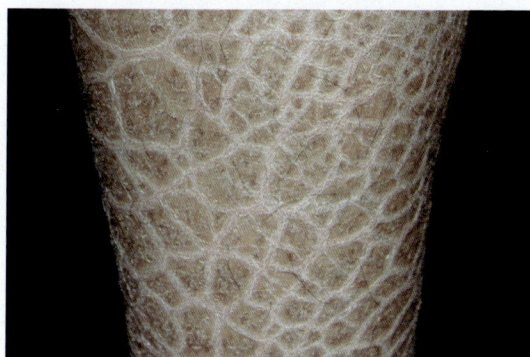

图 16-2　性联鱼鳞病
下肢皮肤干燥,瓦裂样改变

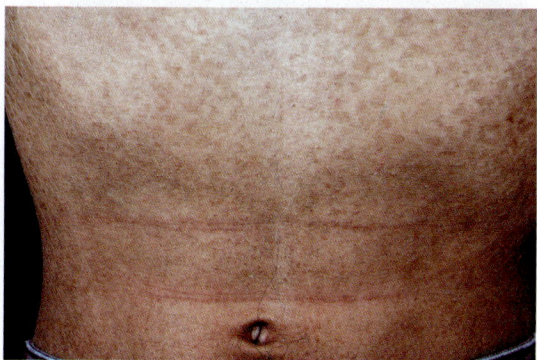

图 16-3　性联鱼鳞病
腹部皮肤干燥,角化过度,多发红褐色菱形至
多角形鳞屑

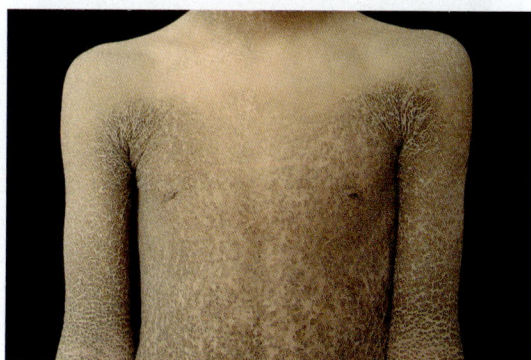

图 16-4　板层状鱼鳞病
颈部、躯干及双上肢多发污秽褐色鳞屑,
表面干燥粗糙,呈树皮样外观

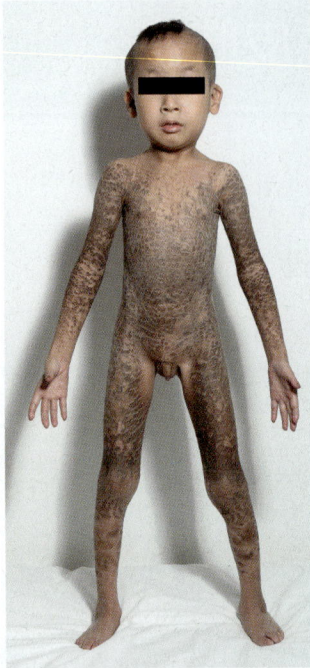

图 16-5 板层状鱼鳞病
躯干、四肢多发污秽褐色鳞屑，
表面干燥粗糙，呈树皮样外观

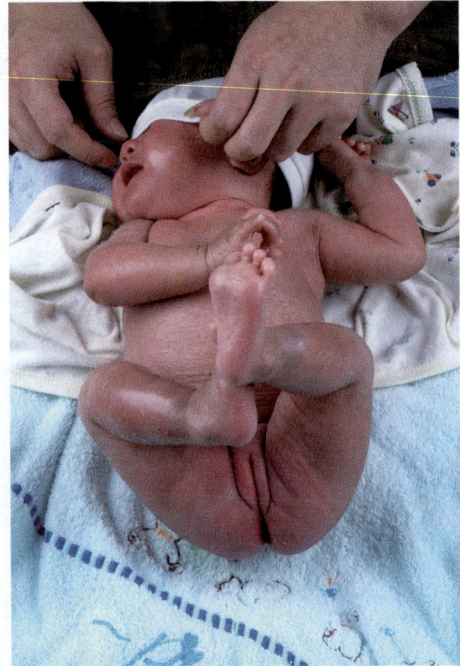

图 16-6 先天性鱼鳞病样红皮病
全身皮肤弥漫潮红、紧张、发亮，覆有细碎鳞屑

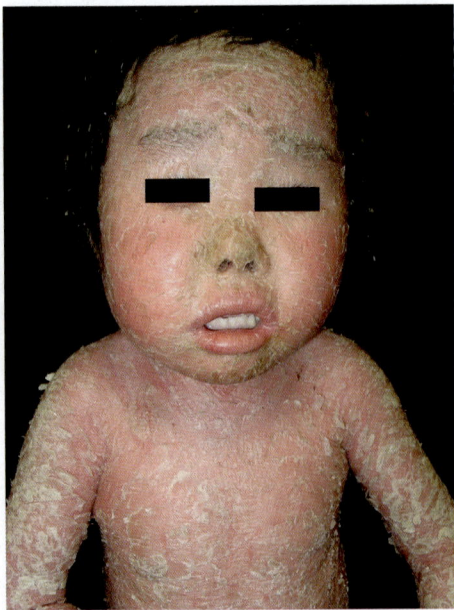

图 16-7 先天性鱼鳞病样红皮病
面颈、躯干及双上肢皮肤弥漫潮红肿胀，上
覆大量黄色鳞屑，口唇口周放射状裂隙，眼
睑外翻

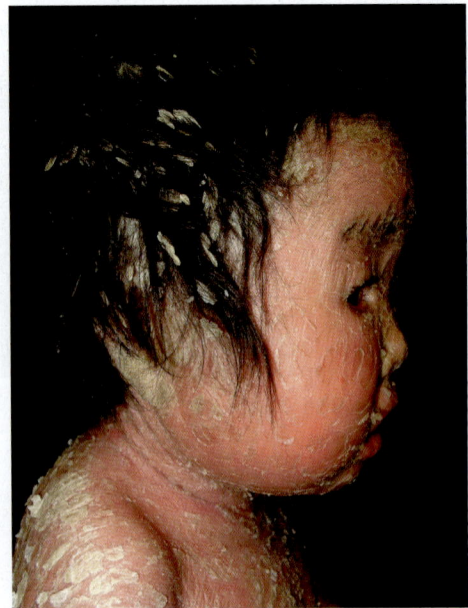

图 16-8 先天性鱼鳞病样红皮病
头皮、面颈、躯干及上肢皮肤弥漫潮红肿胀，
上覆大片黄色鳞屑，眼睑外翻

第二节 毛周角化病

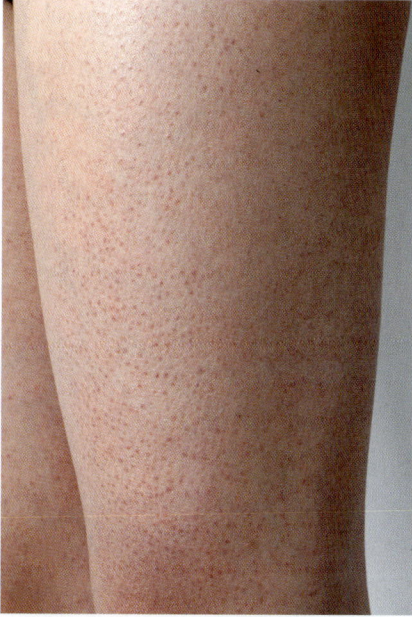

图 16-9 毛周角化病
左大腿外侧多发暗红色毛囊性丘疹

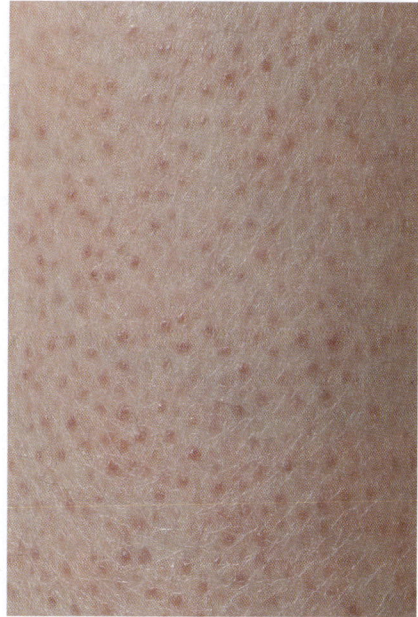

图 16-10 毛周角化病
左大腿外侧多发暗红色毛囊性丘疹

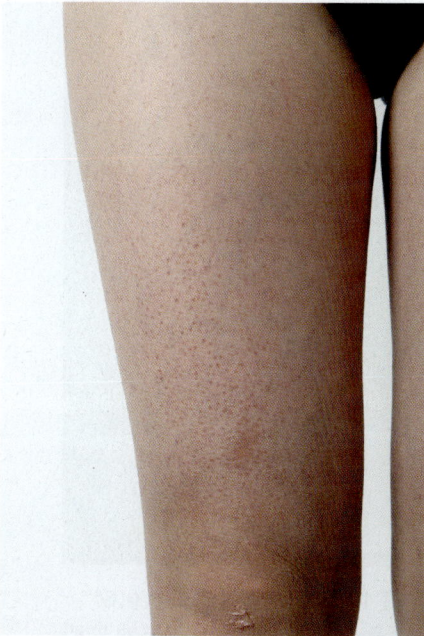

图 16-11 毛周角化病
右大腿伸侧多发暗红色毛囊性丘疹

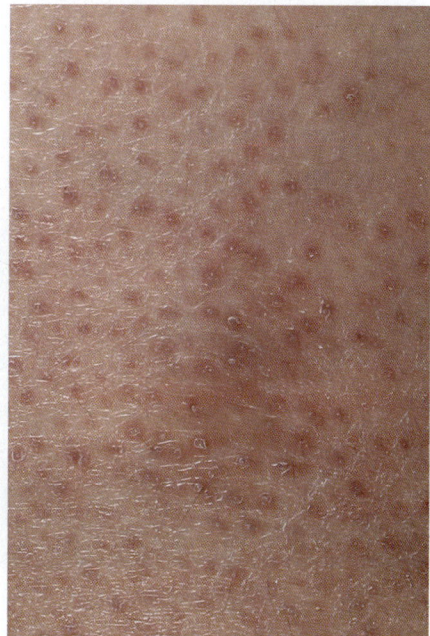

图 16-12 毛周角化病
右大腿伸侧多发暗红色毛囊性丘疹

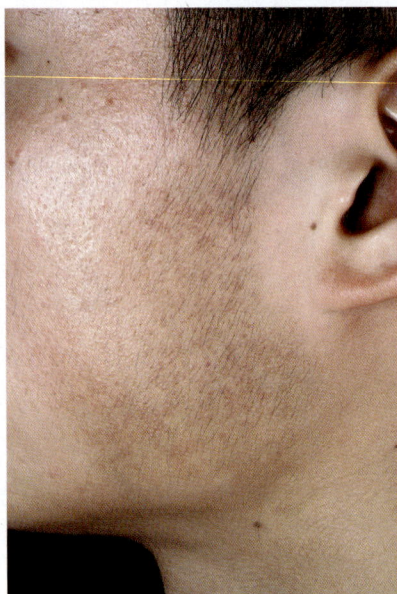

图 16-13 毛周角化病
耳前及颊部多发针尖大小淡红色
毛囊性丘疹

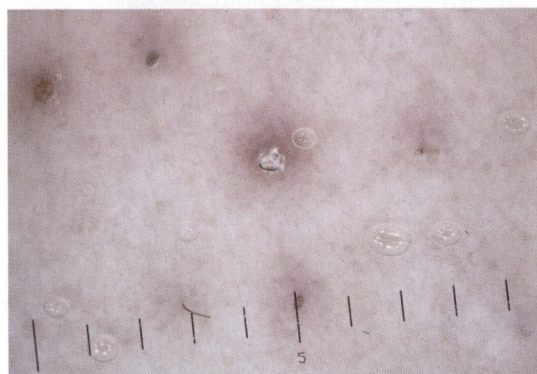

图 16-14 毛周角化病 皮肤镜
皮肤镜下可见明显的毛囊口扩张及角化现象

第三节 遗传性掌跖角化病

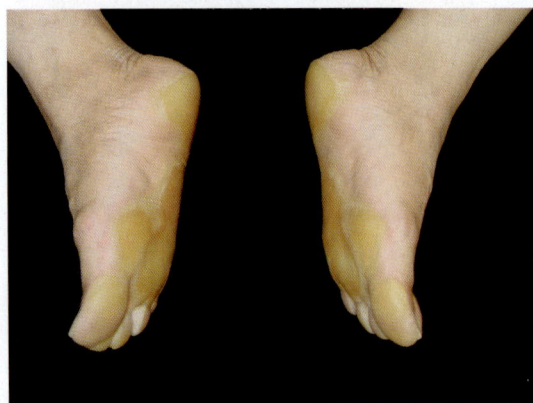

图 16-15 弥漫性掌跖角化病
双足跟、足跖、足趾摩擦着力部位边界清楚、角质增
厚黄色斑块,蜡样外观

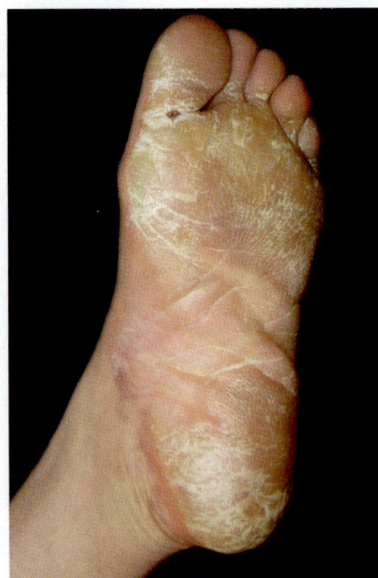

图 16-16 弥漫性掌跖角化病
左足跟、足跖摩擦着力部位边界清
楚、角化性黄色斑块及脱屑,边缘呈
淡红色

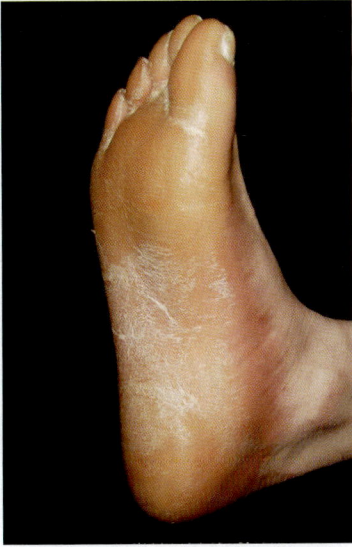

图 16-17 弥漫性掌跖角化病
右足跟、足跖摩擦着力部位边界清楚、蜡样黄色斑块,角质增厚,边缘脱屑,足侧缘红色斑片

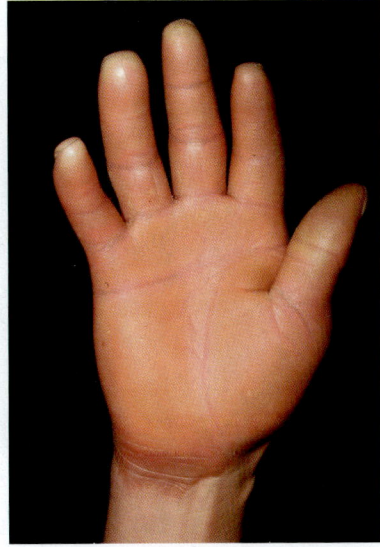

图 16-18 弥漫性掌跖角化病
右手掌及手指弥漫角化性蜡黄色斑块,表面光滑,指端硬化

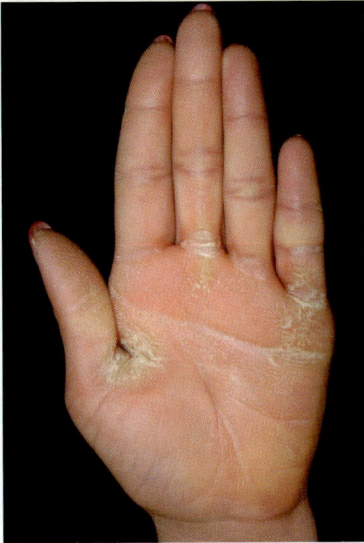

图 16-19 弥漫性掌跖角化病
左手掌及手指弥漫角化增厚,皮纹加深,手掌掌指关节及虎口处可见蜡黄色斑块,粗糙脱屑

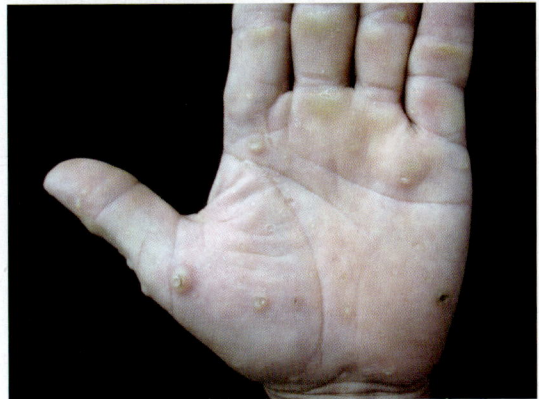

图 16-20 斑点状掌跖角化病
左手掌数个圆形、卵圆形灰黄色角质性丘疹,部分中心呈火山口形凹陷;掌指关节及指间关节处蜡黄色角化性斑块

第四节 遗传性大疱性表皮松解症

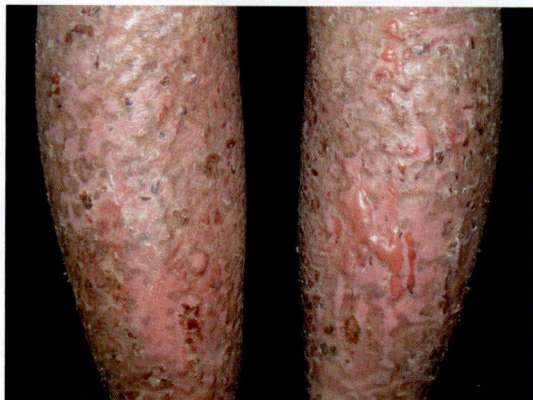

图 16-21 营养不良型大疱性表皮松解症
双下肢伸侧多发散在绿豆至蚕豆大小水疱、大疱、
血疱及糜烂,瘢痕及萎缩

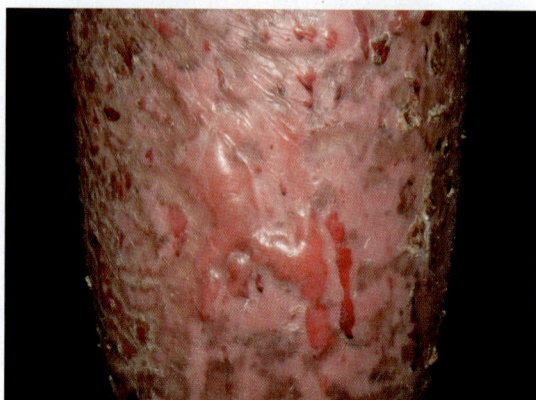

图 16-22 营养不良型大疱性表皮松解症
下肢伸侧大疱、血疱、糜烂、瘢痕及萎缩

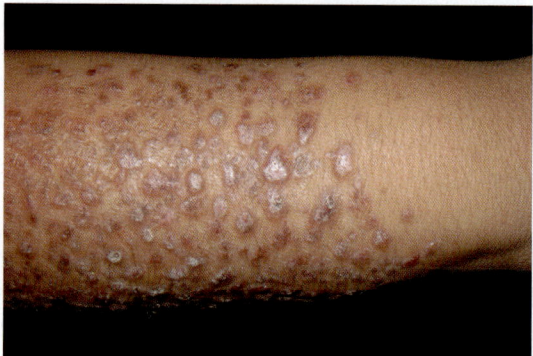

图 16-23 营养不良型大疱性表皮松解症
小腿多发边界清楚、绿豆至黄豆大小红褐色丘疹及
结节,边缘色素沉着,呈痒疹样外观

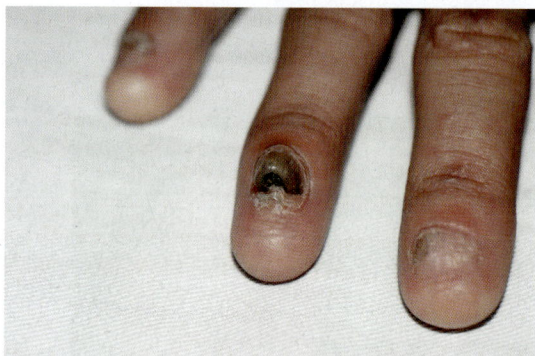

图 16-24 遗传性大疱性表皮松解症
甲板萎缩变形,示指甲呈弓状隆起,甲下可见血痂及
脱屑,甲廓潮红

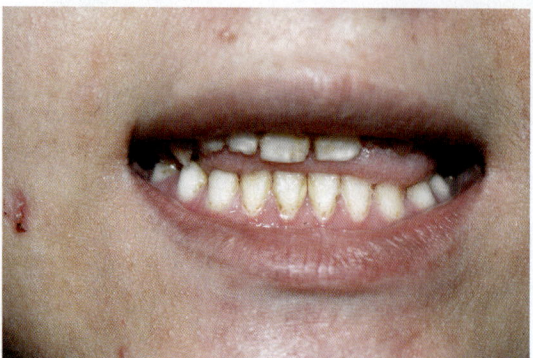

图 16-25 遗传性大疱性表皮松解症
牙釉质发育不良,表面凹凸不平,牙龈萎缩,齿根部
分外露,其上可见棕黄色斑点附着

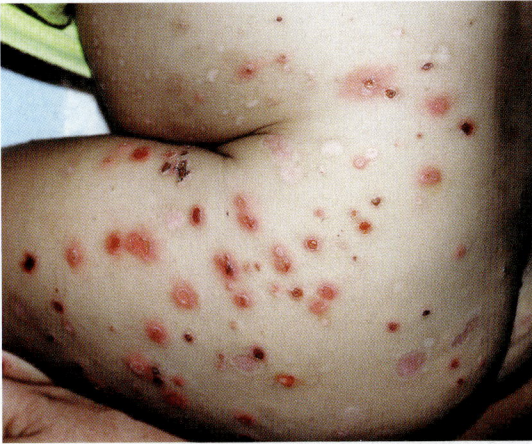

图 16-26　遗传性大疱性表皮松解症
躯干、下肢多发散在黄豆至蚕豆大小水疱、大疱及血
疱,周围有红晕,可见凹陷性瘢痕及色素减退斑

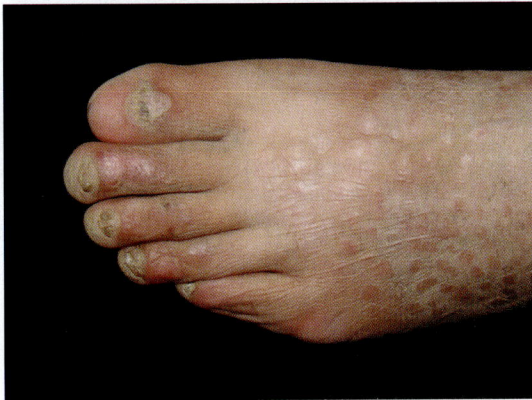

图 16-27　遗传性大疱性表皮松解症
趾甲萎缩,甲板不规则增厚,粗糙混浊;足背多发豆
粒大小红色萎缩性斑片

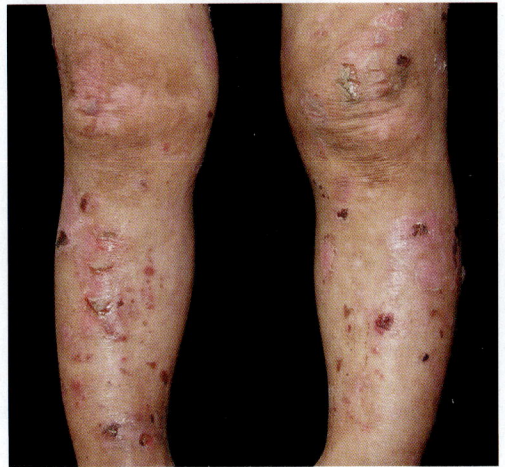

图 16-28　遗传性大疱性表皮松解症
双下肢多发蚕豆大小水疱、血疱、糜烂,结痂、萎
缩及色素减退斑

第五节　家族性良性慢性天疱疮

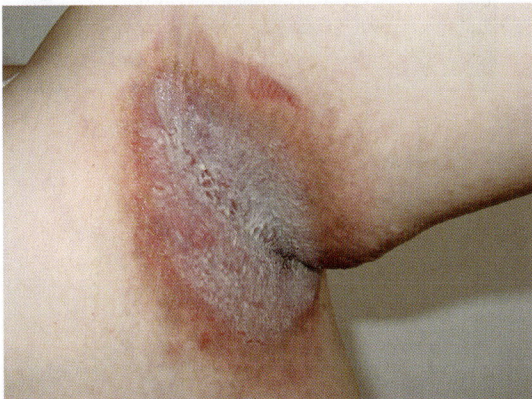

**图 16-29　家族性良性慢性天疱疮(又称 Hailey-
Hailey 病)**
腋窝片状红斑,表面糜烂、浸渍,覆有脓苔

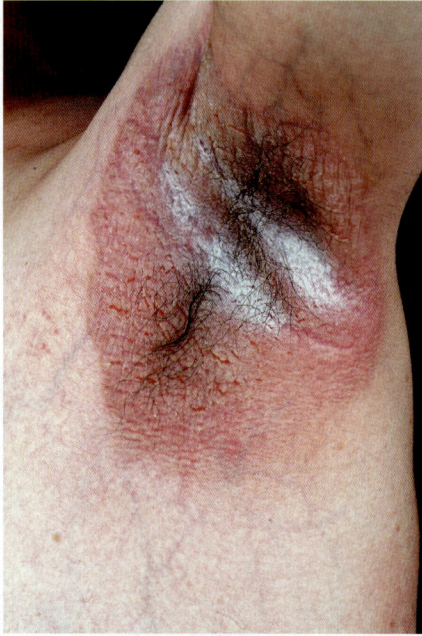

图 16-30　家族性良性慢性天疱疮
腋窝边界清楚大片红斑,乳头瘤样增殖,
可见裂隙,中央浸渍发白

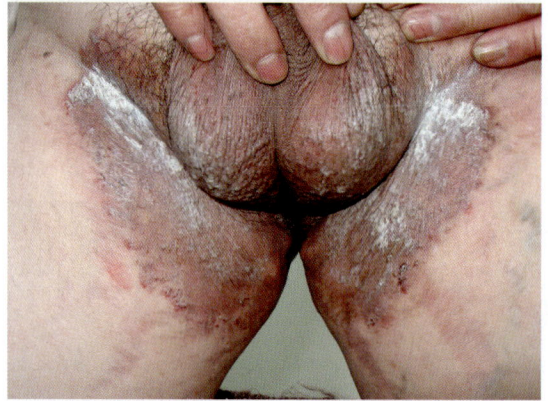

图 16-31　家族性良性慢性天疱疮
腹股沟、阴囊大片暗红色斑,中央浸渍,覆有脓苔,边
缘可见粟粒至豆粒大小水疱

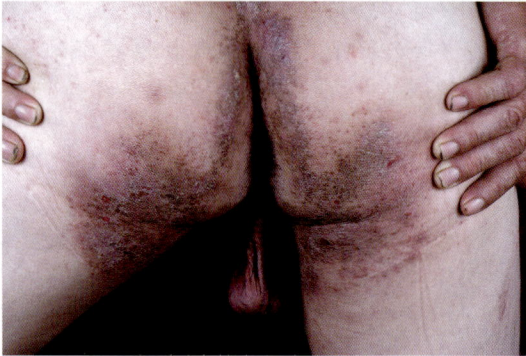

图 16-32　家族性良性慢性天疱疮
肛周臀部对称性暗红色斑片,其上散在点状糜烂、结
痂,边缘色素沉着

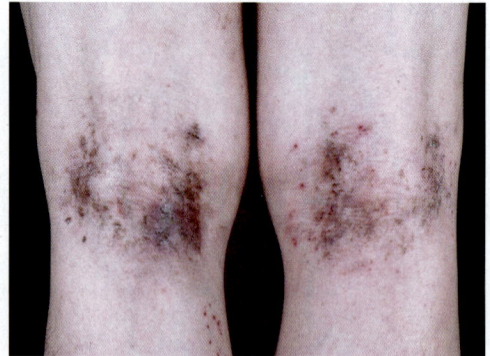

图 16-33　家族性良性慢性天疱疮
腘窝红褐色斑片,散在点状糜烂、
结痂,色素沉着

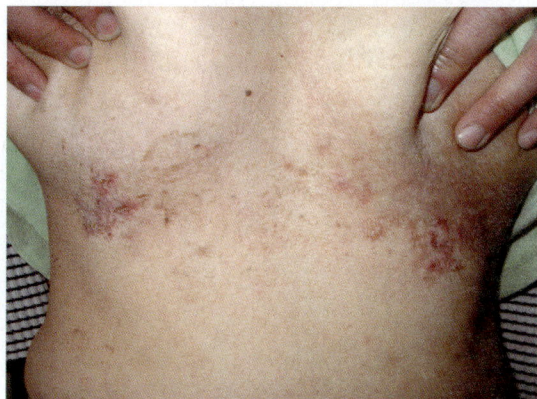

图 16-34　家族性良性慢性天疱疮
双乳房下点片状红斑、糜烂及结痂,散在豆粒大小松
弛性水疱

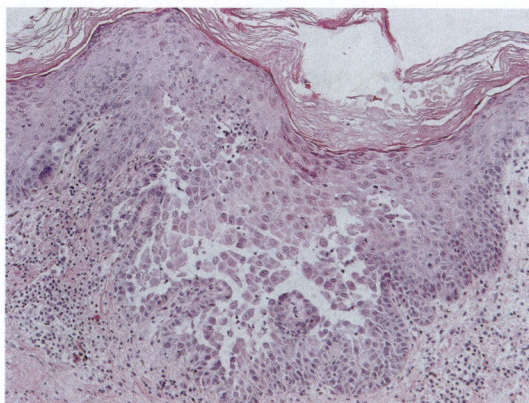

图 16-35　家族性良性慢性天疱疮　病理(HE 染色,
×200)
家族性慢性良性天疱疮:表皮全层可见棘层松解,如
倒塌的砖墙,未见角化不良细胞

第六节　汗孔角化症

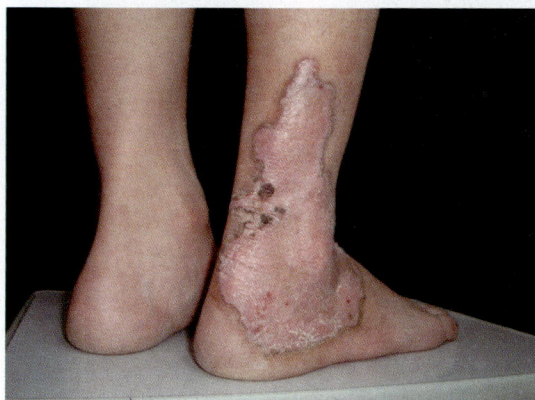

图 16-36　斑块型汗孔角化症
右小腿下部、足踝、足部外侧边界清楚、不规则形暗
红色斑块,角化过度,边缘呈堤状隆起

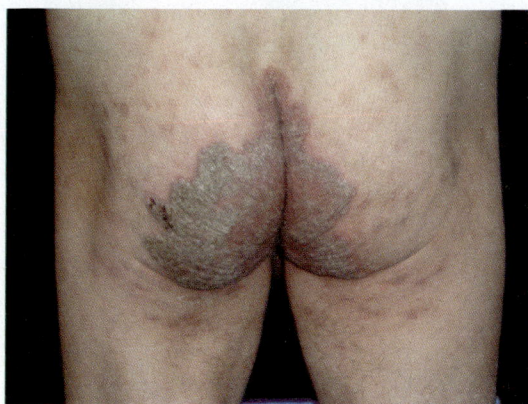

图 16-37　疣状斑块型汗孔角化症
臀部边界清楚、不规则形暗红色斑块,角化过度,部
分呈疣状增厚,边缘呈堤状隆起

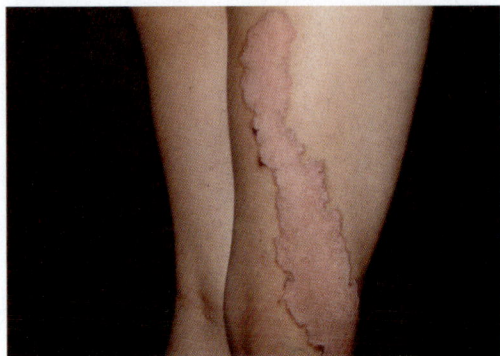

图 16-38 线状汗孔角化症
右大腿屈侧边界清楚、带状淡红色浸润肥厚性斑块，边缘暗褐色呈线形堤状隆起

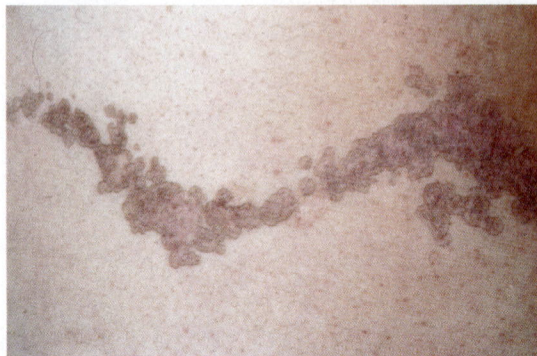

图 16-39 线状汗孔角化症
边界清楚、粟粒至蚕豆大小淡褐色斑片，相互融合，连成线状，边缘清晰，呈棕褐色线形有沟槽的角质性隆起，中央轻度萎缩

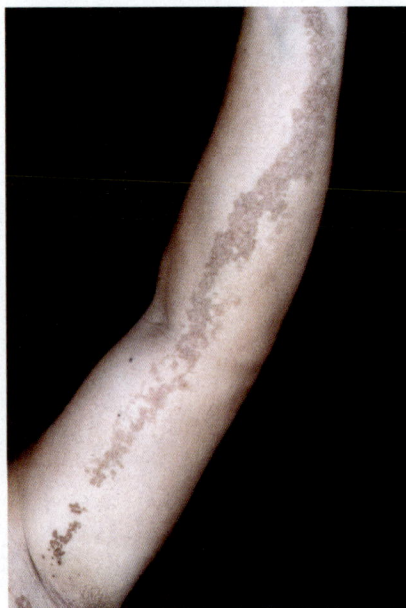

图 16-40 线状汗孔角化症
左上肢屈侧边界清楚、线状排列、豆粒大小淡褐色斑片，边缘呈棕褐色线形隆起，中央轻度萎缩

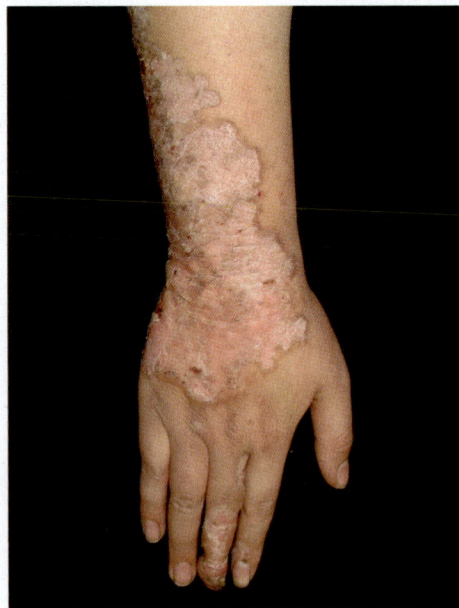

图 16-41 线状汗孔角化症
右前臂、手背、中指伸侧边界清楚、不规则淡红色角化性斑块，边缘呈褐色堤状隆起，中央明显萎缩

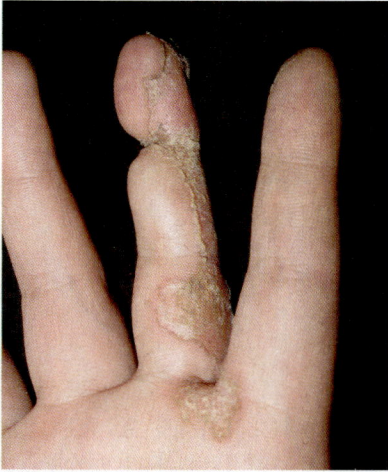

图 16-42　线状汗孔角化症
右手中指桡侧带状分布角化性、淡红色斑片
及脱屑，边缘呈棕褐色，中央萎缩，中指远端
指间关节可见明显角化的萎缩环

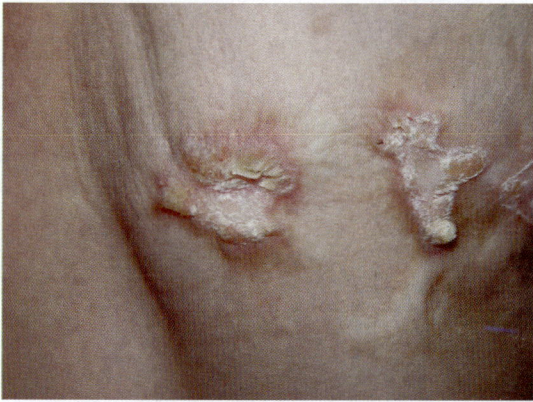

图 16-43　角化过度型汗孔角化症
两处边界清楚、淡红色斑块，蛎壳状角化性鳞屑，边
缘疣状隆起，中央部分萎缩

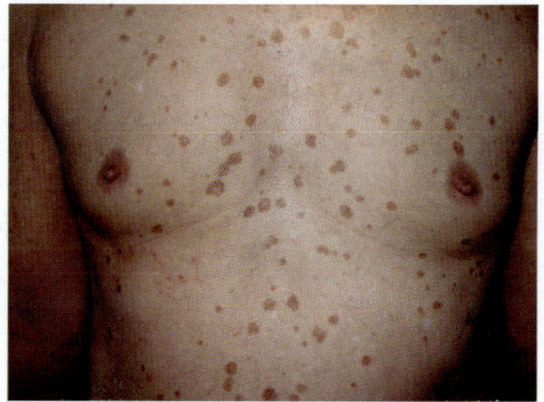

图 16-44　播散性浅表性光线性汗孔角化症
前胸、双上肢多发边界清楚、粟粒至花生米粒大小、
环形或不规则形棕褐色斑片，边缘略高起，呈棕黑色
细线状，中央轻度萎缩

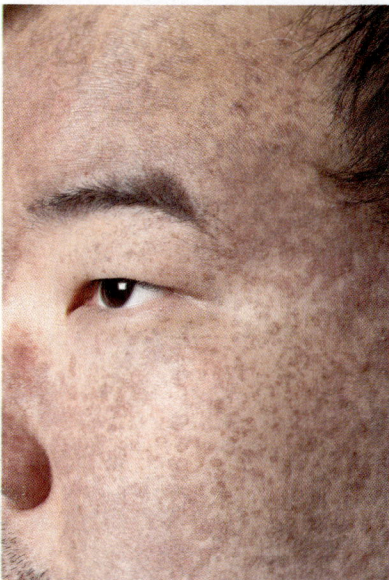

图 16-45　播散性浅表性光线性汗孔角化症
面部多发边界清楚、粟粒至花生米粒大小
环形或不规则形棕褐色斑片，边缘略高
起，呈棕黑色细线状，中央轻度萎缩

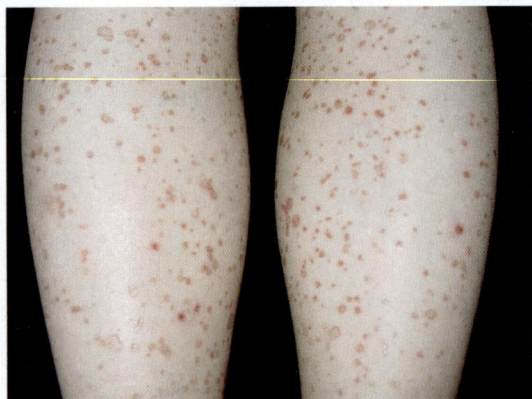

图 16-46 播散型汗孔角化症
双下肢多发边界清楚、粟粒至花生米粒大小、环形或不规则形红褐色斑片,部分皮损边缘略高起,呈棕褐色细线状,中央轻度萎缩

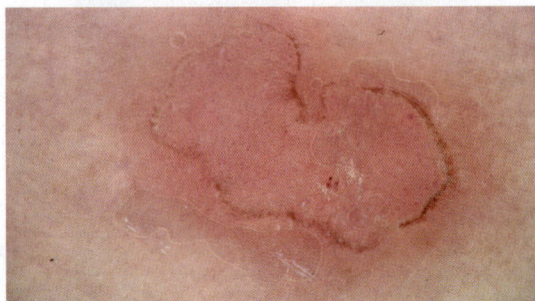

图 16-47 汗孔角化症 皮肤镜
皮肤镜下见皮损周围双轨征,中央散在点状血管

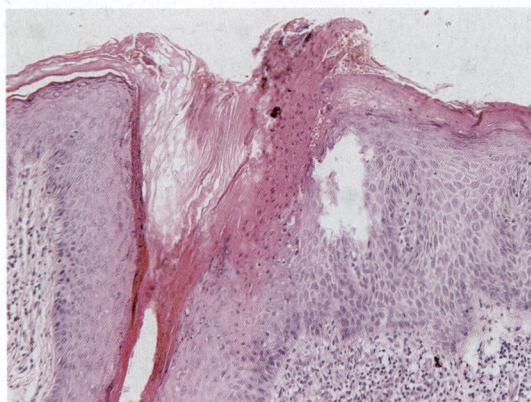

图 16-48 汗孔角化症病理 病理(HE 染色,×200)
汗孔角化症:毛囊右侧柱状角化不全("鸡眼样板"),下方颗粒层消失,真皮浅层血管周围淋巴细胞浸润

第七节 遗传性对称性色素异常症

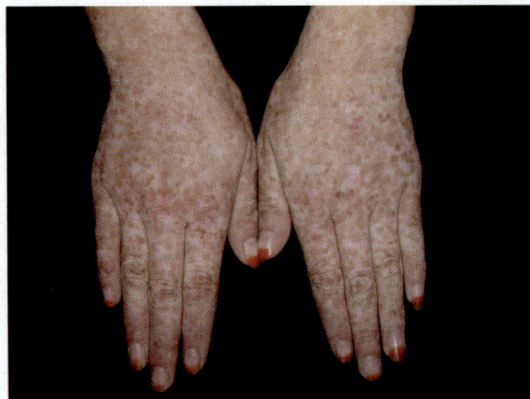

图 16-49 遗传性对称性色素异常症
双手背多发密集、点状至黄豆或更大白色、黄褐色、褐色斑片,相互交织成斑驳状

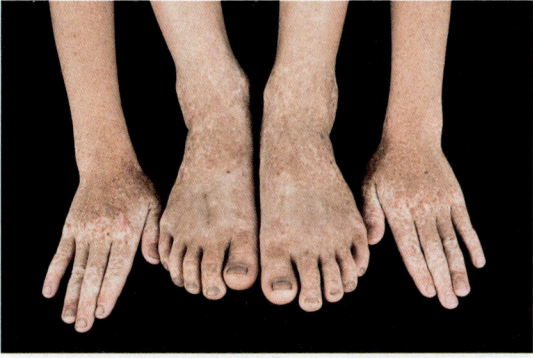

图 16-50　遗传性对称性色素异常症
双手、双足背多发密集、点状至黄豆或更大白色、黄褐色、褐色斑片,相互交织成斑驳状

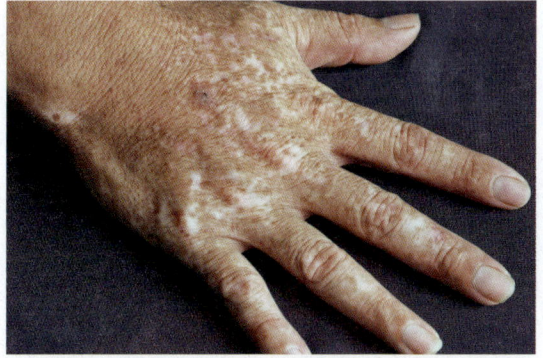

图 16-51　遗传性对称性色素异常症
右手背多发点状至黄豆大小白色、深褐色斑片,相互交织成斑驳状

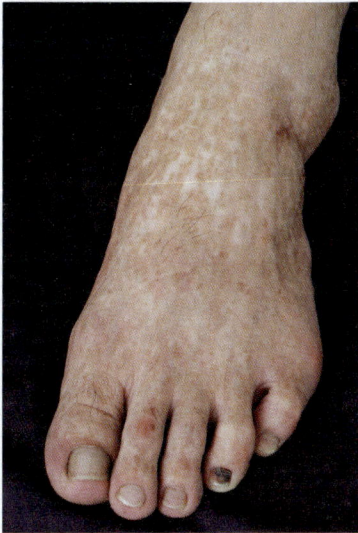

图 16-52　遗传性对称性色素异常症
左足背多发点状至黄豆大小白色、淡褐色斑片,相互交织成斑驳状

第八节　色素失禁症

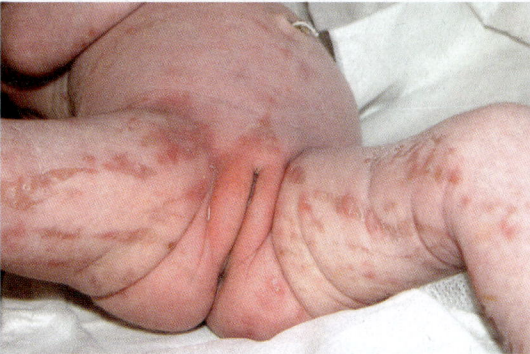

图 16-53　色素失禁症　水疱大疱期
躯干、双下肢多发水肿性红斑、水疱及色素沉着,下肢皮损多数排列成线状

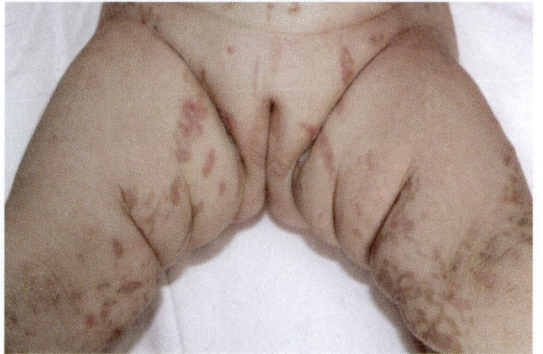

图 16-54　色素失禁症　水疱大疱期
躯干、双下肢多发红斑、水疱及色素沉着,呈条带状或网状

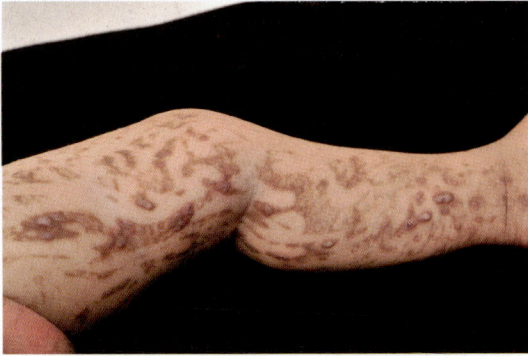

图 16-55 色素失禁症 疣状增殖期
左下肢多发线状、网状及漩涡状色素沉着,其上可见绿豆至指甲大小疣状丘疹和斑块

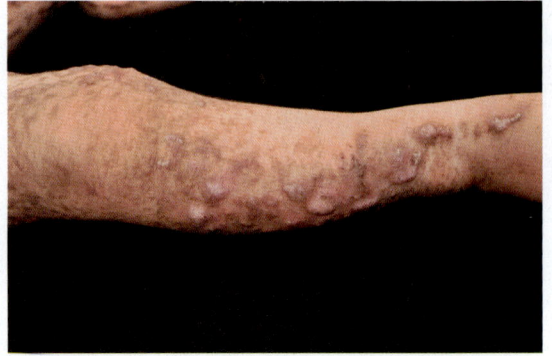

图 16-56 色素失禁症 疣状增殖期
右下肢多发斑点状及网状色素沉着,其上可见绿豆至蛋黄大小疣状丘疹和斑块

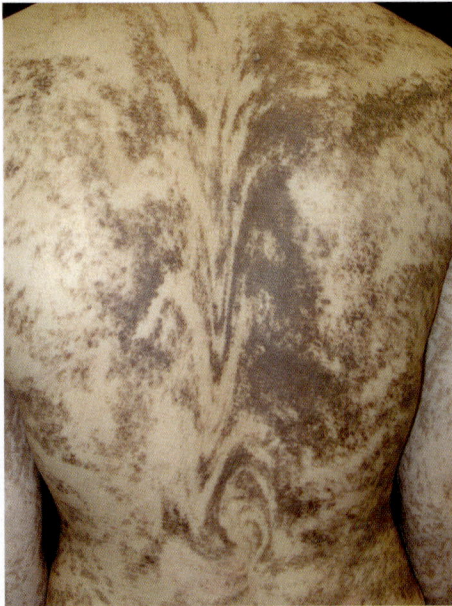

图 16-57 色素失禁症 色素沉着期
背部及双上肢广泛分布漩涡状、喷泉状、条索状或不规则形状棕褐色色素沉着斑

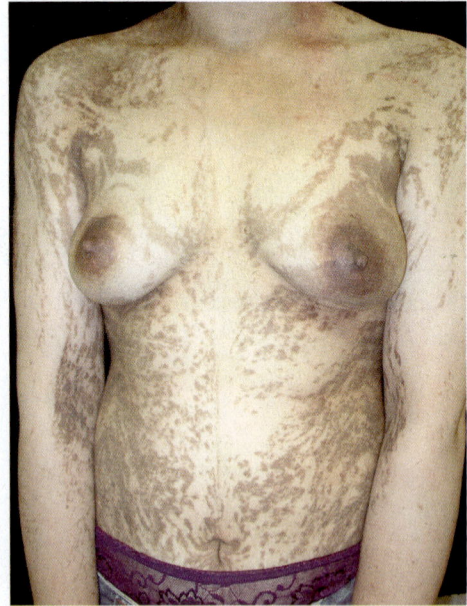

图 16-58 色素失禁症 色素沉着期
前胸及双上肢广泛分布漩涡状、网状、条索状或不规则形状棕褐色色素沉着斑

第九节　着色性干皮病

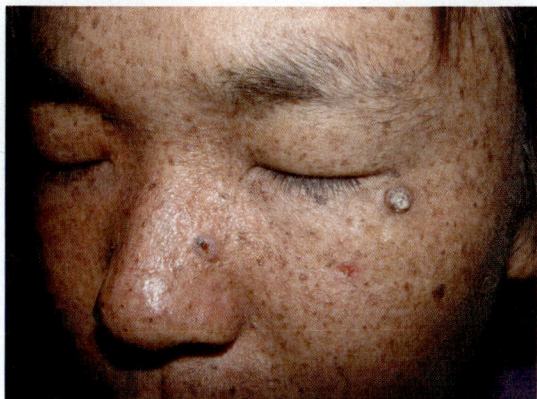

图 16-59　着色性干皮病

面部多发针头至豆粒大小、暗棕色或黑色斑点，左眼外眦下方黄豆粒大小红色半球形疣状结节，顶端角化，鼻背部结节，中央凹陷可见溃疡

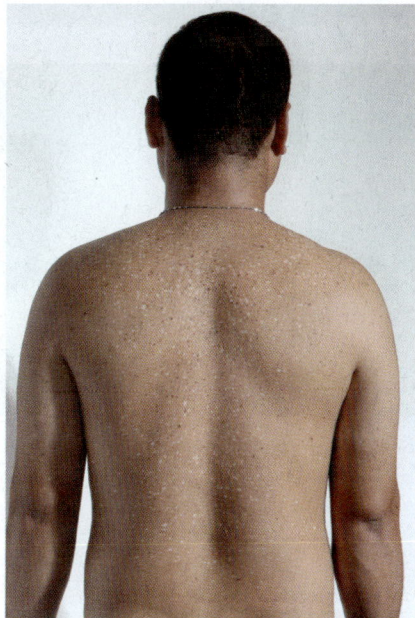

图 16-60　着色性干皮病

后背多发密集米粒至黄豆大小的褐色、黑色及瓷白色斑疹

第十节　进行性对称性红斑角化症

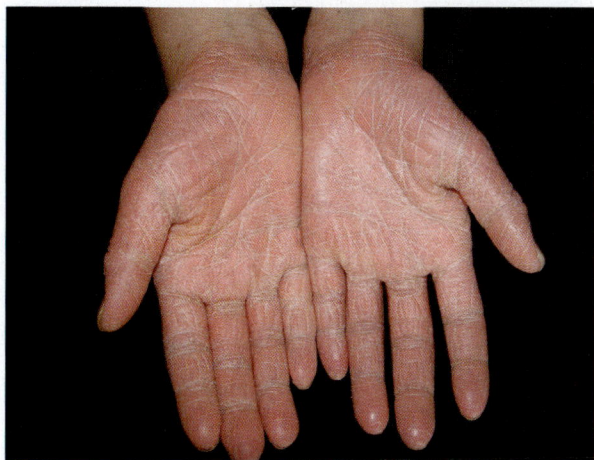

图 16-61　进行性对称性红斑角化症

双手掌边界清楚弥漫性红斑，表面干燥角化，可见白色鳞屑及裂隙，皮纹加深

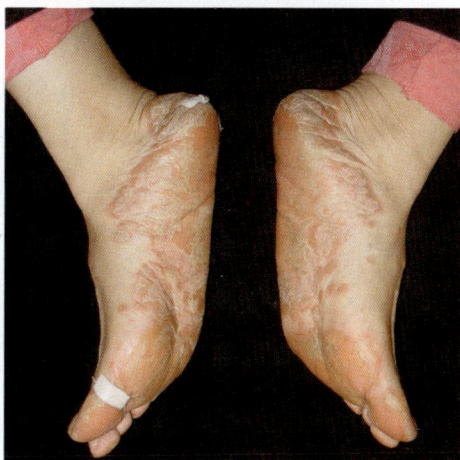

图 16-62　进行性对称性红斑角化症

双足跖及足跟边界清楚、弥漫性红斑，表面干燥，角化过度，可见淡黄色鳞屑及裂隙

第十一节　外胚层发育不良

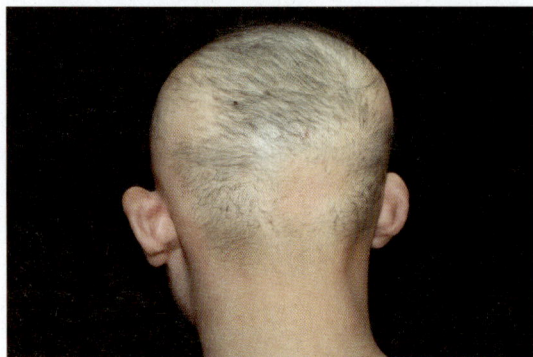

图 16-63　外胚层发育不良
头发稀疏,部分毛囊萎缩消失,头发脱落

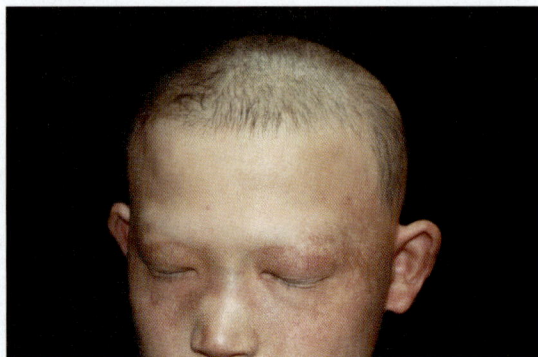

图 16-64　外胚层发育不良
头发稀疏,眉毛脱落,眼周可见暗红色斑片,对称分布

第十二节　逆向性痤疮

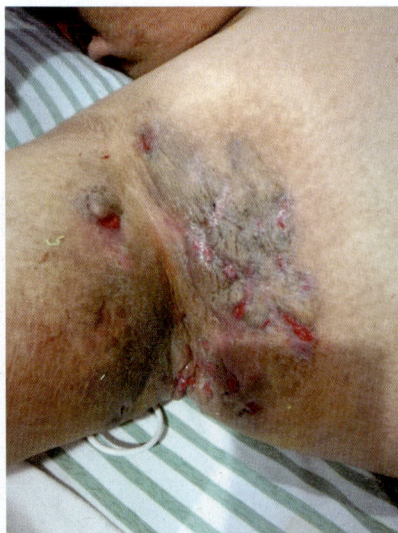

图 16-65　逆向性痤疮
右腋下结节、脓肿、瘢痕、窦道,部分融合

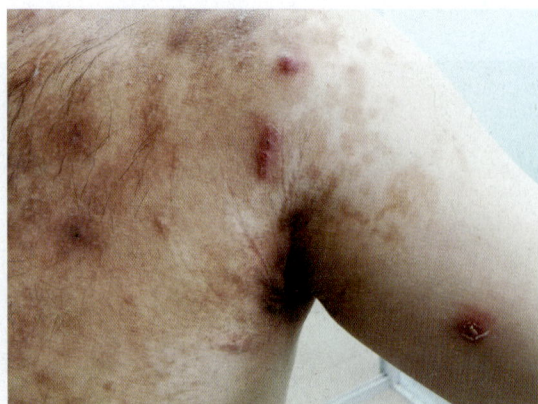

图 16-66　逆向性痤疮
左前胸毛囊炎、色素沉着

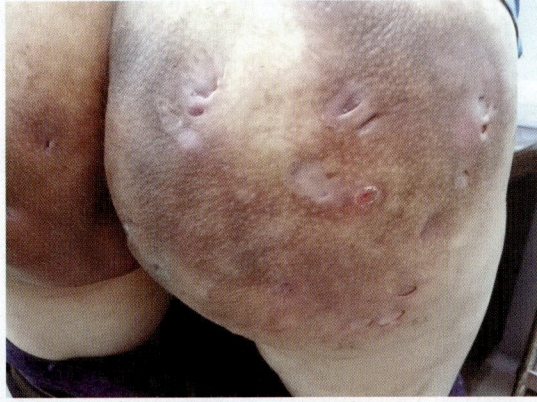

图 16-67　逆向性痤疮
臀部窦道、萎缩性瘢痕

第十七章　营养与代谢障碍性皮肤病

第一节　肠病性肢端皮炎

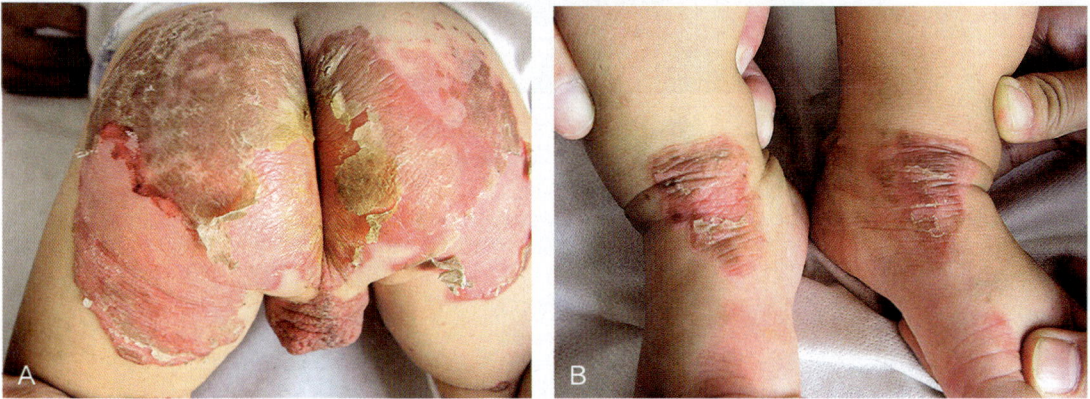

图 17-1　肠病性肢端皮炎
臀部、阴囊、足踝屈侧边界清楚暗红色斑片，其上大片结痂及鳞屑，边缘可见炎性红晕

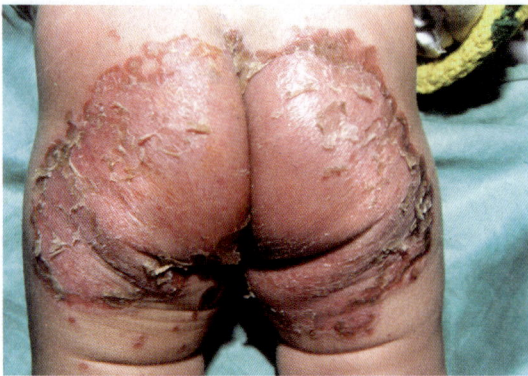

图 17-2　肠病性肢端皮炎
臀部边界清楚暗红色斑片、大片结痂及脱屑，边缘有
小水疱，周围有炎性红晕

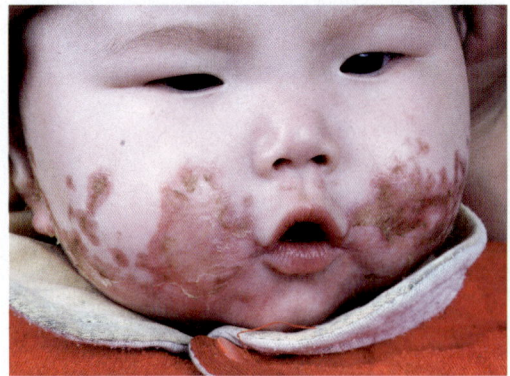

图 17-3　肠病性肢端皮炎
口周边界清楚的红斑，累及面颊、耳前，其上可见
淡黄色结痂、鳞屑

第二节　原发性皮肤淀粉样变

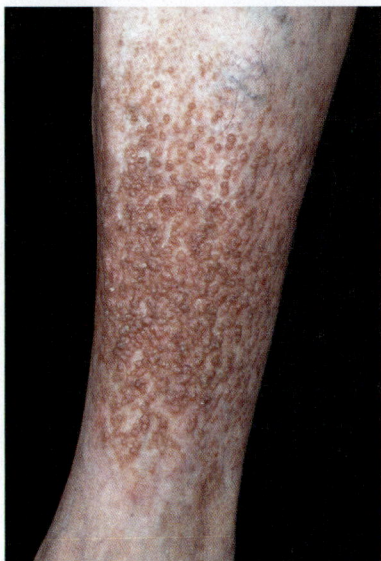

图 17-4　原发性皮肤淀粉样变　苔藓样型

小腿胫前多发半球形、圆锥形粟粒至绿豆大小丘疹，黄红色或棕褐色，部分上覆少许鳞屑、角化过度，呈念珠样排列

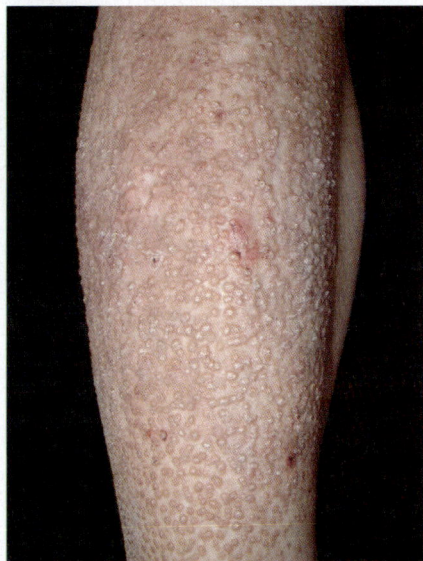

图 17-5　原发性皮肤淀粉样变　苔藓样型

小腿胫前可见多发密集淡褐色半球形丘疹，粟粒至绿豆大小，表面粗糙，少许鳞屑，皮损互不融合

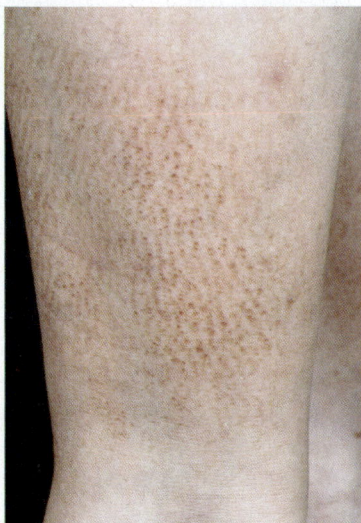

图 17-6　原发性皮肤淀粉样变　斑片样型

大腿屈侧多发密集直径约 1~3mm 褐色斑丘疹，融合呈网状或波浪状

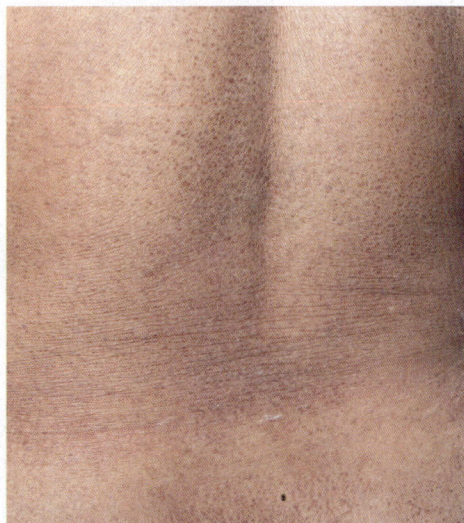

图 17-7　原发性皮肤淀粉样变　斑片样型

腰背部多发密集针头至粟粒大小淡褐色至棕褐色斑丘疹，表面粗糙，呈网纹状外观

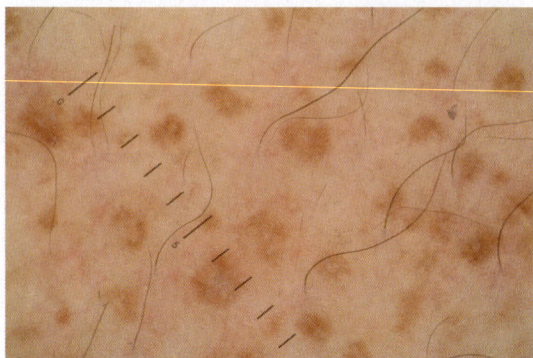

图 17-8　原发性皮肤淀粉样变　皮肤镜
皮肤镜下见淡棕色结构,周围见不规则色素沉着

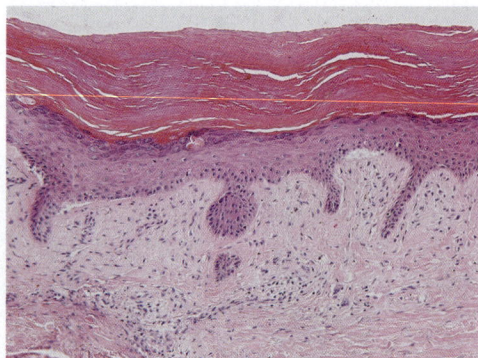

图 17-9　原发性皮肤淀粉样变
病理(HE 染色,×200)
皮肤淀粉样变:表皮致密,角化过度,真皮乳头
扩张,乳头内可见不定团块样物质沉积,散在
淋巴细胞和嗜黑素细胞浸润

第三节　黄　瘤　病

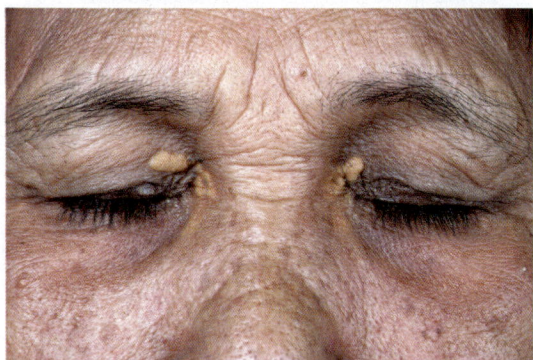

图 17-10　睑黄瘤
双上睑及内眦对称分布橘黄色斑块

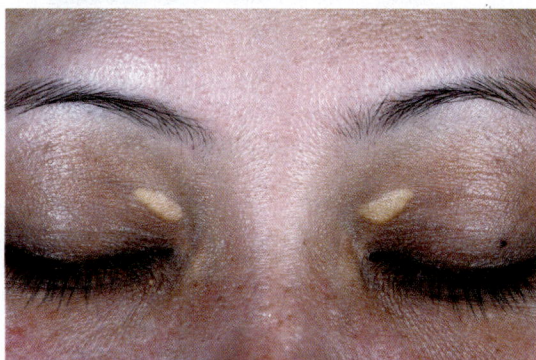

图 17-11　睑黄瘤
双上睑内眦边界清楚橘黄色卵圆形斑块

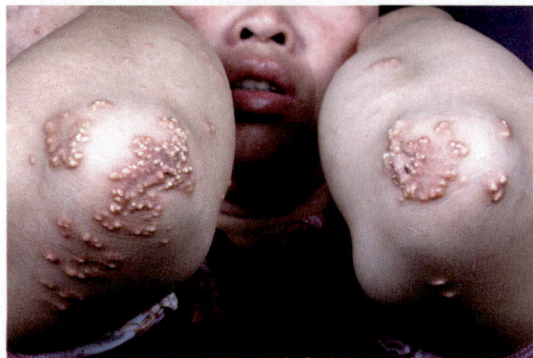

图 17-12　结节性黄瘤
双肘关节伸侧多发小米至绿豆大小黄红色圆形丘
疹,顶端可见淡黄色突起

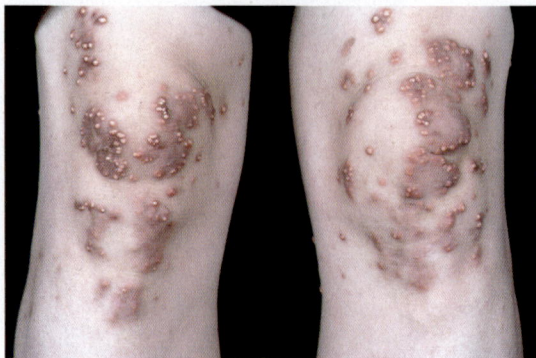

图 17-13　结节性黄瘤
双膝关节伸侧多发小米至绿豆大小黄红色圆形丘
疹,顶端可见淡黄色突起

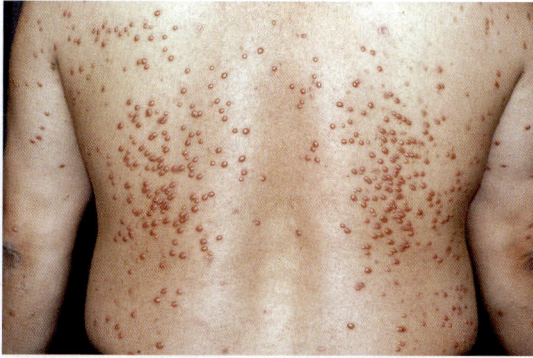

图 17-14　发疹性黄瘤
双上肢伸侧及背部多发表面光滑、绿豆大小、圆形或卵圆形黄红色丘疹

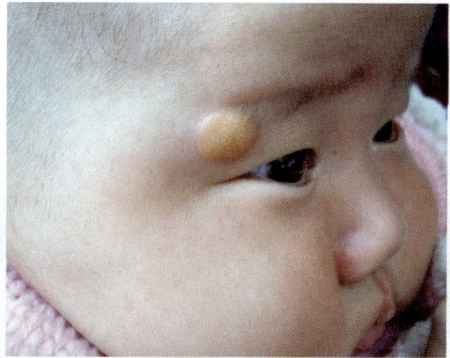

图 17-15　幼年黄色肉芽肿
右上眼睑外侧单发边界清楚指甲大小黄色扁平斑块，表面光滑

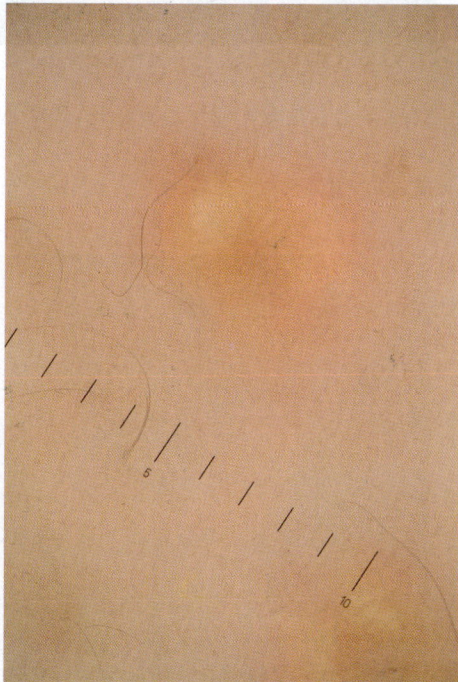

图 17-16　黄瘤病　皮肤镜
皮肤镜下见均质的淡黄色的无结构区

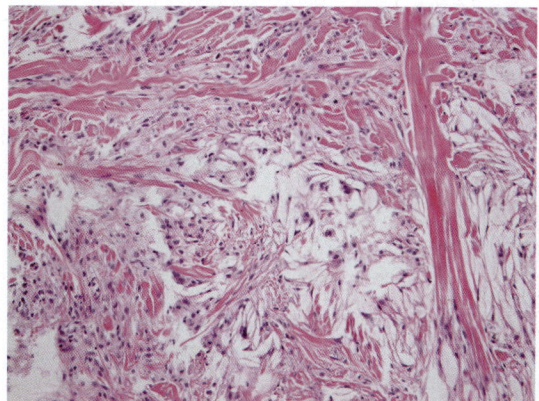

图 17-17　发疹性黄瘤　病理（HE 染色，×400）
发疹性黄瘤：真皮可见组织细胞弥漫性分布，胞浆泡沫化不明显，真皮胶原纤维束之间可见不定形物质存在，并见有裂隙形成（细胞外脂质）

第四节 烟酸缺乏症

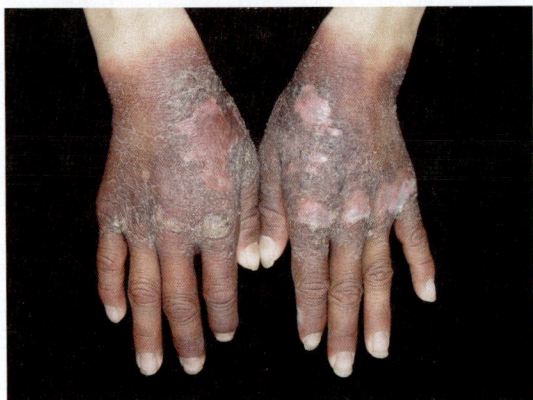

图 17-18 烟酸缺乏症
双手背曝光部位边界清楚、鲜红色及红棕色斑片，表面粗糙，上覆鳞屑，皮损边缘可见 1~2mm 宽颜色鲜艳的红斑

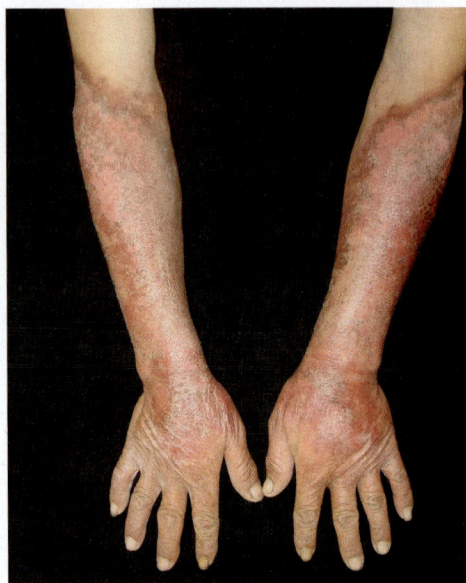

图 17-19 烟酸缺乏症
双前臂及手背曝光部位边界清楚、鲜红色或紫红色斑片，表面粗糙脱屑，边缘可见暗红斑，似一道镶边

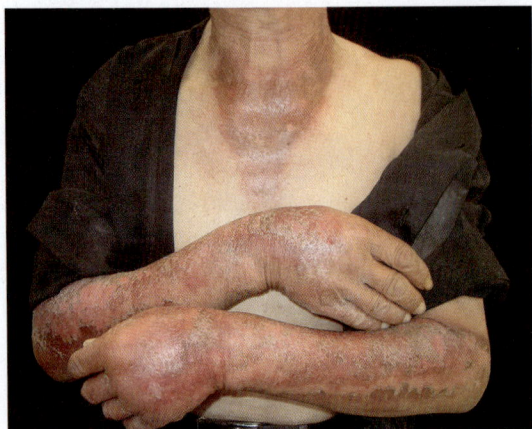

图 17-20 烟酸缺乏症
颈部、前胸三角、双前臂及手背曝光部位边界清楚、棕红色或紫红色斑片，表面脱屑

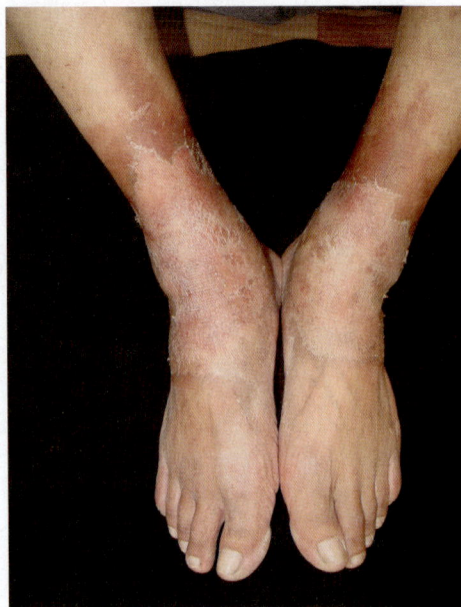

图 17-21 烟酸缺乏症
双小腿下部、足踝伸侧及足背边界清楚、不规则淡红色至棕红色斑片，表面粗糙

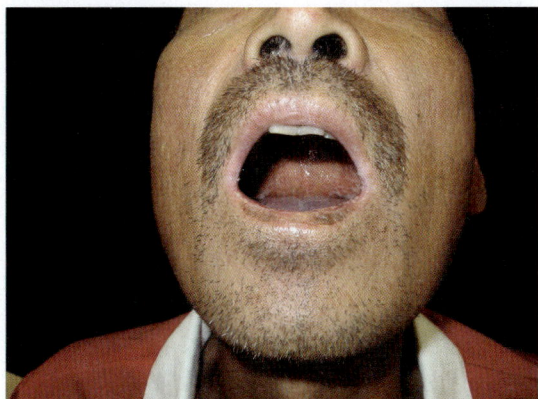

图 17-22　烟酸缺乏症
口唇干裂，下唇棕褐色痂皮，口角浸渍发白，
上腭黏膜充血糜烂

第五节　维生素 B_2 缺乏症

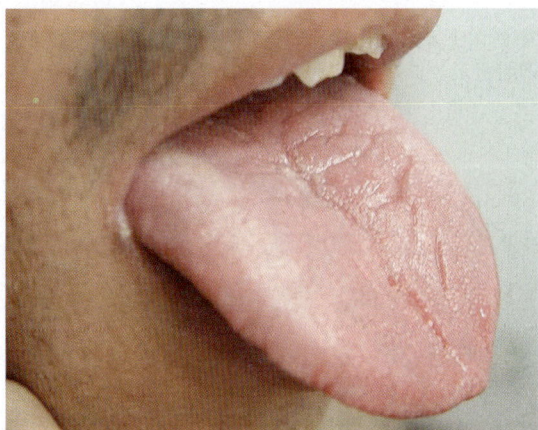

图 17-23　维生素 B_2 缺乏症
舌肿胀，失去舌苔，舌乳头萎缩变平，
可见长短深浅不一的裂隙

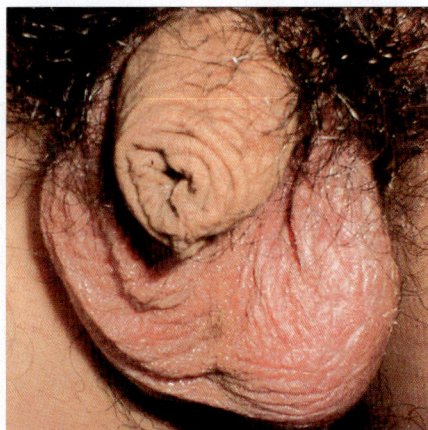

图 17-24　维生素 B_2 缺乏症
阴囊弥漫性红斑，
上覆灰白色黏着性鳞屑

第六节　胫前黏液性水肿

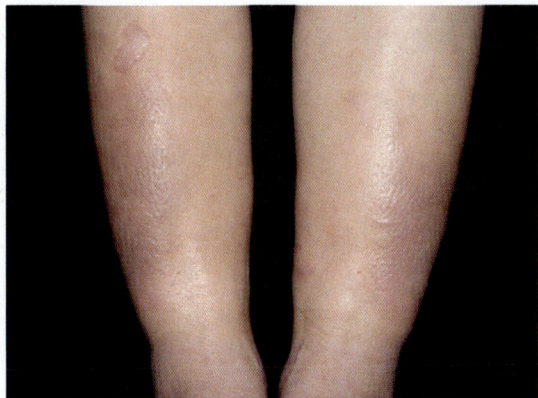

图 17-25　胫前黏液性水肿
双侧胫前融合性暗红色肿胀性斑块，毛囊口
处凹陷，外观呈橘皮样

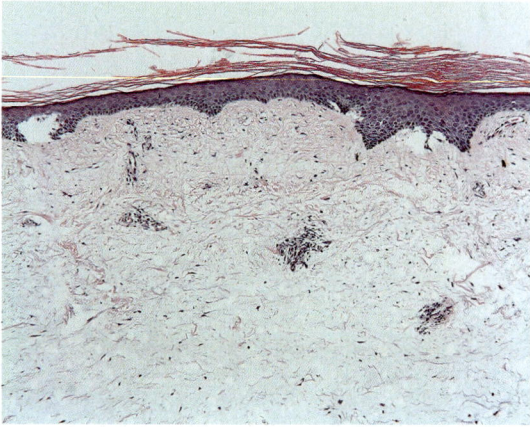

图 17-26　胫前黏液性水肿　病理（HE 染色，×100）角化过度，真皮内大量黏液物质于胶原间隙内，阿辛蓝染色（+）

第七节　皮肤卟啉病

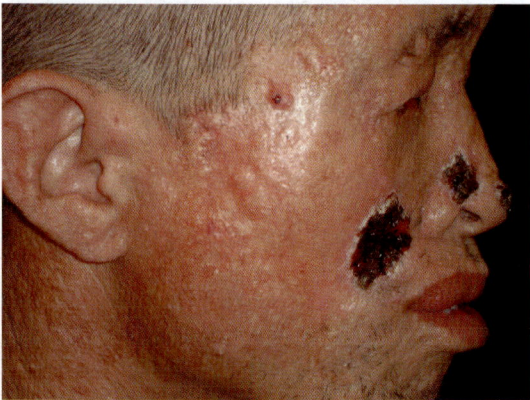

图 17-27　卟啉病
鼻部、颧部及颈部皮肤萎缩性瘢痕，有蜡样光泽，毛细血管扩张，面颊及鼻翼糜烂，上覆较厚血痂，鼻翼畸形

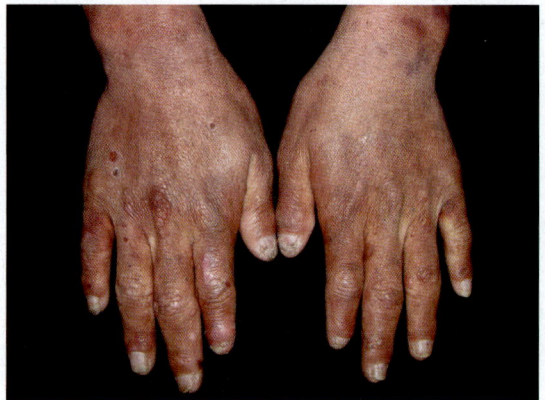

图 17-28　卟啉病
双手背及手指伸侧弥漫性暗红斑、色素沉着，局部皮肤增厚，指背处可见萎缩性瘢痕，散在红色糜烂面，部分指甲变形、缺损

第八节　痛　风

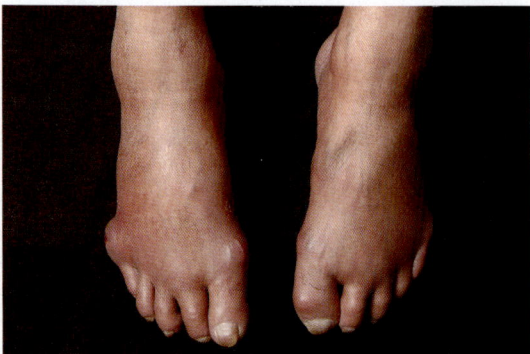

图 17-29　痛风
足外侧及第一跖趾关节处皮下结节，触之软骨样硬度

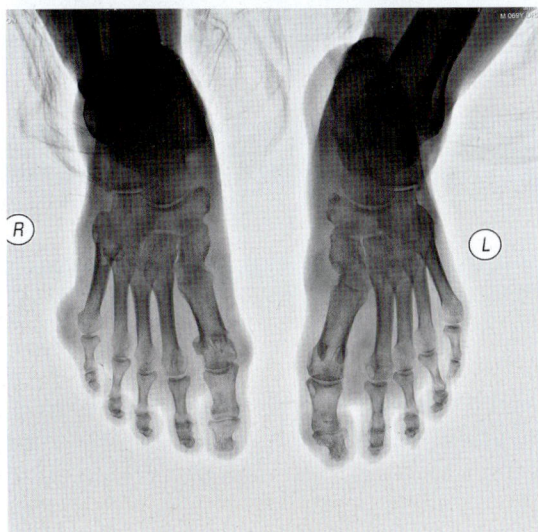

图 17-30 痛风 X 线片
双足 X 线正位片：双足第一跖趾关节、右足第五跖趾关节、左足第一跗跖关节内侧周围软组织密度增高、肿胀

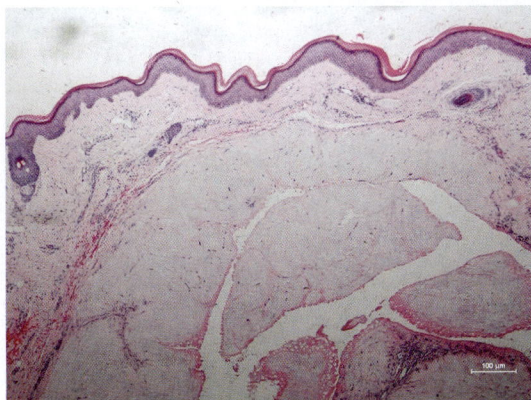

图 17-31 痛风 病理（HE 染色，×40）
栅栏状肉芽肿，中央围绕着羽状无定形物质

第九节 成人硬肿病

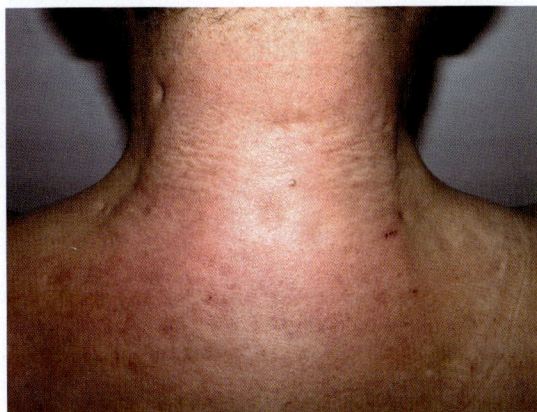

图 17-32 成人硬肿病
颈后、上背部弥漫性暗红色肿胀和硬化

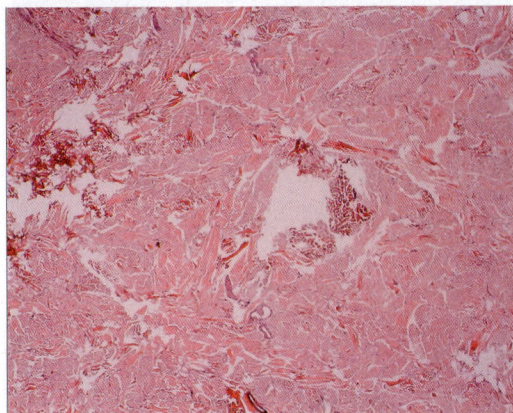

图 17-33 硬肿病 病理（HE 染色，×100）
真皮网状层增厚，胶原束间隙增宽，形成胶原窗，黏蛋白沉积

第十八章 皮 肤 肿 瘤

第一节 痣 细 胞 痣

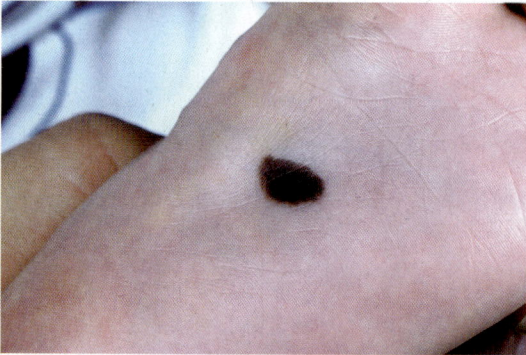

图 18-1 交界痣
足跖边界清楚、黄豆大小黑褐色斑片

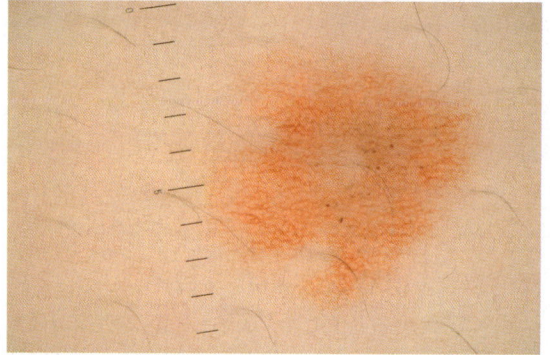

图 18-2 交界痣 皮肤镜
皮肤镜下见浅褐色的色素网

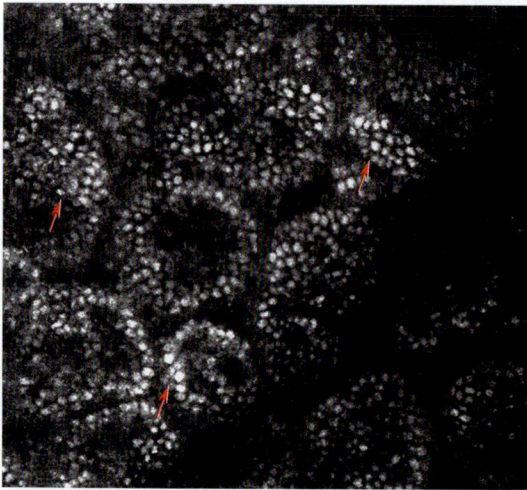

图 18-3 交界痣 皮肤CT
真表皮交界处可见单个或成巢的中高折光的痣细
胞,均分布于基底细胞层(红箭头)

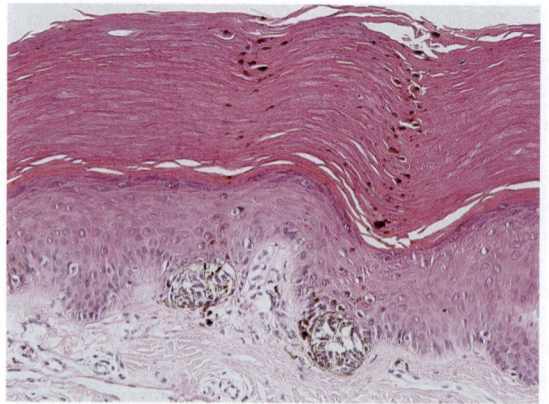

图 18-4 交界痣 病理(HE 染色,×200)
交界痣:真表皮交界处可见黑素细胞单个存在及巢
状分布,角质层内柱状排列黑素颗粒,跳跃式分布,
与黑素细胞巢分布一致

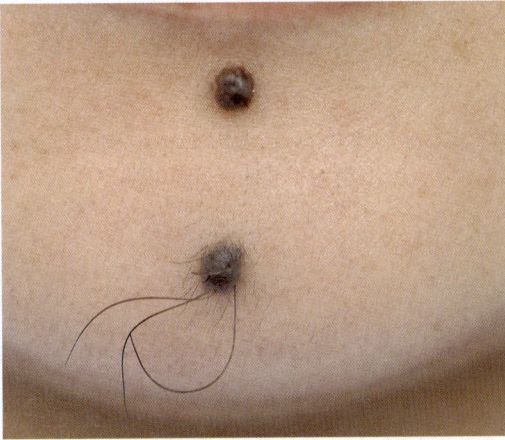

图 18-5 复合痣
下颏两处绿豆大小黑褐色丘疹,上有毛发

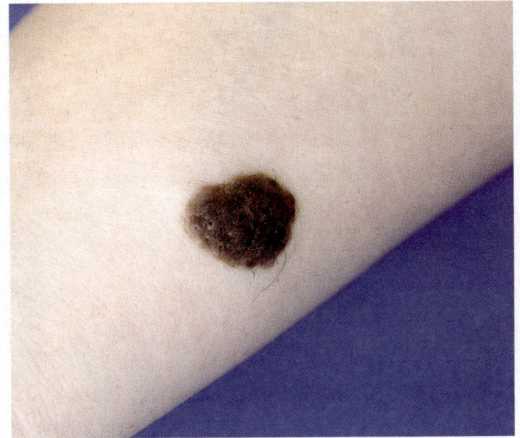

图 18-6 复合痣
边界清楚蚕豆大小黑褐色斑,表面略呈
乳头瘤状,上有毛发

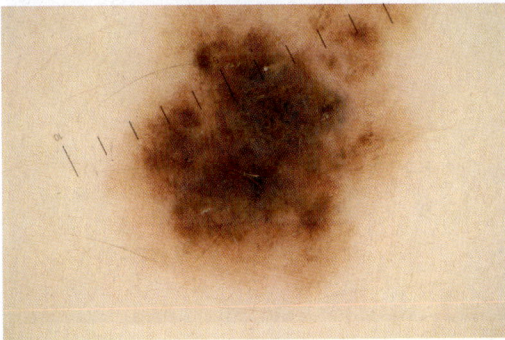

图 18-7 复合痣 皮肤镜
皮肤镜下见外周浅褐色的色素网,
中央弥漫分布棕黑色的点和球

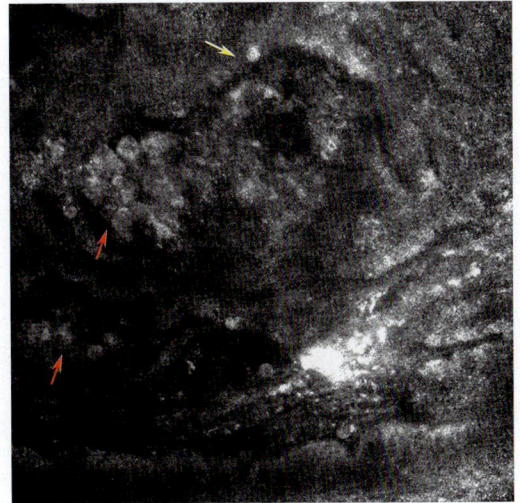

图 18-8 复合痣 皮肤 CT
表皮与真皮交界处(黄箭头)及真皮乳头层内可
见中高折光色素团块,均为痣细胞团块(红箭头)

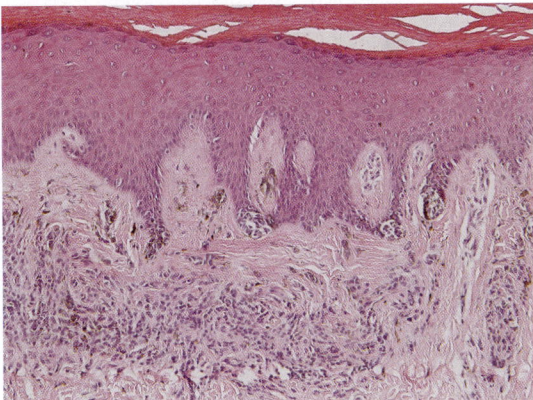

图 18-9 复合痣 (×200)
复合痣:真皮内及真表皮交界处均可见黑素细胞,真
表皮交界处黑素细胞呈巢状分布,真皮内黑素细胞
显示成熟现象

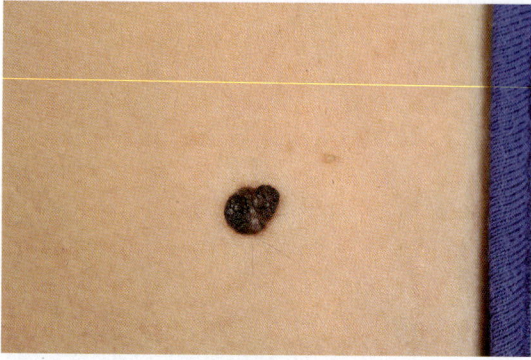

图 18-10 皮内痣
边界清楚、隆起半球形黑褐色丘疹,呈乳头瘤状,表面有毛发

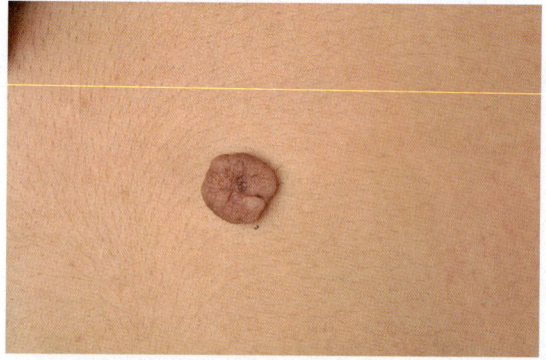

图 18-11 皮内痣
边界清楚、隆起的半球形皮色肿物,表面粗糙不平

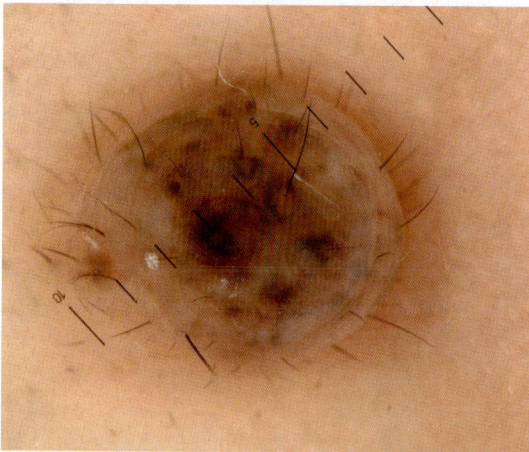

图 18-12 皮内痣 皮肤镜
皮肤镜下可见大小不一的点和球,可见逗号样血管,表面可见毛发

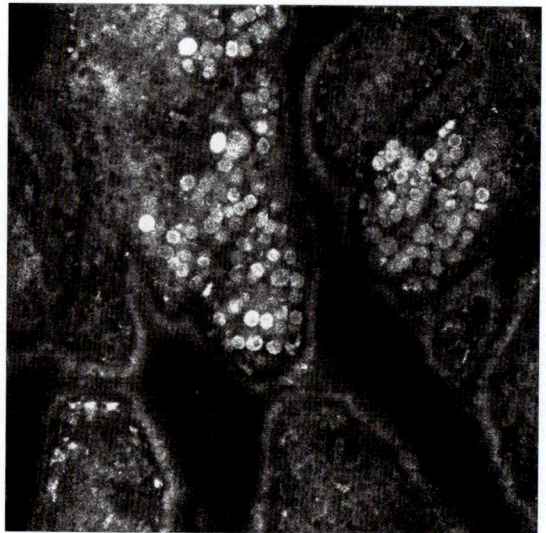

图 18-13 皮内痣 皮肤CT
基底细胞色素环相对规整,真皮乳头层及真皮浅层可见中高折光色素团块,均为痣细胞团块

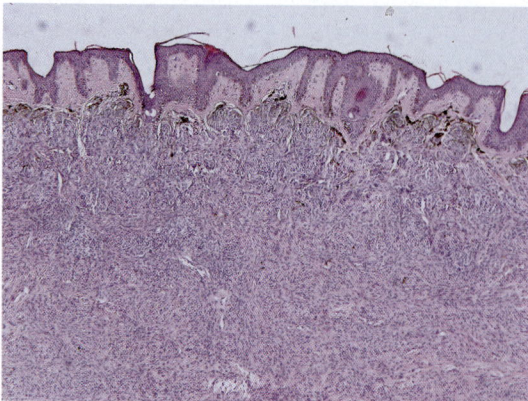

图 18-14 皮内痣 病理(HE染色,×100)
皮内痣:真皮层大量痣细胞呈巢状,含中等量色素

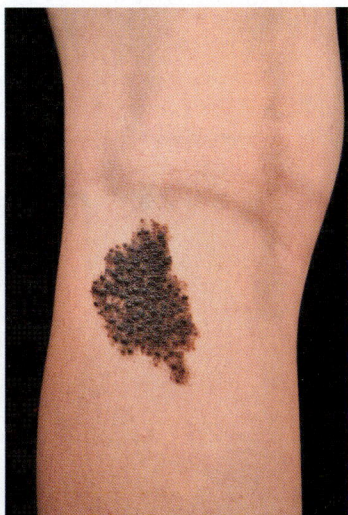

图 18-15　斑点状簇集性色素痣
小腿屈侧近腘窝处密集分布粟粒大小
黑褐色丘疹、斑片

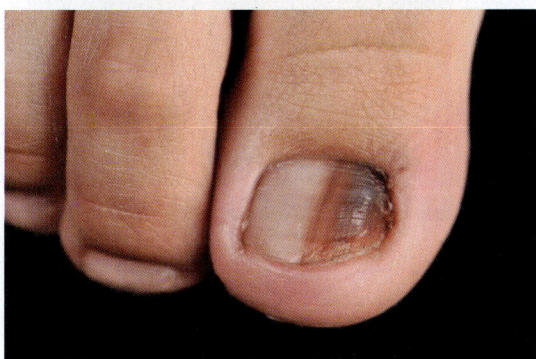

图 18-16　甲母痣
右足踇趾甲板边界较清楚、棕褐色纵行条带

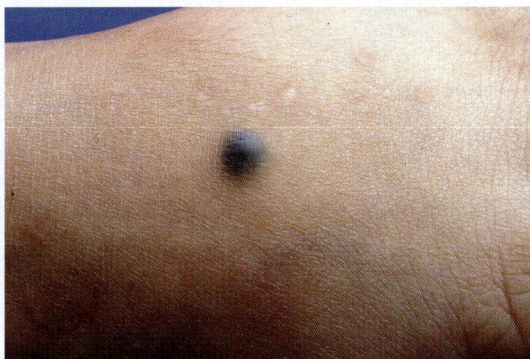

图 18-17　结节性蓝痣
绿豆大小蓝灰色丘疹，圆顶，表面光滑，边界清楚

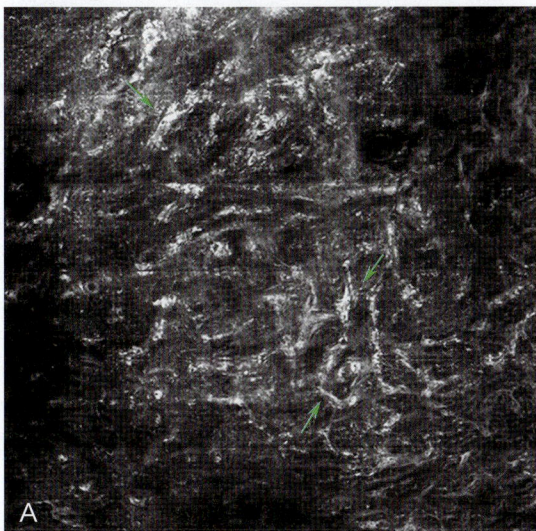

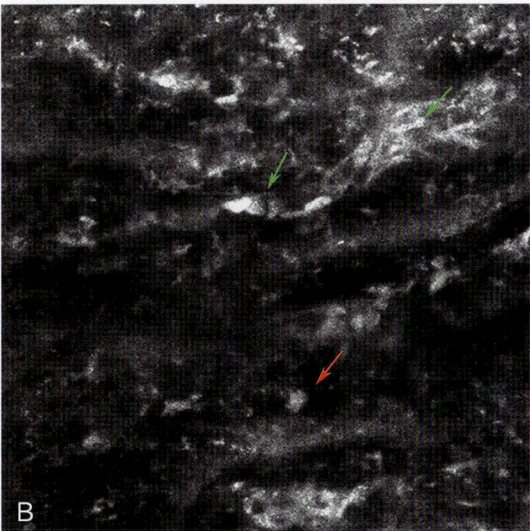

图 18-18　蓝痣　皮肤 CT
A. 真皮胶原束间见较多中高折光的拉长的线状或梭形痣细胞（绿箭头）；B. 真皮胶原束间见较多中高折光
的拉长的线状或梭形痣细胞（绿箭头），及呈梭形或不规则形的嗜黑素细胞（红箭头）

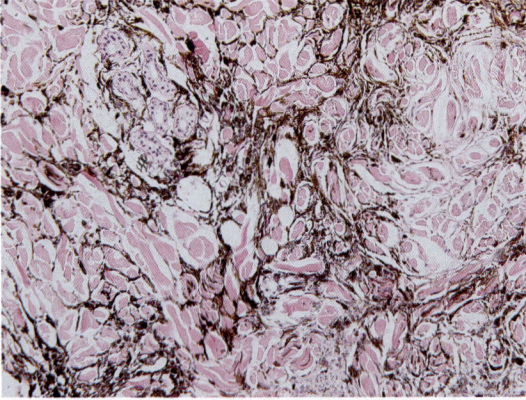

图 18-19　蓝痣　病理(HE 染色,×200)

普通蓝痣:黑素细胞穿插于胶原纤维束之间,细胞呈树突状,细胞内黑素颗粒显著,散在圆形或椭圆形嗜黑素细胞

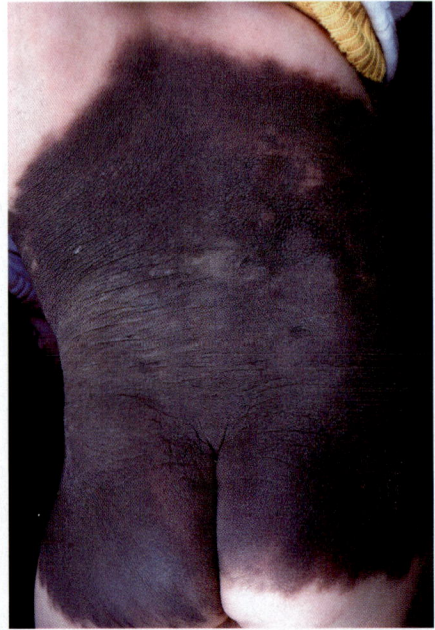

图 18-20　先天性巨痣

躯干臀部边界清楚、大片黑色斑块,其上有细小乳头状突起

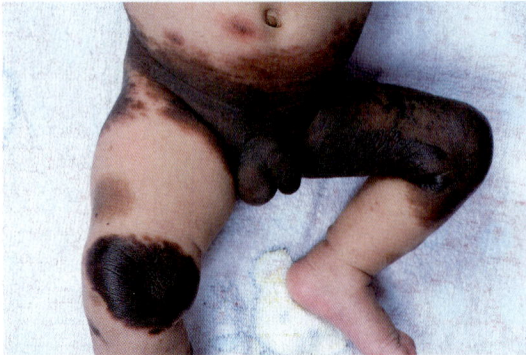

图 18-21　巨大色素痣

躯干、下肢及外生殖器多发大片褐色、黑色斑块及斑片,其上有乳头状突起,表面呈疣状,色素分布不均

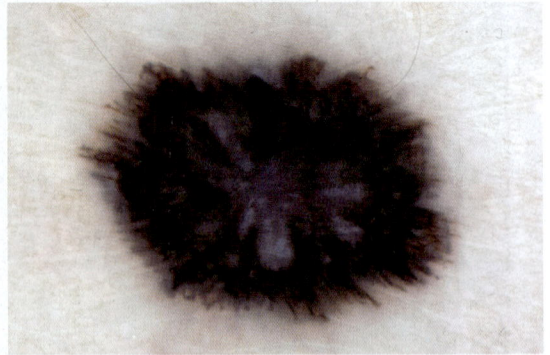

图 18-22　Spitz 痣　皮肤镜

皮肤镜见皮损周边放射状条纹呈星爆模式排列,皮损中央见有散在蓝灰色结构

第二节 皮 脂 腺 痣

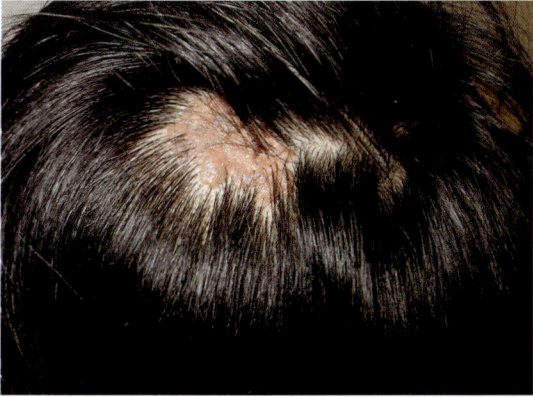

图 18-23　皮脂腺痣
头顶黄红色斑块,皮损肥厚呈结节状,油腻有光泽

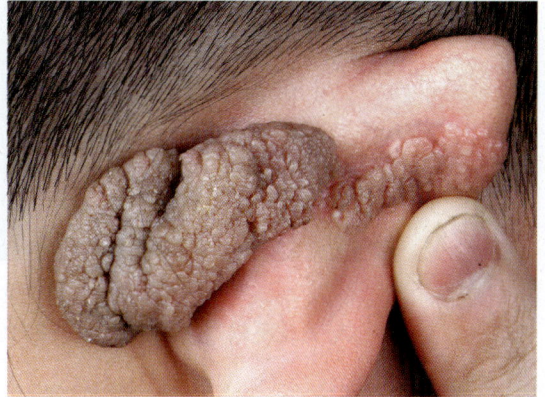

图 18-24　皮脂腺痣
右耳后局限性淡褐色斑块、肿物,局部呈疣状、分叶状

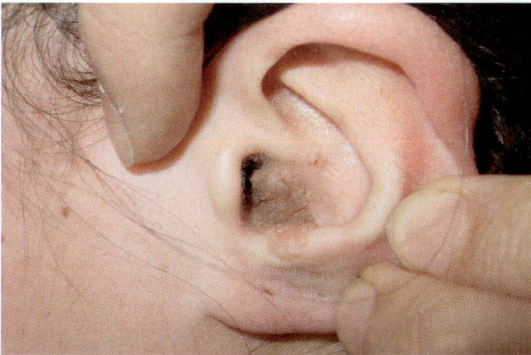

图 18-25　皮脂腺痣
左外耳道局限性淡褐色斑块,增厚呈疣状

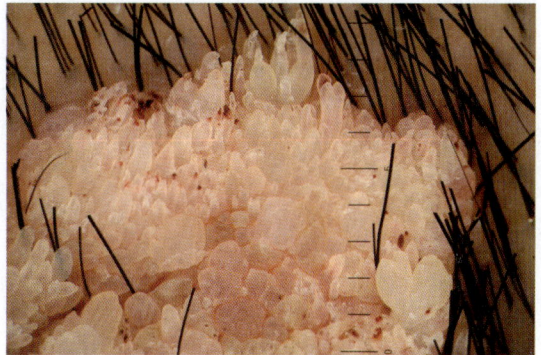

图 18-26　皮脂腺痣　皮肤镜
皮肤镜下见聚集状半透明的乳头样增生

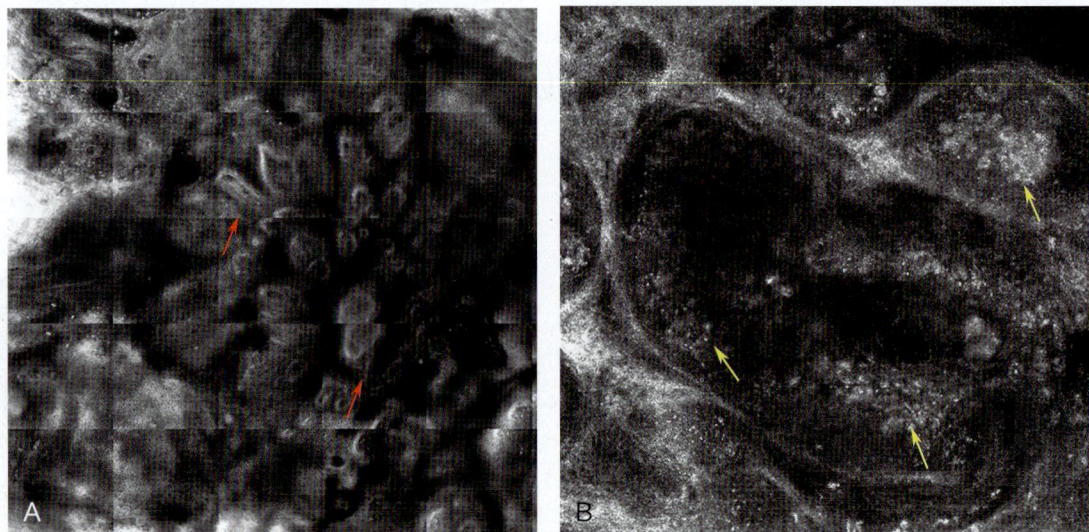

图 18-27 皮脂腺痣 皮肤 CT
A. 表皮不规则增生 (红箭头);B. 真皮浅层可见蛙卵样皮脂腺结构 (黄箭头)

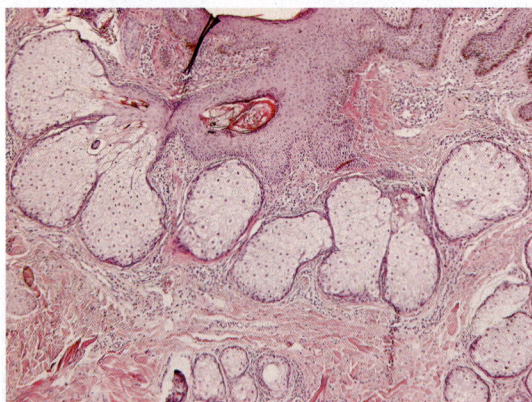

图 18-28 皮脂腺痣 病理(HE 染色,×100)
皮脂腺痣:表皮增生,真皮皮脂腺小叶结构明显增多

第三节 血管瘤与脉管畸形

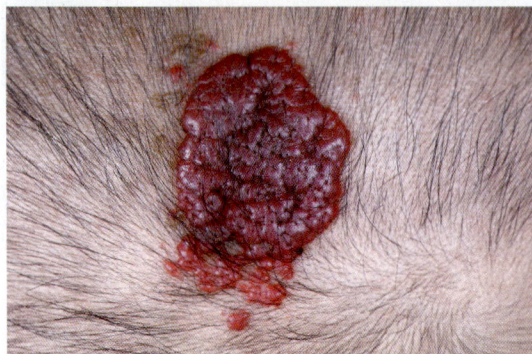

图 18-29 草莓状血管瘤
头皮边界清楚紫红色丘疹、斑块,表面凹凸不平呈疣状

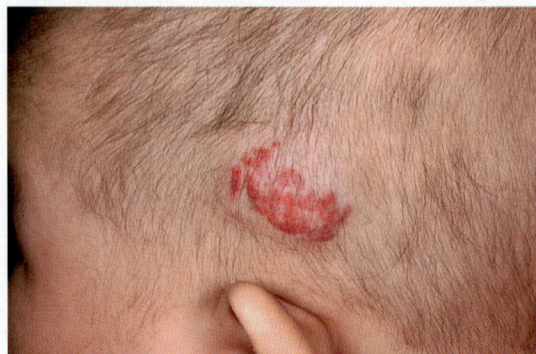

图 18-30 海绵状血管瘤
左颞部头皮边界不清、蛋黄大小皮下肿物,表面见鲜
红色斑疹及斑块

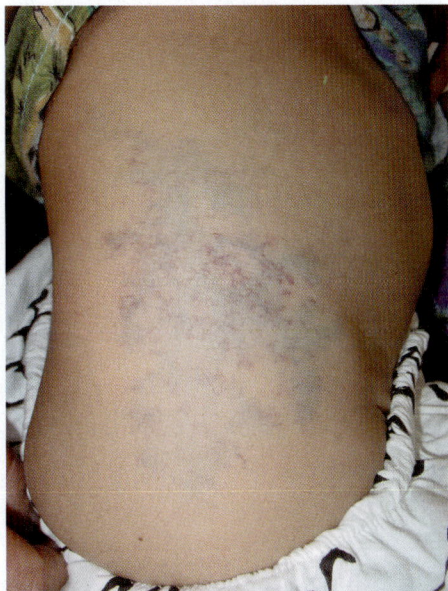

图 18-31 海绵状血管瘤
腰部边界不清、不规则皮下肿物,表面呈青色、紫色,表面见扩张血管

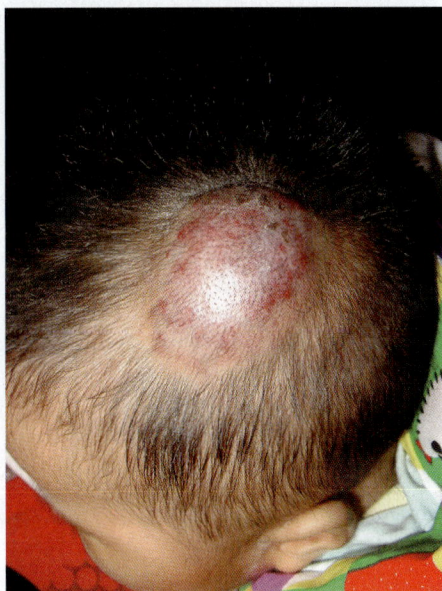

图 18-32 海绵状血管瘤
头顶部边界不清、鹅蛋大小紫红色肿物,表面可见不规则红斑

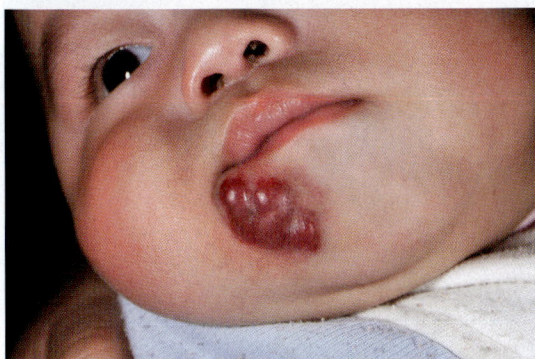

图 18-33 混合性血管瘤
下颌部边界不清、不规则紫红色肿物

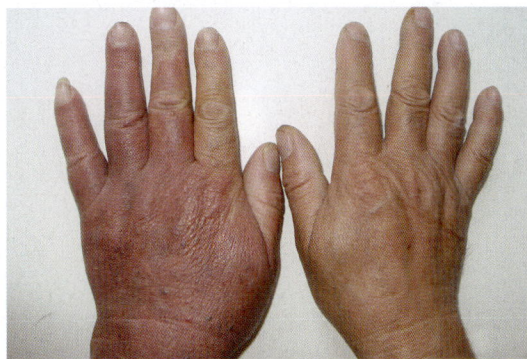

图 18-34 鲜红斑痣
左手背、手指不规则形暗红色斑片,边缘不规则,手背多发粟粒大小紫红色丘疹,左手较右手肥大

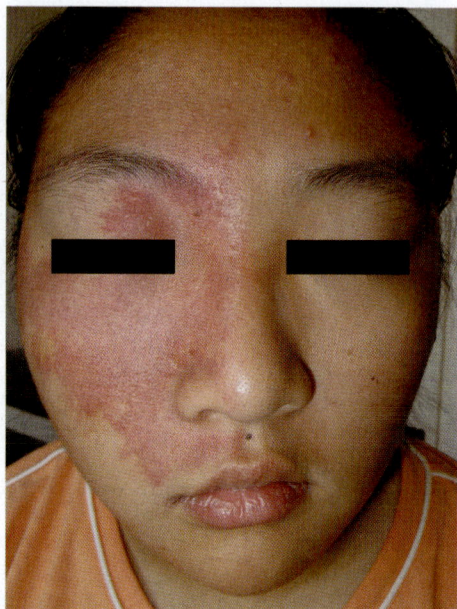

图 18-35　鲜红斑痣
右面部及眼睑不规则、境界较清暗红色斑片

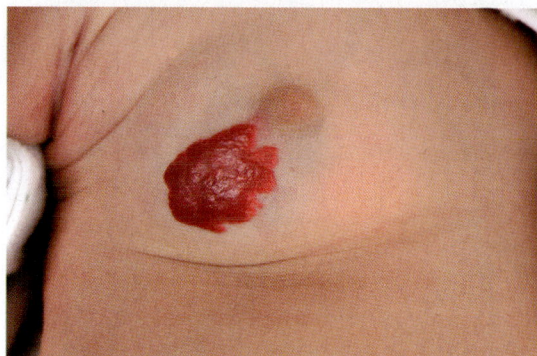

图 18-36　蔓状血管瘤
右乳头外下方蛋黄大小鲜红色肿物,表面凸凹不平,
基底呈淡青色

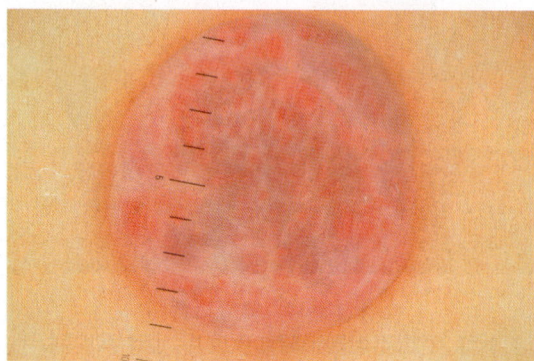

图 18-37　血管瘤　皮肤镜
皮肤镜下见红色腔隙、白色纤维样分隔

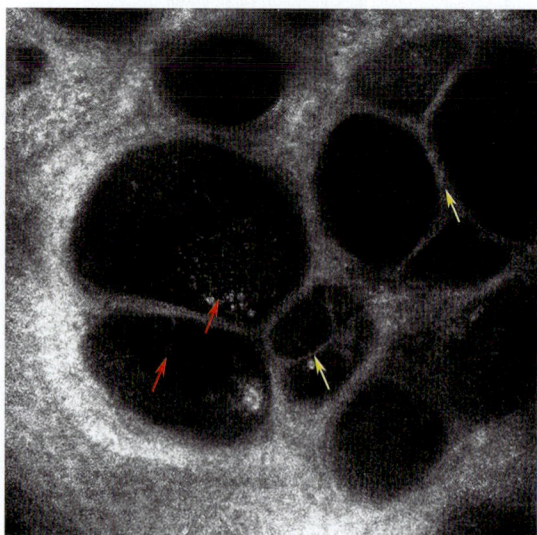

图 18-38　先天性血管畸形和血管瘤　皮肤 CT
扩张的血管腔被真皮上部的薄片所分隔(黄箭头),
血细胞(红箭头)通过血管腔移动明显

第四节 瘢痕疙瘩

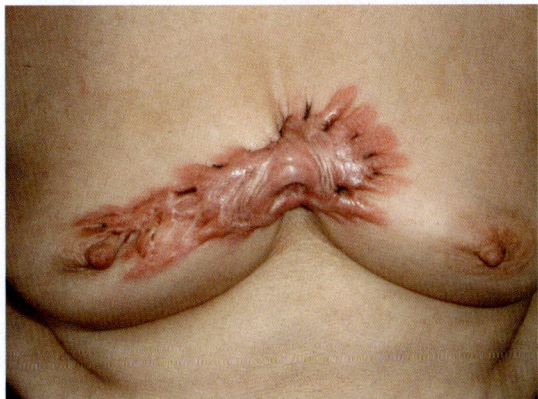

图 18-39 瘢痕疙瘩

前胸淡红色肥厚隆起性瘢痕,边缘呈蟹足状,表面凹凸不平,光滑发亮,毛细血管扩张

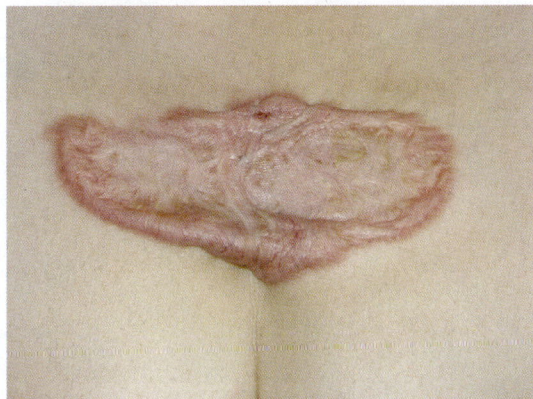

图 18-40 瘢痕疙瘩

前胸边界清楚、粉红色隆起性瘢痕,表面可见毛细血管扩张,边缘隆起

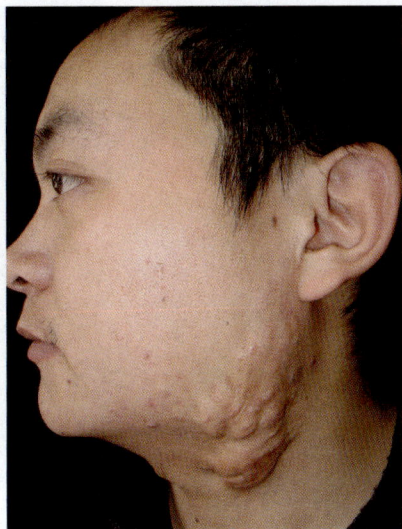

图 18-41 瘢痕疙瘩

左下颌数个绿豆至蛋黄大小皮色、淡红色隆起瘢痕

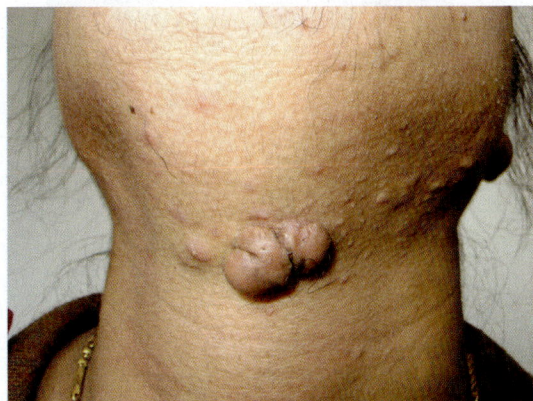

图 18-42 瘢痕疙瘩

颈前边界清楚皮色隆起性瘢痕,表面光滑

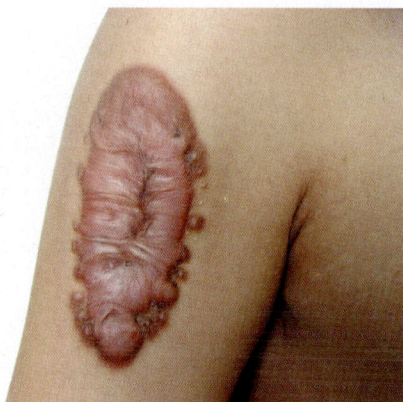

图 18-43　瘢痕疙瘩
右上臂伸侧淡红色隆起性瘢痕,超过原
手术范围,表面不平,呈蟹足状伸展

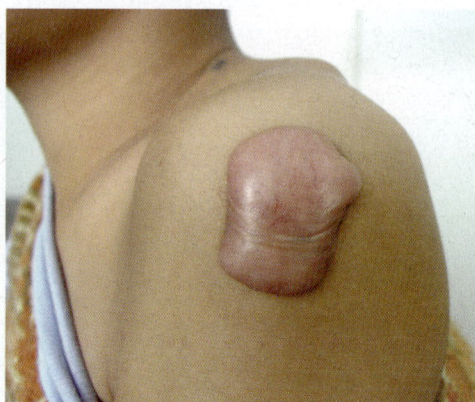

图 18-44　瘢痕疙瘩
左上臂伸侧边界清楚鹅蛋大小淡红色坚实肿物,
表面光滑发亮,皮纹消失,可见毛细血管扩张

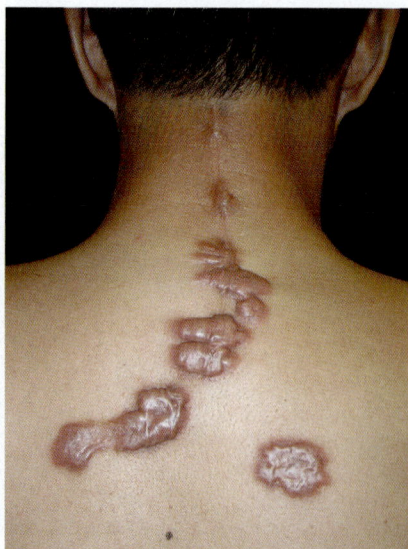

图 18-45　瘢痕疙瘩
项背部多发不规则形暗红色隆起性瘢
痕,呈条索状排列,部分融合

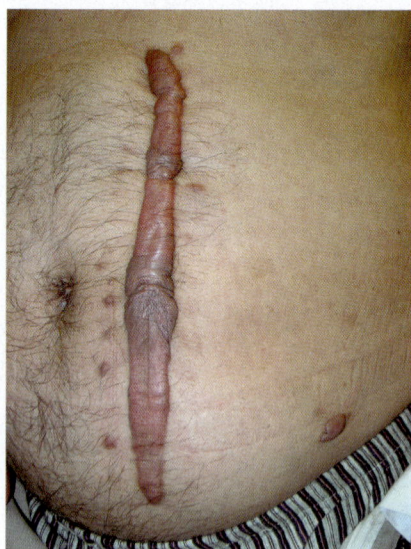

图 18-46　瘢痕疙瘩
左腹壁切口处淡红色隆起性瘢痕,
表面光滑

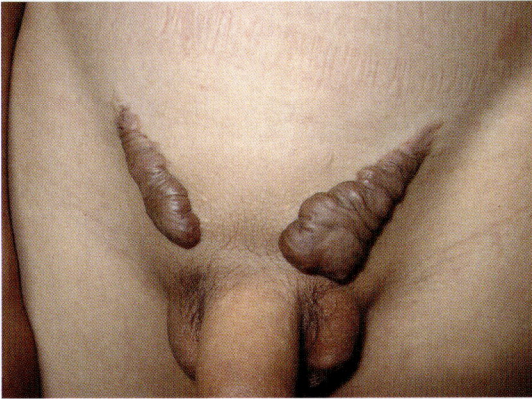

图 18-47 瘢痕疙瘩
下腹部两处原手术切口部位棕褐色条索状
隆起性瘢痕,表面不平,形成较深沟纹

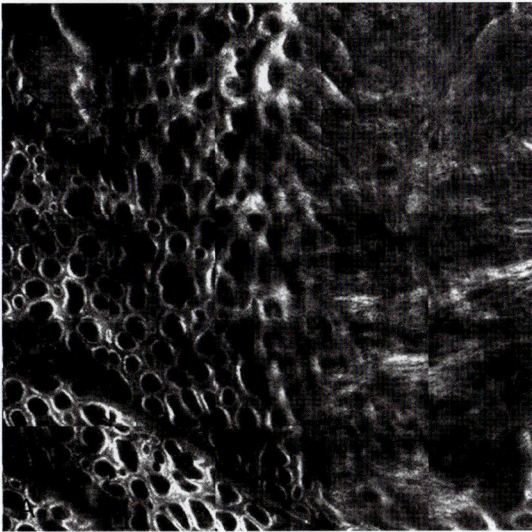

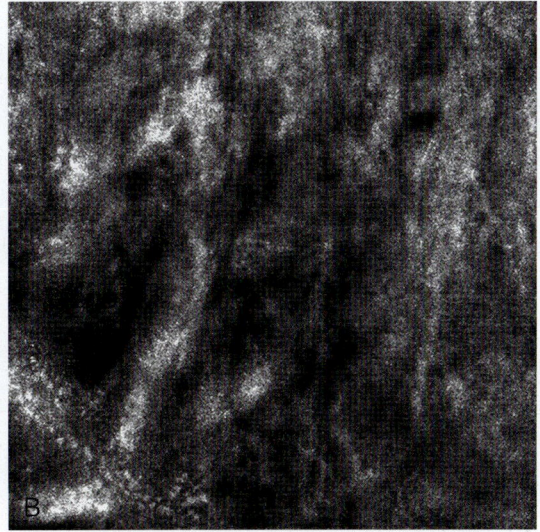

图 18-48 瘢痕疙瘩 皮肤 CT
A. 皮损与皮周交界;B. 真皮胶原束呈致密的束状排列

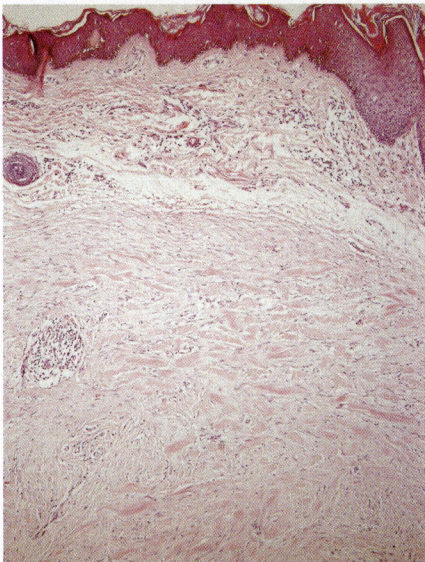

图 18-49 瘢痕疙瘩 病理(HE 染色,×200)
瘢痕疙瘩:真皮网状层纤维组织增生,夹杂均一的染成
粉色的宽大胶原纤维束,排列紊乱

第五节　脂溢性角化病

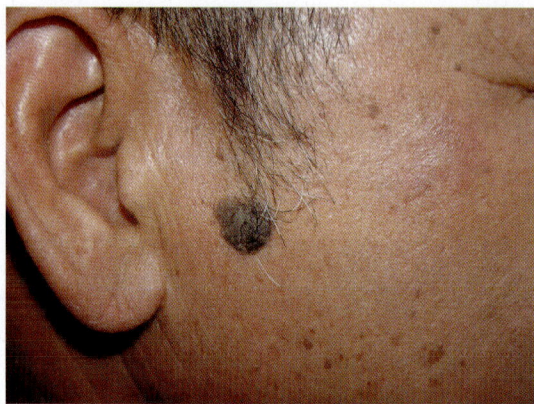

图 18-50　脂溢性角化病
右耳前花生米粒大小境界清楚黑褐色斑块，
表面粗糙，呈乳头瘤状

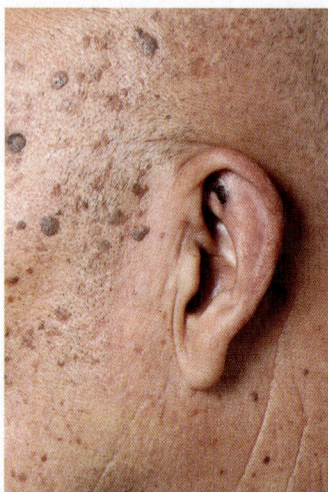

图 18-51　脂溢性角化病
左耳前多发黄豆至花生米粒大
小黑褐色境界清楚斑块，表面
粗糙，呈乳头瘤状

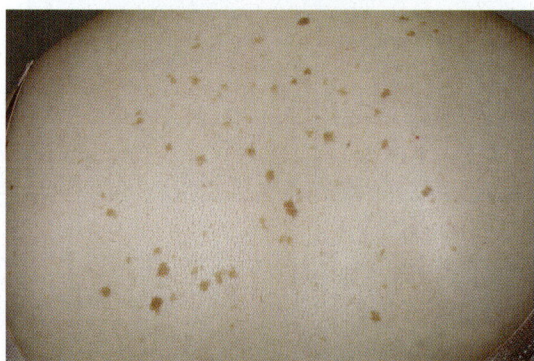

图 18-52　脂溢性角化病
背部散在多发米粒至绿豆大小淡褐色扁平丘疹

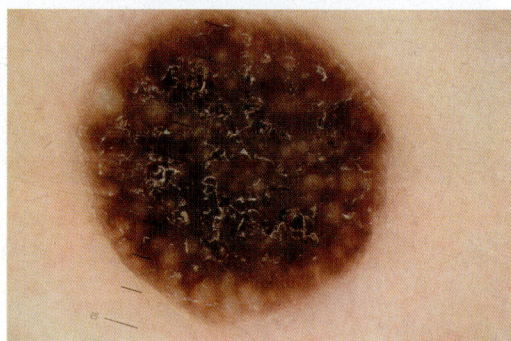

图 18-53　脂溢性角化病　皮肤镜
皮肤镜下见黄白色粟粒样囊肿、粉刺样
开口、边界清晰

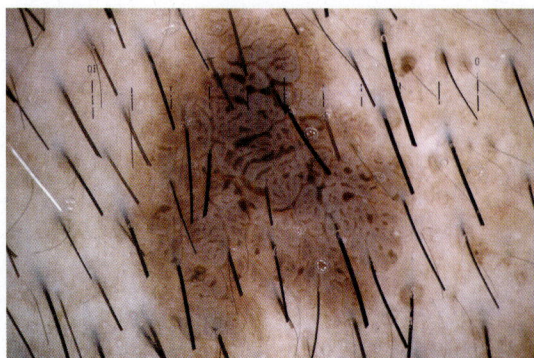

图 18-54　脂溢性角化病　皮肤镜
皮肤镜下见脑回状结构、边界清晰

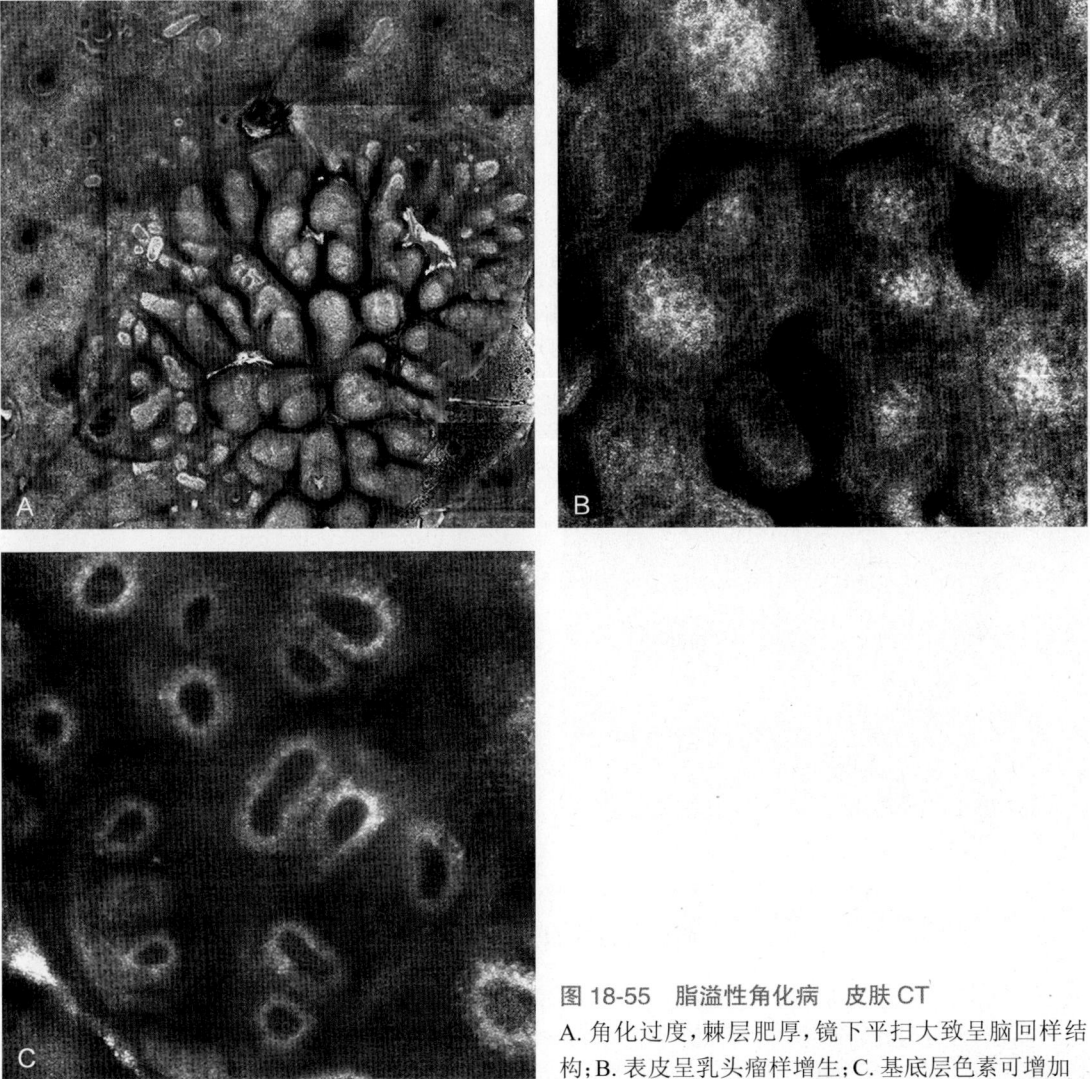

图 18-55 脂溢性角化病 皮肤 CT
A. 角化过度，棘层肥厚，镜下平扫大致呈脑回样结构；B. 表皮呈乳头瘤样增生；C. 基底层色素可增加

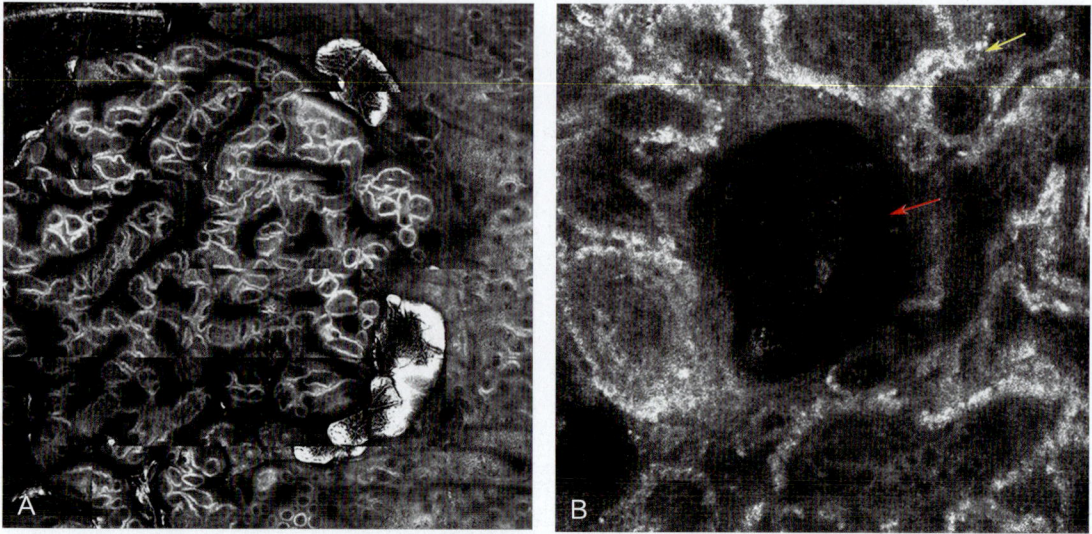

图 18-56　脂溢性角化病　皮肤 CT
A. 角化过度,棘层肥厚,镜下平扫大致呈脑回样结构;B. 可见假性角囊肿(红箭头),
基底层色素可增加(黄箭头)

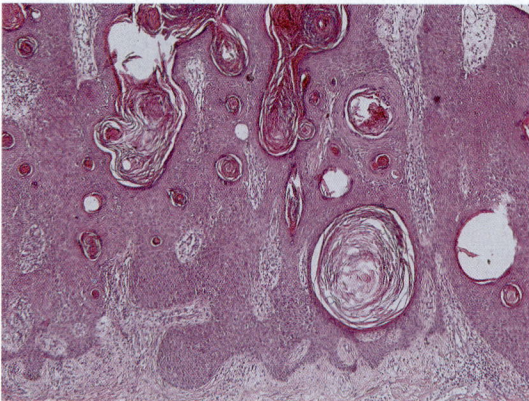

图 18-57　脂溢性角化　病理(HE 染色,×100)
脂溢性角化病:表皮乳头瘤样增生,表皮内大小不等
角囊肿形成,基底样细胞增生

第六节　汗　管　瘤

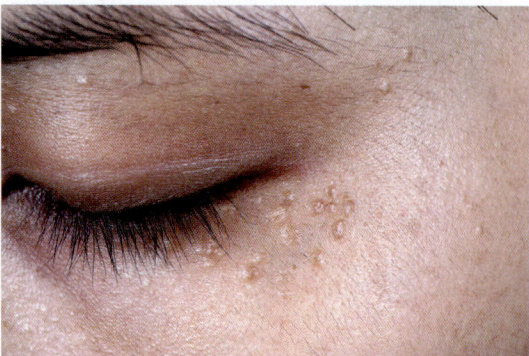

图 18-58　汗管瘤　局限型
眼睑部散在粟粒大小淡褐色扁平或半球形丘疹

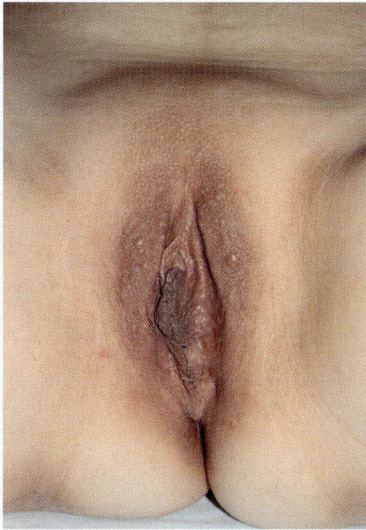

图 18-59 汗管瘤 局限型
外阴散在多发皮色扁平或半球形丘疹

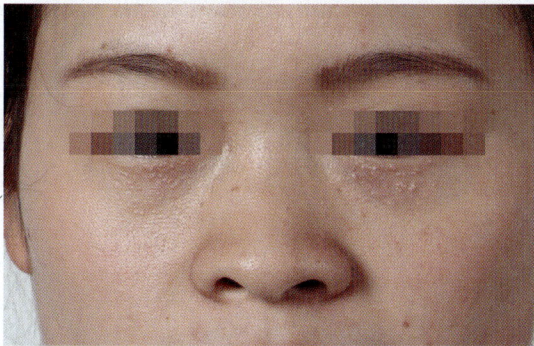

图 18-60 汗管瘤 泛发型
双眼睑多发密集不融合皮色扁平丘疹

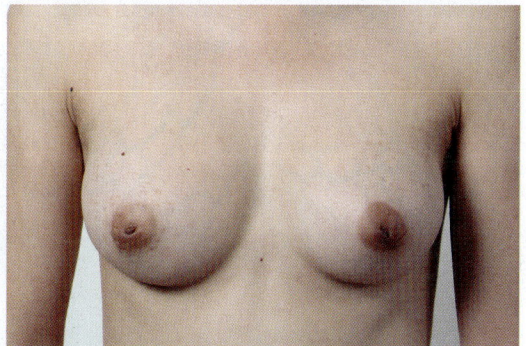

图 18-61 汗管瘤 泛发型
双乳房多发淡褐色扁平丘疹

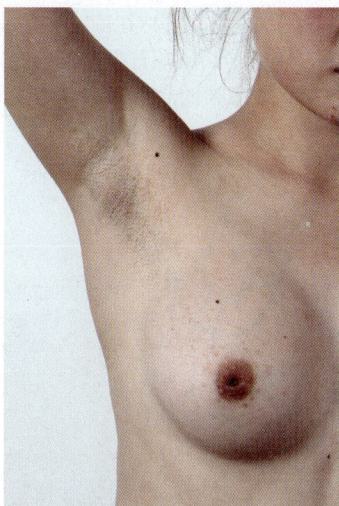

图 18-62 汗管瘤 泛发型
右侧乳房及腋下散在多发
不融合淡褐色扁平丘疹

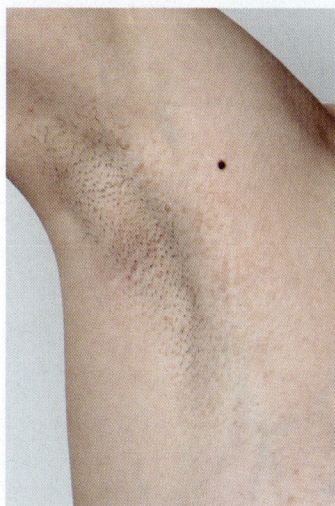

图 18-63 汗管瘤 泛发型
腋下散在分布淡褐色扁平丘疹

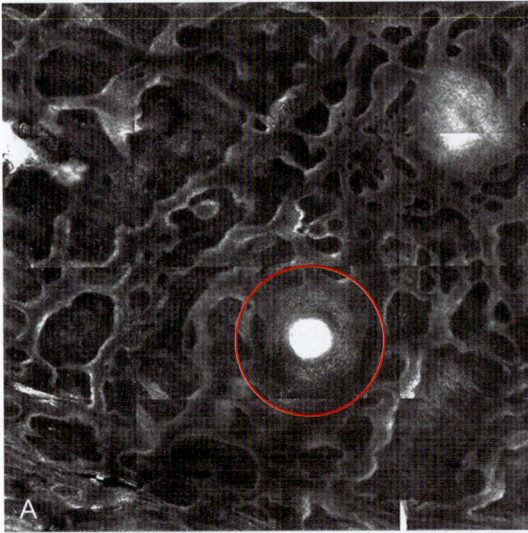

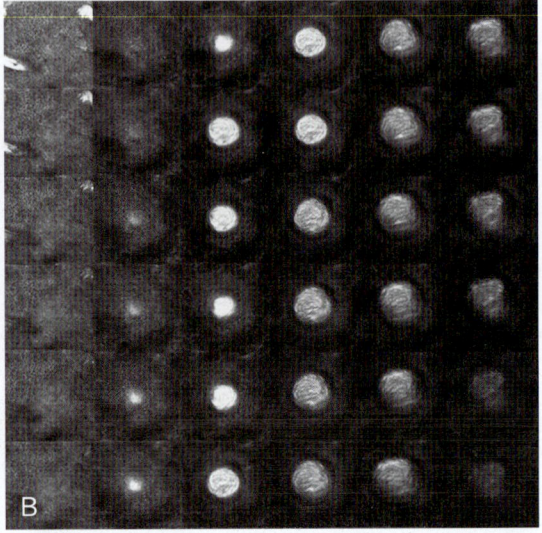

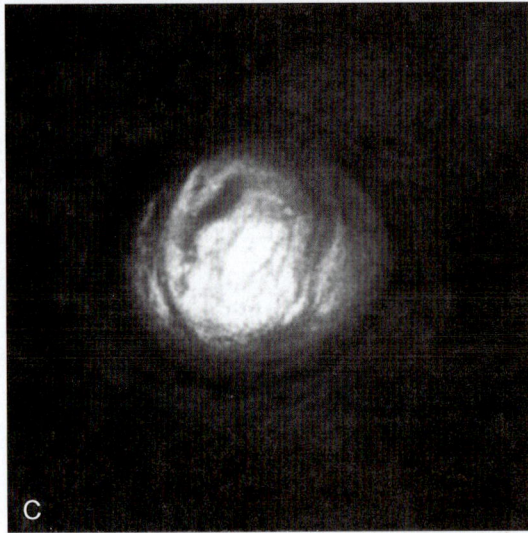

图18-64 汗管瘤 皮肤CT
A.表皮大致正常,真皮浅层、中层或更深层可见界限清晰的高折光结构(红圈);B.RCM采用Z轴方向从表皮至真皮深层顺汗管瘤方向扫描的图像结构;C.可见界限清晰的高折光螺旋结构

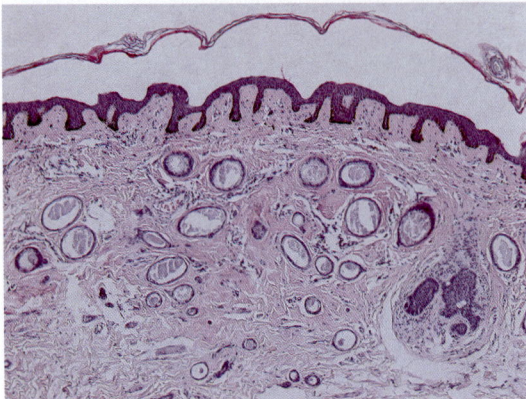

图18-65 汗管瘤 病理(HE染色,×100)
汗管瘤:真皮上半部较多囊性管腔和实体细胞条索,个别呈蝌蚪状

第七节　粟　丘　疹

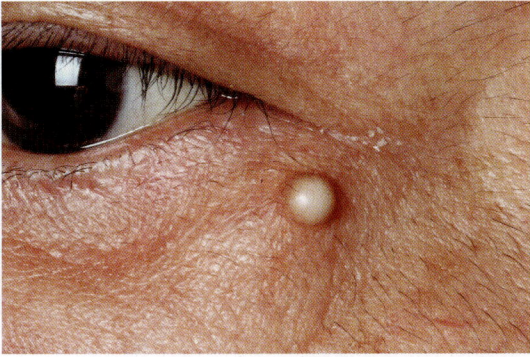

图 18-66　粟丘疹
左眼外侧单发乳白色半球形丘疹

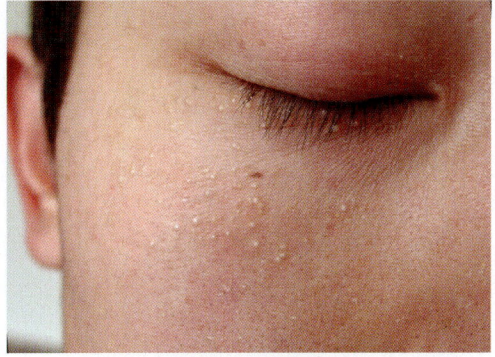

图 18-67　粟丘疹
右下睑及颧部散在多发淡黄色针头大小
坚实丘疹,表面光滑

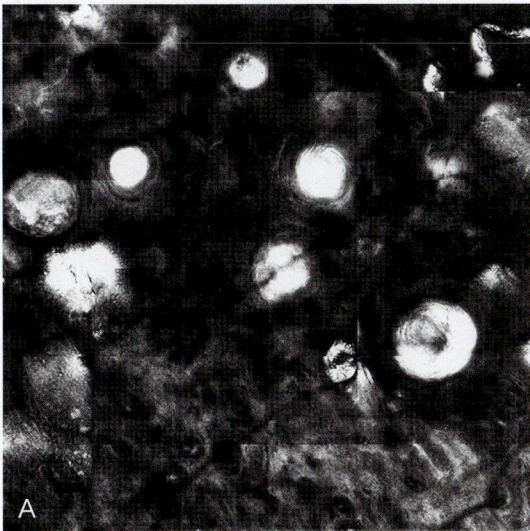

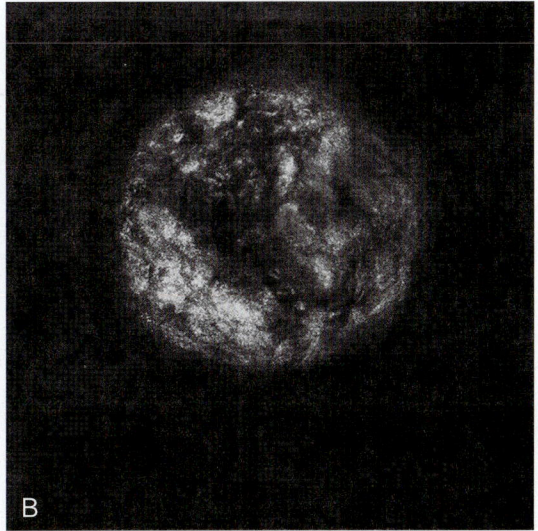

图 18-68　粟丘疹　皮肤 CT
A. 表皮大致正常,真皮浅层可见较高折光的圆形结构;B. 其折光度较汗管瘤低,折光分布不均匀

第八节 表 皮 痣

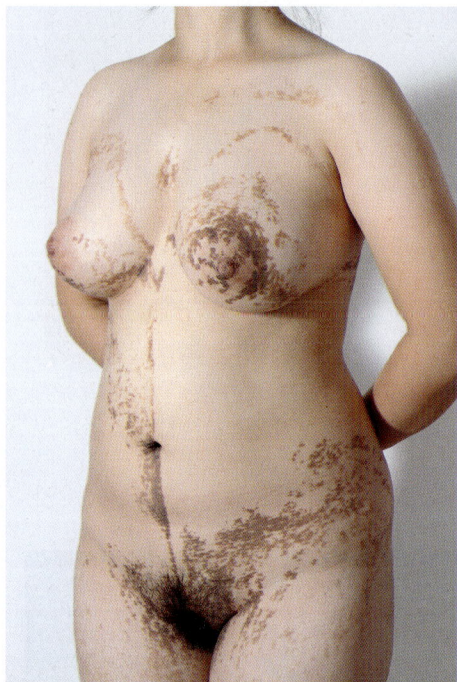

图 18-69　表皮痣
双侧胸部、右上腹部、左下腹部及会阴区域
线状或 V 形分布的褐色扁平丘疹,部分融合

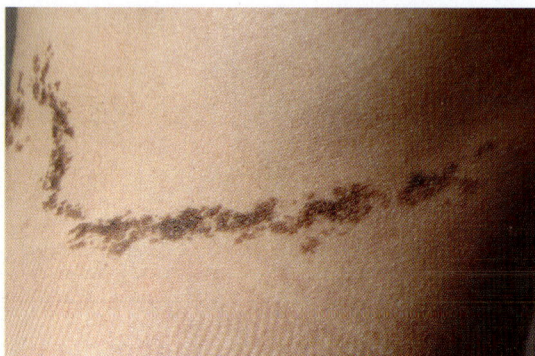

图 18-70　表皮痣
右侧腰部沿 Blaschko 线分布的褐色丘疹,部分融合

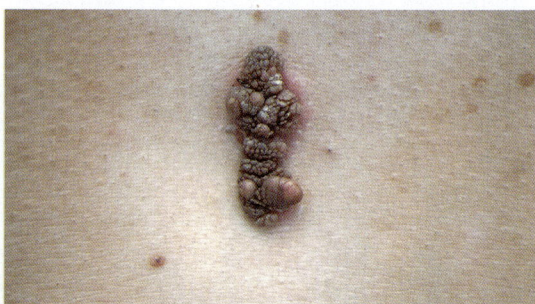

图 18-71　表皮痣
后背疣状增生的斑块,呈脑回状外观

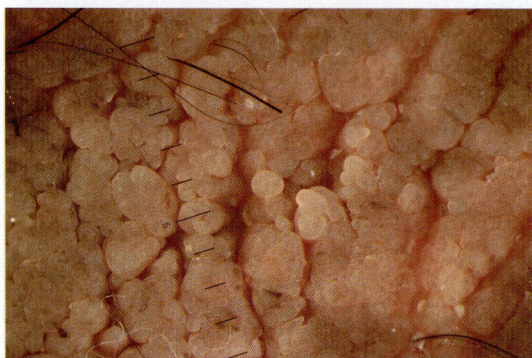

图 18-72　表皮痣　皮肤镜
皮肤镜下见簇集分布半透明状的乳头样增生

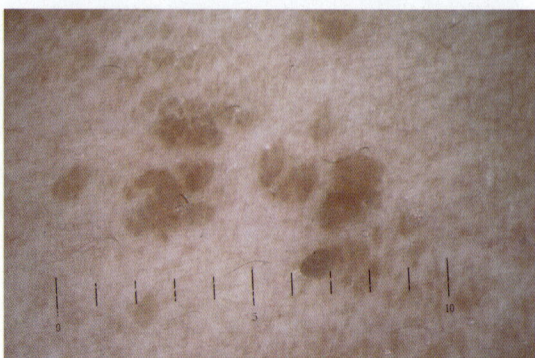

图 18-73　表皮痣　皮肤镜
皮肤镜下见乳头瘤样增生,呈脑回状外观

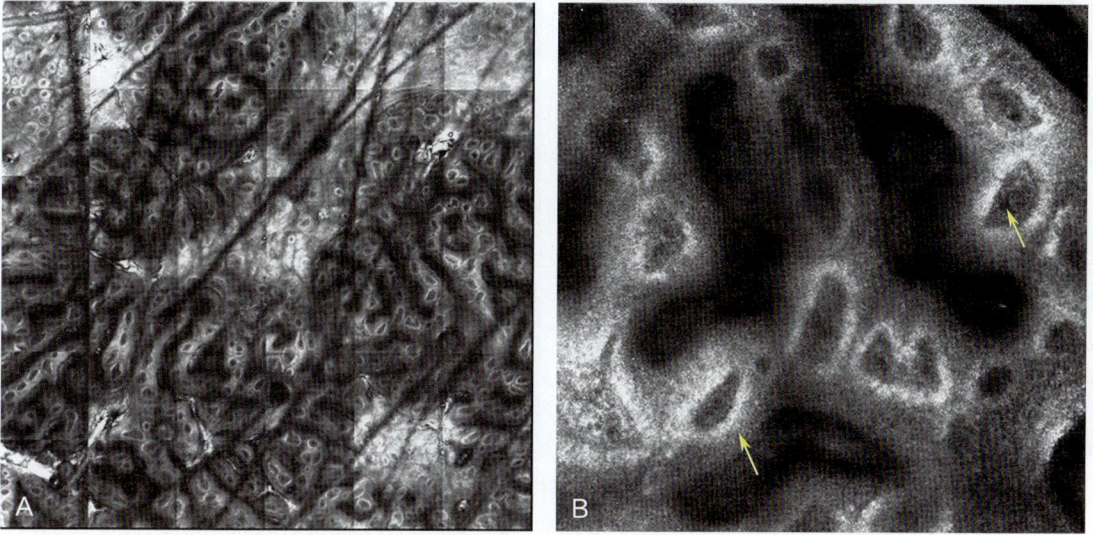

图 18-74 表皮痣 皮肤 CT
A. 角化过度,棘层肥厚、表皮突下延呈乳头瘤状增生;B. 基底层色素增加(黄箭头)

第九节 雀 斑 样 痣

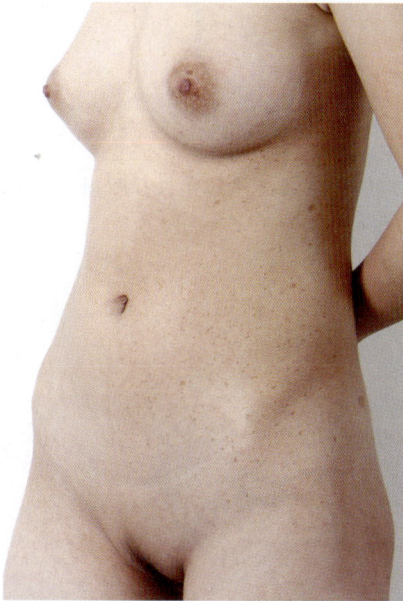

图 18-75 雀斑样痣
左侧腹部局限性分布的芝麻至绿豆
大小的褐色斑疹

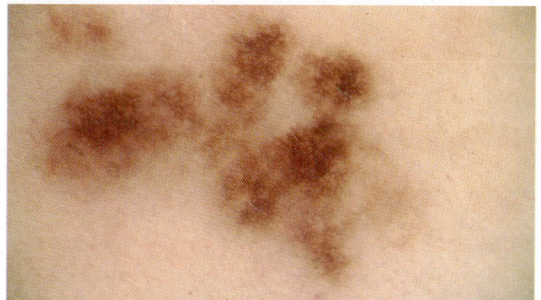

图 18-76 雀斑样痣 皮肤镜
皮肤镜下见黄背景下淡褐色结构,部分呈网状

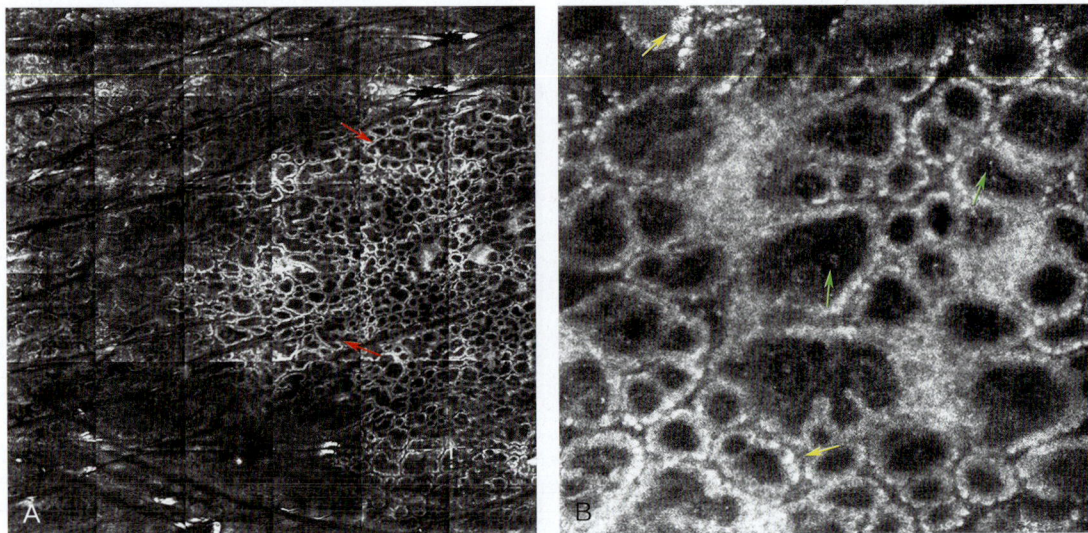

图 18-77　雀斑样痣　皮肤 CT

A. 表皮轻度增生,表皮突细长 (红箭头);B. 基底层色素增加,基底层细胞环色素表现明显 (黄箭头),真皮浅
层血管周围稀疏炎症细胞浸润 (绿箭头)

第十节　血管角化瘤

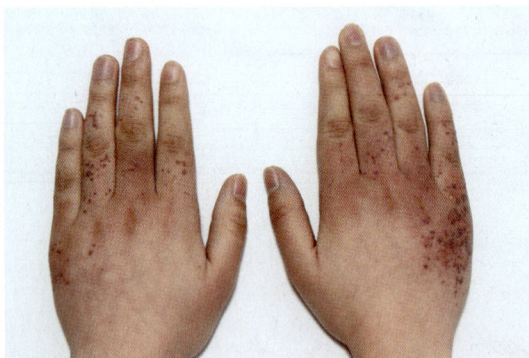

图 18-78　血管角化瘤
双手对称分布的暗红色至紫红色角化性丘疹,针尖
至芝麻大小,表面粗糙

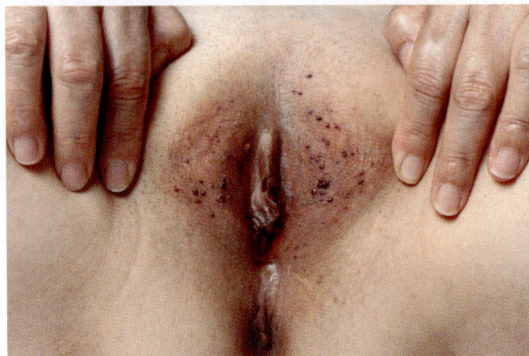

图 18-79　血管角化瘤
外阴对称分布的紫红色丘疹,约芝麻大小,
表面光滑,有光泽

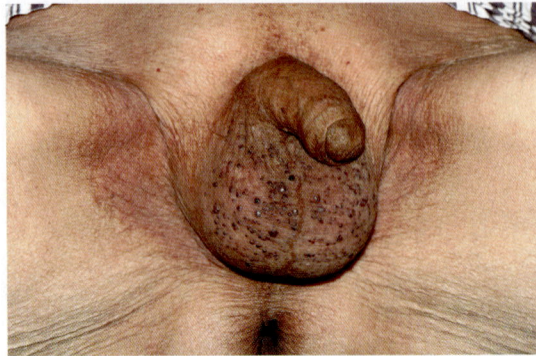

图 18-80　血管角化瘤
阴囊弥漫分布的紫红色、紫黑色丘疹,
约芝麻大小,多数表面光滑

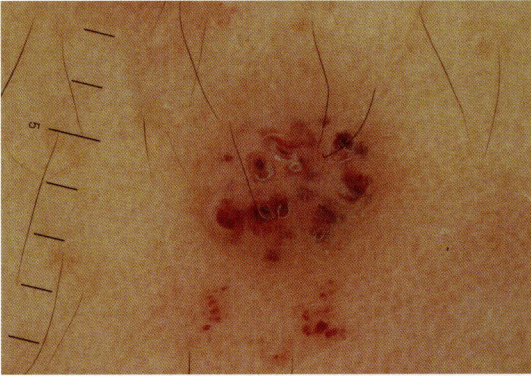

图 18-81 血管角化瘤 皮肤镜
皮肤镜下见紫红色腔隙

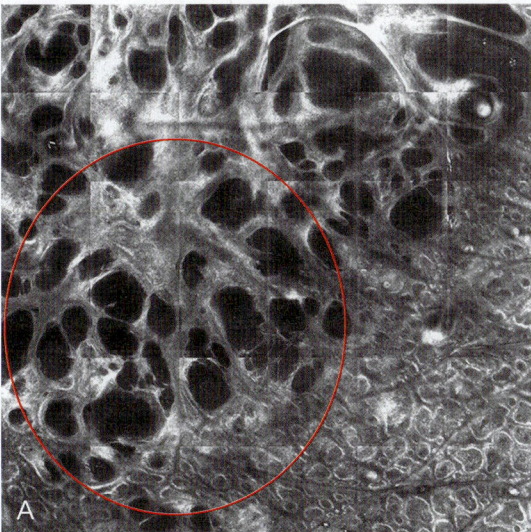

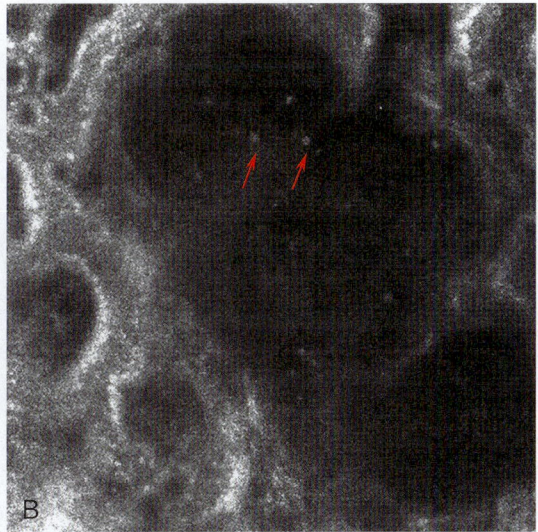

图 18-82 血管角化瘤 皮肤CT
A；表皮局部变薄，在扩张的真皮乳头内可见大小不等的薄壁管状结构（红圈）；B；可见红细胞（红箭头）

第十一节 皮肤纤维瘤

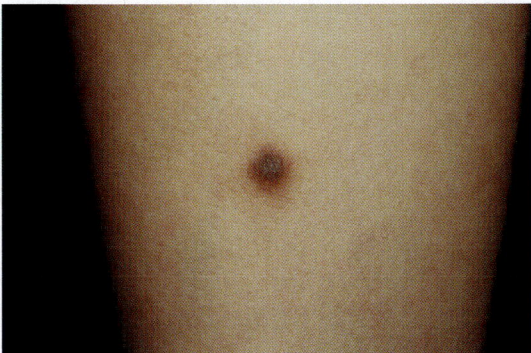

图 18-83 皮肤纤维瘤
下肢单发的结节，其上覆有角化性鳞屑，周围可见色素沉着

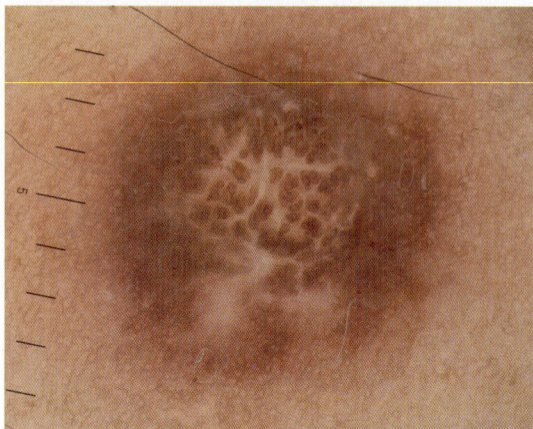

图 18-84　皮肤纤维瘤　皮肤镜
皮肤镜下见外周纤细色素网络,中心为瘢痕样白斑,
聚集的棕色小球

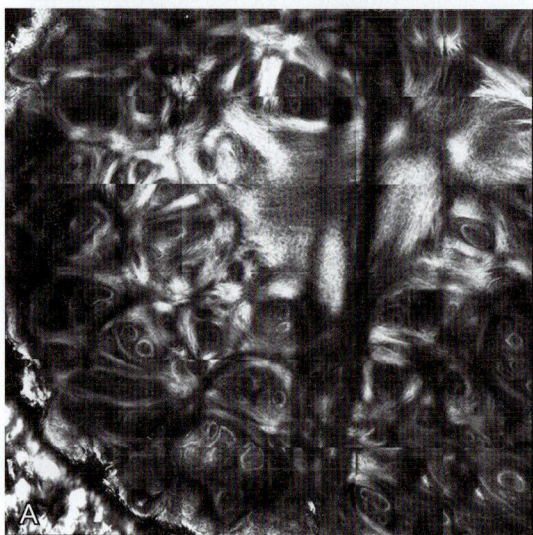

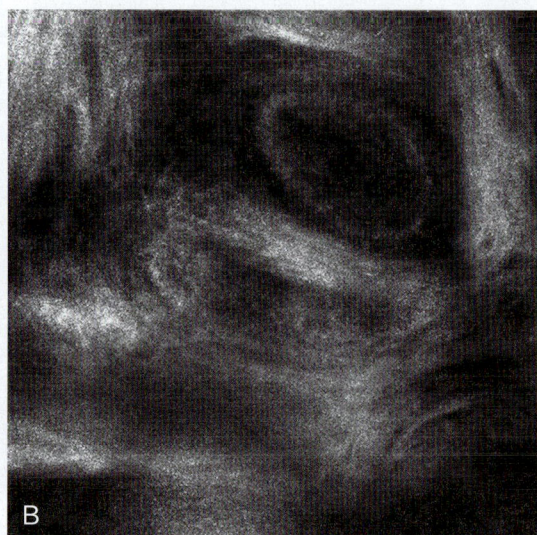

图 18-85　皮肤纤维瘤　皮肤 CT
A. 表皮突延伸,基层色素增加,明亮的真皮乳突状环的密度增加;B. 胶原纤维束折射增强,
胶原束与真皮乳突状连在一起

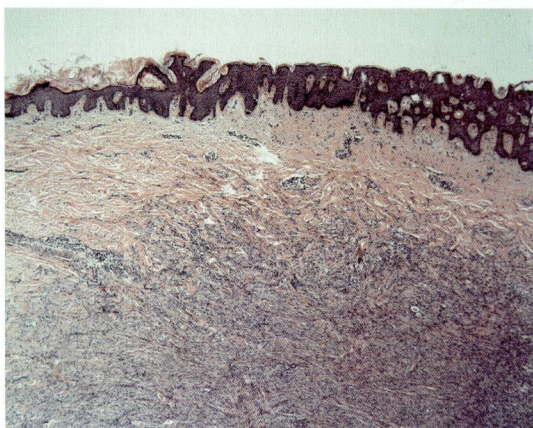

图 18-86　皮肤纤维瘤　病理(HE 染色,×40)
组织细胞瘤又称皮肤纤维瘤,角化过度,棘层肥厚,
基底色素加深,真皮内大量成纤维细胞增生,分割
胶原

第十二节　皮　样　囊　肿

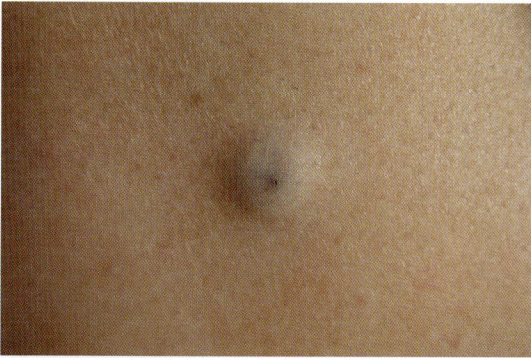

图 18-87　皮样囊肿
后背单发鸽蛋大小皮肤球形肿物,表面光滑,中央见黑色开口

第十三节　多发性脂囊瘤

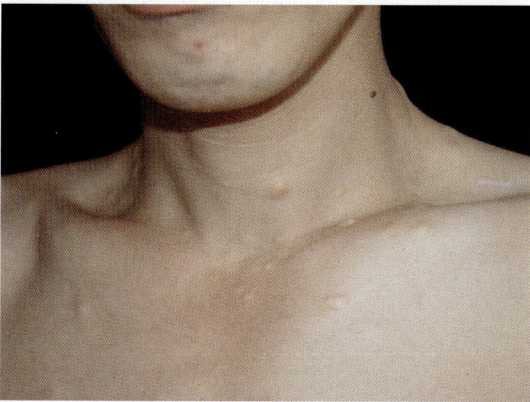

图 18-88　多发性脂囊瘤
前胸多发肤色、淡黄色半球形结节,表面光滑

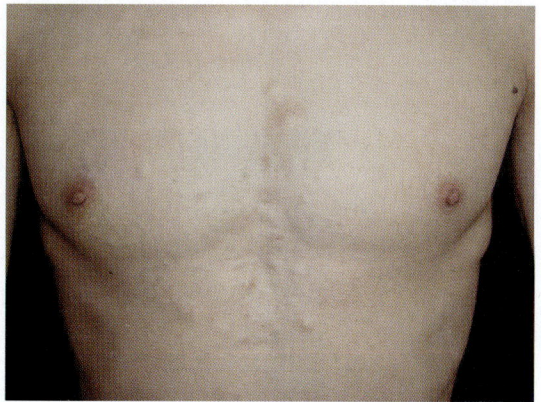

图 18-89　多发性脂囊瘤
前胸多发肤色、淡青色半球形结节,表面光滑

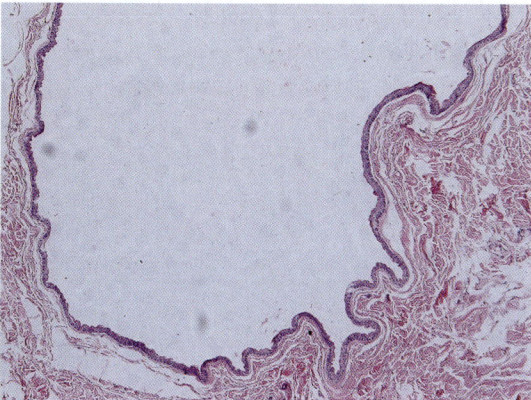

图 18-90　脂囊瘤　病理(HE 染色,×100)
脂囊瘤:真皮内囊肿,囊壁内衬一层嗜伊红物质,呈皱褶样,囊内未见角化性物质

第十四节 化脓性肉芽肿

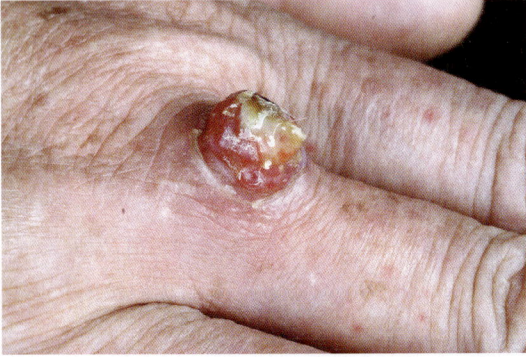

图 18-91 化脓性肉芽肿
右手中指掌指关节伸侧黄豆大小红色半球形结节，
基底潮红，边缘有隆起的角质环

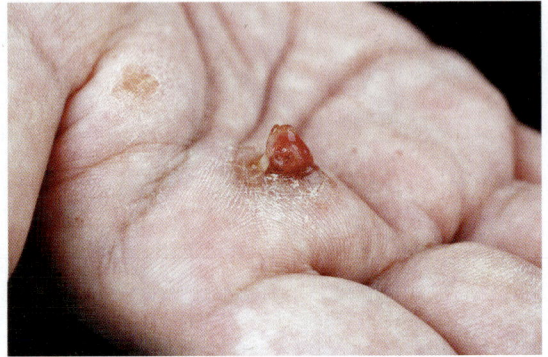

图 18-92 化脓性肉芽肿
右手掌黄豆大小鲜红色圆锥状隆起结节，表面光滑，
基底浸润，绕以增厚的角质环

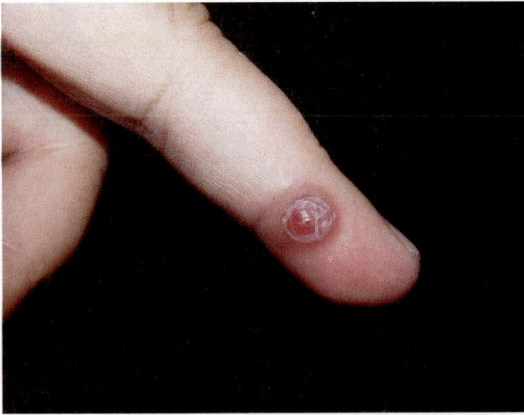

图 18-93 化脓性肉芽肿
手指屈侧绿豆大小暗红色半球形结节，表面光滑，基
底潮红浸润

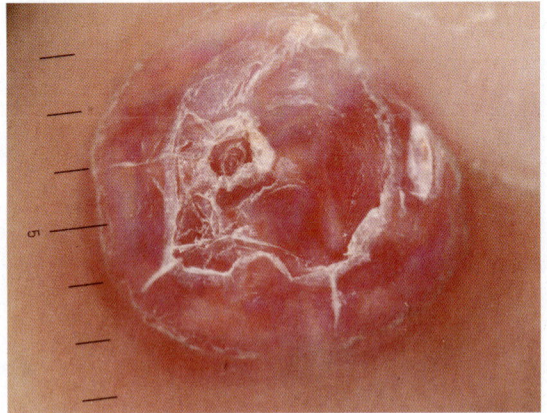

图 18-94 化脓性肉芽肿 皮肤镜
皮肤镜下见中央红色均质区域，周围环绕的白色
领圈，可见彩虹模式，表面鳞屑

第十五节 淋 巴 管 瘤

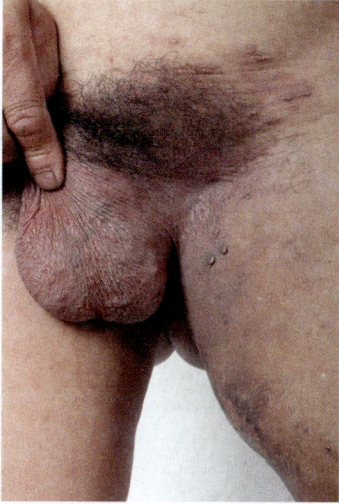

图 18-95 淋巴管瘤
左下腹、阴囊及大腿内侧散在分布
半透明水疱及丘疹，左下肢肿胀，
色素沉着

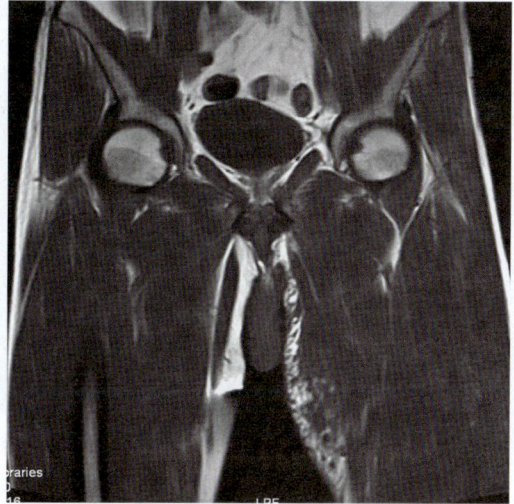

图 18-96 淋巴管瘤 X 线片
MRI：T$_2$WI 示左大腿内侧皮下脂肪间隙结构紊
乱，可见软组织信号及圆点状流空信号

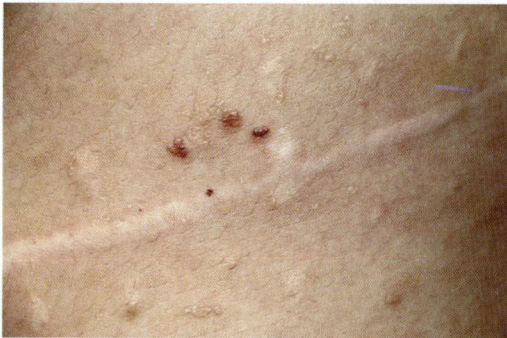

图 18-97 淋巴管瘤
后背多发群集分布、半透明水疱，部分
疱液呈暗红色

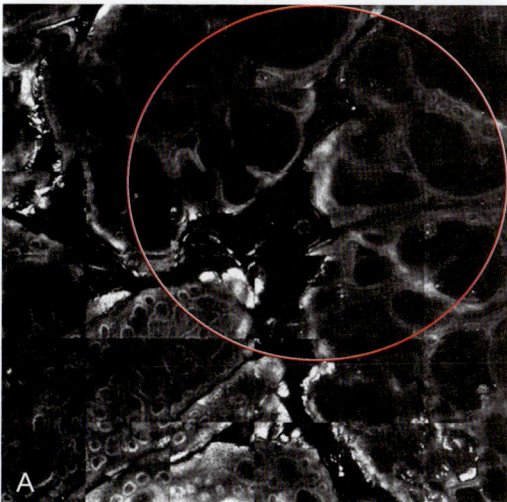

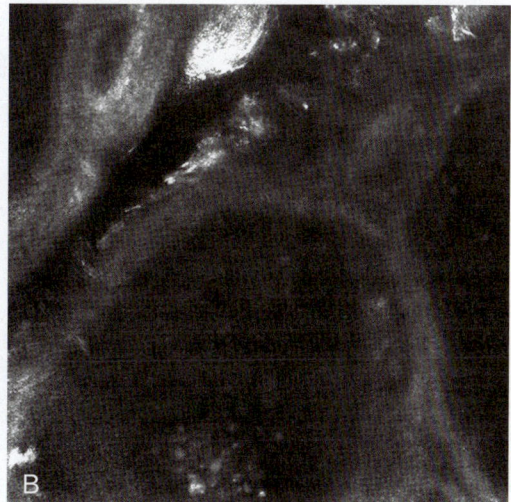

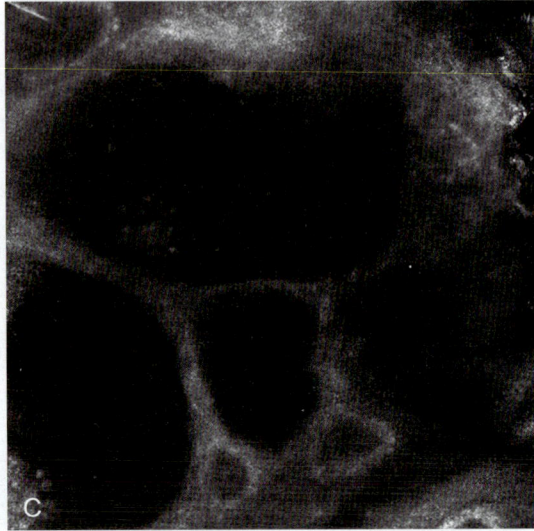

图 18-98 淋巴管瘤 皮肤 CT
A. 表皮相对正常或萎缩,真皮乳头内较多扩张管腔,内容性物质流动缓慢,管壁薄(红圈);B. 可见腔内分隔以及贯通流动的含中等折光小圆颗粒液体;C. 部分管腔内弱折光的小圆细胞形成的液平面

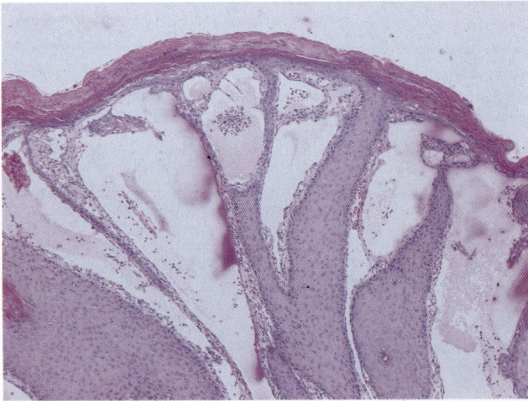

图 18-99 淋巴管瘤 病理(HE 染色,×100)
淋巴管瘤:真皮内大小不等的管腔结构,管壁内衬一层内皮细胞,缺乏肌性结构,管腔内缺乏红细胞

第十六节 结节性硬化病

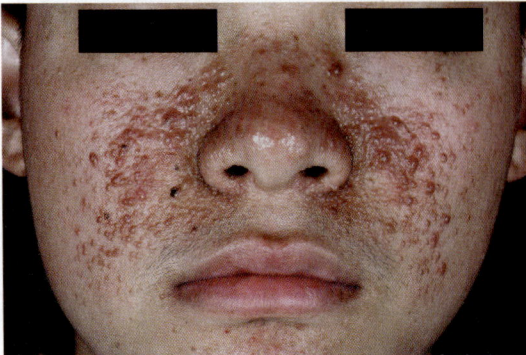

图 18-100 结节性硬化病
鼻背部、面颊及下颌多发密集、针头至绿豆大小、黄红色毛细血管扩张性丘疹(Pringle 皮脂腺瘤)

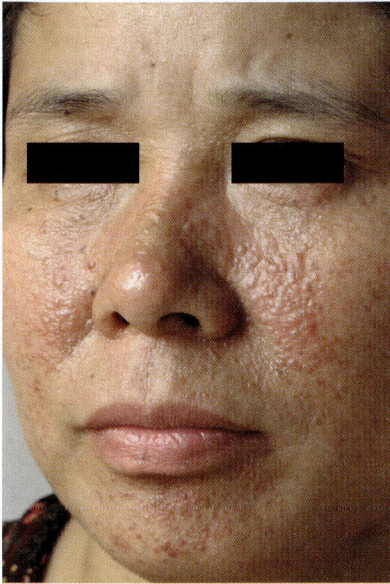

图 18-101　结节性硬化病
鼻背部、面颊及下颌多发密集、针头至
粟粒大小、黄红色丘疹（Pringle 皮脂
腺瘤）

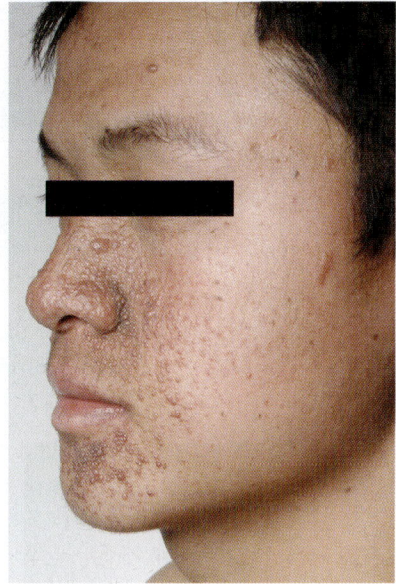

图 18-102　结节性硬化病
鼻背部、面颊及下颌多发密集、针头至
绿豆大小、黄红色丘疹（Pringle 皮脂
腺瘤）

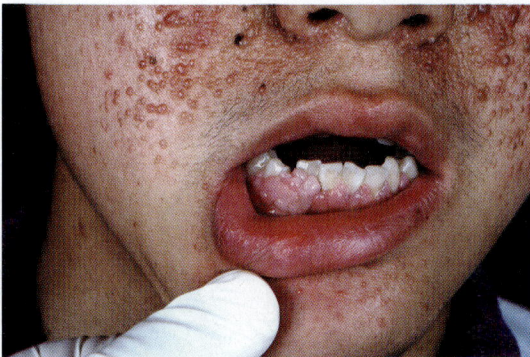

图 18-103　结节性硬化病
齿龈多发淡红色疣状肿物（纤维瘤）

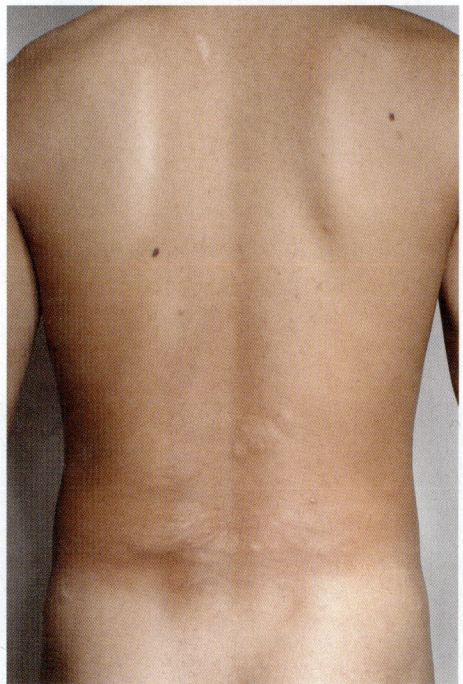

图 18-104　结节性硬化病
上背部条形叶状白色斑片，后腰部不规则皮
色斑块（鲛鱼皮样斑）

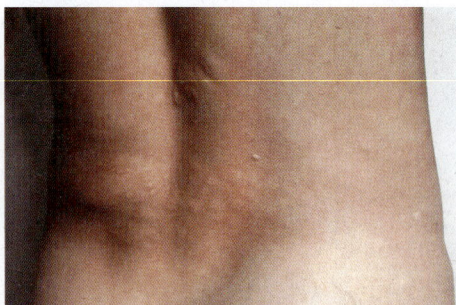

图 18-105　结节性硬化病
后腰部不规则皮色、淡黄色斑块(鲛鱼皮样斑)

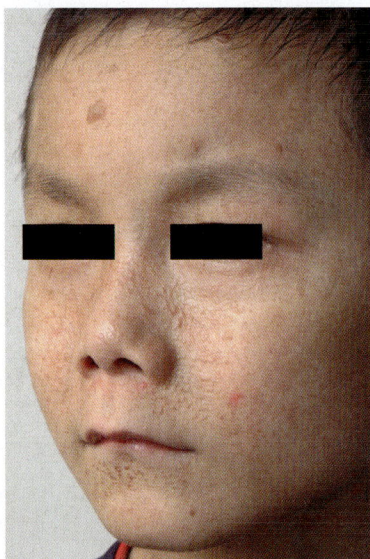

图 18-106　结节性硬化病
面部多发针头至黄豆大小黄红色丘疹(Pringle 皮脂腺瘤)

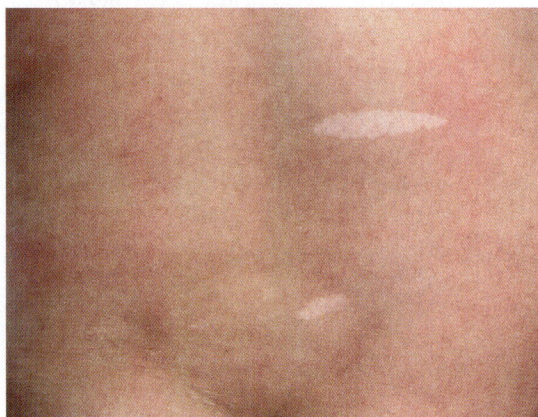

图 18-107　结节性硬化病
后腰部长卵圆形及条形叶状白色斑片

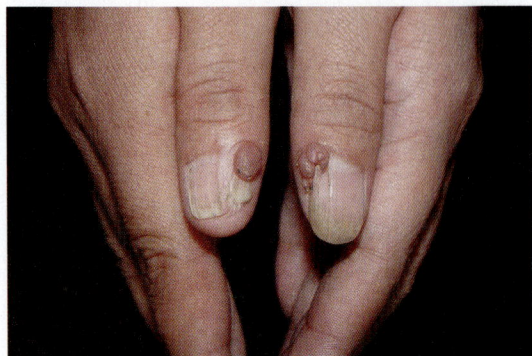

图 18-108　结节性硬化病
双手拇指甲周黄豆大小、表面光滑粉红色赘生物,甲板破坏(甲周纤维瘤)

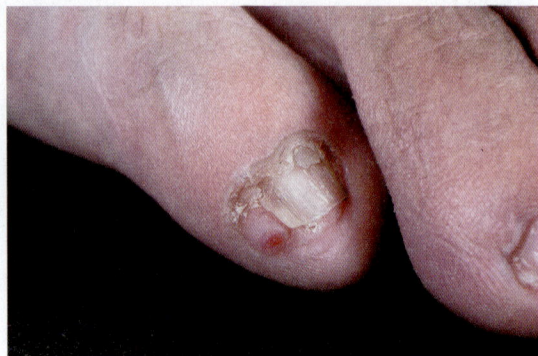

图 18-109　结节性硬化病
右足甲周表面光滑、皮色至粉红色赘生物,甲板破坏,甲小皮增厚,角化(甲周纤维瘤)

第十七节　毛发上皮瘤

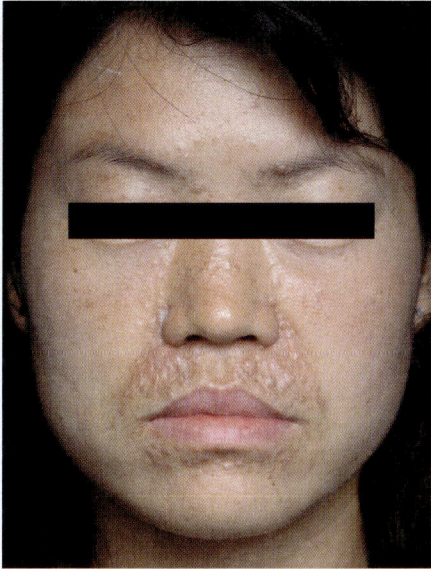

图 18-110　毛发上皮瘤
眉间、鼻翼两侧及口唇周围多个皮色丘疹、结节,大小不一,有透明感

第十八节　神经纤维瘤病

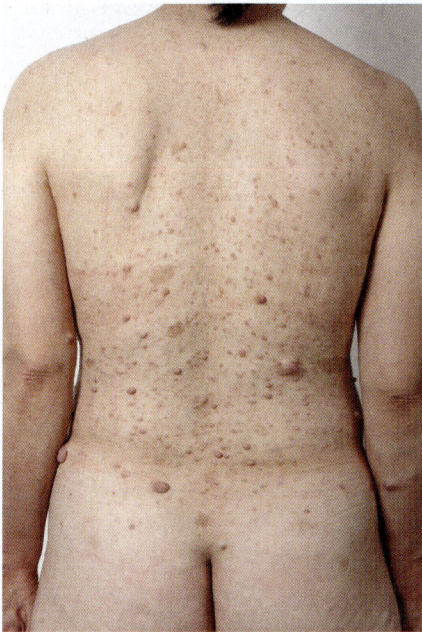

图 18-111　神经纤维瘤病
后背散在分布多发绿豆至鸽蛋大小、粉红色至皮色悬垂状柔软肿物,有蒂或无蒂,可见散在咖啡色斑片

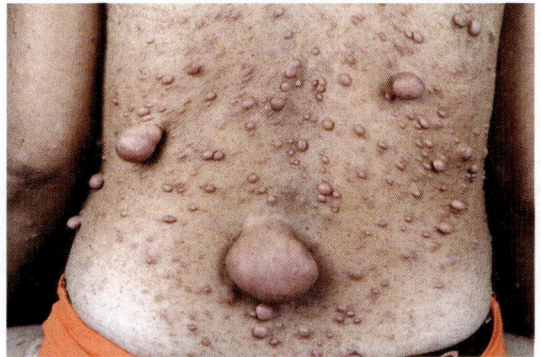

图 18-112　神经纤维瘤病
后背散在分布多发绿豆至鸡蛋大小、粉红色至皮色悬垂状柔软肿物,有蒂或无蒂,可见散在咖啡色斑疹及斑片

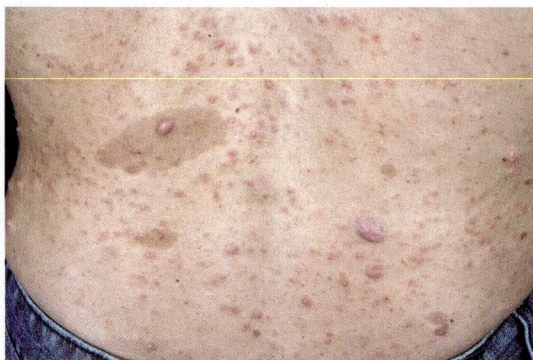

图 18-113　神经纤维瘤病

腰背部散在分布多发粟粒至黄豆大小、淡红色柔软
肿物,可见散在咖啡色斑疹及斑片

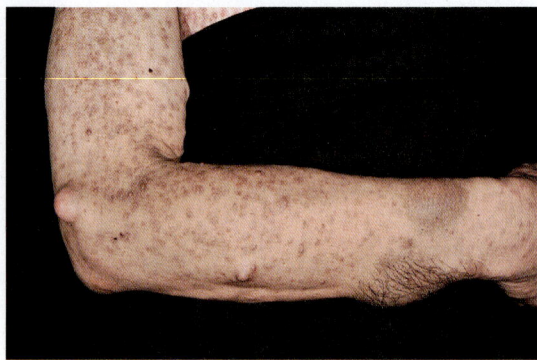

图 18-114　神经纤维瘤病

右上肢密集分布豆粒至蚕豆大小粉红色至淡褐色丘
疹、结节及肿物,前臂一鹅蛋大小肿物,表面毛发增
多增粗,伴有褐色斑片

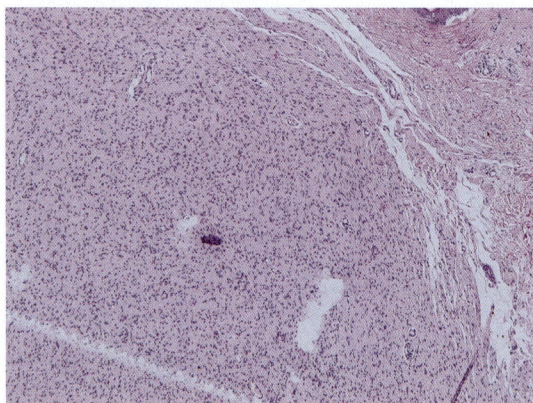

图 18-115　神经纤维瘤　病理(HE 染色,×100)

神经纤维瘤:瘤体境界较清楚但无包膜,肿瘤主要由
梭形细胞组成,部分细胞核细长呈波浪状

第十九节　结缔组织痣

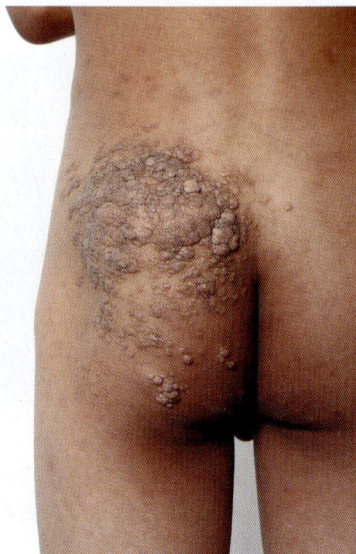

图 18-116　结缔组织痣

左侧臀部肤色、棕黄色融合性丘疹、斑块呈
乳头状增殖性病变,为脂肪瘤分化型结缔组
织痣

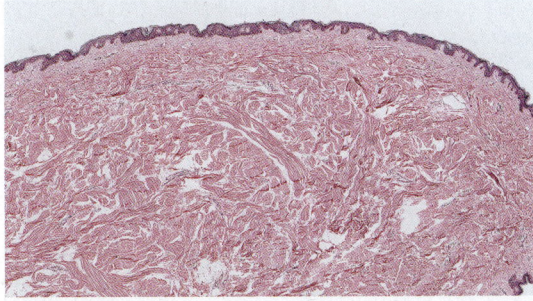

图 18-117 结缔组织痣 病理(HE 染色,×40)
表皮基本正常,真皮中部胶原纤维增生、伴均质化,
无显著炎症细胞浸润

第二十节 鲍恩样丘疹病

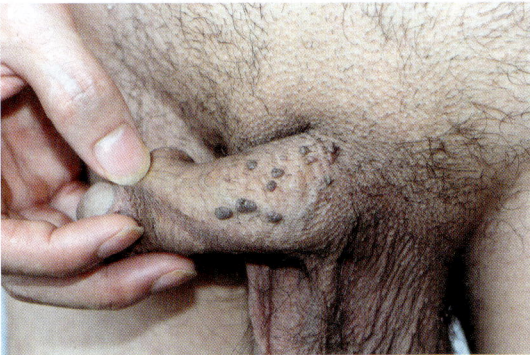

图 18-118 鲍恩样丘疹病
阴茎褐色丘疹,不融合,黄豆大小

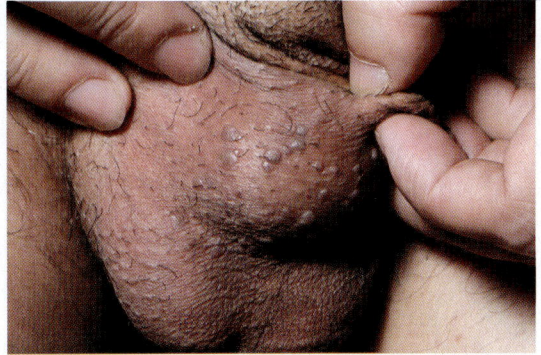

图 18-119 鲍恩样丘疹病
阴囊扁平丘疹,散在分布,不融合

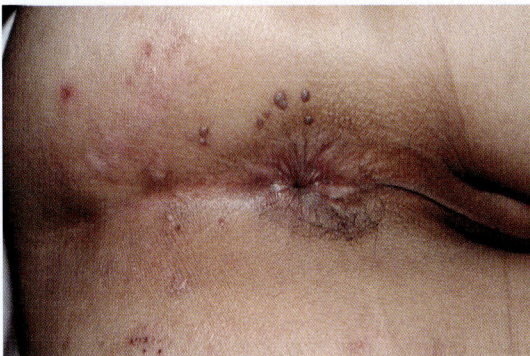

图 18-120 鲍恩样丘疹病
肛周扁平褐色丘疹,散在分布,不融合

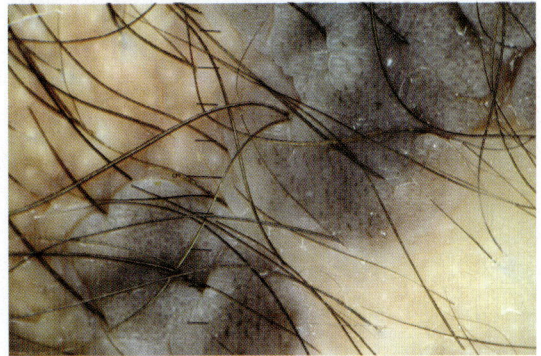

图 18-121 鲍恩样丘疹病 皮肤镜
皮肤镜下呈黑褐色乳头瘤样增生,点状血管

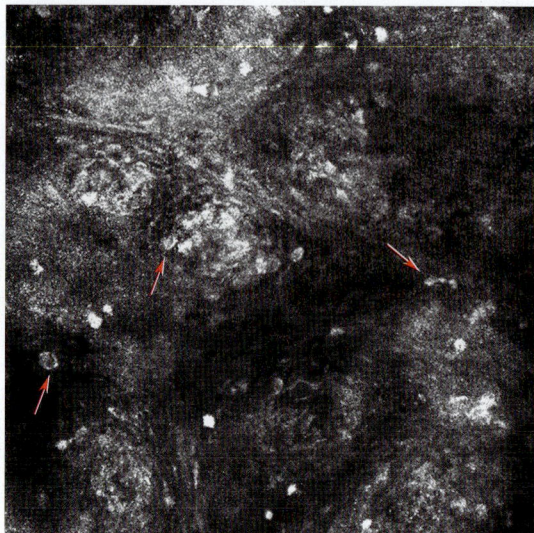

图 18-122　鲍恩样丘疹病　皮肤 CT
表皮肥厚,棘层细胞排列紊乱,细胞大小不一,核有
异型性,有异型多核角质形成细胞(红箭头)

第二十一节　肥大细胞增生病

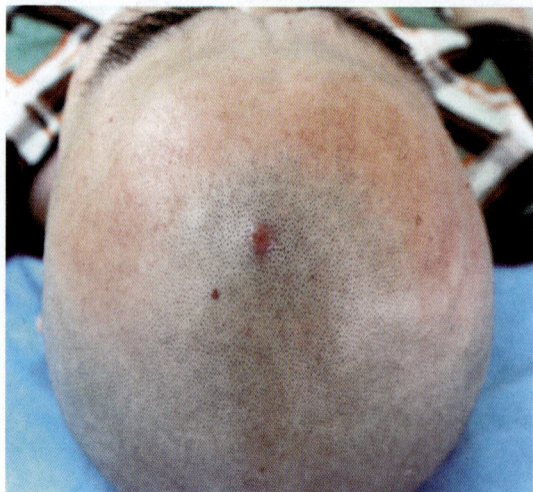

图 18-123　肥大细胞增生病
小儿胸腹部淡褐色丘疹,粟粒至绿豆大小,
表面可有皱褶

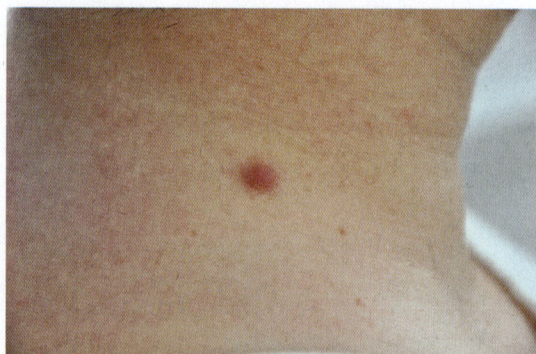

图 18-124　肥大细胞增生病
小儿腰背部肤色、淡红色、淡褐色丘疹,孤立存在,表
面可有皱褶(上部溃疡面为活检创面)

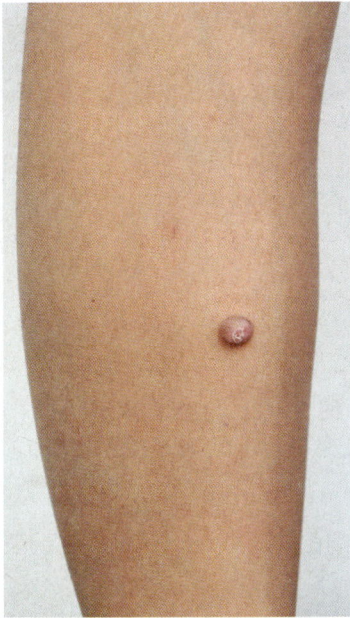

图 18-125 肥大细胞增生病

小儿头皮、面部黄褐色扁平丘疹、斑疹,散在分布,少数可见橘皮征

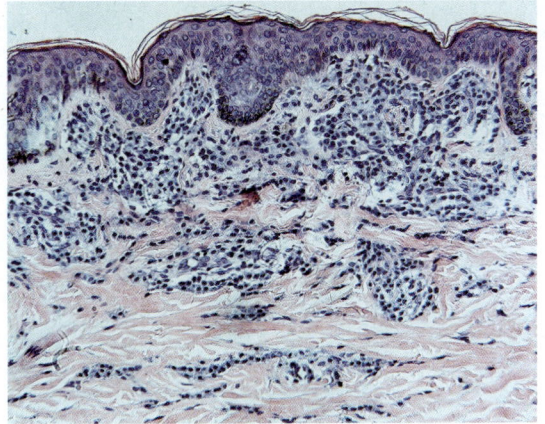

图 18-126 肥大细胞增生病病理(HE 染色,×200)

真皮浅层血管周围较密集的浸润,核呈圆形、卵圆形,胞浆较丰富

第二十二节 角化棘皮瘤

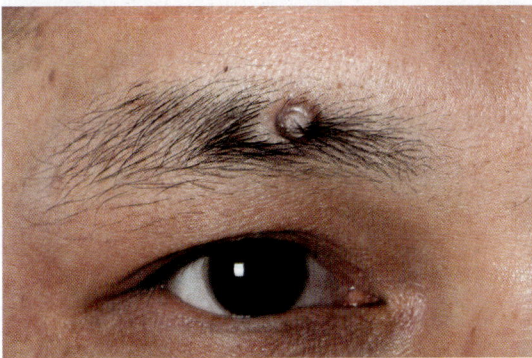

图 18-127 角化棘皮瘤

右侧眼眉暗褐色坚实结节,中央火山口样凹陷,充满角质物

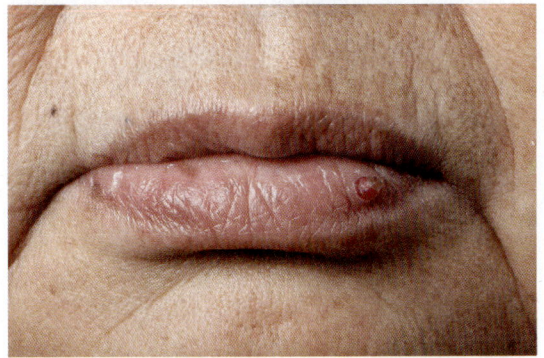

图 18-128 角化棘皮瘤

口唇鲜红色结节,中央破溃

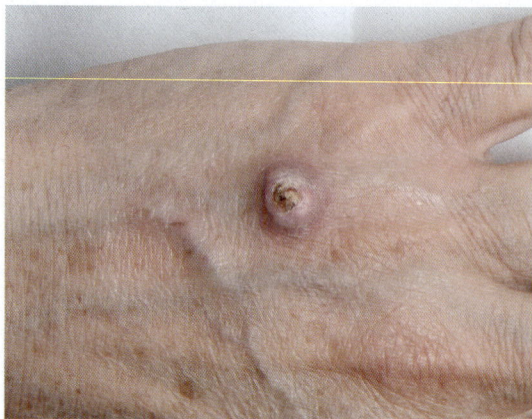

图 18-129 角化棘皮瘤
左手背单发结节,中央稍凹陷,充满角质物

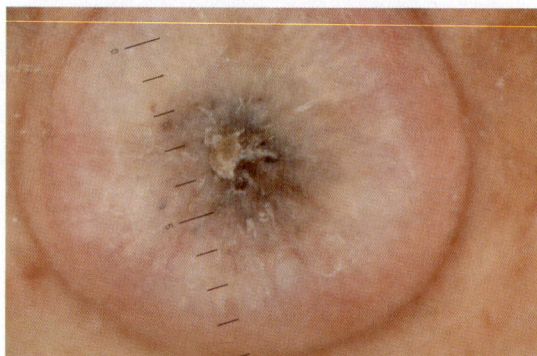

图 18-130 角化棘皮瘤 皮肤镜
皮肤镜下见中央角化珍珠结构;周围细长的线状血管

第二十三节 皮 角

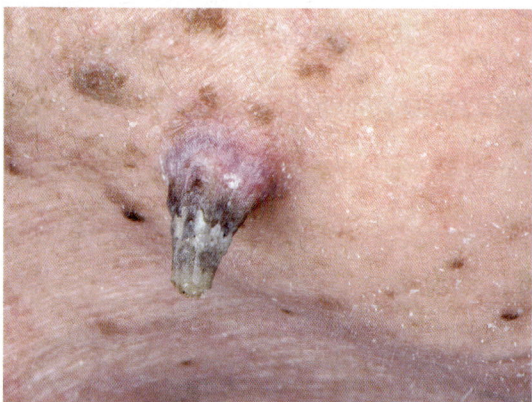

图 18-131 皮角
圆锥形角质增生性肿物,高度大于横径,突起表面粗
糙,呈褐色,基底浸润发红,毛细血管扩张

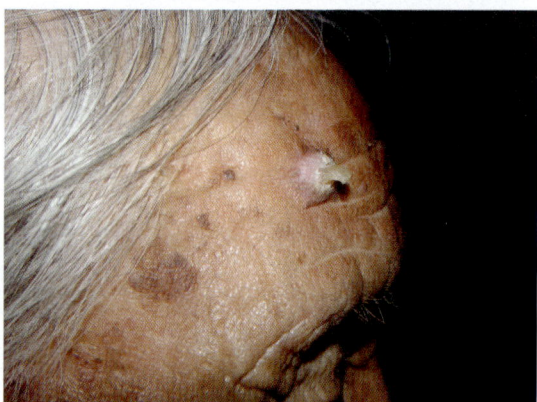

图 18-132 皮角
前额单发半球形淡红色角化性肿物,其上可见锥形
角质增生,略呈半弧形弯曲,突起表面粗糙角化

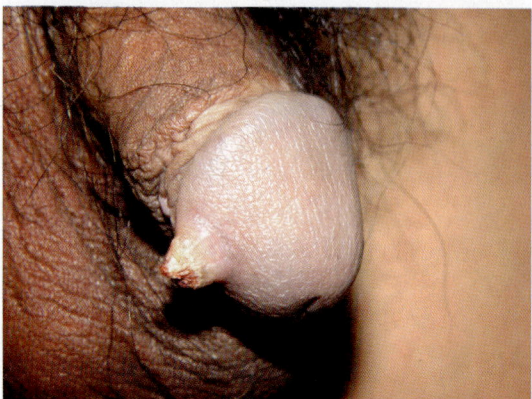

图 18-133 皮角
龟头单发锥形角质增生性肿物,突起表
面粗糙角化,基底淡红色

第二十四节 光化性角化病

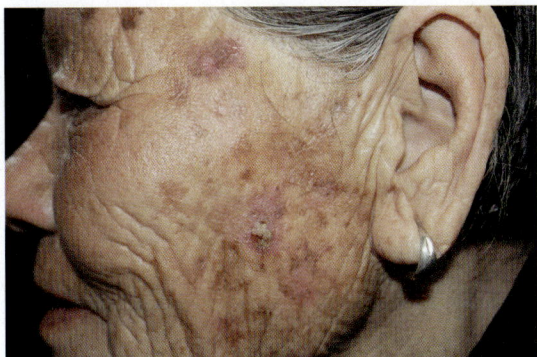

图 18-134 日光角化病
左面部多发片状红斑,其上可见黏着性鳞屑、毛细血管扩张,部分糜烂

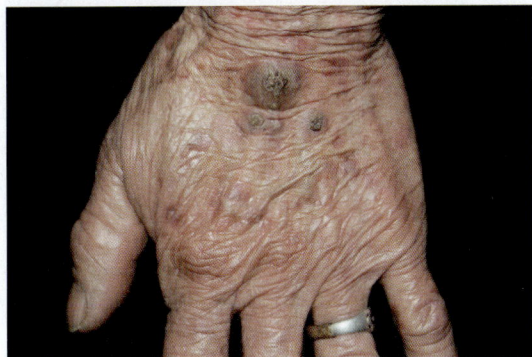

图 18-135 日光角化病
左手背红斑,部分融合成片,其上可见黏着性鳞屑、毛细血管扩张

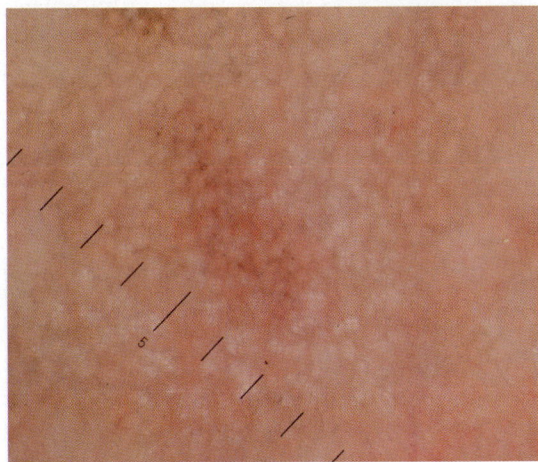

图 18-136 日光角化病 皮肤镜
皮肤镜下可见"玫瑰花瓣"征

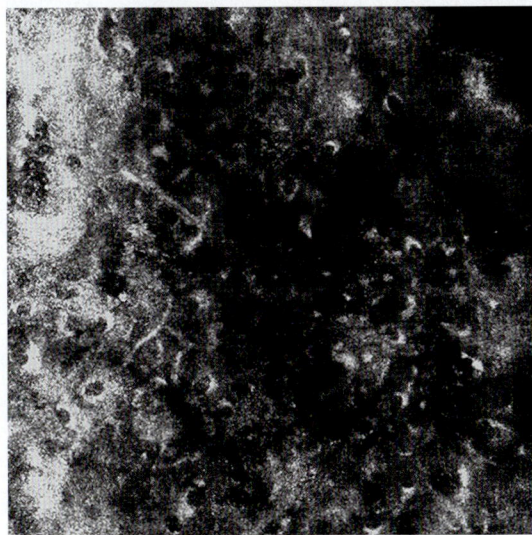

图 18-137 日光角化病 皮肤CT
表皮内角质形成细胞排列紊乱,失去了正常蜂窝状结构;角质形成细胞结构呈多形性,细胞核折光度低、核大、胞质折光度增加,形态不规则,出现异常靶形样细胞

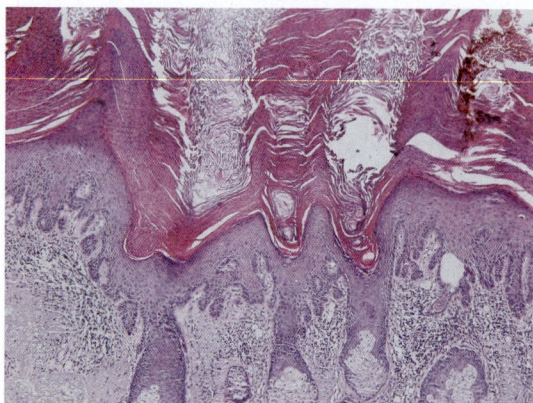

图 18-138 日光角化病 病理（HE 染色，×200）
致密角化过度，角化不全，与正常角质层在水平方向
交替存在，表皮不规则增生，表皮突延长，表皮基底
层多层细胞异型，真皮浅层可见显著的日光性弹力
纤维变性（提示慢性光损伤）

第二十五节 Bowen 病

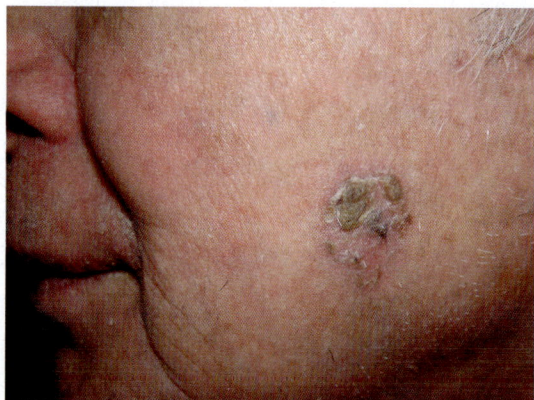

图 18-139 Bowen 病
左面颊境界清楚红色斑块，表面湿润，上覆淡褐色厚痂

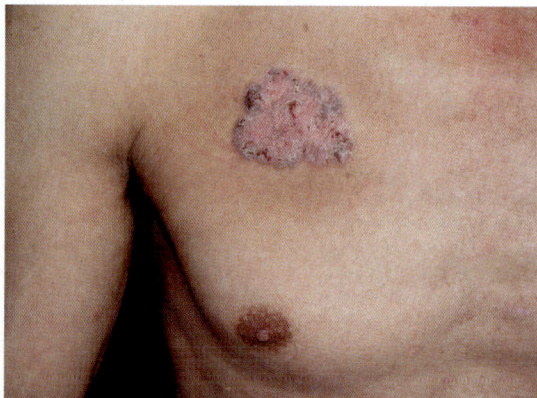

图 18-140 Bowen 病
右前胸境界清楚红色斑块，表面潮红脱屑，边缘隆起
呈紫红色，上覆鳞屑、结痂

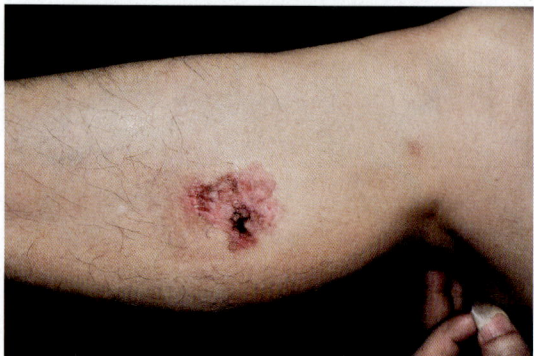

图 18-141 Bowen 病
小腿境界清楚红色斑块，表面呈颗粒状，不规则结痂

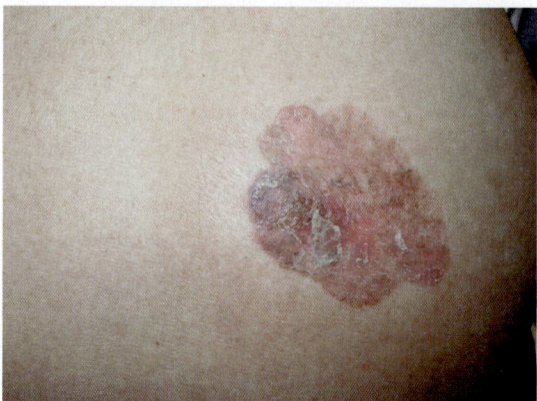

图 18-142 Bowen 病
边界清楚不规则红色至褐色斑片、斑块，表面有鳞屑
结痂，局部见隆起的结节

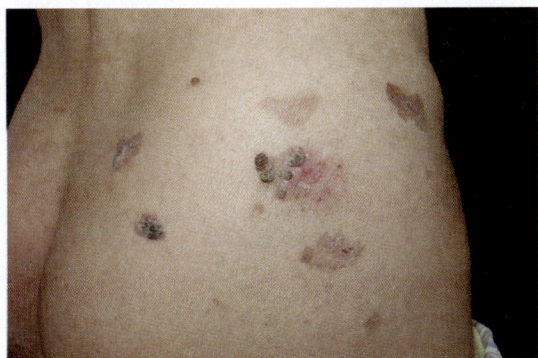

图 18-143 Bowen 病
臀部数个境界清楚红色斑块,白色鳞屑及
黑褐色或棕褐色厚痂

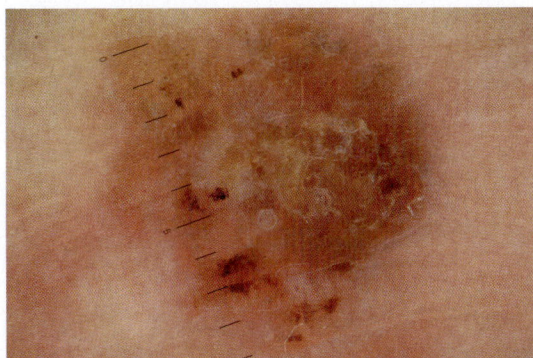

图 18-144 Bowen 病 皮肤镜
皮肤镜下见表面黄白色鳞屑及肾小球状血管
呈局灶性簇状分布

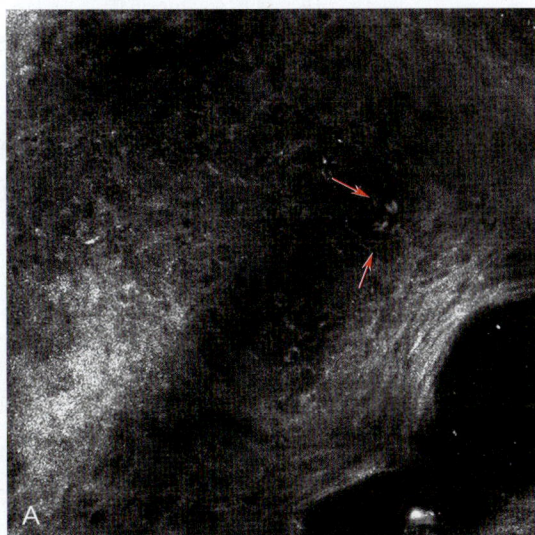

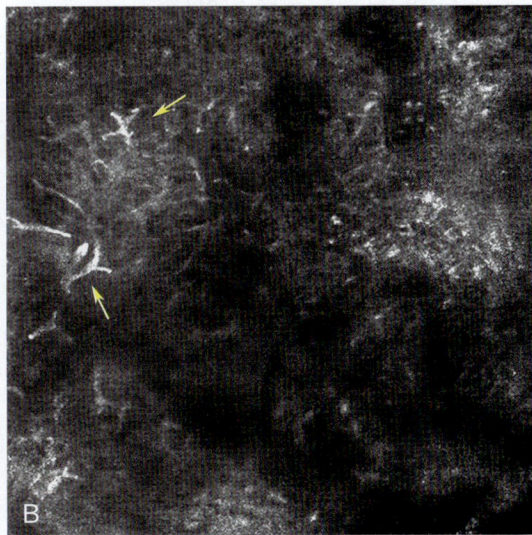

图 18-145 Bowen 病 皮肤 CT
A. 表皮中层角质形成细胞灶状排列紊乱,细胞体积较大,形态不规则,胞膜折光相对增高(红箭头);B. 有
明显异型性,表皮内树突状结构增多(黄箭头)

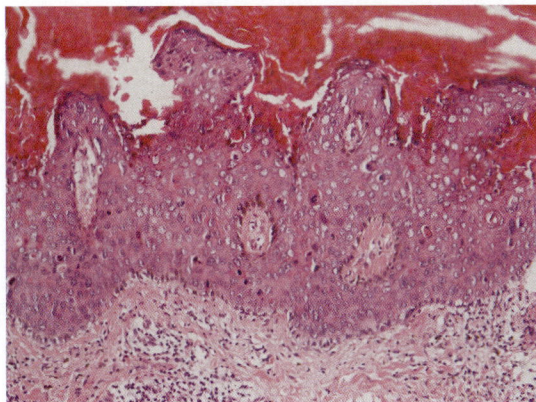

图 18-146 Bowen 病 病理(HE 染色,×200)
表皮中层角质形成细胞灶状排列紊乱,细胞体积较
大,形态不规则,胞膜折光相对增高,有明显异型性,
表皮内树突状结构增多

第二十六节　Paget 病

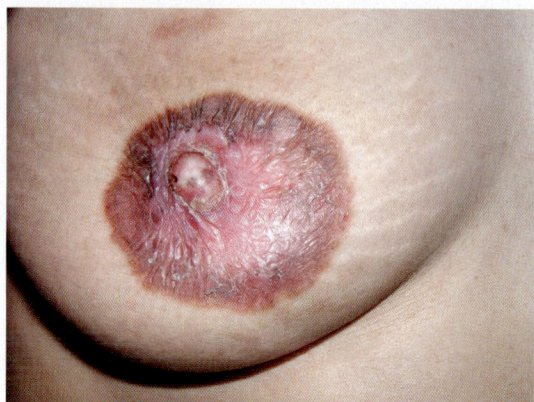

图 18-147　乳房 Paget 病
乳头、乳晕部边界清楚、浸润性红斑,中央糜烂,上覆
灰白色鳞屑,乳头轻度回缩

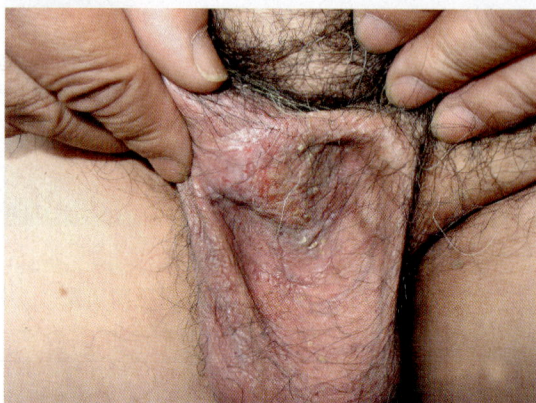

图 18-148　乳房外 Paget 病
结肠腺癌转移:阴囊左侧皮肤边界不清潮红浸渍、糜
烂渗出及结痂

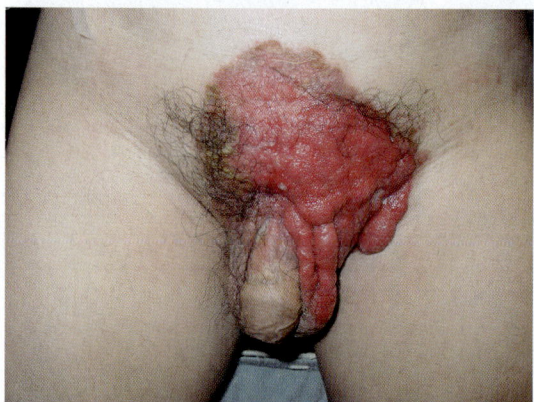

图 18-149　乳房外 Paget 病
下腹、阴阜、阴囊及阴茎根部鲜红色浸润性斑块及肿
物,表面湿润呈颗粒状,局部呈疣状增生

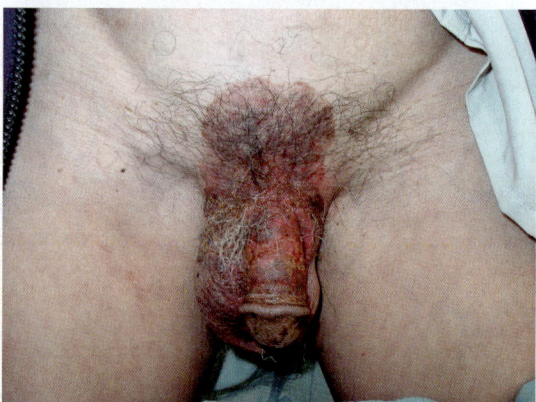

图 18-150　乳房外 Paget 病
下腹部、阴囊及阴茎不规则浸润性暗红色斑块,表面
覆棕褐色结痂,局部糜烂

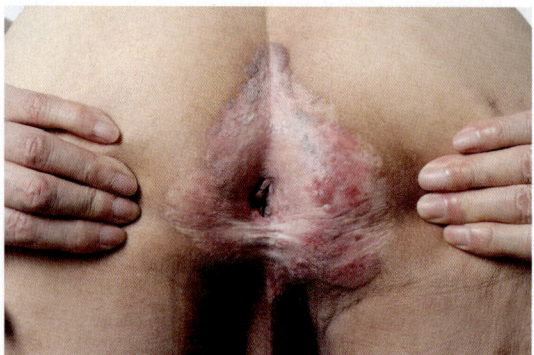

图 18-151　乳房外 Paget 病
肛周不规则浸润性红斑、斑块,小片状糜烂

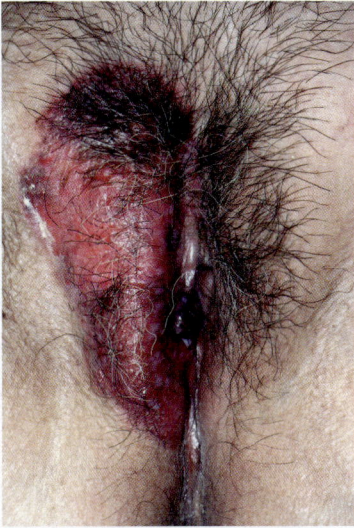

图 18-152 乳房外 Paget 病
外阴鲜红色浸润性斑块,表面糜烂渗出、局部黑褐色血痂,外缘清楚,内缘边界欠清

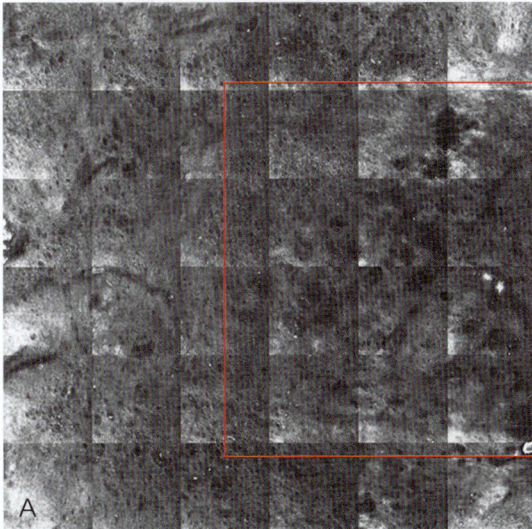

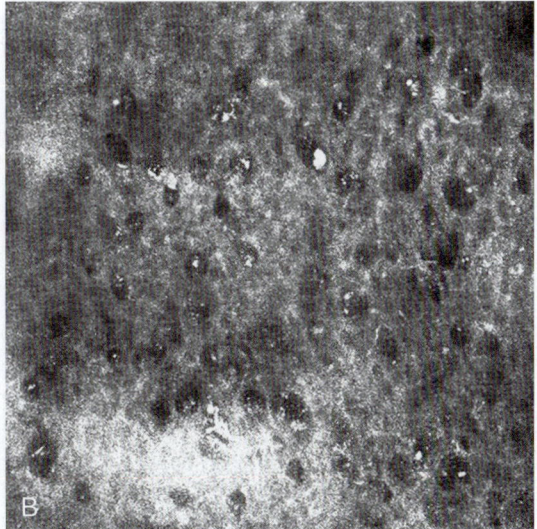

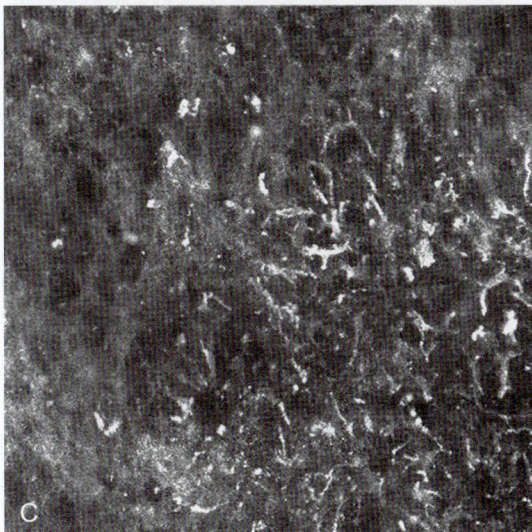

图 18-153 乳房 Paget 病 皮肤 CT
A. 表皮细胞结构紊乱(红框);B. 角质形成细胞之间较大的圆形 Paget 细胞;C. 基底层出现高折光的树突状细胞或基底层出现癌细胞巢状结构,真皮浅层炎症细胞浸润及真皮浅层血管迂曲

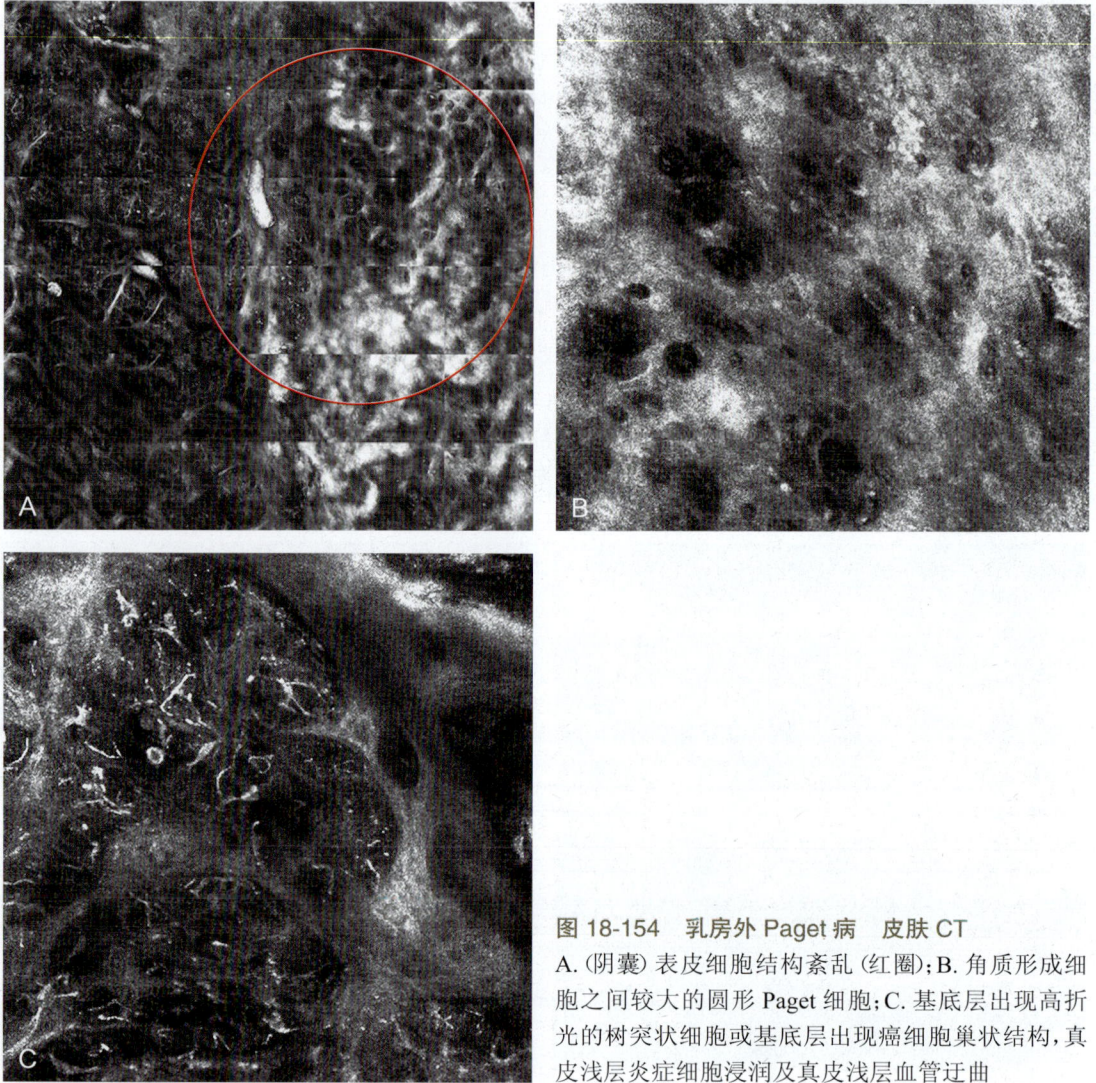

图 18-154　乳房外 Paget 病　皮肤 CT
A.(阴囊) 表皮细胞结构紊乱 (红圈);B. 角质形成细胞之间较大的圆形 Paget 细胞;C. 基底层出现高折光的树突状细胞或基底层出现癌细胞巢状结构,真皮浅层炎症细胞浸润及真皮浅层血管迂曲

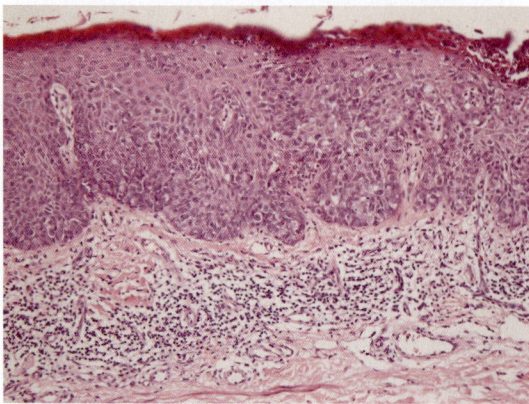

图 18-155　乳房外 Paget 病　病理(HE 染色,×200)
乳房外 Paget 病:表皮全层可见 Paget 样细胞,胞浆丰富,核大深染,真皮浅层淋巴细胞为主炎症细胞浸润

第二十七节 基底细胞癌

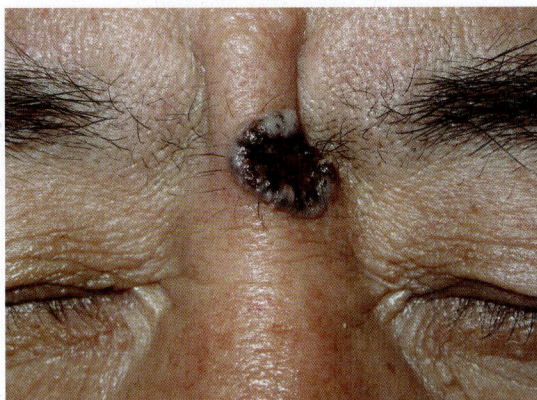

图 18-156 基底细胞癌 结节溃疡型
眉间蚕豆大小溃疡,周围绕以黑褐色
珍珠样隆起的边缘

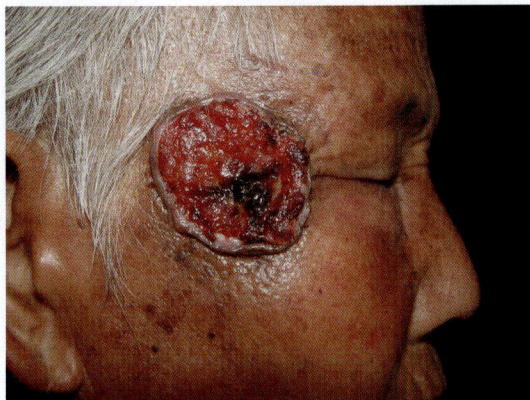

图 18-157 基底细胞癌 溃疡型
右颞部鸡蛋大小溃疡,基底湿润呈肉芽状增殖,局部
见坏死及黑褐色结痂,边缘隆起并向内卷曲,有珍珠
样光泽

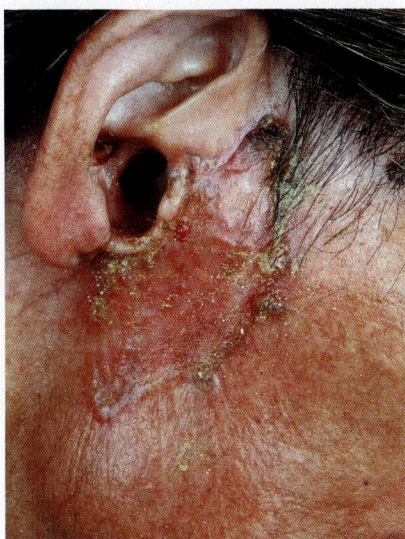

图 18-158 基底细胞癌 浅表型
右耳前鸡蛋大小淡红色浸润性斑片,表
面可见小片表浅性溃疡和结痂,周围绕
以细线状珍珠样边缘

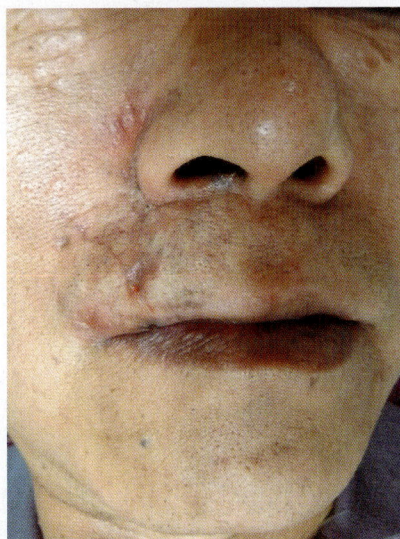

图 18-159 基底细胞癌 硬化型
右侧鼻翼旁、鼻唇沟至上唇右侧扁平黄
白色蜡样斑块,边界不清,局部轻度凹
陷,表面毛细血管扩张

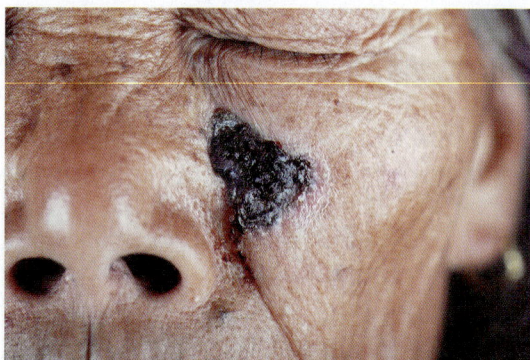

图 18-160　基底细胞癌　色素型
左颊部蚕豆大小近三角形黑褐色浸润性斑块,表面
结痂,周围绕以珍珠样光泽的环状隆起性边缘

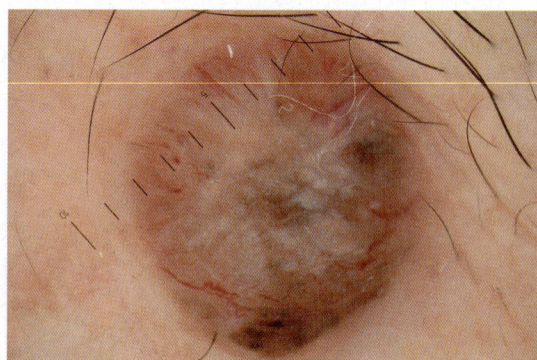

图 18-161　结节型基底细胞癌　皮肤镜
皮肤镜下见多发性蓝灰色小球、分支状毛细血管扩
张、亮白色条纹

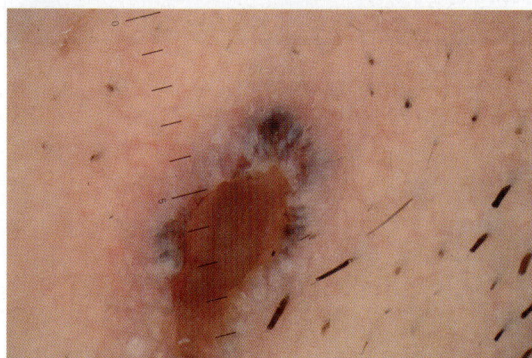

图 18-162　溃疡型基底细胞癌　皮肤镜
皮肤镜下见大的蓝灰色卵圆形巢、溃疡

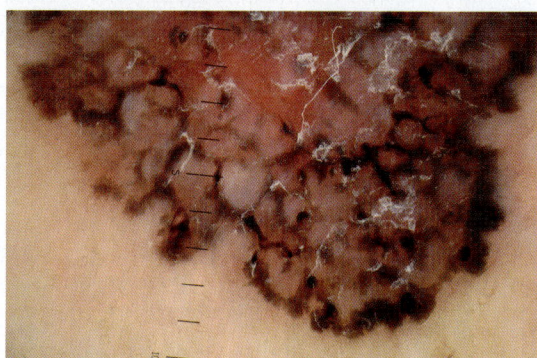

图 18-163　浅表型基底细胞癌　皮肤镜
皮肤镜下见枫叶状结构、轮辐样结构

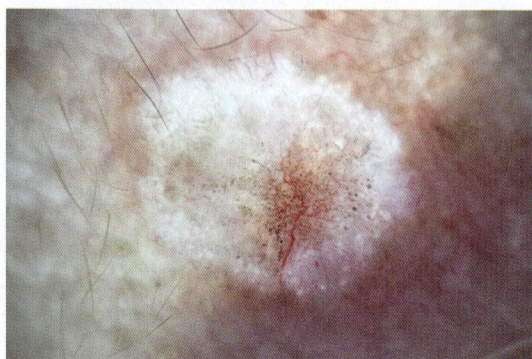

图 18-164　硬化型基底细胞癌　皮肤镜
灰白色背景,皮损中央呈轻度凹陷、在边缘隆起伴散
在粟丘疹样小囊肿,皮损一侧多发性蓝灰色小球及
胡椒粉样结构,树枝状血管

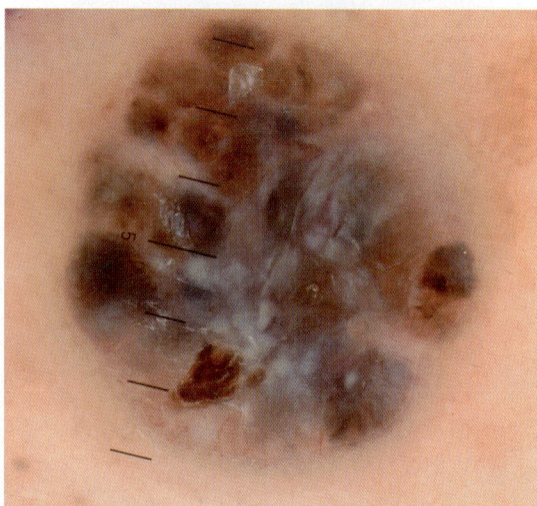

图 18-165　色素型基底细胞癌　皮肤镜
皮肤镜下见大的蓝灰色卵圆形巢、分支状毛细血管
扩张,亮白色条纹

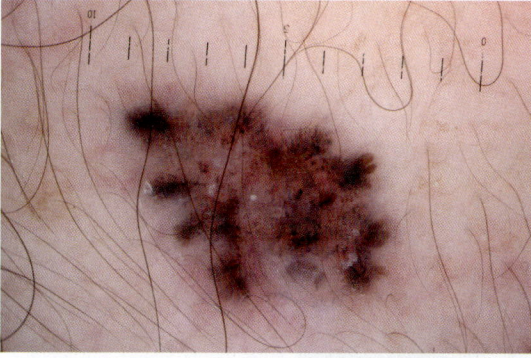

图 18-166　色素型基底细胞癌　皮肤镜
皮肤镜下见多发性的蓝灰色点和球,枫叶状结构

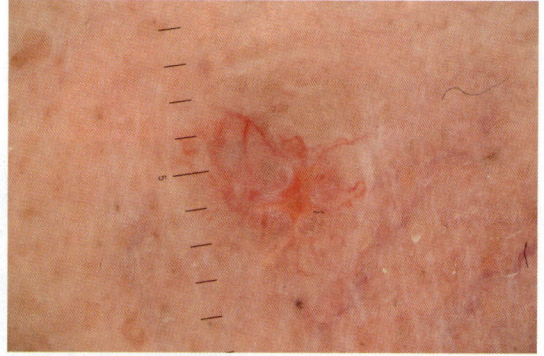

图 18-167　无色素型基底细胞癌　皮肤镜
皮肤镜下见分支状血管

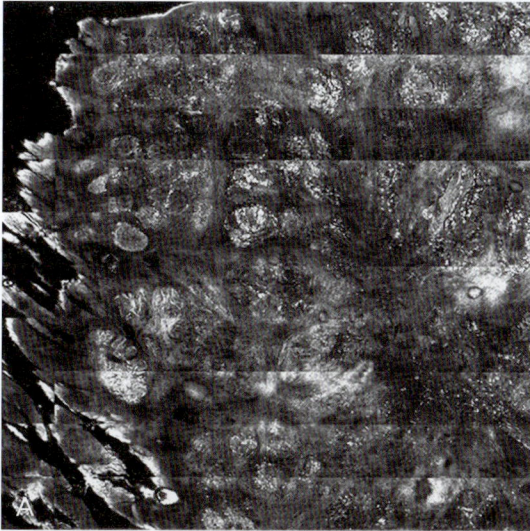

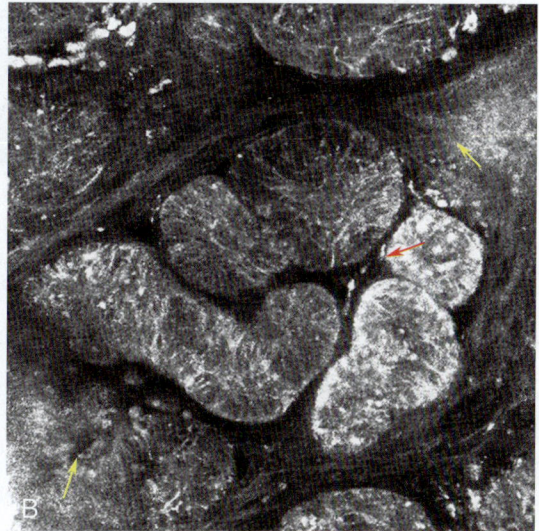

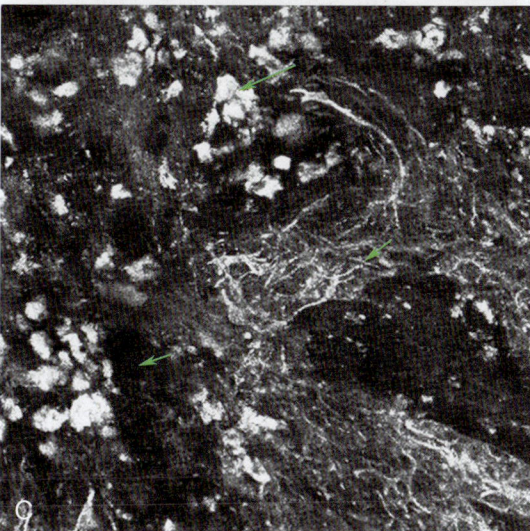

图 18-168　基底细胞癌　色素型　皮肤 CT
A. 表皮紊乱,失去蜂窝结构;B.C. 真皮内细胞增生,细胞拉长呈向心性轮辐状排列形成肿瘤团块(红箭头)及栅栏状分布,其中间有较多高折光的色素团块、树枝状细胞,噬色素细胞聚集(绿箭头),肿瘤团块与周围组织间常有裂隙形成(黄箭头),真皮内常伴有血管扩张充血、炎症细胞浸润

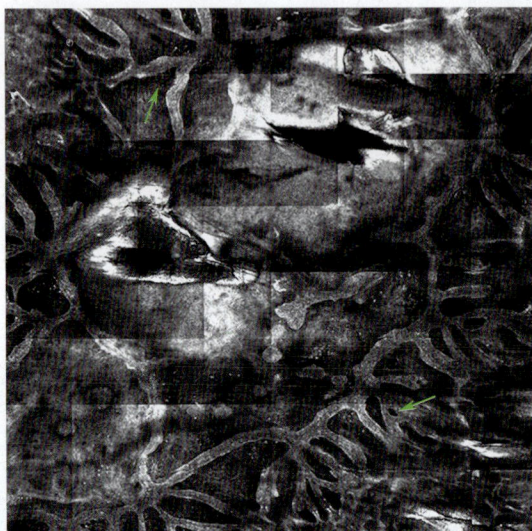

图 18-169　基底细胞癌　浅表型　皮肤 CT

表皮紊乱,失去蜂窝结构,真皮内细胞增生,细胞拉
长,形成肿瘤团块呈栅栏状分布(绿箭头)

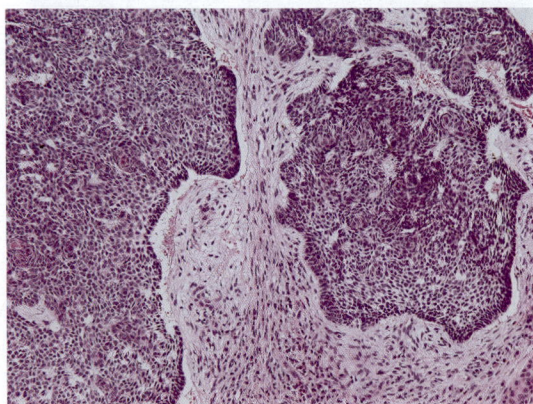

图 18-170　基底细胞癌　实体型
病理(HE 染色,×200)

基底细胞癌:真皮内基底样细胞团块,最外层细胞呈
栅栏状排列,细胞团与间质间可见裂隙(收缩间隙),
肿瘤间质略呈黏液样

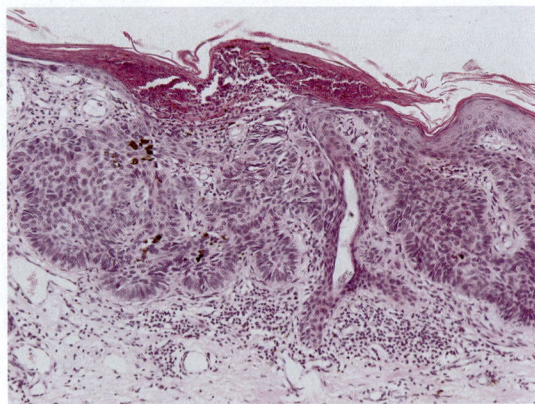

图 18-171　基底细胞癌　浅表型
病理(HE 染色,×200)

浅表型基底细胞癌:真皮浅层基底样细胞团及条索分
布,上方与表皮相连,细胞团外周细胞呈栅栏状排列

第二十八节　鳞状细胞癌

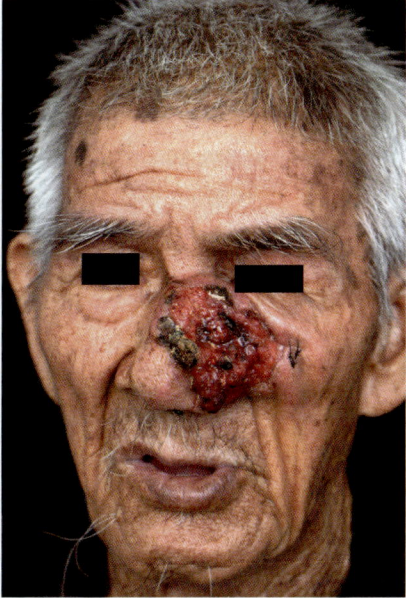

图 18-172　鳞状细胞癌
鼻部及鼻旁增殖性肿物及溃疡,溃疡基底
呈颗粒状,见脓性分泌物及黑褐色厚痂

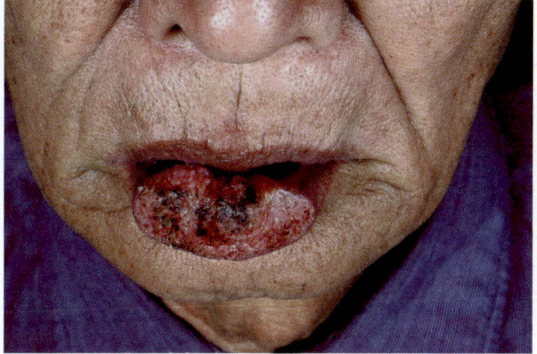

图 18-173　鳞状细胞癌
下唇呈疣状肿物,表面呈颗粒状突起,
局部坏死覆有黑痂

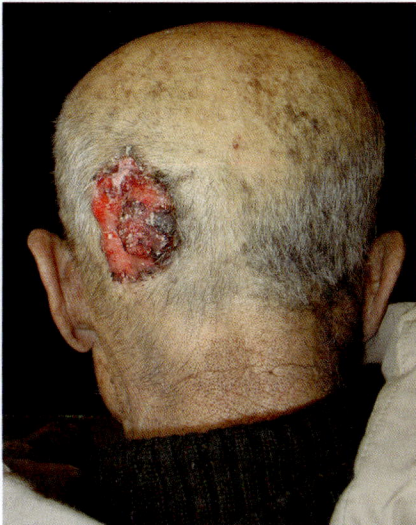

图 18-174　鳞状细胞癌
左枕部头皮溃疡,表面鲜红,边缘隆起,呈
火山口状,局部坏死结痂有脓性分泌物

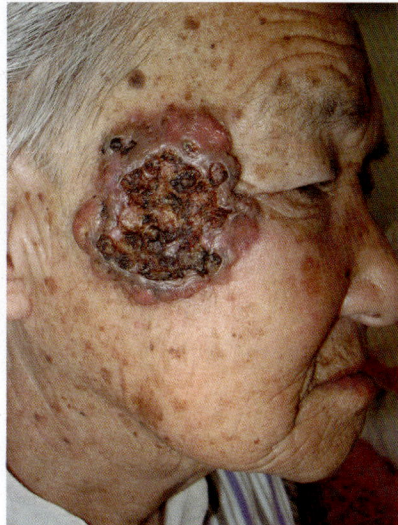

图 18-175　鳞状细胞癌
右颞部鹅蛋大小菜花样肿物,中央破
溃,疣状增殖,上覆黑褐色痂,基底浸
润,边缘隆起

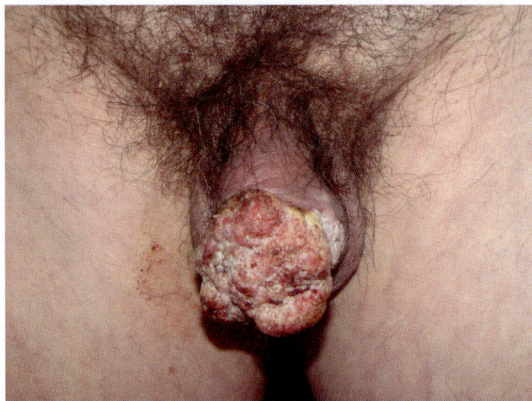

图 18-176　鳞状细胞癌
龟头部菜花样肿物,破溃,有脓性分泌物和出血

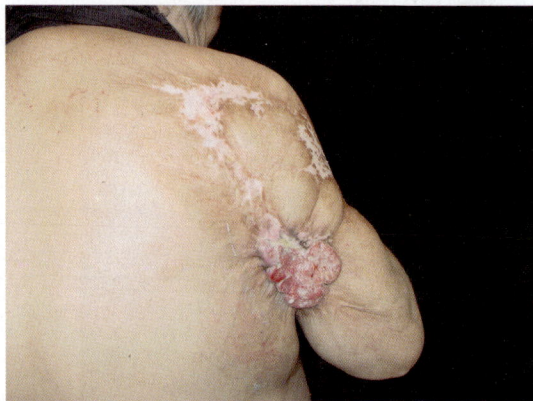

图 18-177　鳞状细胞癌
瘢痕癌:右上臂后侧瘢痕基础上菜花样肿物,表面破
溃呈鲜红色,高低不平,可见出血和脓性分泌物

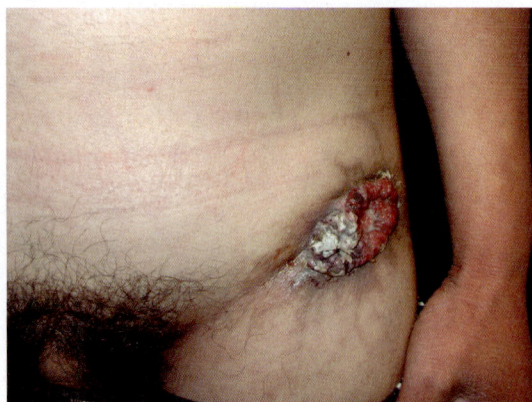

图 18-178　鳞状细胞癌
左侧腹股沟菜花样肿物,基底潮红浸润,表面溃疡,
呈颗粒状增殖,边缘隆起,呈火山口样外观,有脓性
分泌物、近中线侧组织坏死结痂

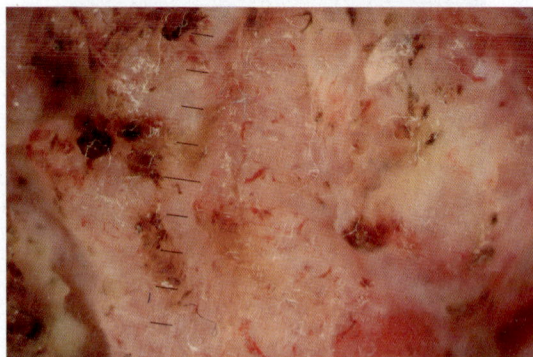

图 18-179　鳞状细胞癌　皮肤镜
皮肤镜下见鳞屑、血痂、白色无结构区域、多形性血管

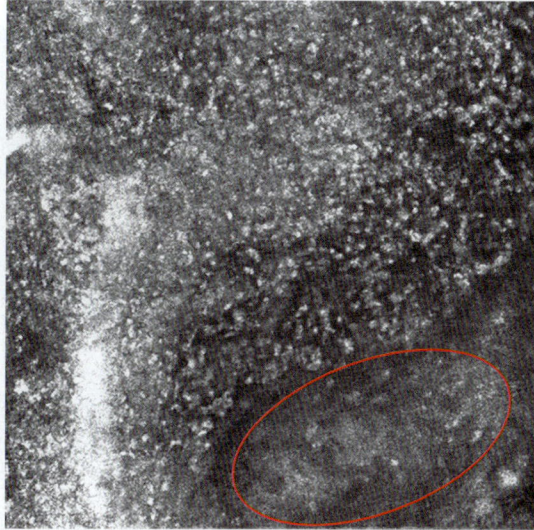

图 18-180 鳞状细胞癌 皮肤 CT
角质层的表浅破坏,可见许多高折光性、圆形到卵圆形类似于炎症细胞的结构,表皮多形性角化不全(红圈)

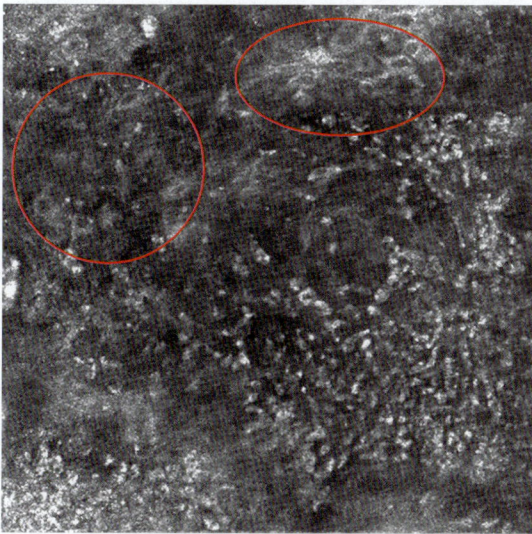

图 18-181 鳞状细胞癌 皮肤 CT
较多非典型多形性细胞(红圈),表皮严重结构紊乱

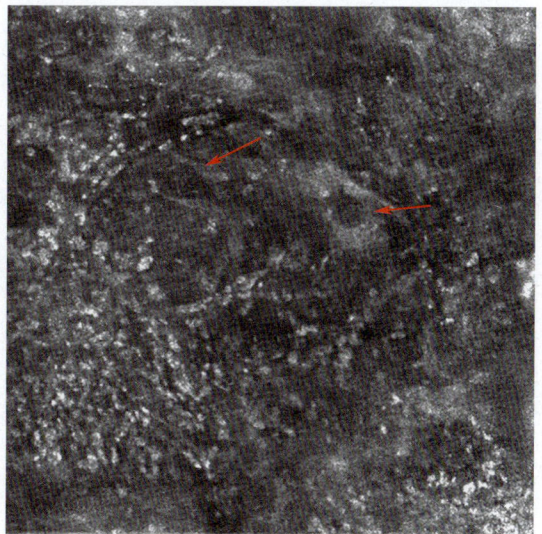

图 18-182 鳞状细胞癌 皮肤 CT
真皮角质形成细胞非典型增生与聚集(红箭头)

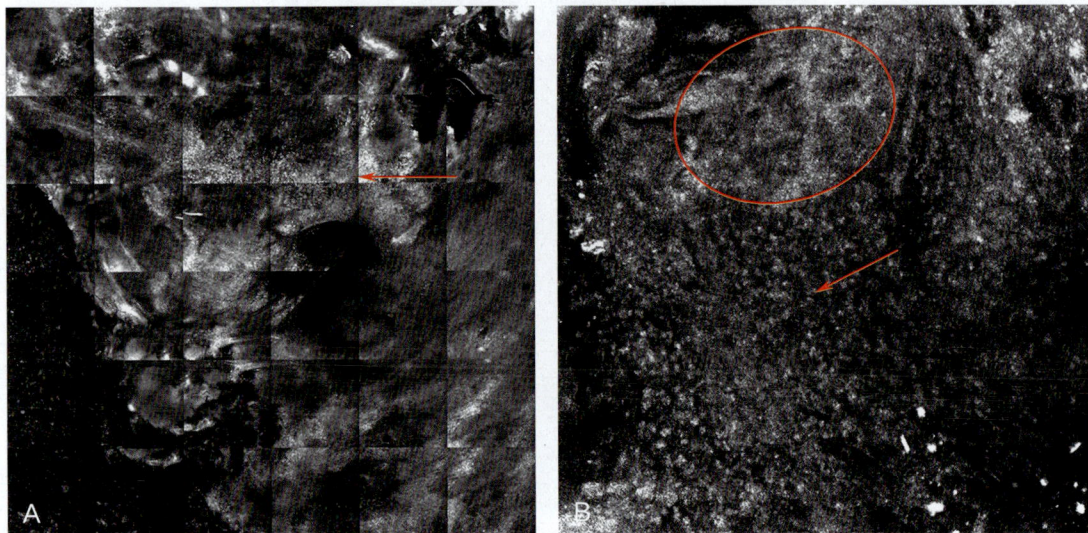

图 18-183　鳞状细胞癌　皮肤 CT

A. 角质层的表浅破坏,可见许多高折光性、圆形到卵圆形类似于炎症细胞的结构(红箭头);B. 表皮多形性角化不全,较多非典型多形性细胞,表皮严重结构紊乱;真皮角质形成细胞非典型增生与聚集

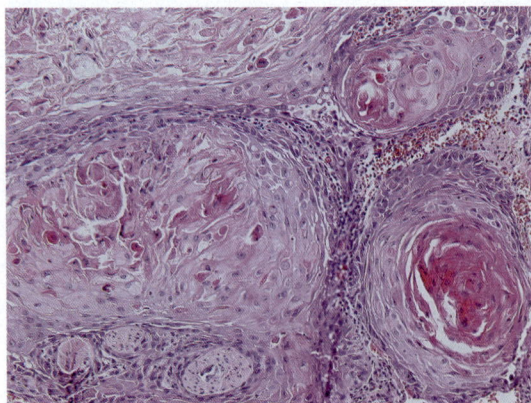

图 18-184　鳞状细胞癌　病理(HE 染色, ×200)

鳞状细胞癌(分化较好):真皮内大小不等的上皮细胞团,细胞显示向表皮细胞分化,表现为细胞团中央角化性物质形成,即所谓的"角珠",细胞团外周细胞异型,散在核分裂象

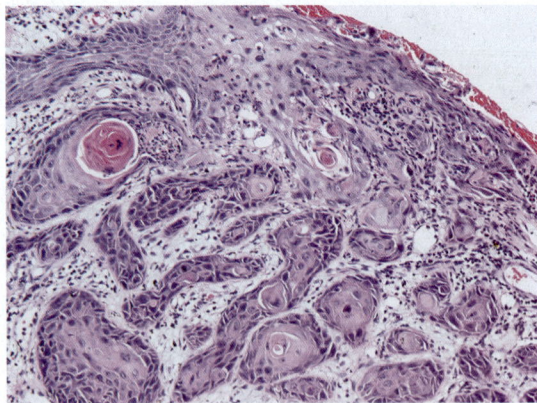

图 18-185　鳞状细胞癌　病理(HE 染色, ×200)

鳞状细胞癌(分化较差):真皮内大小不等上皮细胞团,上方与溃疡的表皮相连,细胞异型性明显,核分裂象多见,个别细胞团显示向表皮细胞分化(角珠形成)

第二十九节 原发性皮肤 T 细胞淋巴瘤

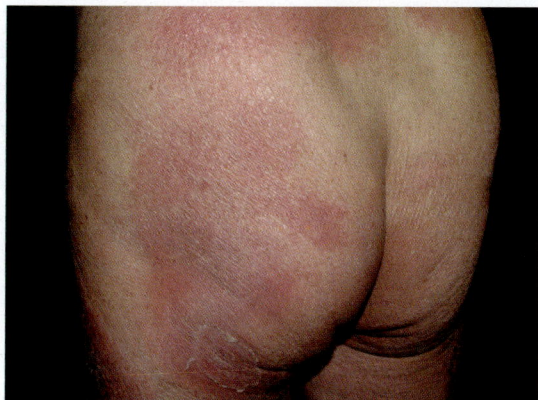

图 18-186 蕈样肉芽肿 红斑期
后腰及臀部边界清楚红斑,表面薄层
白色鳞屑,轻度浸润

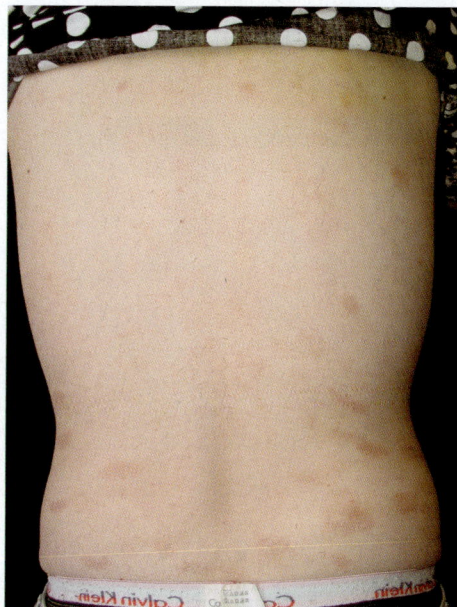

图 18-187 蕈样肉芽肿 红斑期
腰背部黄豆至蚕豆大小条状、椭圆形淡红
斑,轻度浸润,表面少量脱屑

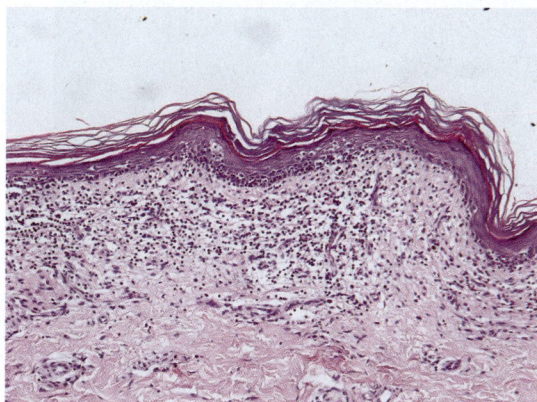

**图 18-188 蕈样肉芽肿 红斑期 病理(HE 染色,
×100)**
MF 斑片 / 斑块期:表皮内灶状淋巴细胞聚集,淋巴
细胞核大深染,形成 Pautrier "微脓肿",真皮浅层血
管周围及间质内淋巴细胞密集浸润,淋巴细胞异型
性明显

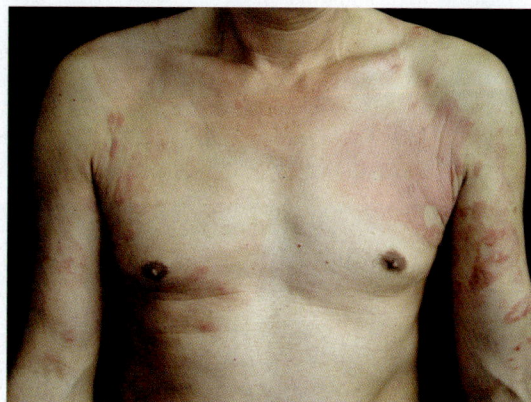

图 18-189 蕈样肉芽肿 斑块期
前胸及上臂暗红色大小不等、隆起性斑块,边界清
楚,皮损浸润肥厚,形状不规则,部分融合成大斑块
状、环形或匐行形

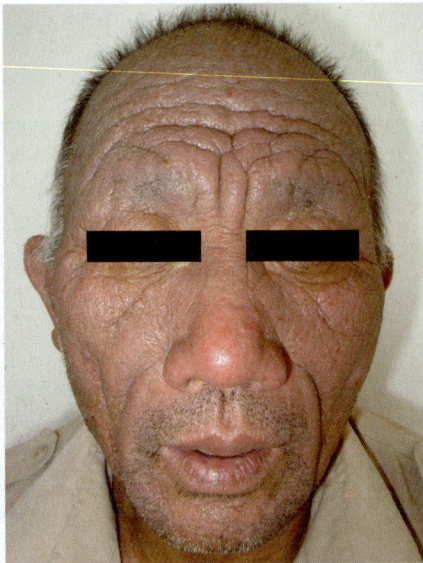

图 18-190 蕈样肉芽肿 斑块期
面部弥漫暗红色浸润性斑块,皮肤粗糙肥厚,皱褶加深,呈"狮面"状外观

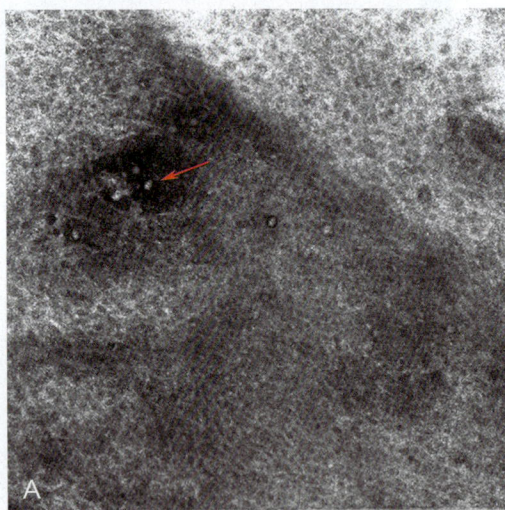

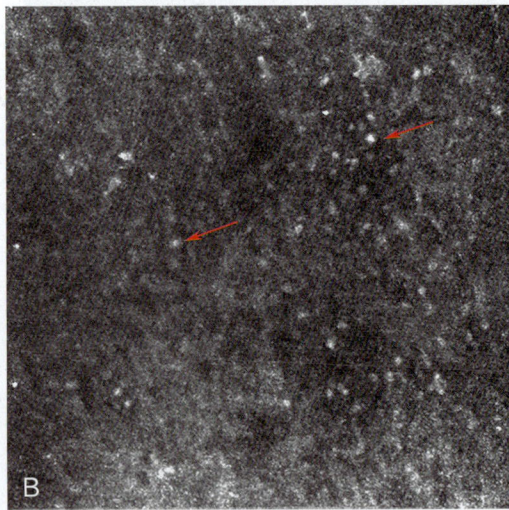

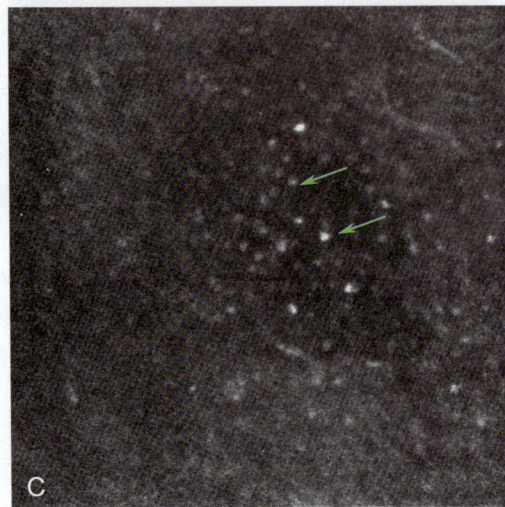

图 18-191 蕈样肉芽肿 斑块期 皮肤 CT
A. Pautier 脓肿(红箭头);B. 表皮内见圆形中度折光的细胞(红箭头);C. 真皮浅层单一核炎症细胞浸润(绿箭头)

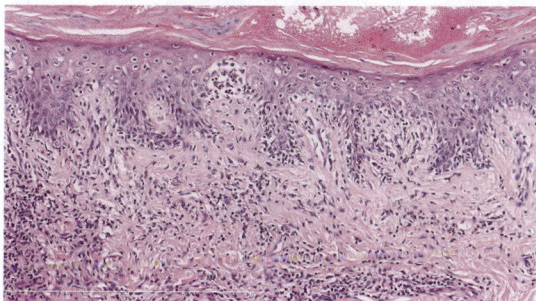

图 18-192 蕈样肉芽肿 斑块期 病理(HE 染色,×200)

可见异形淋巴样细胞亲表皮现象,Pautrier 微脓疡形成,真皮浅层大量单一核细胞浸润

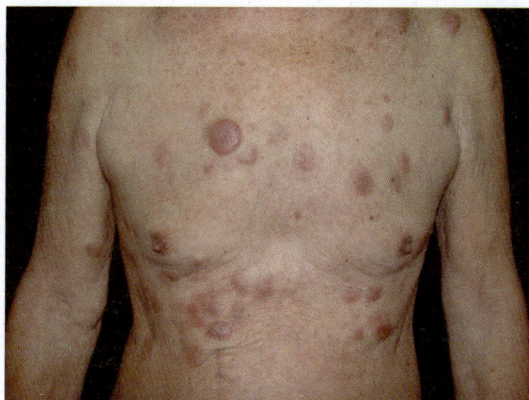

图 18-193 蕈样肉芽肿 肿瘤期

前胸及双上肢多发褐红色结节及肿物,大小不等,形态各异,表面光滑,浸润明显

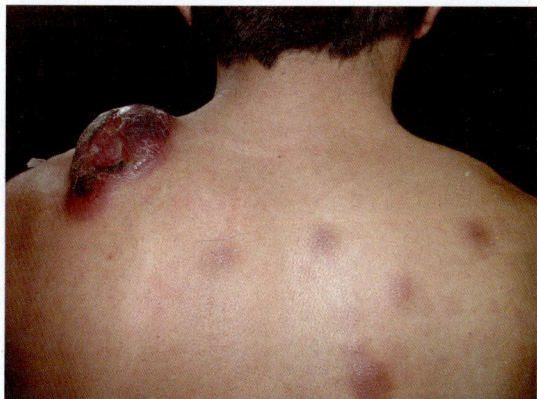

图 18-194 蕈样肉芽肿 肿瘤期

肩背部大小不等、暗红色、浸润性斑块及结节,肩胛上方手拳大小半球形肿物,基底浸润,表面溃疡,上覆脓苔,局部坏死及结痂

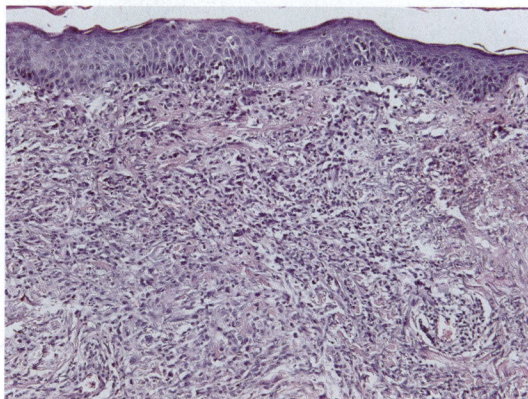

图 18-195 蕈样肉芽肿 肿瘤期 病理(HE 染色,×40)

MF 肿瘤期:真皮全层血管周围及间质内可见淋巴细胞弥漫性浸润,淋巴细胞异型明显,表现为细胞核大深染,淋巴细胞"亲表皮"现象轻微

第三十节 黑 素 瘤

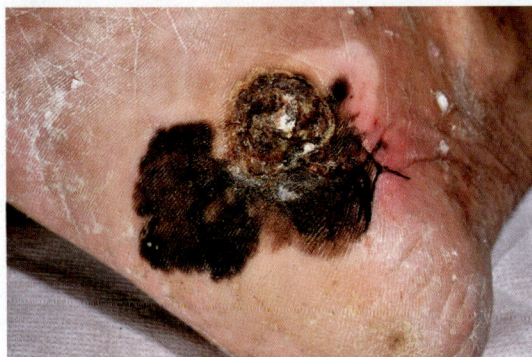

图 18-196 黑素瘤

足跟两处蛋黄大小融合性黑褐色斑片,边缘不规则,色素分布不均匀,斑块基础上可见一蚕豆大小隆起性肿物,中央溃疡,坏死结痂,肿物边缘见晕状色素脱失斑

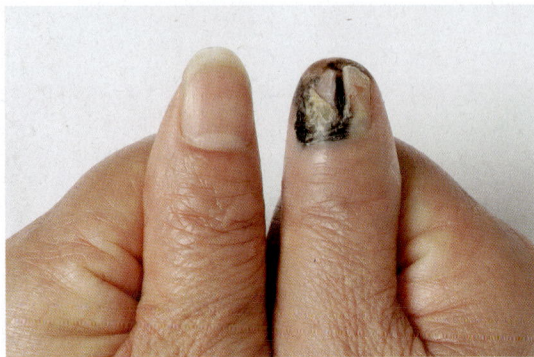

图 18-197 黑素瘤

右拇指甲板纵形条带状黑褐色斑片,部分甲板破坏缺如,甲床疣状增殖性黑褐色结节,表面粗糙角化,甲周皮肤黑褐色斑片

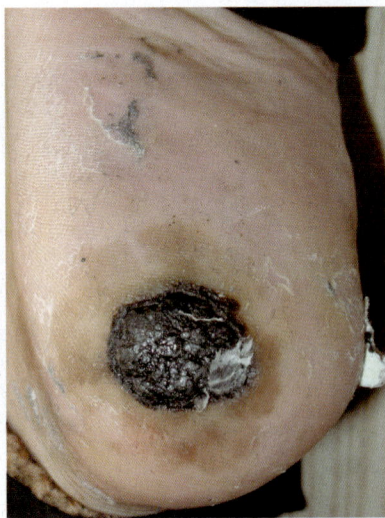

图 18-198 黑素瘤

足跟一处蛋黄大小黑褐色肿物,表面溃疡,边缘较宽淡褐色晕环,形状不规则,色素分布不均匀

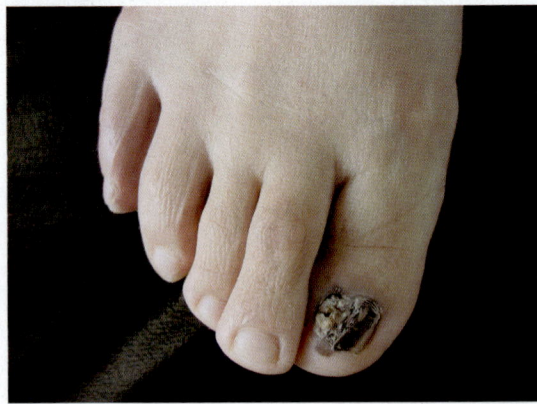

图 18-199 黑素瘤

右足踇趾甲床及甲板纵形条带状黑褐色斑片,部分甲板破坏缺如,甲床上可见疣状增殖性黑褐色结节,表面粗糙角化,甲游离缘远端皮肤可见棕褐色斑

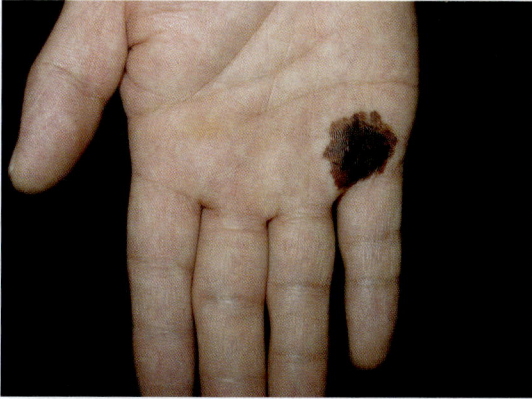

图 18-200 黑素瘤

右手掌近小指处一处蚕豆大小棕褐色至黑褐色斑片,颜色不均匀,形状不规则,局部出现黑褐色结节

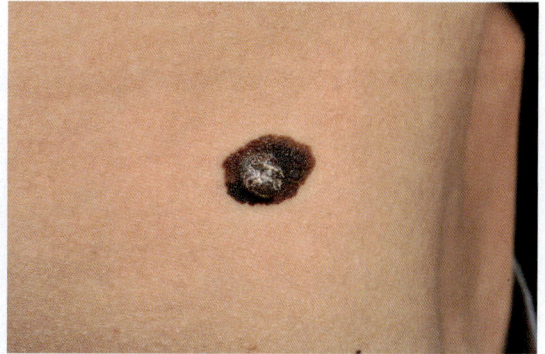

图 18-201 黑素瘤

躯干黑褐色斑块,边界清楚,颜色不均匀,其上见一棕褐色蕈样结节

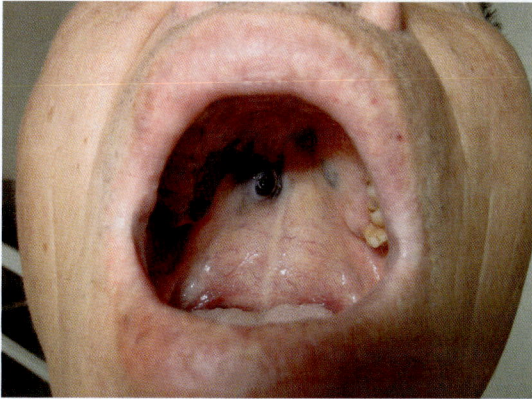

图 18-202 黑素瘤

上腭黏膜不规则黑褐色斑片及黄豆大小黑色结节,结节破溃形成溃疡

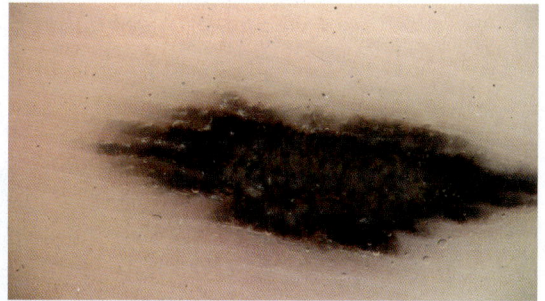

图 18-203 黑素瘤 皮肤镜

皮肤镜下见蓝白幕、皮嵴平行模式

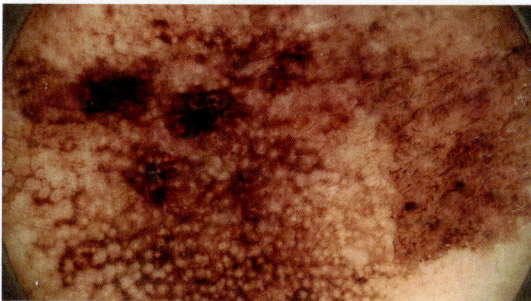

图 18-204 黑素瘤 皮肤镜

面部恶性雀斑样痣黑色素瘤:皮肤镜下可见皮损颜色不均匀,边缘形态不规则,毛囊开口不对称色素沉着,附属器周围聚集的点和短线状结构,同心圆结构,均质模式(深色污斑)(×20,偏振非浸润)

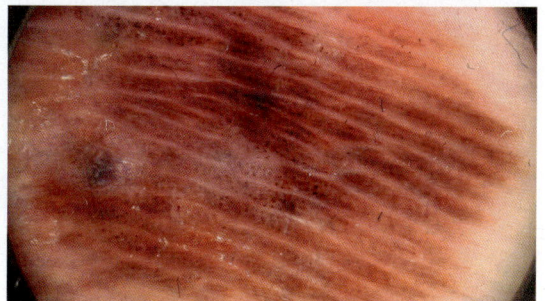

图 18-205 黑素瘤 皮肤镜

肢端黑色素瘤:皮肤镜下可见多种颜色,典型皮嵴平行模式,不规则点或球(×20,偏振非浸润)

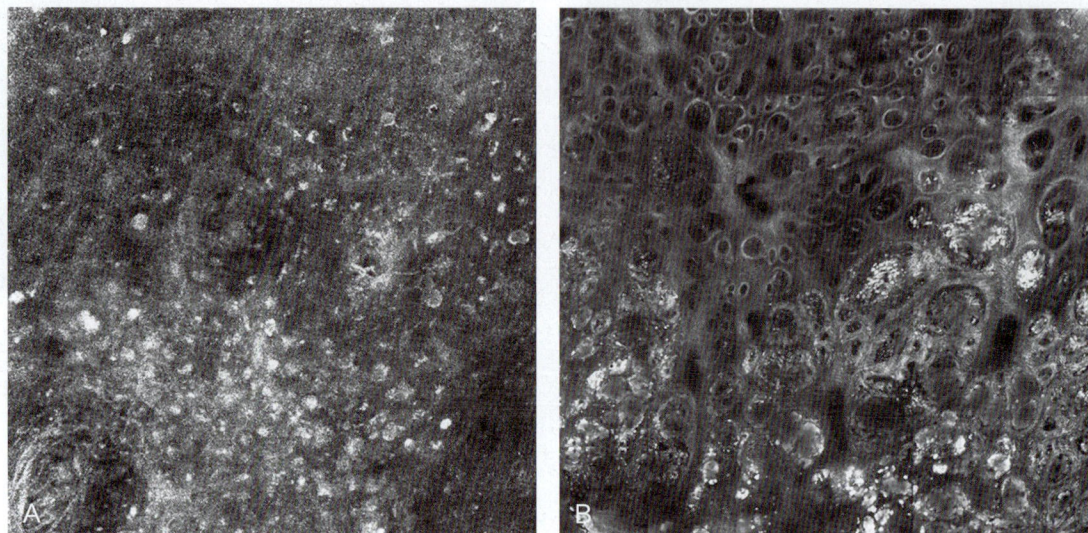

图 18-206 黑素瘤 小阴唇 皮肤 CT
A. 表皮结构紊乱,蜂窝状结构消失;B. 表皮各层见有散在大小异型明亮的
圆形或椭圆形、树突状或不规则形细胞

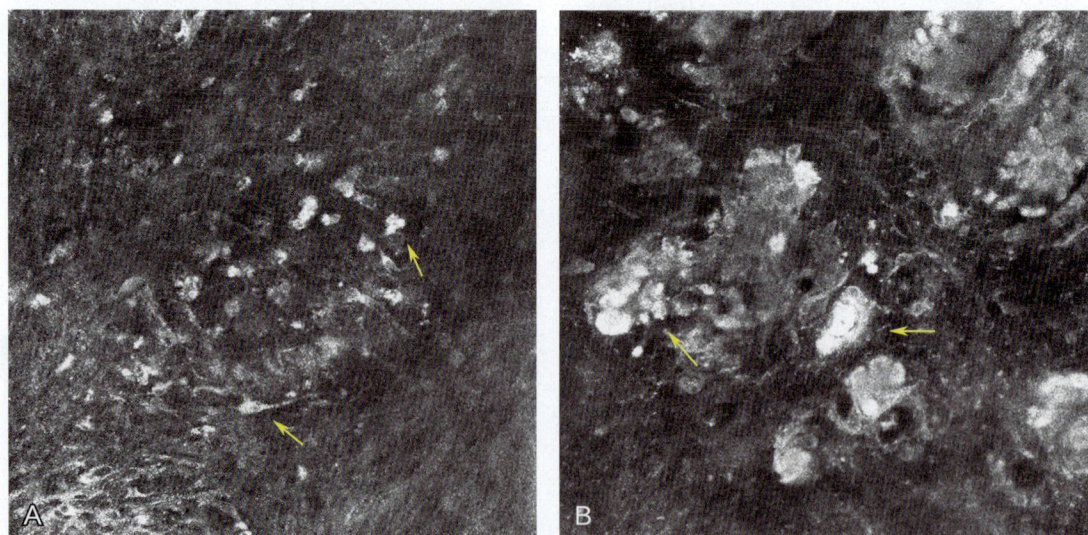

图 18-207 黑素瘤 皮肤 CT
A. 基底层可见大量形态各异高亮度黑素细胞;B. 真表皮交界紊乱,真表皮交界色素环消失;真皮乳头内大
量折光颗粒及异型细胞伴较多单一核细胞浸润,并有扩张充血的血管

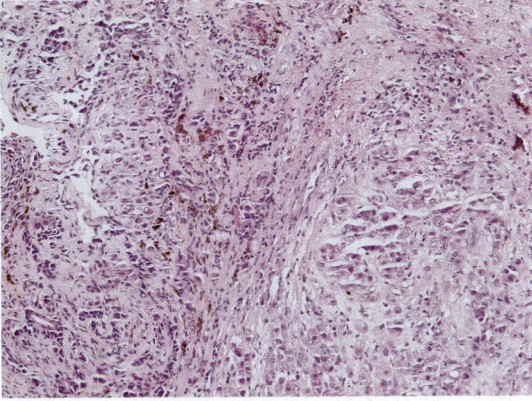

图 18-208 黑素瘤 病理（HE 染色，×200）
黑素瘤：真皮内大量黑素瘤细胞，细胞缺乏成熟现象（随着分布深度增加黑素细胞逐渐变小），黑素瘤细胞核呈多形性，胞浆丰富，可见核仁，间质内可见散在嗜黑素细胞

第三十一节 隆突性皮肤纤维肉瘤

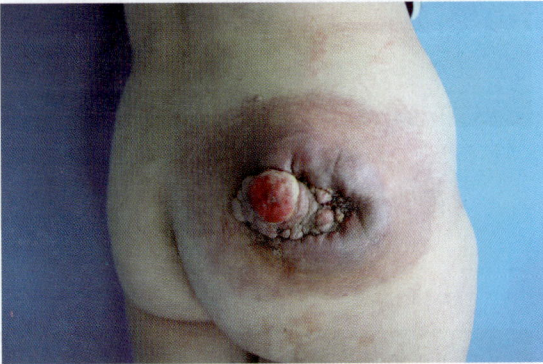

图 18-209 隆突性皮肤纤维肉瘤
右臀部巨大肿块，中心破溃凹陷，伴显著组织增生，周围肿胀明显

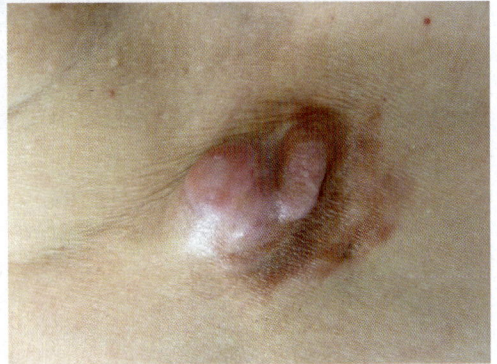

图 18-210 隆突性皮肤纤维肉瘤
左腹股沟红色肿块，表面光滑，上有毛细血管扩张，未见破溃

第十九章 性传播疾病

第一节 梅 毒

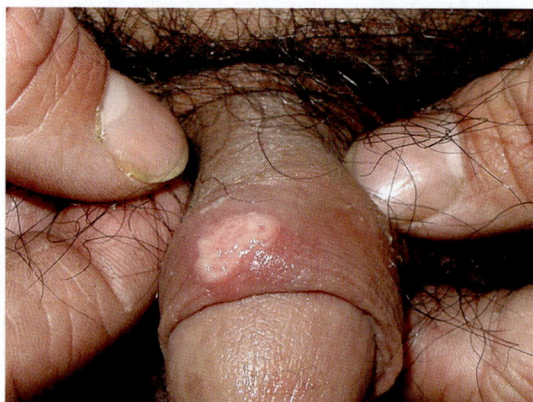

图 19-1 一期梅毒
包皮边界清楚类圆形溃疡,表面清洁

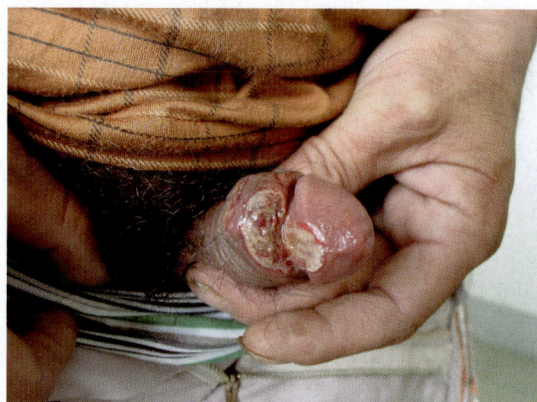

图 19-2 一期梅毒
冠状沟及龟头近圆形边界清楚溃疡,
基底潮红,表面黄白色脓苔

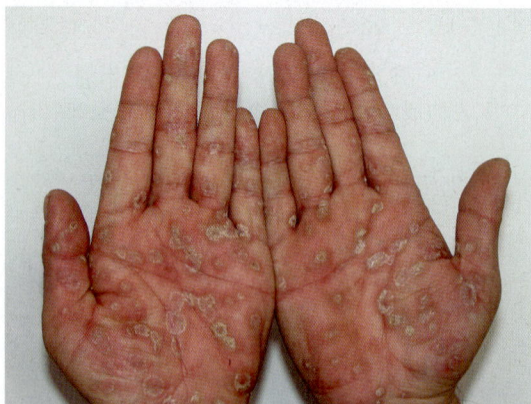

图 19-3 二期梅毒
双手掌见绿豆至黄豆大小圆形、椭圆
形、浸润性铜红色斑,领圈状脱屑

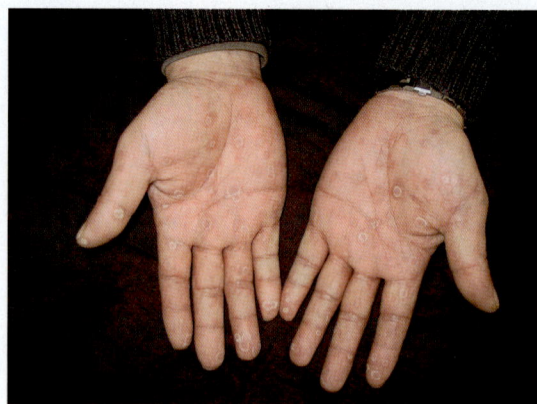

图 19-4 二期梅毒
双手掌见绿豆至黄豆大小圆形或椭圆形的铜红色浸
润性斑片,大部分皮损有游离缘向内的领圈状脱屑

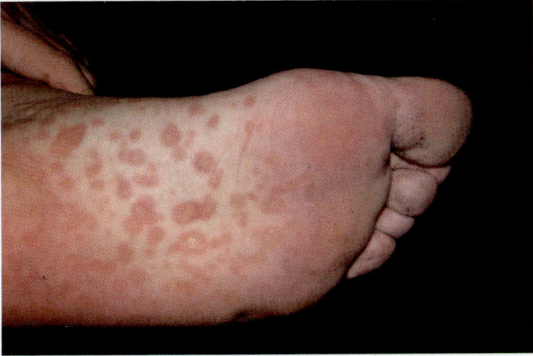

图 19-5　二期梅毒
左足跖见绿豆至花生米粒大小圆形或椭圆形的铜红
色浸润性斑片,个别皮损有白色脱屑

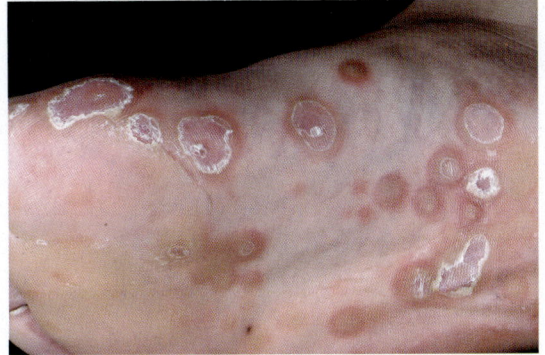

图 19-6　二期梅毒
右足跖多数绿豆粒至蚕豆粒大小圆形或椭圆形的玫
瑰色斑丘疹,部分有角化明显的领圈状脱屑

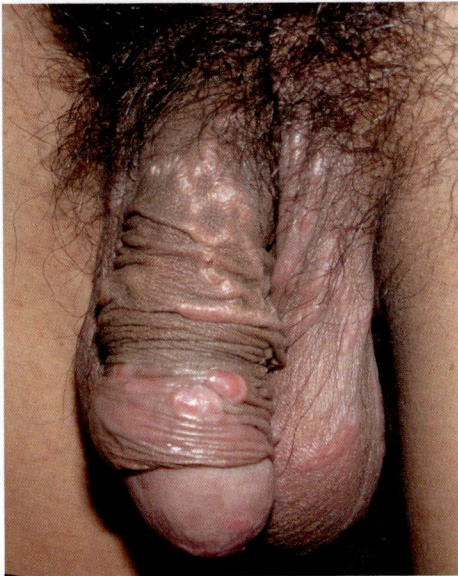

图 19-7　二期梅毒
龟头、包皮及阴囊见多数环状或条索状
淡红色斑块,边界清楚,边缘隆起明显

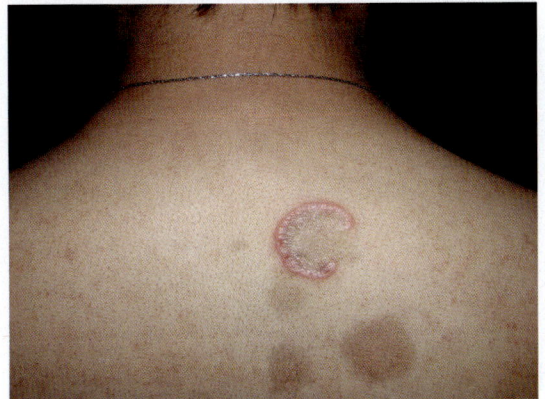

图 19-8　二期梅毒
背部一处 3/4 环状边界清楚红色斑块,边缘隆起,中
央色素沉着,周边散在大小不等色素沉着斑

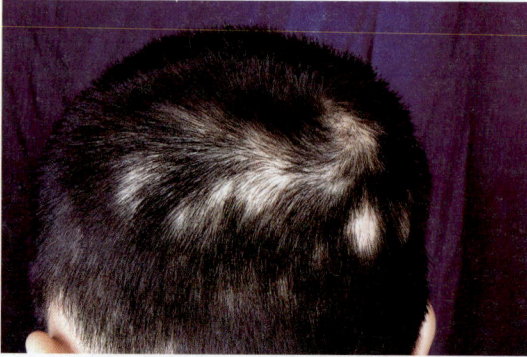

图 19-9 梅毒性秃发
头顶及枕部大小不一、散在局限性虫蚀状
脱发,脱发区边界不清,头发长短不齐

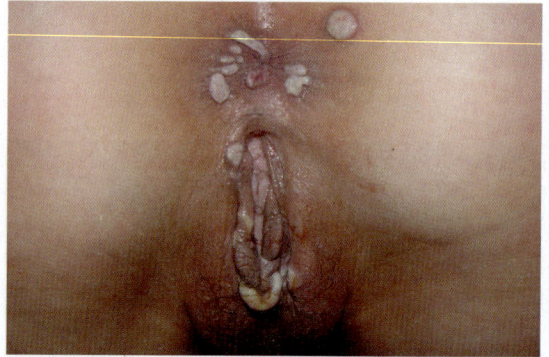

图 19-10 扁平湿疣
外阴及肛周多数大小不等、灰白色扁平斑块,边
界清楚,边缘整齐,表面湿润,基底宽而无蒂

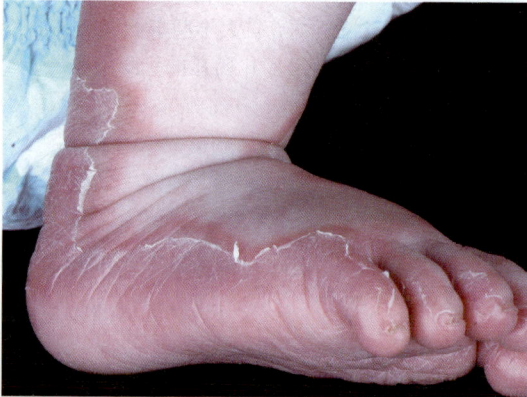

图 19-11 先天性梅毒
足跖、足侧缘及小腿下部屈侧边界清楚
红斑,边缘附着、内侧游离的白色鳞屑

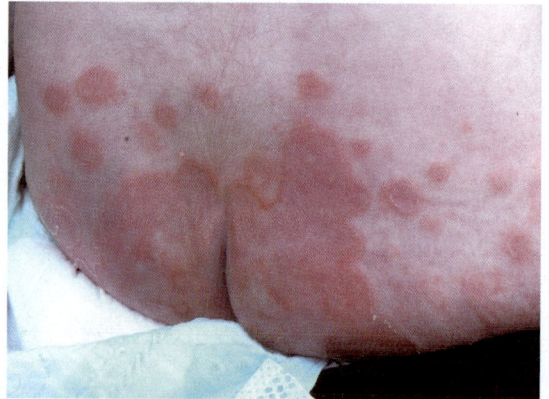

图 19-12 先天性梅毒
臀部多发红色近圆形斑丘疹及扁平斑块,界限清楚,
边缘稍隆起,上覆白色领圈状鳞屑

第二节 淋 病

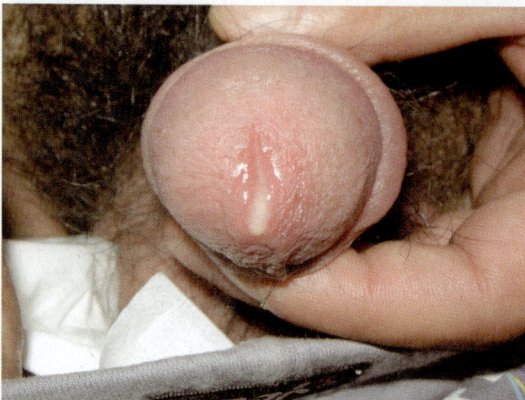

图 19-13 淋病
尿道口红肿,大量黄色脓性分泌物

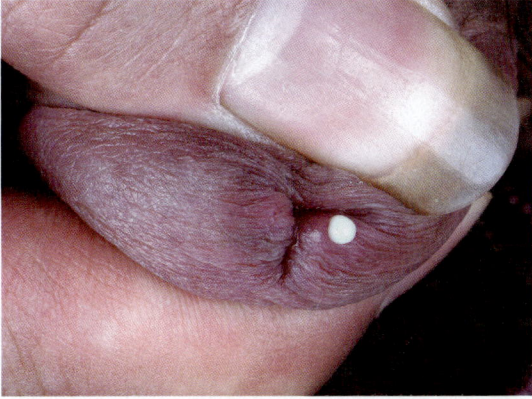

图 19-14　淋病
尿道旁腺感染：尿道口红肿，尿道旁腺开口少量白色脓性分泌物

第三节　非淋菌性尿道炎

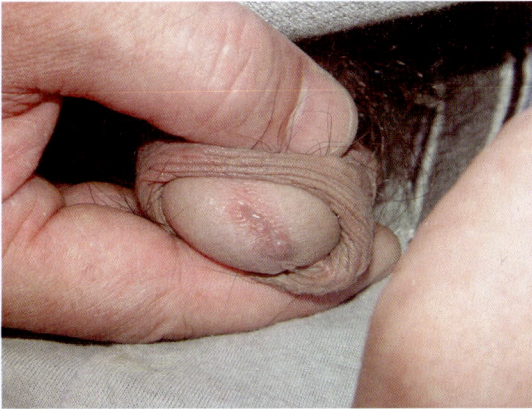

图 19-15　非淋菌性尿道炎
尿道口轻度红肿，少量稀薄浆液性分泌物

第四节　尖 锐 湿 疣

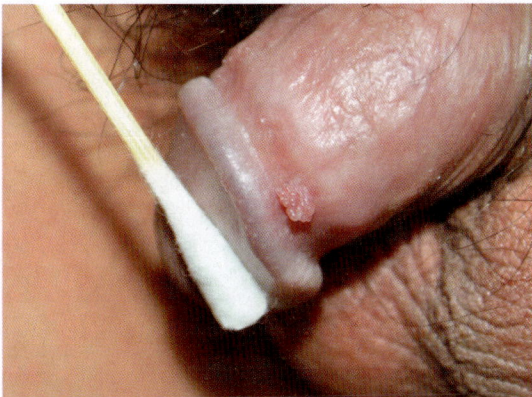

图 19-16　尖锐湿疣
冠状沟一个绿豆大小粉红色菜花状肿物，表面呈颗粒状

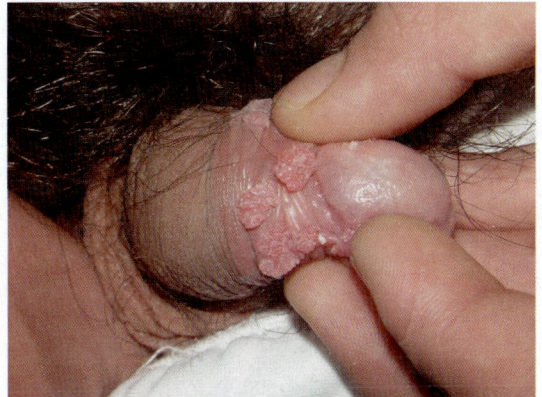

图 19-17　尖锐湿疣
龟头、包皮、冠状沟、系带处多发乳头状粉红色肿物，表面呈颗粒状

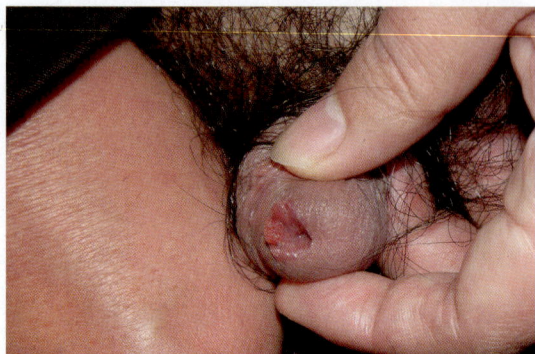

图 19-18 尖锐湿疣
尿道口粉红色乳头瘤样肿物，
表面高低不平，呈草莓状

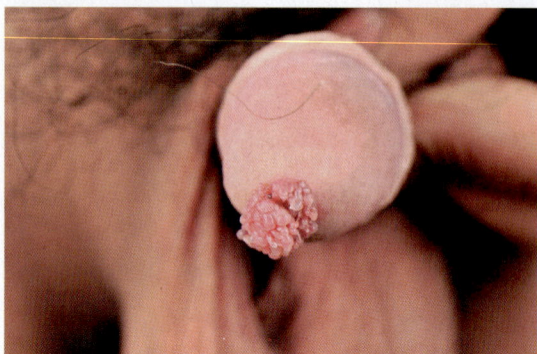

图 19-19 尖锐湿疣
尿道口单发，带蒂粉红色菜花样肿物，
表面分叶状或丝状突起

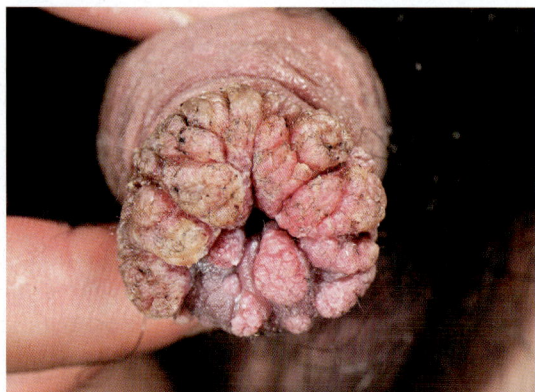

图 19-20 尖锐湿疣
包皮至尿道口多发乳头瘤样、菜花样肿
物，表面粗糙呈分叶状，局部结痂

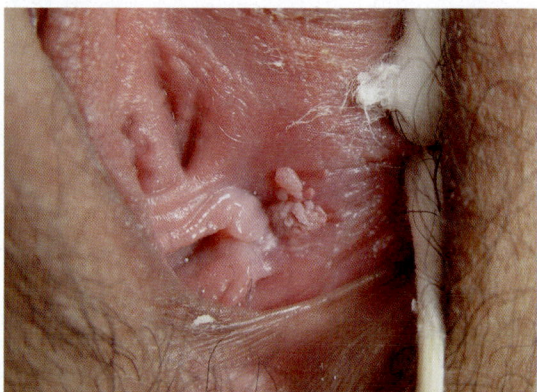

图 19-21 尖锐湿疣
阴道口左侧多发淡红色带蒂
乳头瘤状肿物，表面高低不平

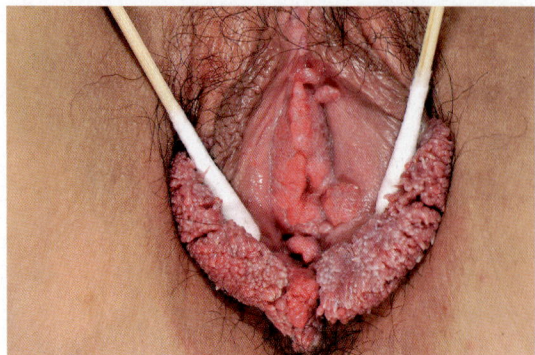

图 19-22 尖锐湿疣
大阴唇及小阴唇多发乳头瘤样、菜花样
肿物，大阴唇疣状物聚集呈鸡冠状

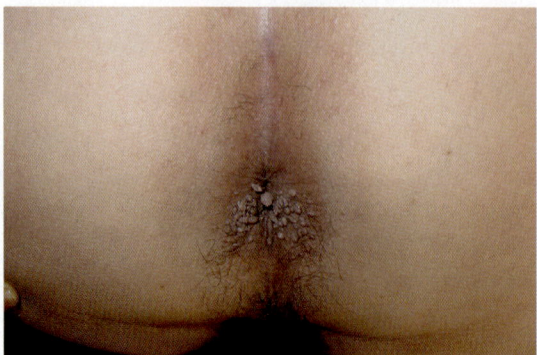

图 19-23 尖锐湿疣
肛周多发灰褐色粟粒至绿豆大小
乳头瘤状肿物，表面颗粒状

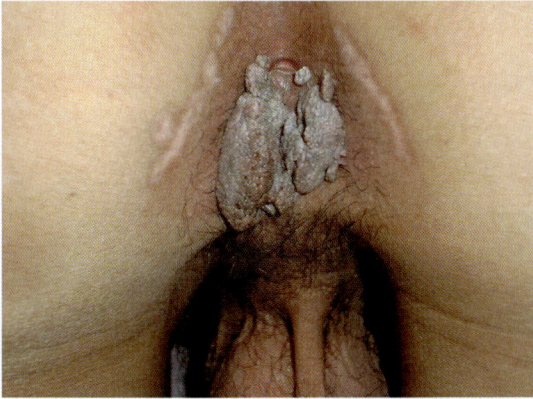

图 19-24　尖锐湿疣
肛周多发乳头瘤状肿物,疣体过度增生
成为巨大型尖锐湿疣

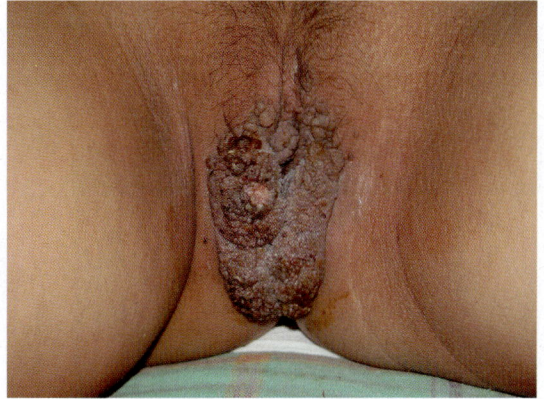

图 19-25　尖锐湿疣
外阴部多发乳头瘤状肿物,覆盖尿道口、阴道口及
大小阴唇,疣体过度增生成为巨大型尖锐湿疣

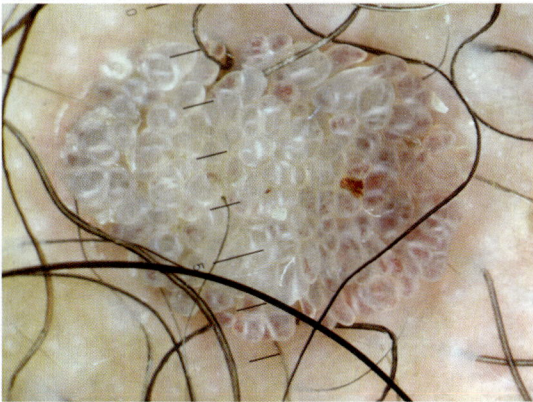

图 19-26　尖锐湿疣　皮肤镜
皮肤镜下见乳头状增生,可见发卡样和线状血管

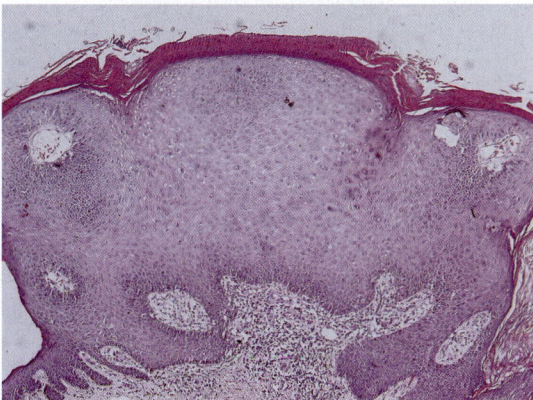

图 19-27　尖锐湿疣　病理(HE 染色,×100)
表皮角化过度,角化不全,乳头瘤样增生,棘层上部可见
凹空细胞,真皮乳头内血管扩张,浅层密集淋巴细胞浸润

第五节 生殖器疱疹

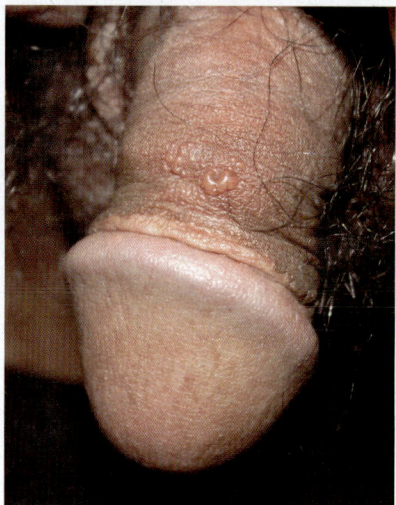

图 19-28 生殖器疱疹
阴茎簇集性粟粒至绿豆大小水疱,
疱壁紧张,疱液清亮

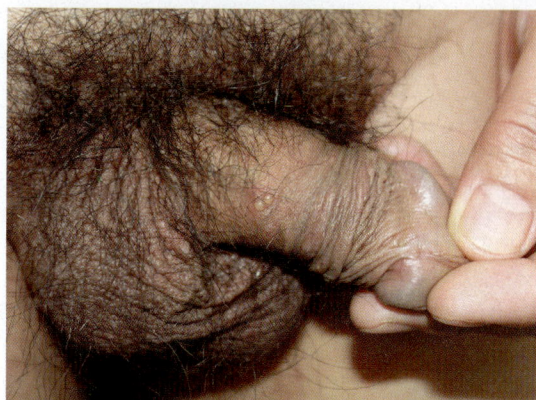

图 19-29 生殖器疱疹
阴茎簇集性粟粒至绿豆大小水疱,
疱壁紧张,疱液清亮

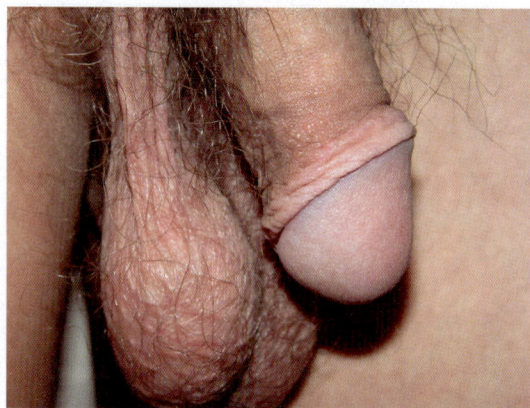

图 19-30 生殖器疱疹
阴茎簇集性粟粒大小水疱

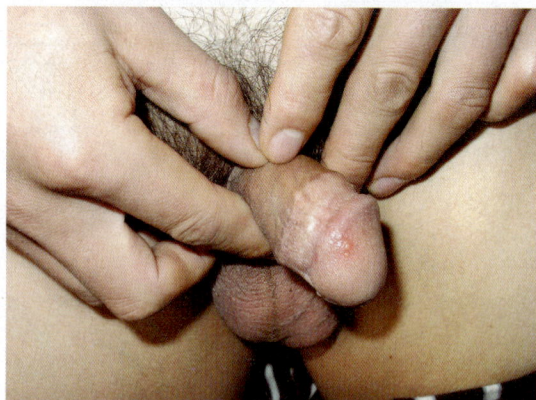

图 19-31 生殖器疱疹
龟头簇集性粟粒大小水疱,周围有红晕

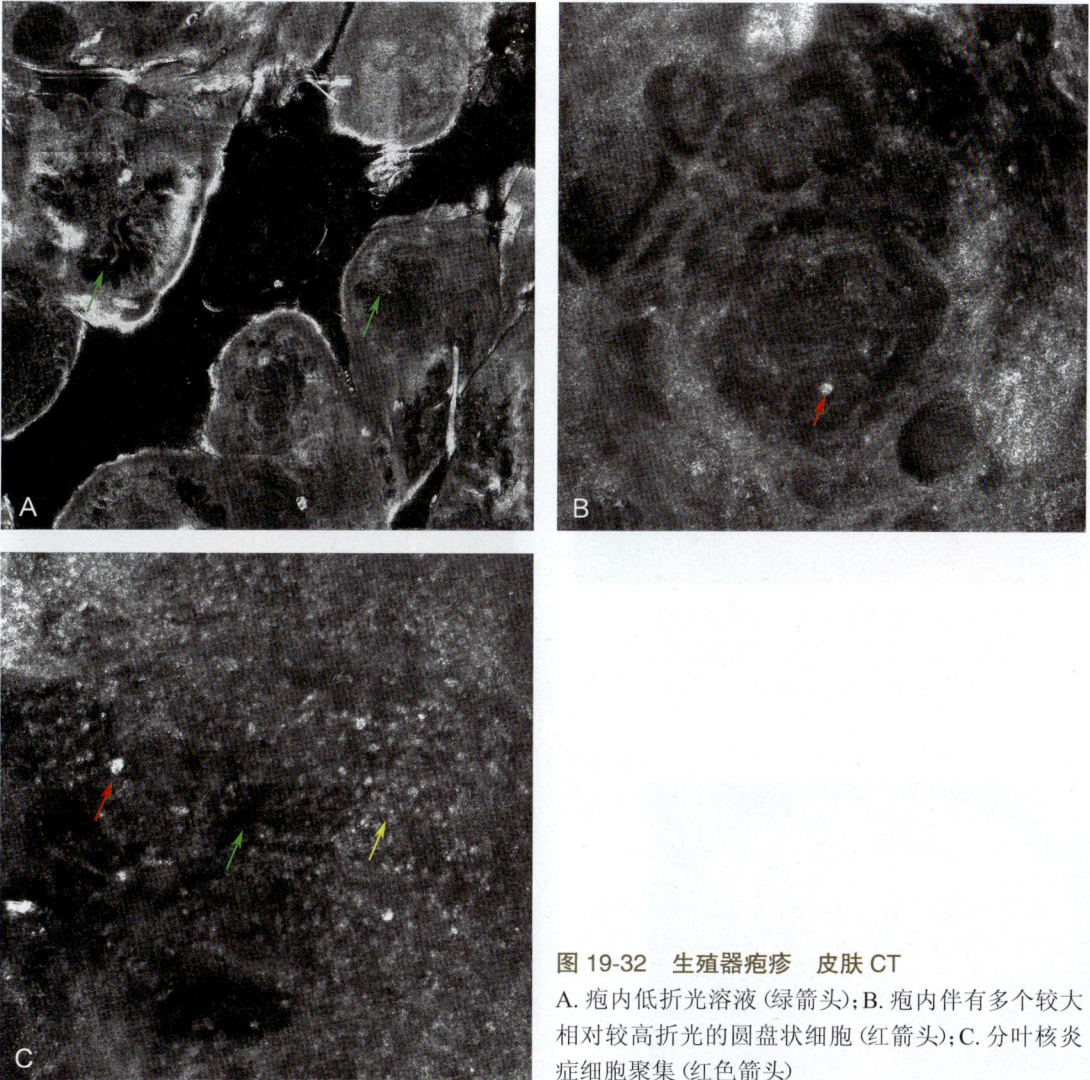

图 19-32　生殖器疱疹　皮肤 CT
A. 疱内低折光溶液 (绿箭头)；B. 疱内伴有多个较大相对较高折光的圆盘状细胞 (红箭头)；C. 分叶核炎症细胞聚集 (红色箭头)

第六节　艾　滋　病

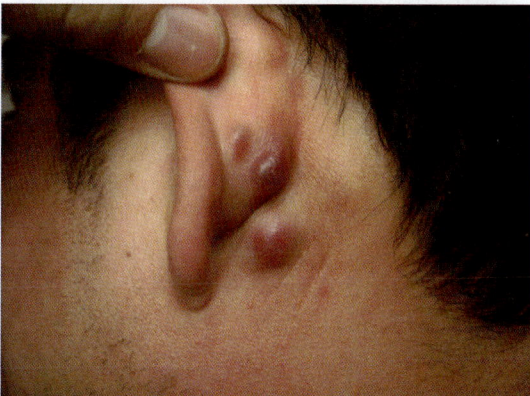

图 19-33　艾滋病伴发 Kaposi 肉瘤
左耳后 3 个直径 1~2cm 暗红色结节

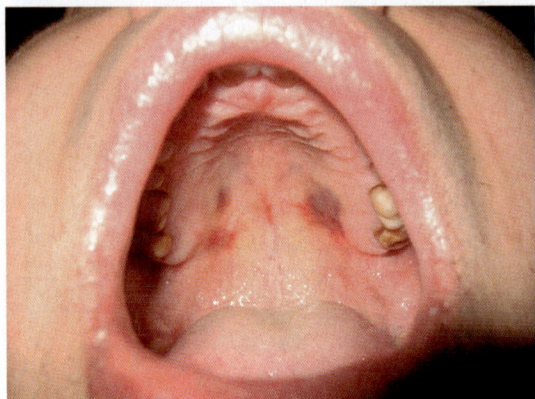

图 19-34　艾滋病伴发 Kaposi 肉瘤
上腭红斑,大小不一,形状不规则,其上
可见毛细血管扩张

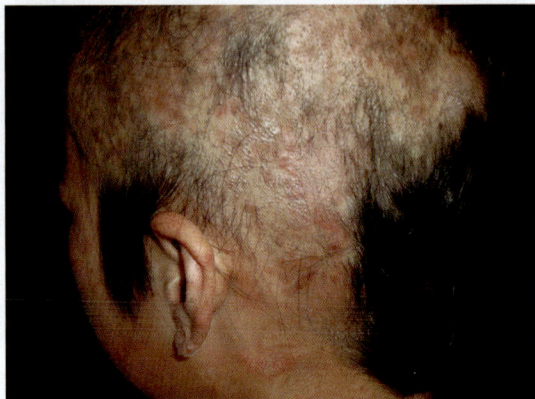

图 19-35　艾滋病伴发头癣及体癣
左头皮及左耳后红斑,部分红斑基础上群集性皮色
丘疹,断发、脱发,毛发粗细不一

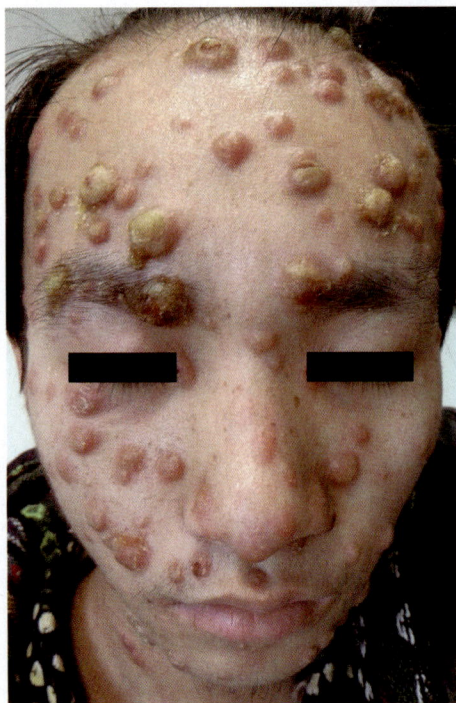

图 19-36　艾滋病伴发梅毒
面部弥漫分布黄豆至鸽蛋大小红色结节,
表面光滑或上覆黄色鳞屑

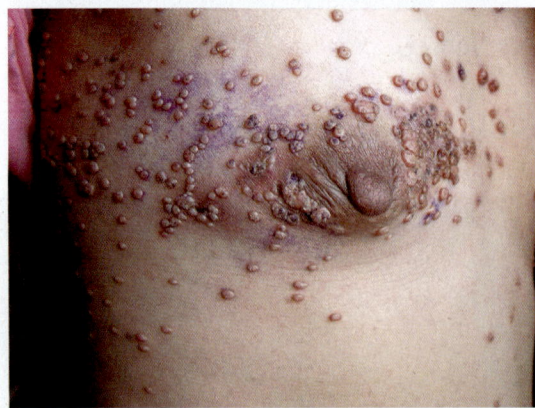

图 19-37　艾滋病伴发传染性软疣
艾滋病患者右胸百余个密集绿豆或更大圆形、半球
形丘疹,表面蜡样光泽,中央有脐凹或白色小点

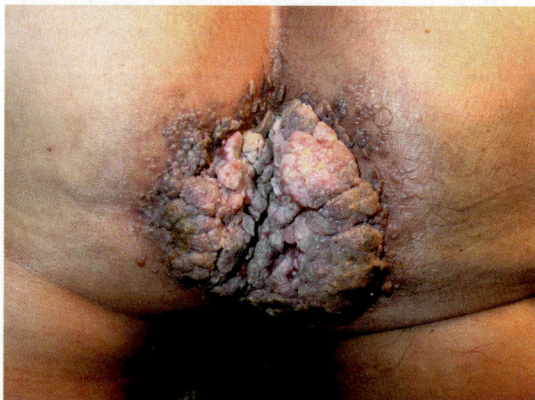

图 19-38　艾滋病伴发尖锐湿疣
艾滋病患者肛周多发性疣状增生物,疣体相互融合成为
巨大型尖锐湿疣

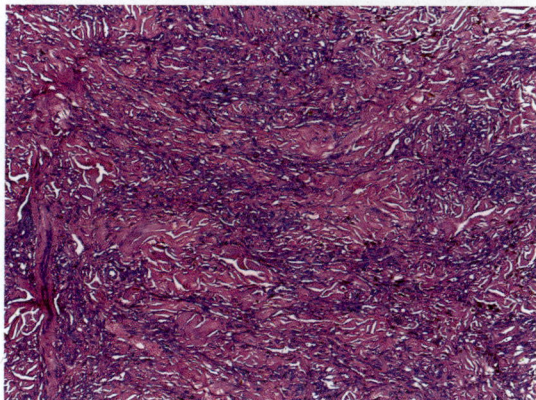

图 19-39　Kaposi 肉瘤　病理(HE 染色,×100)
密集梭形细胞增生,呈束状交织排列,形成裂隙样结构

第二十章 生殖器部位非性传播疾病

第一节 阴茎硬化性淋巴管炎

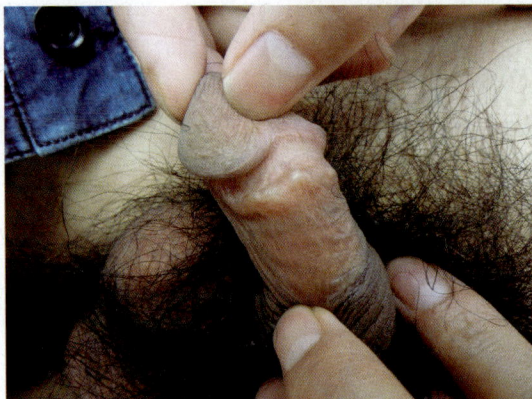

图 20-1 阴茎硬化性淋巴管炎
围绕龟头、冠状沟处弯曲蚯蚓状、半透明条索状物

第二节 珍珠状阴茎丘疹

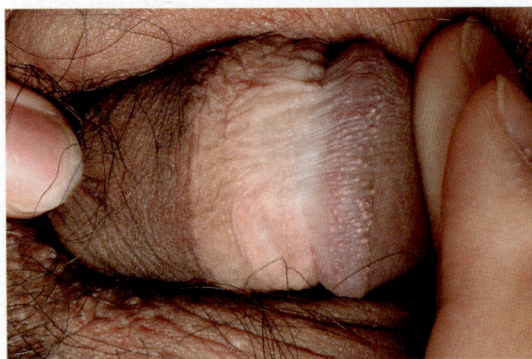

图 20-2 珍珠状阴茎丘疹
龟头及冠状沟白色半透明小米大小丘疹，
排列成行，互不融合

第三节　女阴假性湿疣

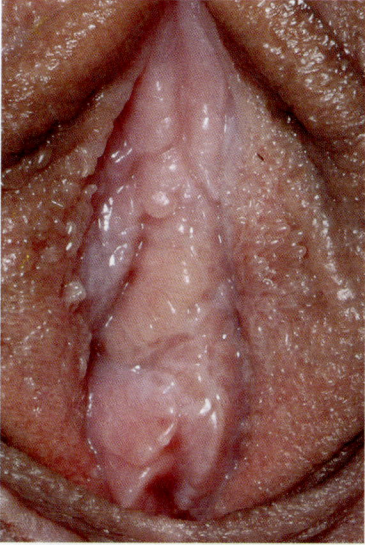

图 20-3　女阴假性湿疣
小阴唇内侧面多发密集绒毛状细小丘疹,淡红色,3~4mm 大小,互不融合

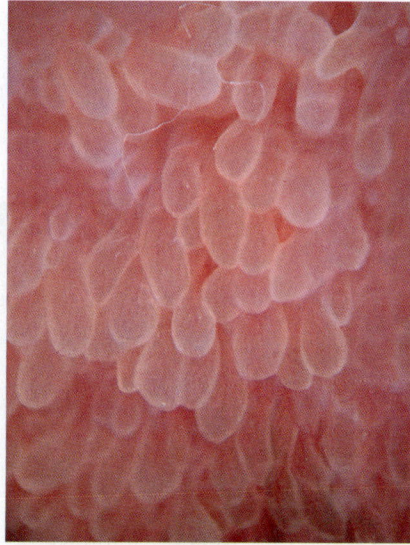

图 20-4　假性湿疣　皮肤镜
皮肤镜下见呈对称的透明细指状结构,粗细较均匀,末端略膨大,并行排列,基底彼此独立,中心可见不规则的线状血管

第二十一章 黏 膜 病

第一节 光线性唇炎

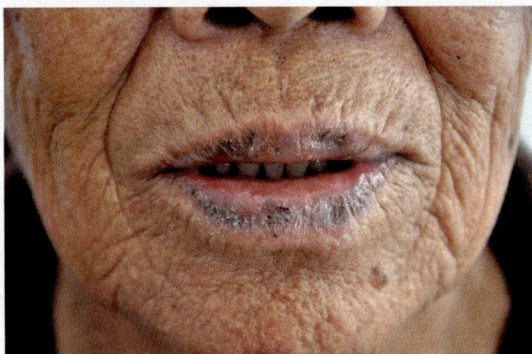

图 21-1 光线性唇炎
口唇干燥、皲裂、脱屑及结痂

第二节 剥脱性唇炎

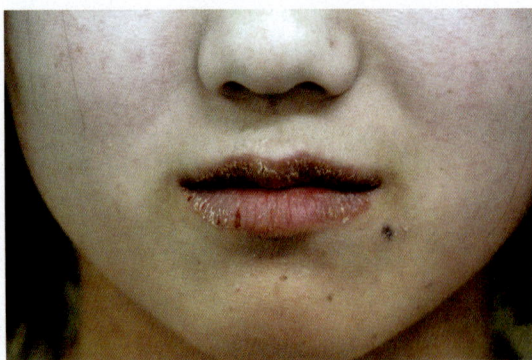

图 21-2 剥脱性唇炎
口唇干燥、皲裂及脱屑

第三节 皮脂腺异位症

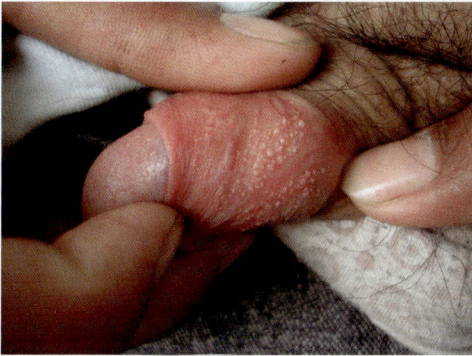

图 21-3 皮脂腺异位症
包皮多发群集粟粒大小、黄白色扁平丘疹，
表面光滑

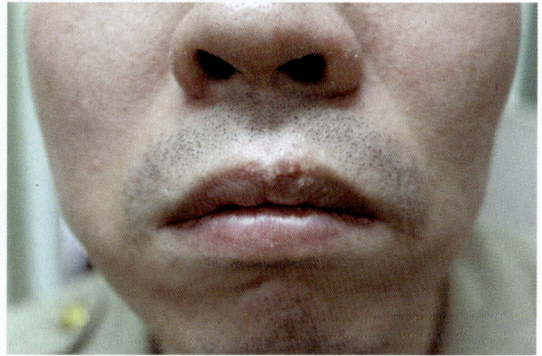

图 21-4 皮脂腺异位症
唇部粟粒大小黄白色扁平丘疹，表面光滑

第四节 地 图 舌

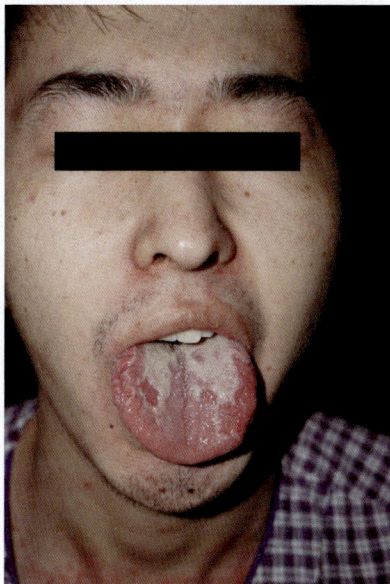

图 21-5 地图舌
舌面边界清楚、有黄白色边缘的
环形红斑，呈地图状

第五节 黑 毛 舌

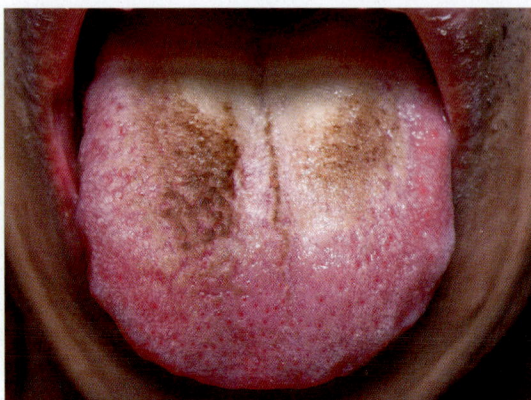

图 21-6 黑毛舌
舌面多发不规则棕黑色毛样改变

第二十二章　角化及萎缩性皮肤病

第一节　毛发红糠疹

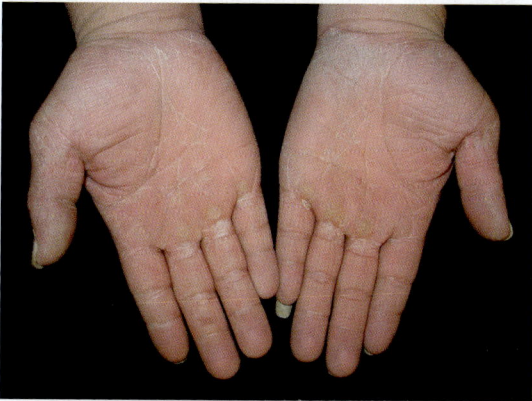

图 22-1　毛发红糠疹
双手掌弥漫性红斑角化,干燥脱屑,腕部红斑边界清楚,掌指关节屈侧黄色角化性斑块

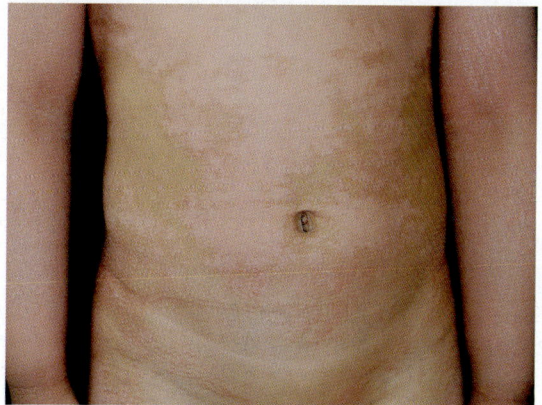

图 22-2　毛发红糠疹
双上肢屈侧及腰腹部多发粟粒大小淡红色毛囊性角化性丘疹,融合成边界清楚、形状不规则、上覆细碎鳞屑的斑块,下腹丘疹呈"鸡皮样"外观

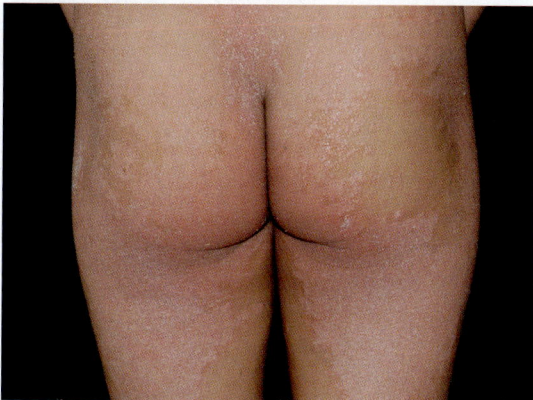

图 22-3　毛发红糠疹
后腰、臀部及双大腿屈侧多发针尖至粟粒大小淡红色毛囊性角化性丘疹,融合成境界清楚、形状不规则、上覆细碎鳞屑的斑块,中央可见正常皮岛

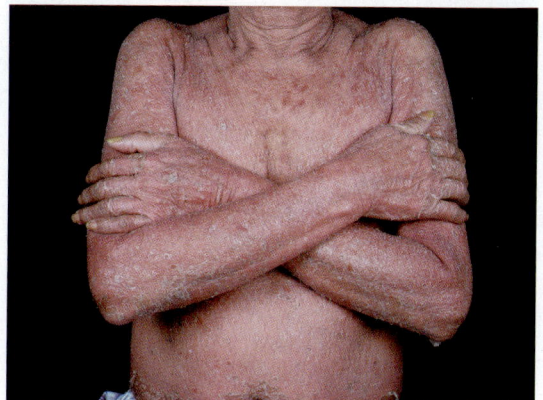

图 22-4　毛发红糠疹
颈部、躯干及双上肢弥漫性潮红浸润,角化干燥,上覆大量糠秕状鳞屑,皮损间有正常皮岛,指甲发黄

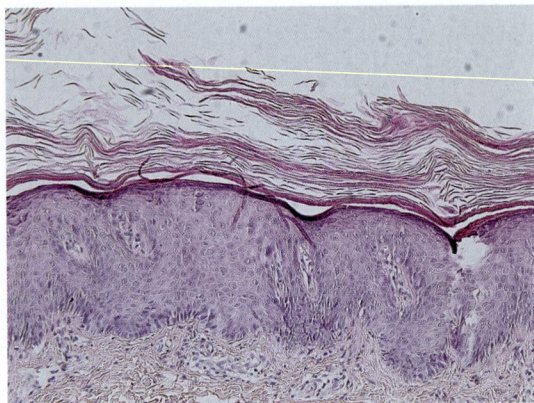

图22-5　毛发红糠疹　病理（HE 染色，×200）
毛发红糠疹：角化过度，角质层水平及垂直方向交替存在角化过度和角化不全，颗粒层轻度增厚，棘层不规则轻度肥厚；真皮上部血管周围轻度非特异性炎症细胞浸润

第二节　黑棘皮病

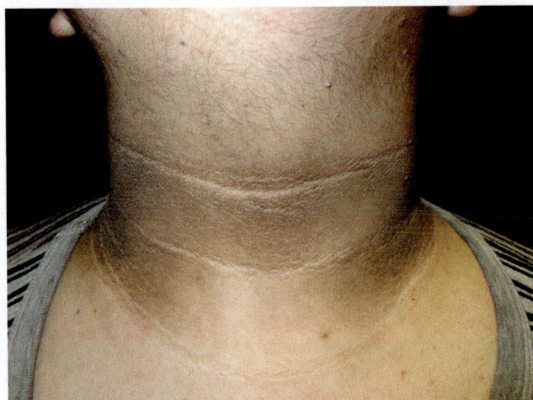

图22-6　黑棘皮病
颈部皮肤色素沉着，粗糙增厚，皮纹增宽加深，呈天鹅绒样

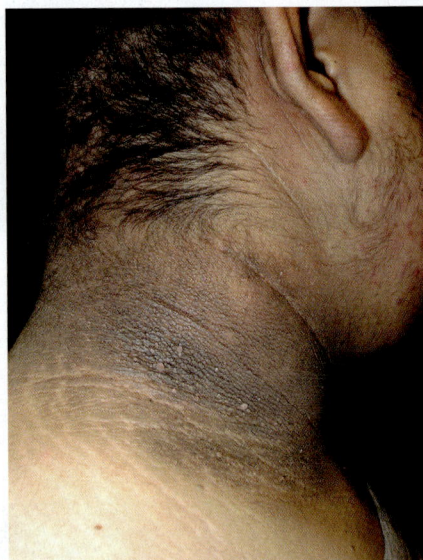

图22-7　黑棘皮病
颈项部皮肤色素沉着，乳头瘤样增生，皮沟加深，皮嵴增宽隆起，伴有疣状赘生物

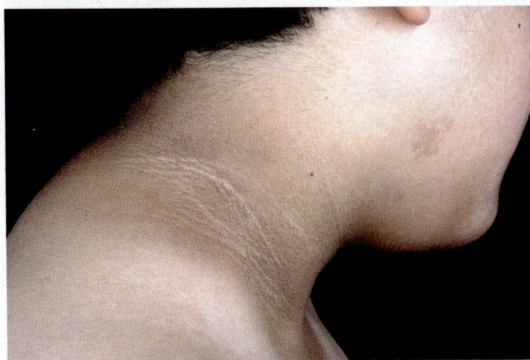

图22-8　黑棘皮病
颈项部皮肤色素沉着，粗糙增厚，皮纹增宽加深，边界不清

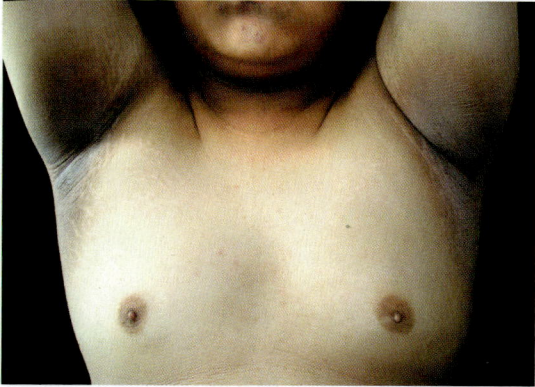

图 22-9　黑棘皮病
双腋窝灰褐色斑片,表面增厚突起呈
"天鹅绒"状,皮纹增宽加深

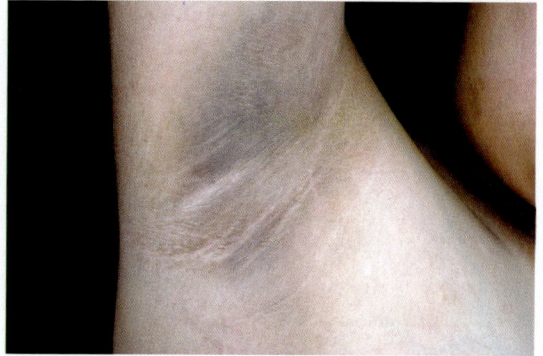

图 22-10　黑棘皮病
腋窝皮肤色素沉着,粗糙增厚,"天鹅绒"样增生突
起,皮纹增宽加深,边界不清

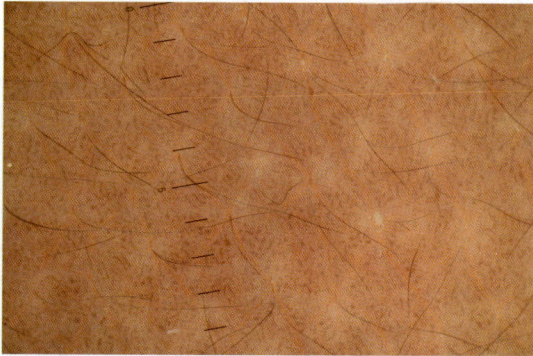

图 22-11　黑棘皮病　皮肤镜
皮肤镜下见皮沟加深加宽,呈淡白或淡黄色;
皮嵴处乳头样色素沉着带,边缘颜色较深

第三节　小棘苔藓

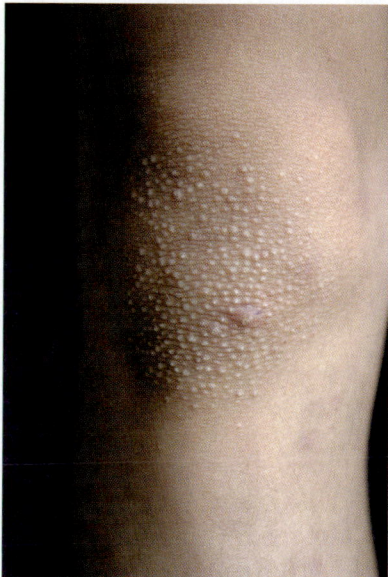

图 22-12　小棘苔藓
躯干多发密集针尖大小毛囊性丘疹,互不融合,丘疹
中心有一根灰白色丝状角质突起

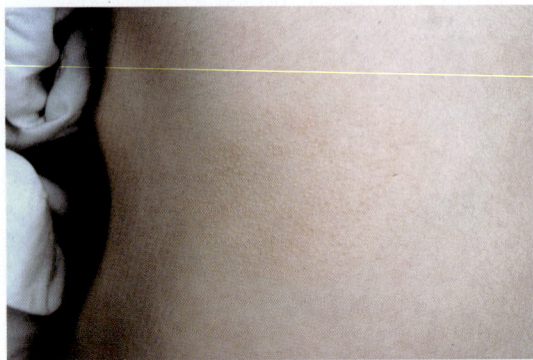

图 22-13 小棘苔藓
膝关节伸侧多发粟粒大小毛囊性皮色
丘疹,每个丘疹中心有一根灰白色丝状
角质突起,丘疹群集而不融合

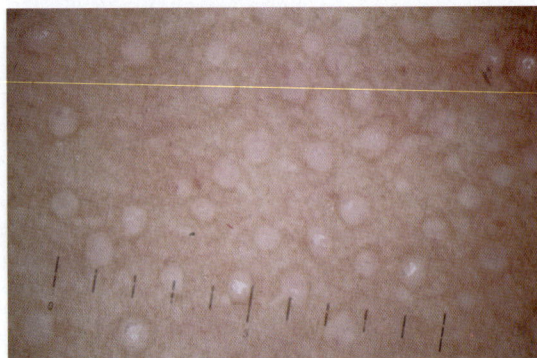

图 22-14 小棘苔藓 皮肤镜
皮肤镜下见多发的白色小球

第四节 剥脱性角质松解症

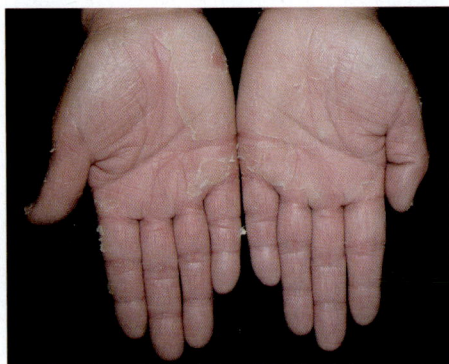

图 22-15 剥脱性角质松解症
双手掌及手指屈侧弥漫性红斑,角质层
剥脱,呈薄纸状鳞屑

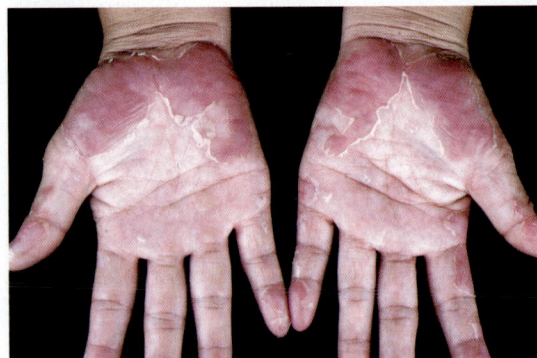

图 22-16 剥脱性角质松解症
双手掌大鱼际、小鱼际及手指端红斑,
角质层剥脱呈薄羊皮纸样

第五节 毛囊角化病

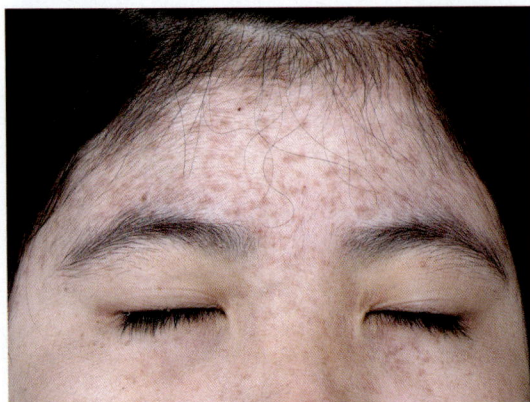

图 22-17 毛囊角化病
面部皮脂溢出部位多发淡红色粟粒大
小丘疹,上覆油腻性棕褐色痂

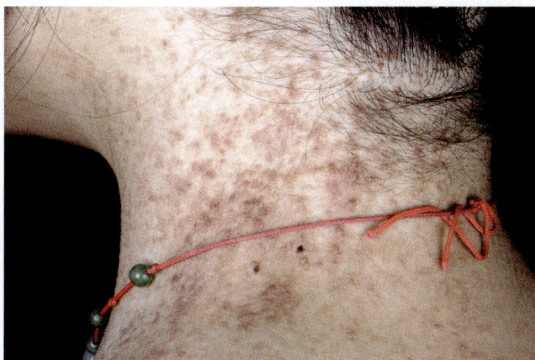

图 22-18　毛囊角化病

颈项部密集多发红褐色粟粒至绿豆粒大小丘疹,上覆油腻性棕褐色结痂

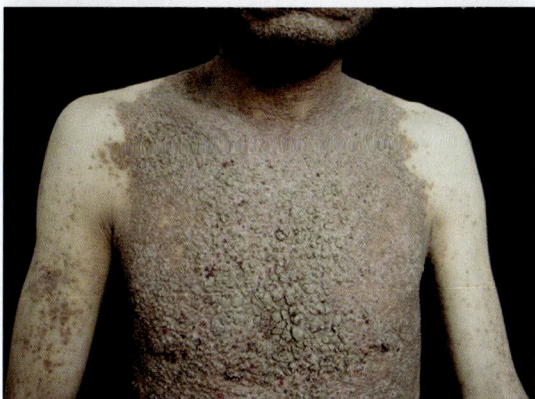

图 22-19　毛囊角化病

颜面、颈部、双上肢及前胸密集粟粒大小淡褐色丘疹,融合成斑块,伴乳头瘤样或增殖性损害,表面有油腻性棕褐色污秽结痂

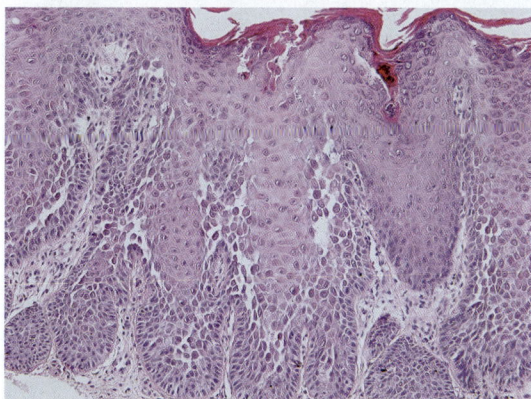

图 22-20　毛囊角化病　病理(HE 染色,×200)

毛囊角化病:棘层上部及颗粒层水平可见角化不良细胞,即所谓的"圆体和谷粒",棘层松解,基底层上裂隙形成,基底层细胞呈绒毛状不规则向上增生,真皮浅层血管周围见淋巴细胞浸润

第六节　鳞状毛囊角化病

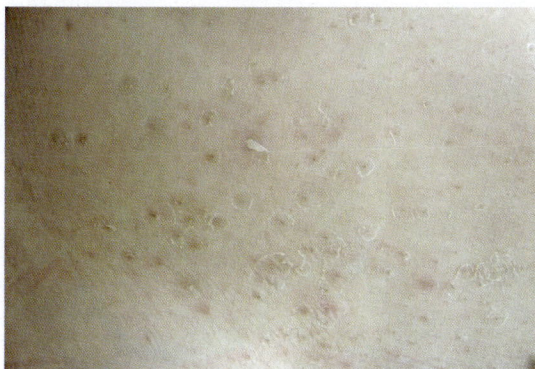

图 22-21　鳞状毛囊角化病

黄豆大小类圆形淡褐色鳞屑,鳞屑中心紧贴皮肤,边缘游离,鳞屑中央有与毛孔一致的小黑点

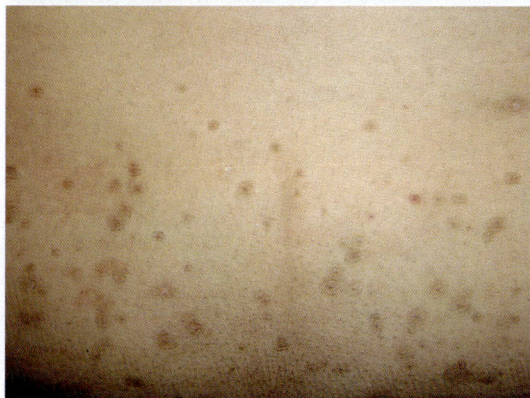

图 22-22　鳞状毛囊角化病

腰部及下腹部绿豆至黄豆大小、近圆形淡灰色或淡褐色薄层鳞屑,中央紧贴在皮肤上,边缘游离,中心有一个或数个与毛囊一致的小黑点

第七节 进行性掌指角皮症

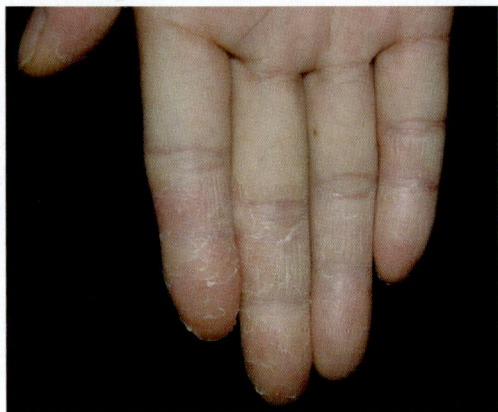

图 22-23 进行性指掌角皮病
手指第二指间关节屈侧远端红斑，
角化增厚，干燥脱屑

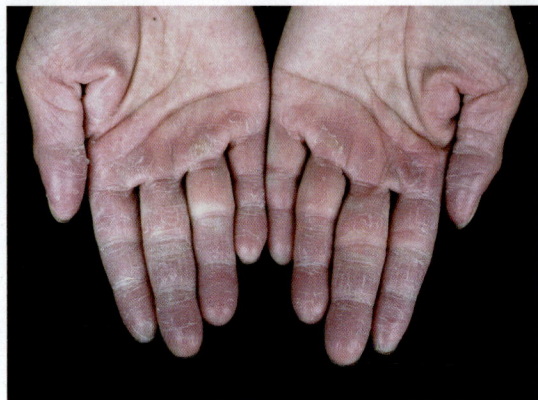

图 22-24 进行性指掌角皮病
双手掌前 1/3 及手指屈侧红斑干燥，伴碎玻璃样
浅表裂纹及角化性鳞屑，指端紧绷

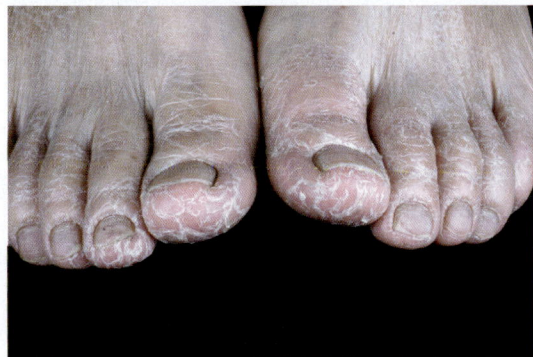

图 22-25 进行性指掌角皮病
双足趾及足背远心端淡红斑，皮肤干燥，伴碎玻璃样浅
表裂纹及角化性鳞屑

第八节 萎 缩 纹

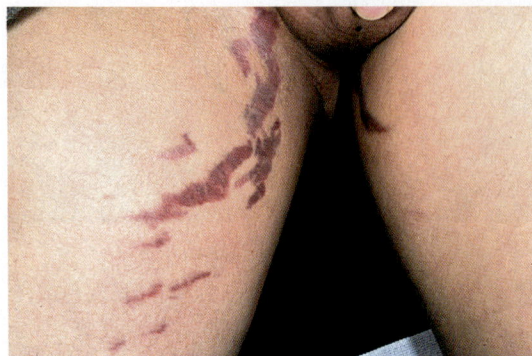

图 22-26 萎缩纹
大腿内侧及腹股沟边界清楚紫红色波浪形条状萎
缩，略凹陷，表面平滑而有细微皱纹

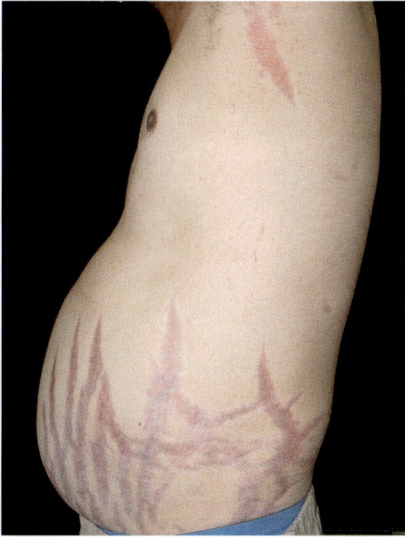

图 22-27　萎缩纹

腋下、下腹及腰部边界清楚淡紫红色波浪形
条状萎缩,略凹陷,表面平滑而有细微皱纹,
透过萎缩的皮肤可见血管纹理

第九节　融合性网状乳头瘤病

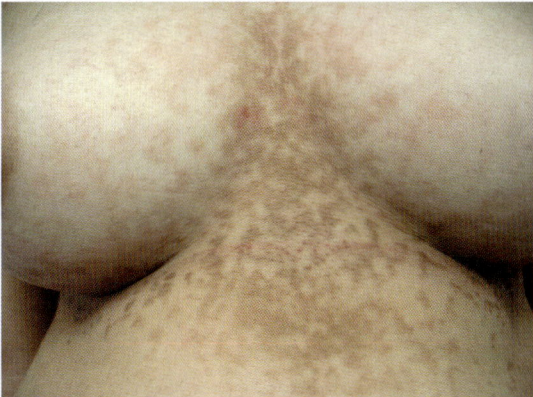

图 22-28　融合性网状乳头瘤病

胸部多发黄豆大小圆形、类圆形红色、红棕色扁平丘
疹,互相融合成网纹状,边界不清

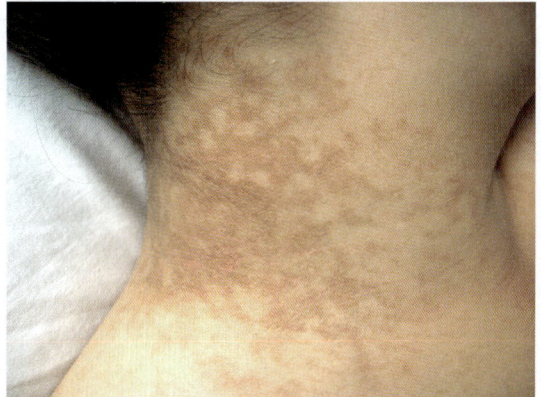

图 22-29　融合性网状乳头瘤病

颈部多发 4~5mm 红棕色扁平丘疹,边界不清,
局部融合成片

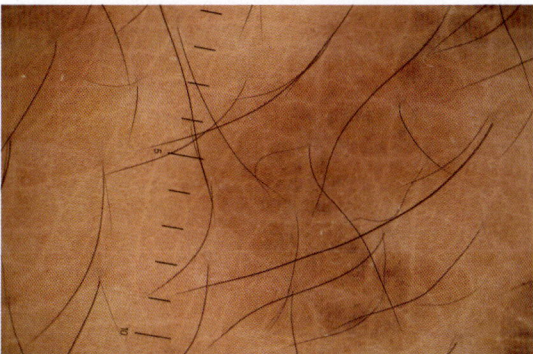

图 22-30　融合性网状乳头瘤病　皮肤镜
皮肤镜下见棕色的乳头状增生,鹅卵石样外观

第十节　斑状萎缩

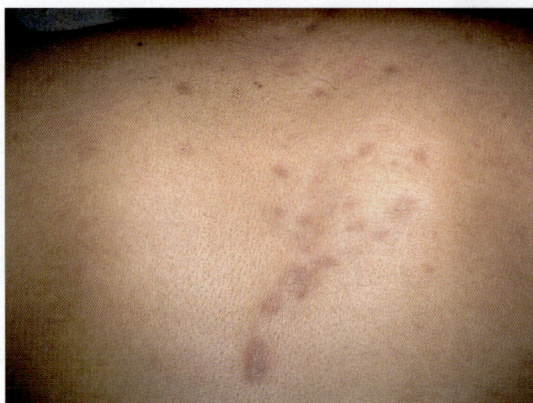

图 22-31　斑状萎缩
躯干部圆形、椭圆形表面光滑的暗红色萎缩斑片，皮
损中央颜色变淡，部分融合

第二十三章 非感染性肉芽肿

第一节 结 节 病

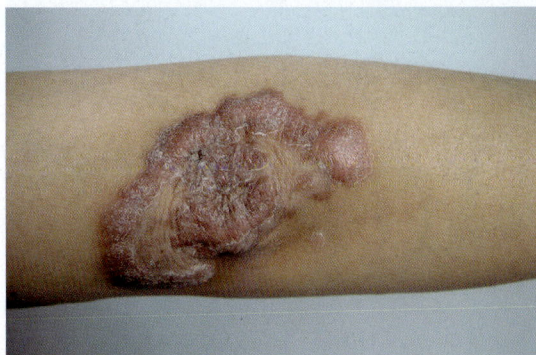

图 23-1 结节病

手臂伸侧直径 4~5cm 紫红色丘疹、斑块和结节，部分融合，排列成环状

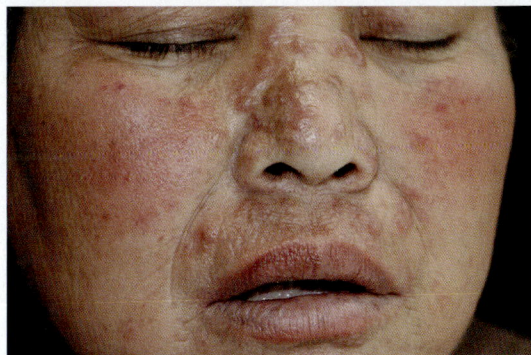

图 23-2 结节病

面中部暗红色浸润斑块、结节，部分融合呈匐行形

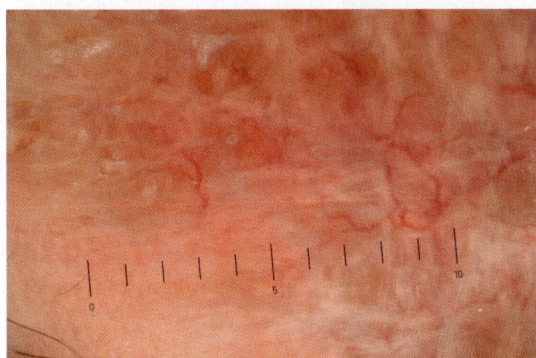

图 23-3 结节病 皮肤镜

皮肤镜下见橘黄色小叶状无结构性区域；线状血管；亮白色条纹

第二节 环状肉芽肿

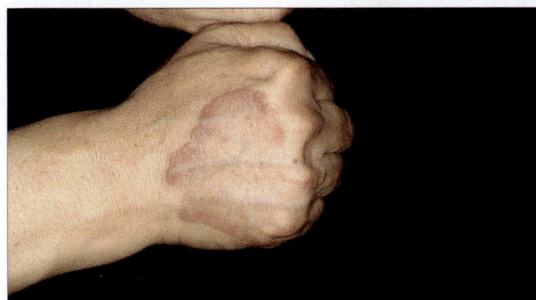

图 23-4 环状肉芽肿

手背多发暗红色蚕豆大小光滑丘疹，互相融合排列成环状，中央消退

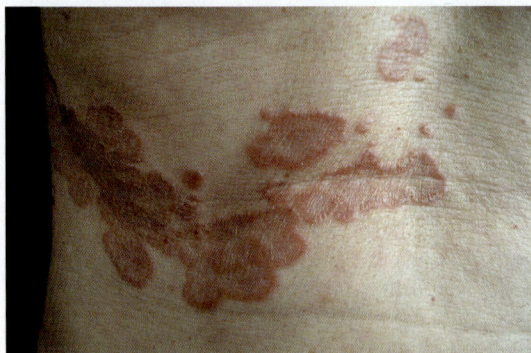

图 23-5　环状肉芽肿

躯干部多发暗红色环状丘疹,相互融合成斑块

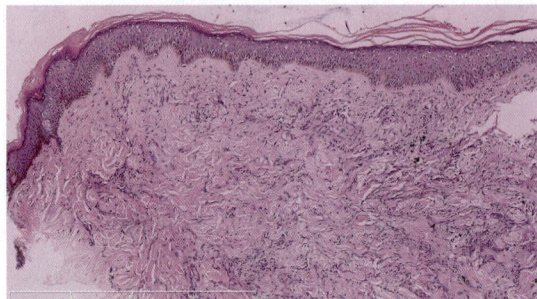

图 23-6　环状肉芽肿　病理(HE 染色,×100)

真皮内可见肉芽组织栅栏状排列,中央胶原间隙增
宽,可见黏液样物质,散在炎症细胞浸润

第三节　类脂质渐进性坏死

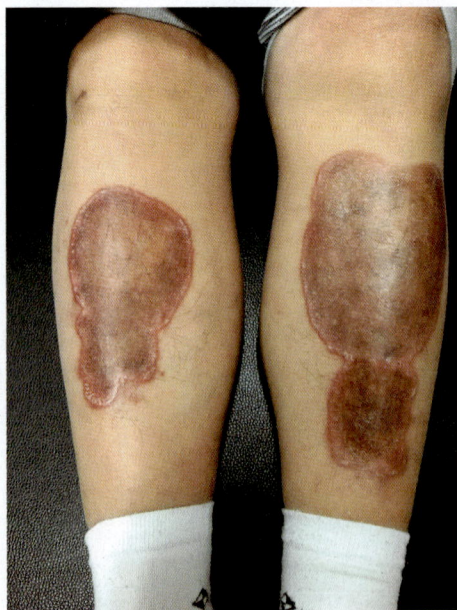

图 23-7　类脂质渐进性坏死

双腿胫前棕红色圆形、卵圆形境界清楚斑
块,边缘紫红色稍隆起,中央凹陷呈硫黄色

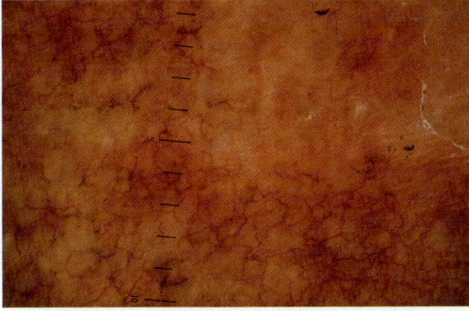

图 23-8　类脂质渐进性坏死　皮肤镜
皮肤镜下见橘红色背景,显著的
线状分支状血管网

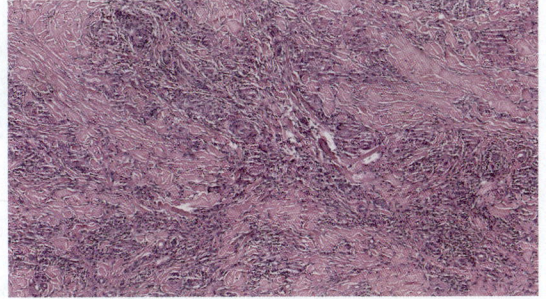

图 23-9　类脂质渐进性坏死　病理
(HE 染色,×100)

表皮轻度角化过度,棘层萎缩变薄,基底层色素增加,真皮全层胶原纤维增生,可见胶原纤维变性,胶原变性区边缘层样排列淋巴细胞、组织细胞及多核巨细胞

第二十四章　皮肤病综合征

第一节　Sézary 综合征

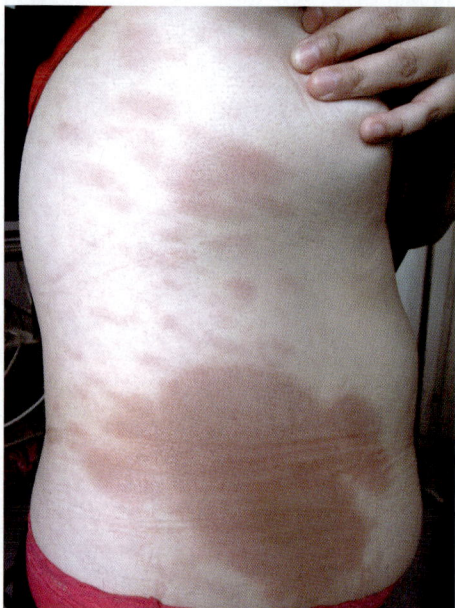

图 24-1　Sézary 综合征
右侧躯干大小不一暗红色斑片，局部浸润肥厚

第二节　Civatte 皮肤异色病

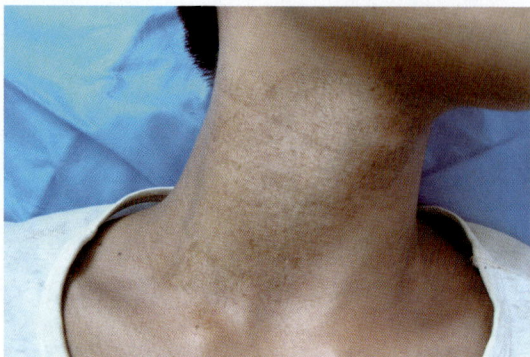

图 24-2　Civatte 皮肤异色病
颈部成片色素沉着伴色素减退斑

278

第三节　Addison 病皮肤色素沉着

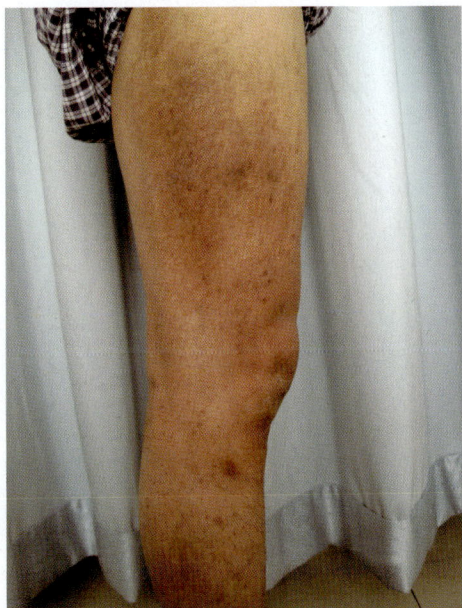

图 24-3　Addison 病皮肤色素沉着
右大腿外侧色素沉着斑

第四节　CHILD 综合征

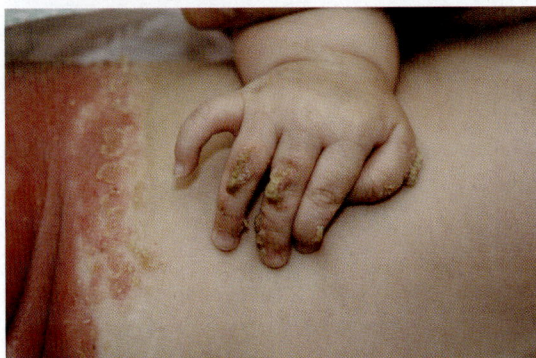

图 24-4　CHILD 综合征
手指伸侧淡黄色角化过度性疣状增生，
大小不一，形状不规则

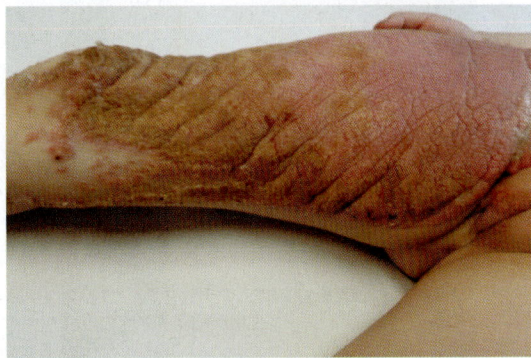

图 24-5　CHILD 综合征
右大腿伸侧片状红色肥厚性斑块，部分
呈疣状增生，上覆淡黄色痂屑

第五节　Cowden 病

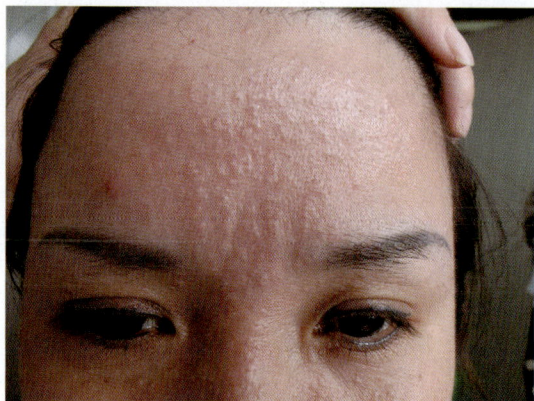

图 24-6　Cowden 病
额部多发扁平粟粒大小丘疹,边界清楚

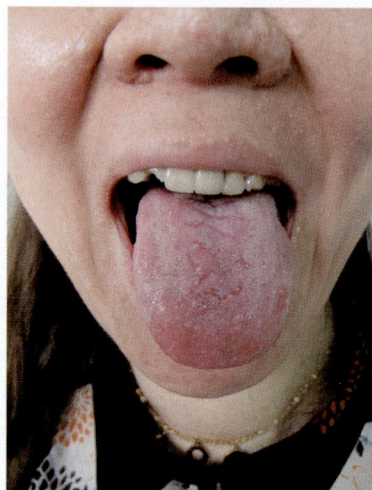

图 24-7　Cowden 病
舌面多发细小圆石样丘疹

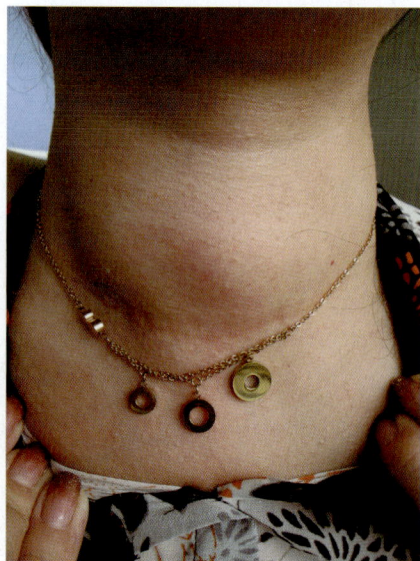

图 24-8　Cowden 病
颈部多发皮色小丘疹

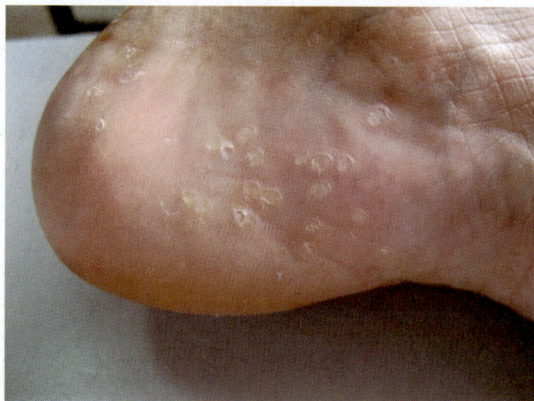

图 24-9　Cowden 病
足部多发点状半透明凹形角化性病变

第六节 Klippel-Trenauney-Weber 综合征

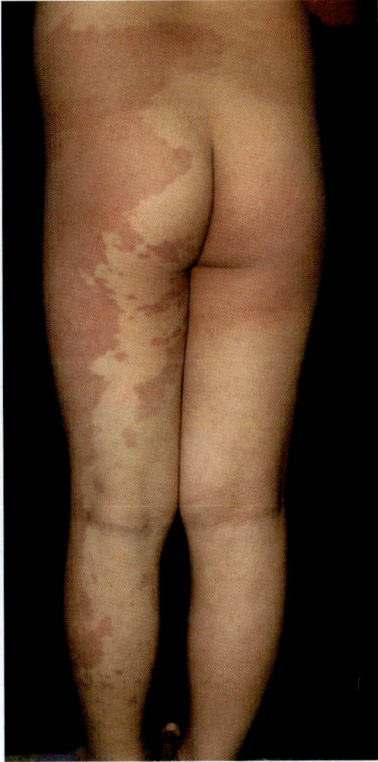

图 24-10 Klippel-Trenauney-Weber 综合征
左侧背部及下肢大片边界清楚红色斑片

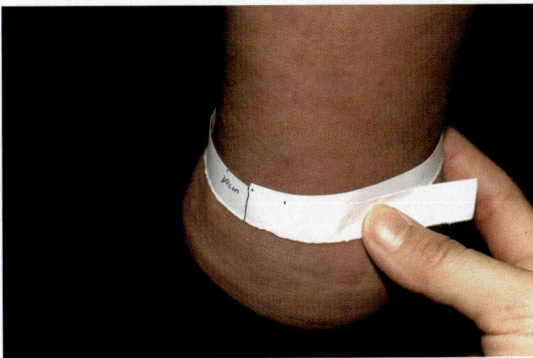

图 24-11 Klippel-Trenauney-Weber 综合征
左下肢增粗（对比右侧）

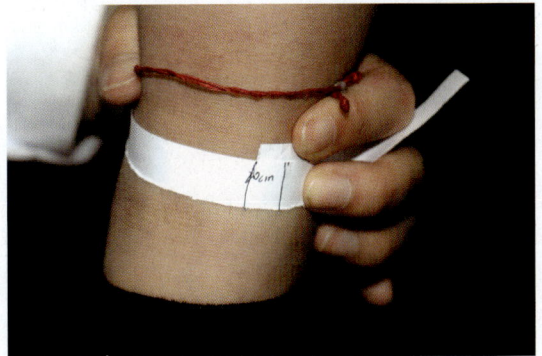

图 24-12 Klippel-Trenauney-Weber 综合征
左下肢增粗（对比右侧）

第七节　Netherton 综合征

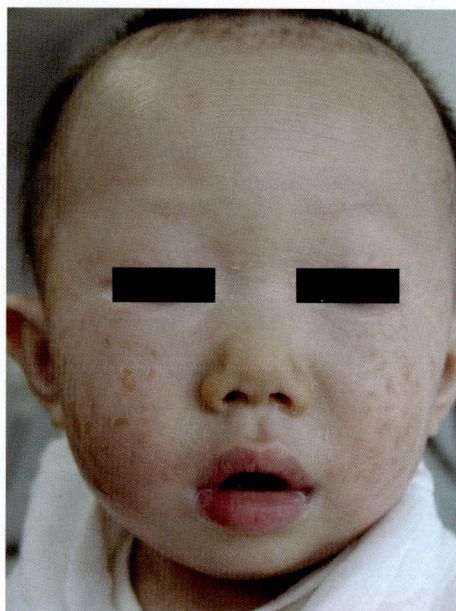

图 24-13　Netherton 综合征
面部弥漫性皮肤干燥,红斑伴脱屑,渗
出,口周皮纹加深,头发、眉毛稀疏

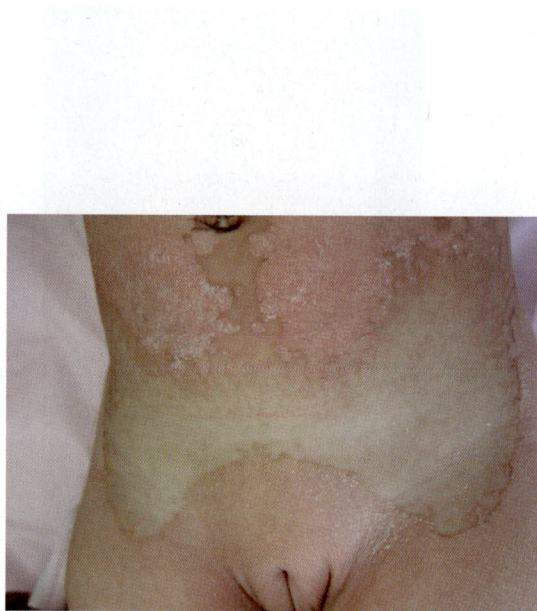

图 24-14　Netherton 综合征
腹部红斑、斑丘疹,部分融合呈大片,上
覆少量白色鳞屑

第八节　Olmsted 综合征

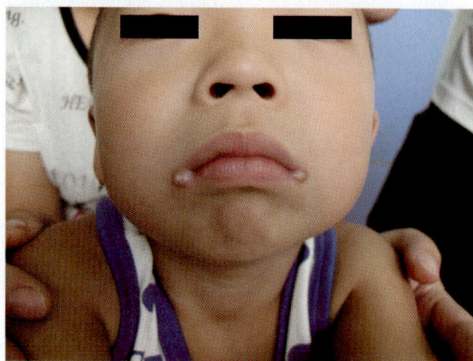

图 24-15　Olmsted 综合征
口周边界清楚、淡红色角化性斑块

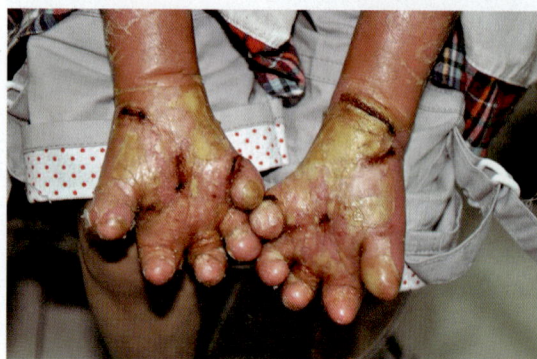

图 24-16　Olmsted 综合征
双手及前臂红斑,黄色蜡样鳞屑,局部
渗液结痂,手指畸形、挛缩

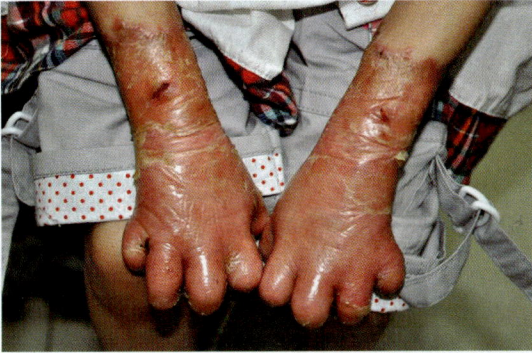

图 24-17 Olmsted 综合征
双手背红斑,皲裂,微黄蜡样鳞屑

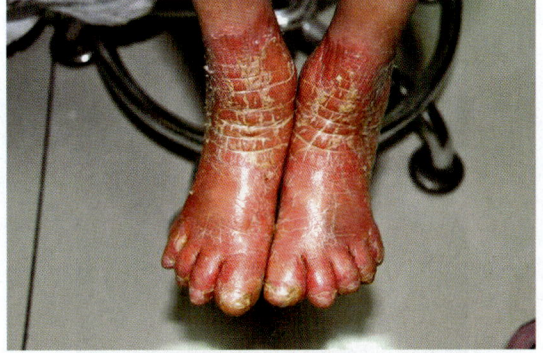

图 24-18 Olmsted 综合征
双足红斑,皲裂,微黄或白色蜡样鳞屑

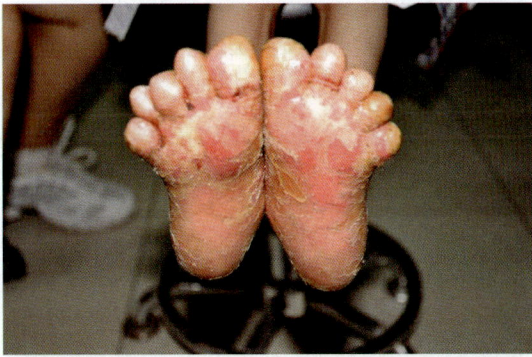

图 24-19 Olmsted 综合征
双足底红斑,微黄蜡样鳞屑

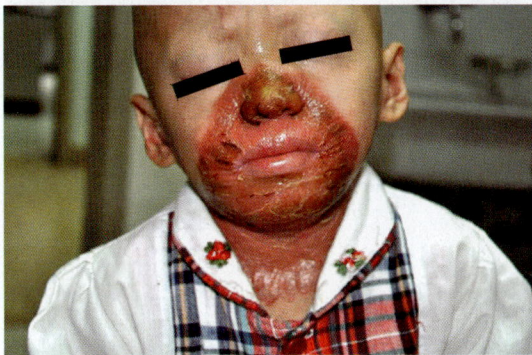

图 24-20 Olmsted 综合征
口周、唇部、鼻部及颈部边界清楚红斑,覆油腻性鳞屑

第九节　Rothmund-Thomson 综合征

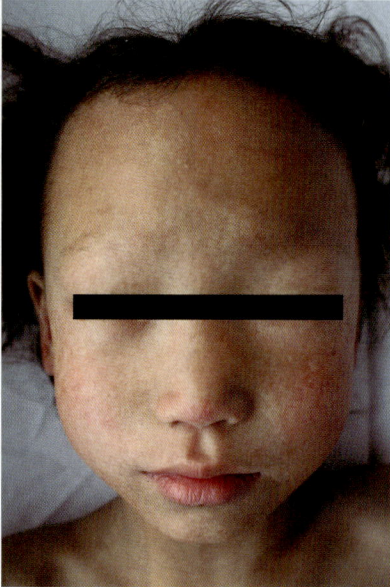

图 24-21　Rothmund-Thomson 综合征
面部多发浅褐色及乳白色斑疹,密集分布,部分
融合成片,眉毛部分缺失

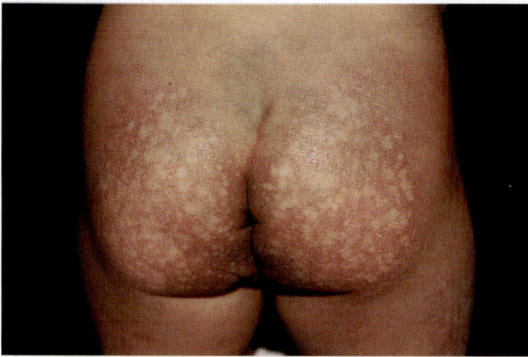

图 24-22　Rothmund-Thomson 综合征
臀部多发对称、2~10mm 大小、瓷白色及浅
褐色斑疹,部分融合成片

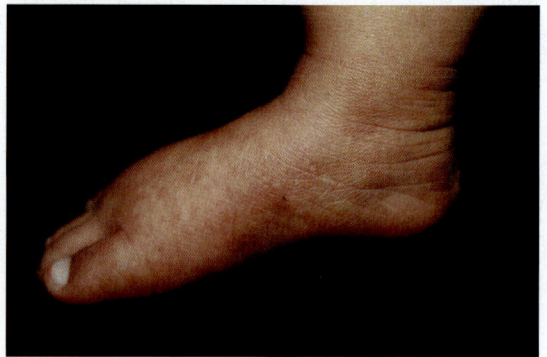

图 24-23　Rothmund-Thomson 综合征
足背及内侧多发散在褐色、白色斑疹

第十节　皮肤僵硬综合征

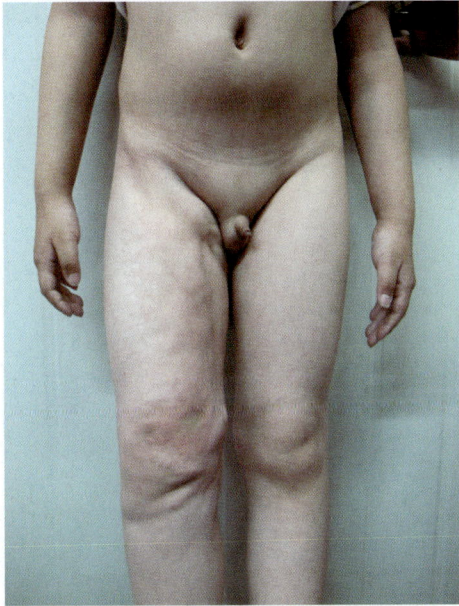

图 24-24　皮肤僵硬综合征
右下肢肿胀,皮肤凹凸不平,触之木革
样硬度,与左下肢不对称

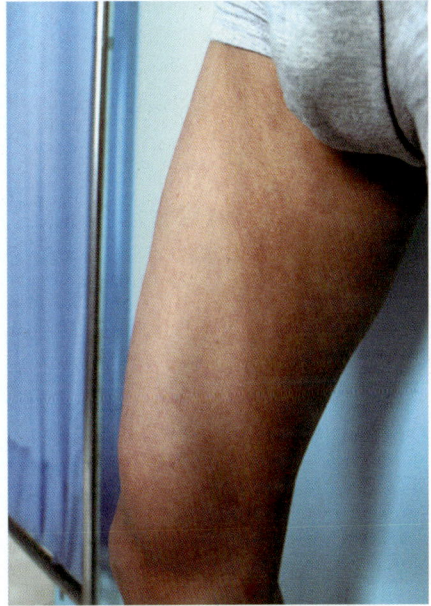

图 24-25　皮肤僵硬综合征
右下肢皮肤粗糙,色素沉着,
触之木革样硬度

第十一节　口周黑子 - 肠息肉综合征

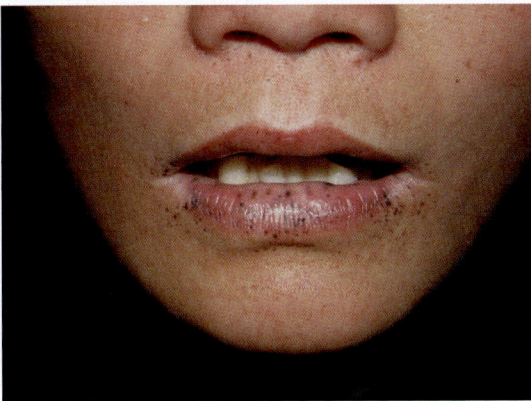

图 24-26　口周黑子 - 肠息肉综合征
口唇及口周密集分布、直径 2~3mm 黑褐色斑疹

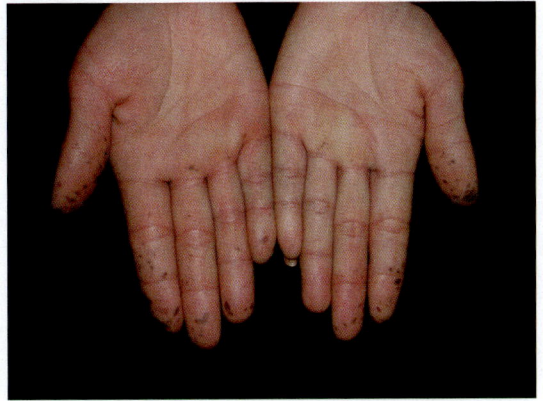

图 24-27　口周黑子 - 肠息肉综合征
双手掌散在分布 2~5mm 直径黑褐色斑疹